SNPE
바른자세
척추운동

100세 시대 현대인들의 필수 운동

SNPE 바른자세 척추운동

최중기 윤지유 지음

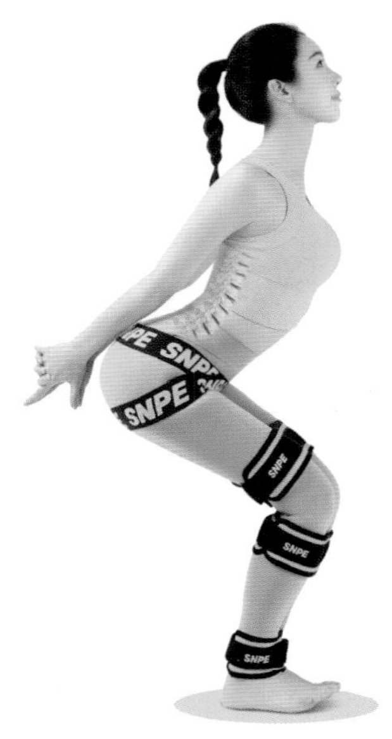

바른몸 만들기

Prologue _ 최중기

"경험이 최고의 선생이다."
20년 셀프 운동치료 경험이 축적되어 만들어진
SNPE 바른자세 척추운동

내가 좋은 변화를 경험하면 남에게도 알려주고 싶은 마음이 생기는 것이 인간의 심리이다. 종교의 신앙도 가슴이 뜨거워지면 남에게 전도하고 싶은 마음이 자연스럽게 생기는 것처럼 다양한 통증과 증상으로 고통받는 많은 사람들에게 내가 경험한 셀프 운동치료 경험을 알려주고자 하는 뜨거운 마음으로 이 책을 집필하게 되었다.

'척추를 바로잡아야 건강이 보인다' 책이 2007년 출간된 후 『통증/디스크/척추』 분야의 베스트셀러가 되면서 강의 및 상담 요청이 급증했고 해외에서 이메일, 온라인 카페를 통해 질문을 하거나 상담을 받으러 필자를 찾아오는 사례도 많았다.

SNPE 바른자세 척추운동 수련 후 디스크, 휜 다리, 두통, 다이어트, 목, 어깨, 허리 통증, 척추측만증 등 다양한 증상이 해결되는 과정을 경험한 것은 나에게 가슴 떨리는 기쁨과 SNPE를 창안한 보람을 느끼게 하였다. 하지만 그와 동시에 "내가 경험을 통하여 알게 된 다양한 운동치료 사례를 기록하고 SNPE 셀프 운동치료 원리를 일반인들이 이해하기 쉽도록 설명한 책을 만들어야한다."라는 책임감이 항상 숙제처럼 부담으로 작용되어 왔다.

또한, 먼 거리에 있어서 직접 SNPE 상담 및 운동 지도를 받지 못하고 안타까워하는 많은 분들의 사정을 접하며 '인터넷, 스마트폰 시대에 나를 직접 찾아올 것이 아니라 인터넷, 동영상, 책을 통하여 스스로 통증을 해결할 수 있는 방법을 알려주고 더 많은 사람들에게 도움이 되도록 해야겠다.'는 생각을 하게 되었다.

지난 20여 년간 SNPE 연구실에서 관찰, 기록하며 축적된 수많은 자연치유 경험들을 바탕으로 이 책에

SNPE 운동치료 창안 배경, 이론, 동작을 정리하였고, SNPE 바른자세 척추운동을 시작하는 모든 사람들이 자세분석과 운동 기록을 할 수 있도록 'SNPE 자세분석 앱(APP)'을 개발하였다. 그리고 SNPE 동작 사진을 상세하게 실어서 홈 트레이닝을 하는 사람들에게 운동 가이드 역할이 되도록 하였으며 일반인들이 다소 어렵게 느껴질 수 있는 인체 해부도와 SNPE 운동치료 원리를 쉽게 이해할 수 있도록 최선을 다하였다.

"소프트웨어가 변해야 하드웨어가 변한다.
몸으로 운동하기 전에 먼저 머리로 원리를 이해하라!"

SNPE 바른자세 척추운동 상담을 요청했던 사람들은 병원, 한의원 치료, 카이로프랙틱, 추나요법, 도수치료, 재활운동 등을 경험했으나 통증 해결에 실패한 사람들이 대부분이었다. 마지막에 SNPE를 찾아오며 "내가 과연 이 운동으로 좋아질 수 있을까?"라는 의구심을 갖고 상담하는 사람들도 많았다. 일반적으로 자신이 경험하지 않았거나 무지한 내용에 관하여 의구심을 갖는 것은 당연하다.

자세교정, 통증 문제로 상담을 청하는 사람들에게 필자는 기존에 받은 통증치료가 왜? 실패하게 되었는지 궁금했던 사항, 의문점에 대하여 질문하도록 한다. 운동치료의 원리를 이해하고 무지를 해결하면 두려움, 의구심 없이 자기 스스로 SNPE 바른자세 척추운동을 적극적으로 실천하게 되고 자세교정, 운동치료가 성공적으로 마무리되는 사례가 많았다는 것이 필자가 경험한 SNPE의 장점이었다.
통증으로 고생하고 있는 사람들에게 셀프 운동치료 원리를 충분히 이해시키면 치료의 절반은 끝난 것이다. 퍼스널 트레이닝(PT)처럼 강사가 옆에 붙어서 운동 지도를 할 필요도 없다.

최근엔 8년간 요가 수련과 요가 강사 생활을 했음에도 신체 증상이 호전되지 않고 절뚝거리며 걸었던 50대 소아마비 여성이 SNPE 바른자세 척추운동 수련 후 다리 길이가 거의 같아지고 정상적인 보행을 하게 된 사례를 경험하였다. 소아마비 여성에게 내가 할 수 있는 역할은 교육을 통하여 무지를 깨닫게 도와준 것이 전부였다. 이 소아마비 여성의 사례는 그 지역 주민들이 SNPE 수련을 열심히 하게 된 계기가 되었고 많은 사람들이 SNPE로 건강을 회복하는 원동력이 되었다.

"내가 변화되면 다른 사람들을 변화시킬 수 있다는 것이 SNPE의 철학이다."
"복잡한 것을 간단하게 설명하고 핵심을 이해시키는 것이 무지의 해결을 돕는 최고의 방법이다."
"이해시키는 것이 중요하다. 무지가 해결된 사람은 스스로 최고의 노력을 한다."
"올바른 선택의 노력이 있어야 성공할 수 있다."

이 책을 통하여 무지의 해결과 올바른 선택을 하는데 도움이 되기를 희망하며 새로운 패러다임의 운동치료(New Paradigm Exercise Therapy)인 SNPE로 '삶의 질'이 향상되길 바란다.

2017년 12월 5일
최중기

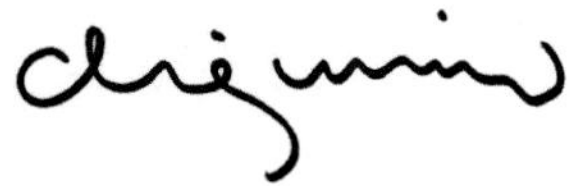

Prologue _ 윤 지 유

화려한 동작이 잘 되는 것과 건강은 관계가 없다.

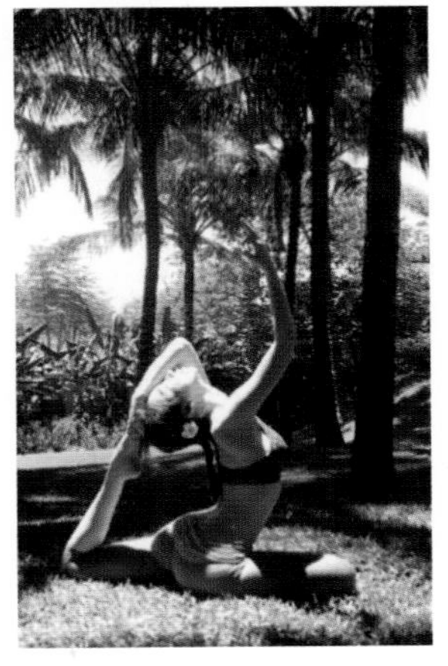

방송 제작 PD를 하다가 목과 허리 통증이 심해져서 건강을 위해 선택한 직업은 요가, 필라테스 강사였다. 외국의 다양한 나라에서 개최되는 워크숍에 참가하며 새로운 시퀀스를 적용하고 어려운 동작이 더 잘 되는 방법들을 연습하며 건강해지기를 바랐지만 목, 허리 통증은 호전되지 않았고 늘 극심한 수족 냉증과 변비에 시달렸다. "그렇게 매일 요가를 하는데 왜 통증이 사라지지 않을까?"라는 의문을 지닐 때 즈음 불행하게도 허리디스크, 좌골신경통으로 오른쪽 다리에 마비 증상이 생기게 되었다.
침 치료, 물리치료, 카이로프랙틱 등을 받았으나 호전되지 않았고 요가와 필라테스를 가르치는 강사가 목 통증에 시달리며 허리디스크로 고생하고 있다 보니 요가, 필라테스에 대한 회의감이 들었다. 또한, 나를 찾아오는 많은 회원들에게 건강을 지도하는 강사로서 통증을 해결하기 위한 운동법을 알려주지 못하는 무지함이 스스로를 괴롭혔다.
이론으로는 공부를 많이 했다고 생각했으나 실제 임상에 적용하면 맞지 않는 것들이 많았고, 이러한 운동으로 통증이 좋아지는 사례를 경험한 적이 없었기 때문에 보다 실질적인 통증 치료를 위한 '그 무엇'을 찾게 되었다. 그때 만난 것이 'SNPE 바른자세 척추운동'이었다.

단순한 몇 가지 동작만 선택, 집중, 반복한 SNPE.
허리 통증, 일자 허리, 목과 어깨 통증, 만성변비, 여드름...
SNPE 100일 수련으로 해결하다.

SNPE를 만나고 첫 동작을 했을 때, 보기에는 요가 동작에 벨트를 묶은 것 같아서 대수롭지 않게 생각했었다. 하지만 그 당시 SNPE 2번, 3번 동작이 잘 되지 않는 것은 가히 충격적이었다. 또한, SNPE 바른자

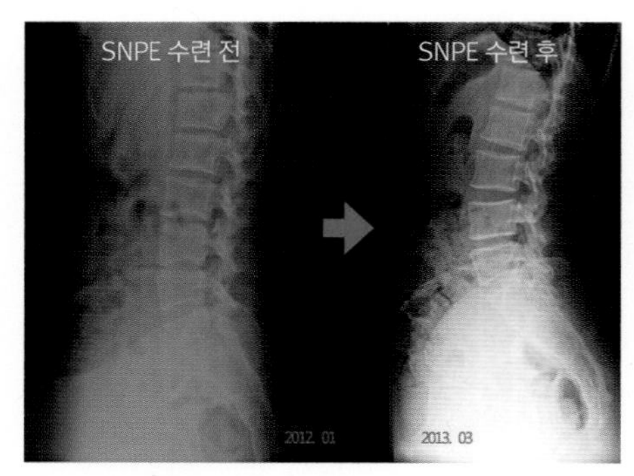

세 척추운동을 시작하며 내 몸에 대한 체크를 할 때 일자 허리와 휜 다리(X자) 임을 알게 되었다.
SNPE 100일 수련을 시작하며 곧바로 다양한 동작이 아닌 단순한 S.C.R.(선택, 집중, 반복)의 매력에 몰입하게 되었고 SNPE 집중 수련 3개월 만에 해결이 안 될 것 같은 통증으로부터 해방을 맛보았다.
하지 방사통은 물론 목과 허리 통증이 사라지고 일자였던 허리의 구조가 C자 형태로 변화되었다. 등과 어깨의 딱딱함이 풀리고 목의 구조가 바로잡히니 20년 이상 얼굴에 났던 여드름이 사라졌고 무기력했던 장의 활동이 좋아져서 25년 된 만성 변비가 사라졌다.
100일간 쑥과 마늘을 먹으며 참고 견뎌서 곰이 사람이 되었다는 신화처럼 나 또한 100일의 고된 노력으로 정상적인 몸의 컨디션으로 회복된 것이다.

건강하고 아름다운 몸매를 위해 다시 태어나진 못해도 SNPE를 만나 내 몸을 리셋(Reset)할 기회는 있다.

20년 이상의 만성 변비와 하체부종, 여드름, 피부 트러블, 축농증을 갖고 살아왔던 나는 살을 빼는 것과 몸의 균형을 찾는 것을 따로 분리해서 생각했었다. 단순히 굶어서 하는 다이어트나 원 푸드 다이어트, 쉽게 하는 다이어트를 선택하곤 했는데 그때마다 스스로 내 몸을 더욱 혹사시키고 '건강함'과는 멀어지는 몸의 불균형 상태로 악순환이 반복되었다.
하지만, SNPE 바른자세 척추운동을 하면서 깨달은 점은 아름다운 몸매를 위해서는 가장 먼저 살이 잘 찌지 않는 기틀을 마련해 놓아야 한다는 것이다. 그러면 이러한 몸의 불균형과 통증, 질병들이 자연 치유되며 다이어트의 효과는 더욱 좋아진다. 시간이 조금 더 걸릴 수도 있으나 근원적인 체형교정과 다이어트를 위해서라면 '바른 자세'와 '바른 척추'를 만드는 것이 우선시 되어야 한다.

30대 초반 허리 통증과 목 통증을 없애 보고자 시작했던 SNPE 바른자세 척추운동은 나의 몸과 마음을 건강하게 바꿔 놓고 현재는 20대 시절보다 더욱 균형 잡힌 몸매로 변화시켜 주었다.
살 빼기를 원하는 많은 분들에게 굶으며 하는 혹독한 다이어트보다는 척추를 바로잡는 건강한 SNPE 다이어트로 신체 밸런스를 회복하며 바른 몸을 만들기를 추천한다.

100세 시대를 살아가는 현대인들을 위한 선물, SNPE

현대인들의 건강 관리는 통증이 발생하기 전에 스스로 관리하고 '예방'하는 것이 중요하다. 스스로의 몸을 매일 관리하고 예방하는 차원에서 꾸준한 SNPE 바른자세 척추운동을 하기를 권한다. 앞으로 SNPE 바른자세 척추운동은 어린이, 청소년들의 바른 몸과 마음의 성장을 돕고 고령화 시대에 점점 증가하는 중, 장년층의 통증 해결에도 큰 도움이 될 것이라고 확신한다.
SNPE 창안자 최중기 교수님의 큰 뜻을 담아 온 국민, 전 세계인들의 건강 증진을 위하여 이 책을 함께 집필하였고 책을 엮어가는 시간들은 인생에서 큰 공부가 되었다. 자연치유 운동에 대해 경험한 자의 뜨거움과 그리고 아직 경험하지 못한 자를 위해 준비하는 설렘도 함께 했다.
또한 기업체, 관공서, 학교, 문화센터 등에서 SNPE를 지도하며 많은 사람들이 통증과 질병으로부터 해방되는 과정을 직접 경험한 것은 기존에 없던 새로운 방법의 셀프 운동치료 학문으로써 살아있는 공부였고 어디에서도 배울 수 없는 값진 경험이었다.
SNPE는 100세 시대에 보다 나은 삶을 지향하며 살아가는 현대인들에게 꼭 필요한 선물이 아닐까 한다. 이 책 한 권으로 인해 몸과 마음의 긍정적인 변화가 일어나고 건강을 회복하는 사람들이 더욱 많아졌으면 하는 바람이다.

2017년 12월 5일

윤지유

CONTENTS

1 SNPE 바른자세 척추운동

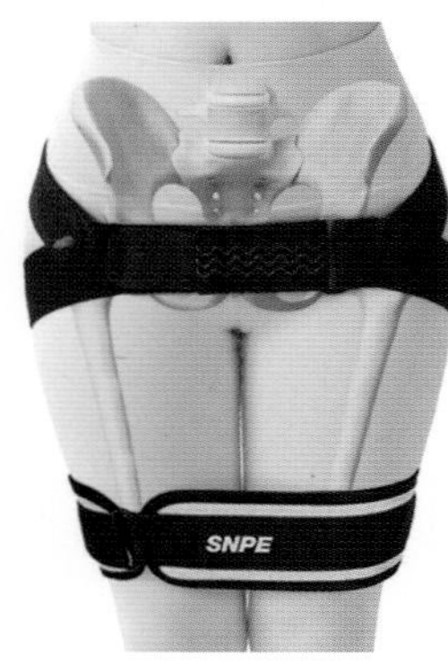

2 SNPE 자세 분석하기

3 SNPE 벨트 운동하기

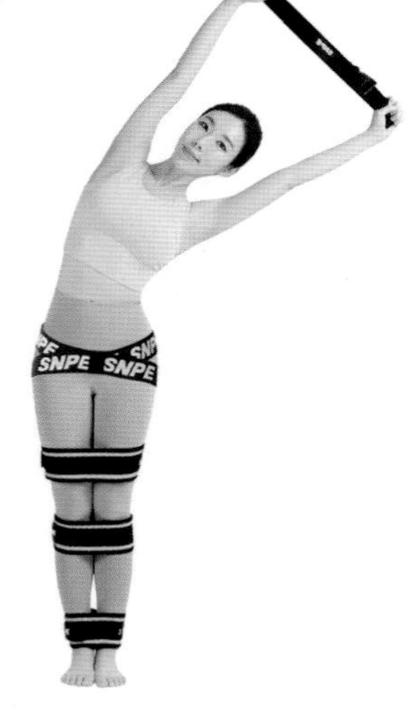

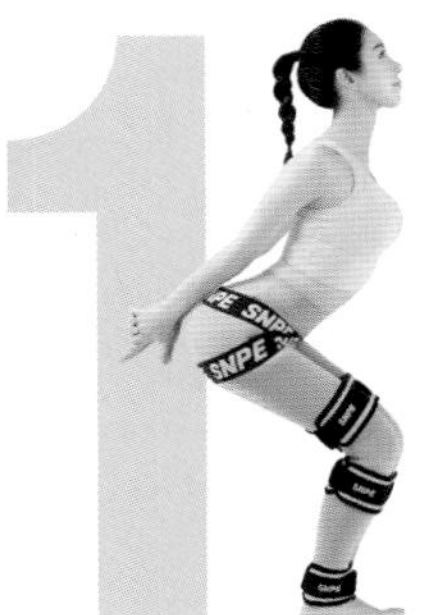
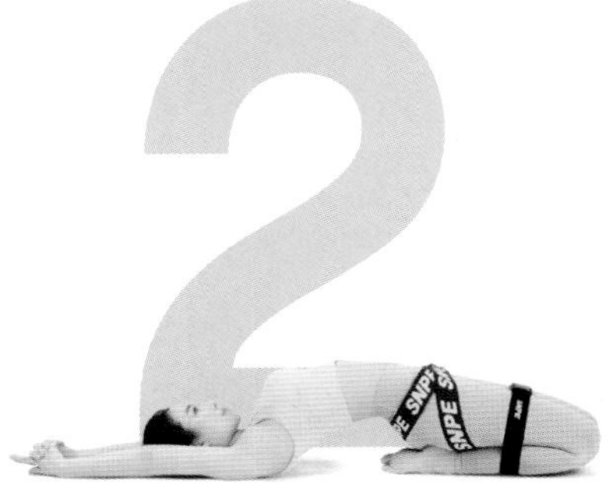
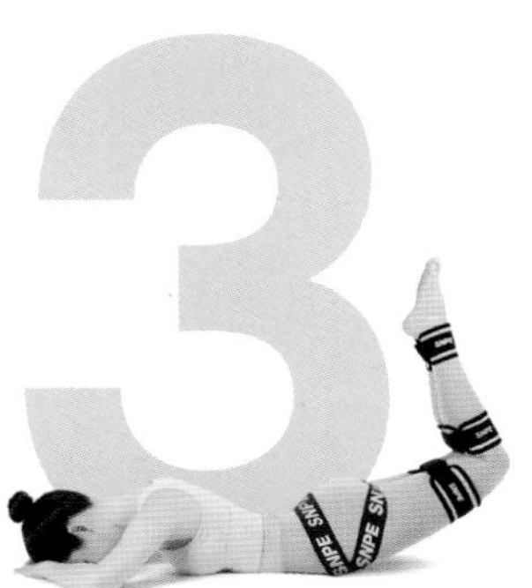

4 SNPE 도구 운동하기

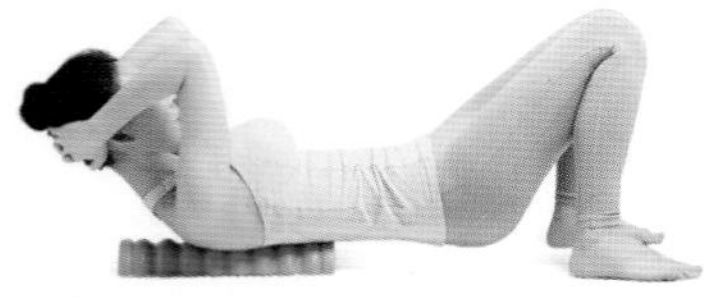

5 SNPE 도구 활용하기

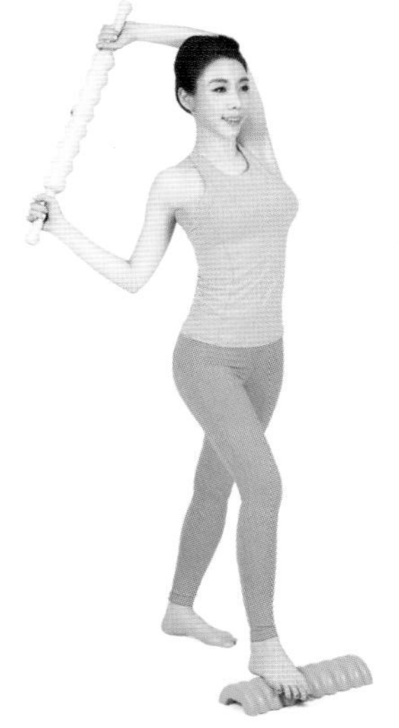

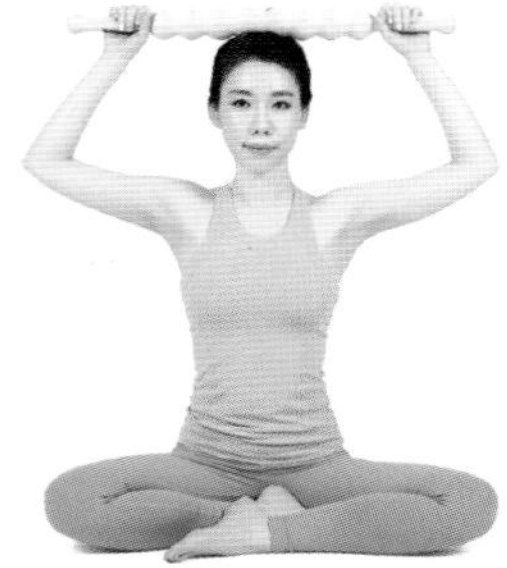

6 SNPE 체험사례

7 SNPE
부록

SNPE
바른자세
척추운동

01. SNPE란?

02. SNPE 창안 배경

03. SNPE 신개념 운동 테라피

04. SNPE 3U 특징

05. SNPE 자연치유 핵심 이론 9가지

SNPE 란?

Self Natural Posture Exercise의 약자로 자기 스스로(Self) 인간 본연의 자세(Natural Posture)를 회복하는 운동(Exercise)이라는 의미를 담고 있다. 기존의 자세 교정 및 통증 치료 방법이 타인에게 의존한 방법이었다면, 'S.N.P.E.'는 통증을 느끼는 본인 자신의 노력으로 본래의 자세를 회복하여 비뚤어진 자세를 교정하고 척추를 바로잡는 Self 운동법이다.

즉, 자기 스스로 비뚤어진 척추를 바로잡을 수 있는 자세 교정 운동법이다.

Self 자기 스스로

Natural 인간 본연의

Posture 자세

Exercise 회복운동

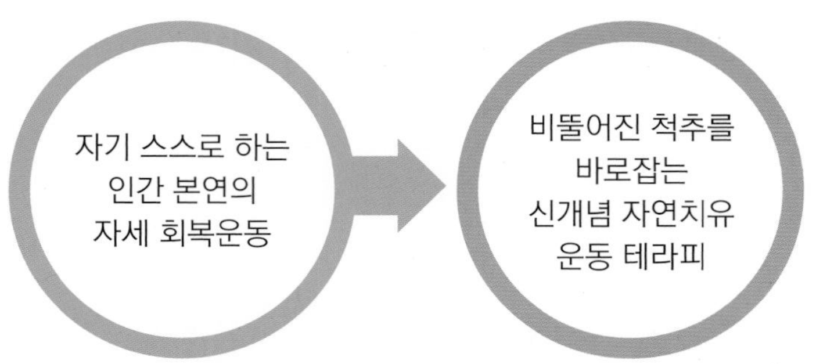

필라테스
체형교정, 코어강화
피트니스
근력강화, 다이어트
요가
유연성, 심신안정
카이로프랙틱
추나요법, 수기치료
통증완화, 척추교정
SNPE
New Paradigm Exercise Therapy

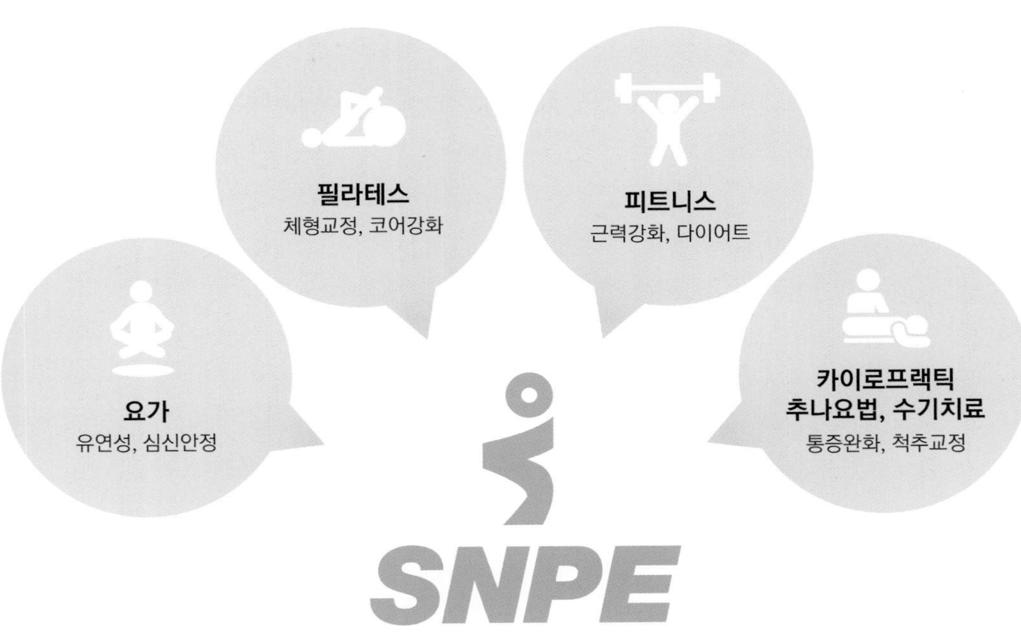

변형된 척추, 골반을 바로 잡아주는 신개념 자연치유 운동 테라피

SNPE 바른자세 척추운동

SNPE는 셀프 통증 해결 운동방법을 연구하여 만들어진 운동으로써 요가, 필라테스, 피트니스, 카이로프랙틱의 장점을 종합하여 운동치료의 효과를 극대화하고 통증을 해결하는 신개념(New Paradigm) 자연치유 셀프 운동 테라피이다.

SNPE 창안 배경

'허리 통증을 없애는 방법은 없을까…'

저자 최중기 교수는 20대에 반복되는 허리 통증 때문에 고시공부를 포기하게 되고 정상적인 사회생활도 할 수 없었다.
그 후 오랜 세월 허리 통증을 없애는 다양한 방법들(ex. 침, 뜸, 사혈, 견인, 카이로프랙틱, 도수치료, 추나요법, 스포츠 마사지, 기공, 요가, 필라테스…)을 경험하고 연구했으나 근원적인 문제 해결의 방법을 찾지 못하였고 통증이 재발하는 실패를 반복했다.

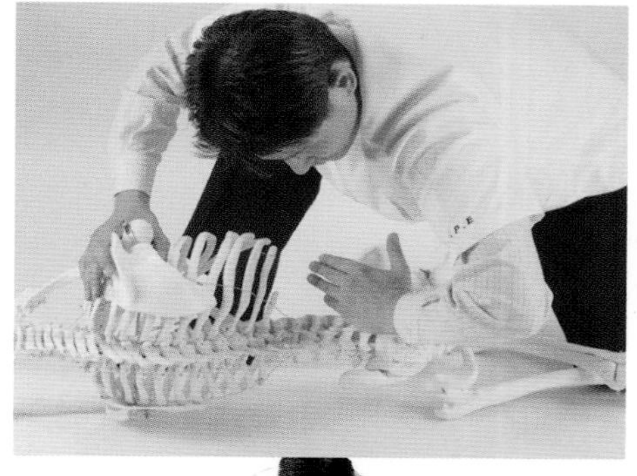

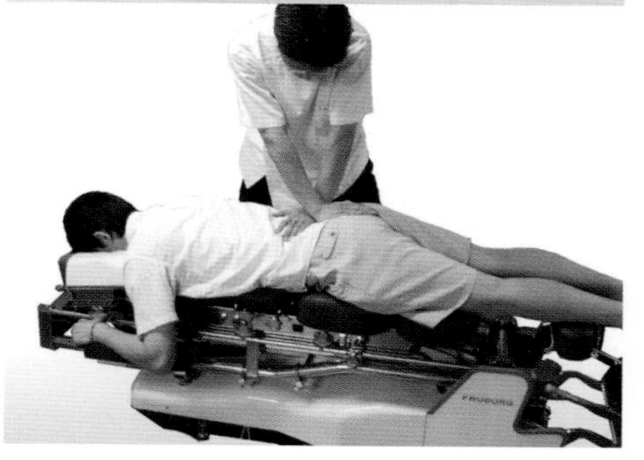

타인에 의한 통증치료 방법에서 근원적인 통증 해결의 한계를 느끼다

타인에 의존한 치료 방법은 장점도 있으나 통증이 반복되는 등 근원적인 문제 해결에 한계가 있음을 깨닫게 되었다.

스스로 움직여서 본래의 자세를 회복하는 특별한 운동을 선택하여 집중하는 것이 통증의 재발을 해결할 수 있는 근원적인 방법임을 알게 되어 여러 가지 실험과 연구를 지속하게 된다.

SNPE 최중기 교수가 카이로프랙틱, 추나요법, 도수치료, 수기치료 등을 시연하면서 타인과 기계에 의존한 척추교정 테크닉의 장점과 한계에 관하여 강의함(1999년)

치아교정의 원리에서 힌트를 얻다

그러던 중 우연한 기회에 치과에서 본인의 심한 덧니를 교정하는 치아교정의 시술을 받게 되었다.
치아에 작은 스프링과 철사를 연결하여 교정치료를 받으며 고르지 못했던 치아가 가지런하게 교정되는 과정을 겪으면서 체형교정 운동 시 벨트와 도구를 사용하면 좋겠다는 힌트를 얻게 된다.

즉, 외력(스프링, 철사)을 이용하여 부정렬의 치아가 교정되었듯이 탄력성 있는 벨트와 비탄력성의 벨트 그리고 각종 도구를 이용하여 운동하면 척추와 골반의 변형도 교정할 수 있겠다는 아이디어를 얻고 실제로 다양한 사례에 적용해 보았다.

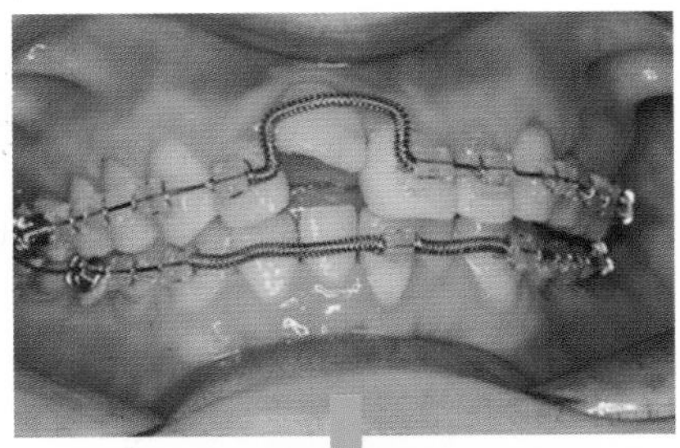

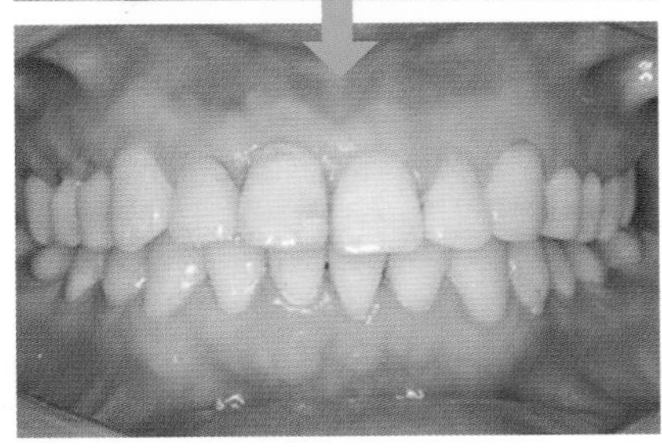

SNPE 창안자 최중기 교수 본인의 치아교정 사진
교정 전(위), 후(아래)

치아교정 원리를 적용한 바른자세 벨트와 골반 밴드, 척추운동 도구를 개발하다

치아교정의 원리를 척추와 골반교정 운동에 적용하여 다리에 착용하는 바른자세 벨트, 골반에 착용하는 골반 밴드 그리고 척추 주변의 굳어진 속근육을 자극하여 셀프 교정을 할 수 있도록 다양한 척추운동 도구들을 개발하게 되었다.

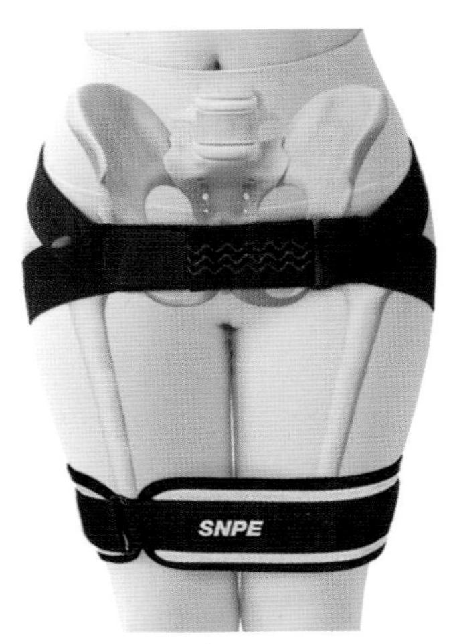

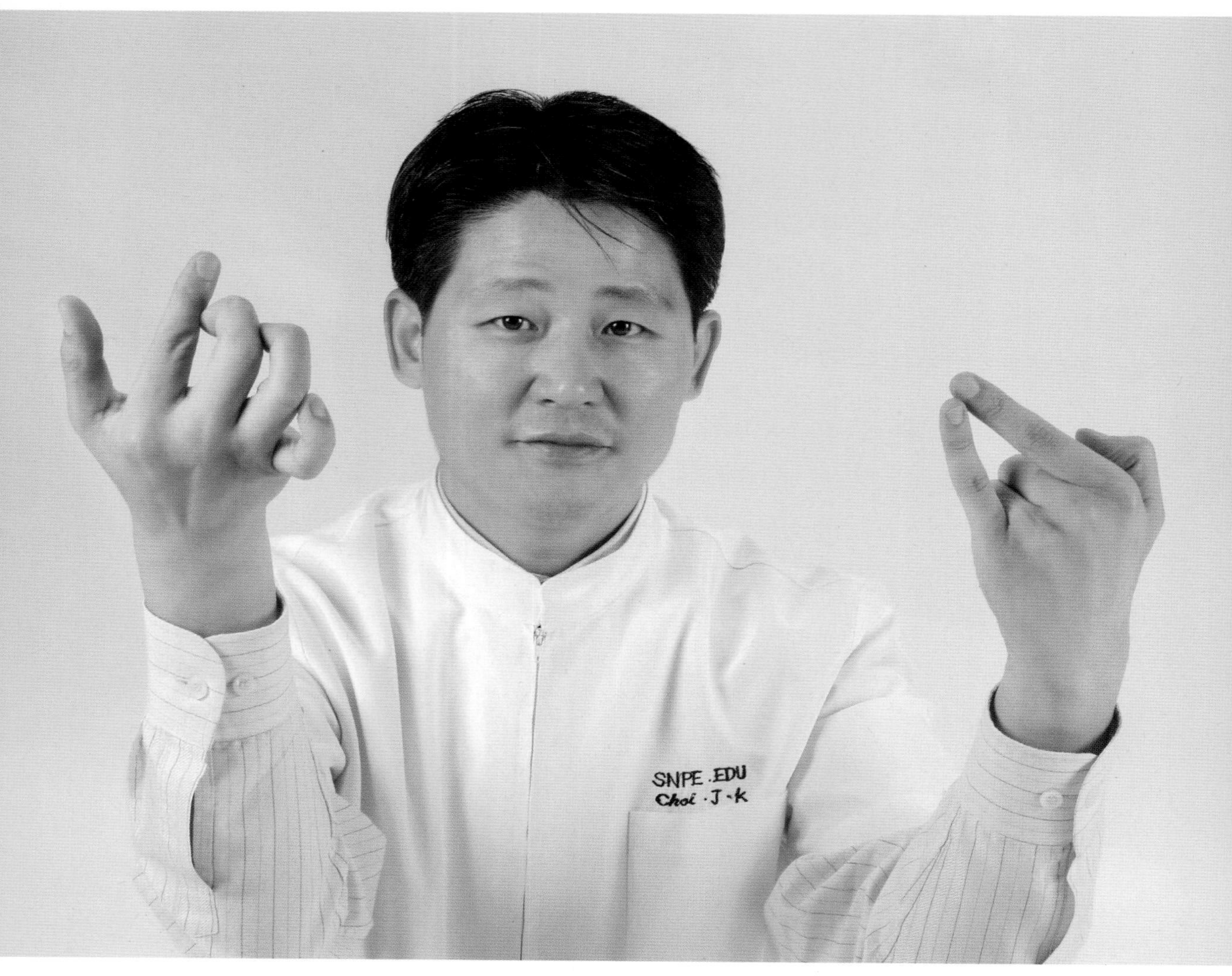

사람이 시술하는 카이로프랙틱, 도수치료, 추나요법 등은 손끝의 섬세함이 요구된다. 시술자의 경력과 척추교정 테크닉에 따라서 그 결과는 다른 경우가 많고 굳어진 척추와 근육은 일시적인 교정치료로 쉽게 해결할 수 없는 단점이 있다.
이와 같이 타인에 의존한 척추교정 치료의 한계를 극복하기 위하여 셀프 운동치료가 가능할 수 있도록 'SNPE 척추운동 도구'를 개발하게 되었다(2003년 대학교에서 카이로프랙틱의 장점과 단점, 셀프 운동치료 SNPE의 차별성에 관하여 강의함).

통증 해결의 어려운 문제, 'SNPE 운동'으로 해답을 찾다

꾸준한 SNPE 바른자세 척추운동 수련 후 본인을 오랜 세월 괴롭혔던 허리 통증이 사라졌음은 물론 병원에서 척추 디스크 수술 판정을 받은 많은 사람들이 수술 없이 통증이 사라지고 정상적인 생활을 하게 되는 것을 경험하는 등 수많은 임상을 통해 'SNPE 바른자세 척추운동'이 체계화되었다.

통증관리 및 척추 질환 예방과 건강 증진을 위한 SNPE

SNPE는 처음에 허리디스크와 통증을 없애기 위해 만들어진 운동이었지만 목·허리디스크뿐만 아니라 "목, 어깨, 허리에서 발생되는 원인을 알 수 없었던 각종 통증들이 사라졌다."라는 다양한 체험사례를 확보하게 되었다.

'SNPE 바른자세 벨트'와 'SNPE 척추운동 도구'를 사용하여 운동을 한 후 변형된 척추와 자세가 교정되면서 바른 척추로 회복되고 인체의 굽어진 곳이 부드럽게 변화되었기 때문이다.

또한 휜 다리, 척추측만증, 출산 후 몸매 관리, 청소년 키 성장, 생리통, 소화불량, 비만, 변비 해소 등의 수많은 치유 사례들을 경험하며 'SNPE 바른자세 척추운동'의 범위가 더욱 확대되었다.

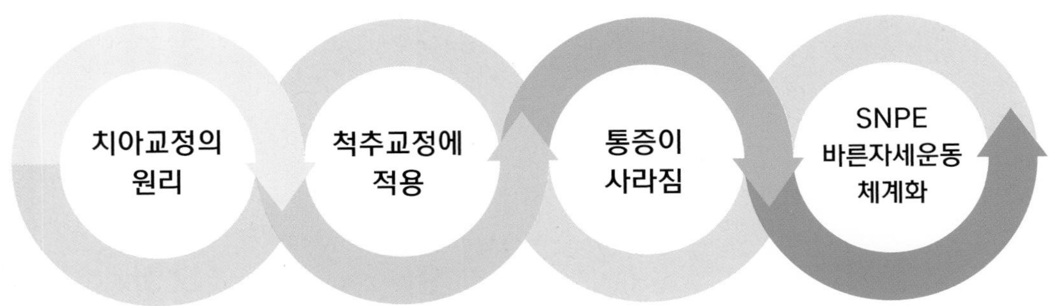

SNPE 신개념 운동 테라피

치아교정 시 부정렬 치아에 철사, 스프링, 고무줄 등을 부착하여 조금씩 이동시키면서 치아의 배열을 바르게 교정한다. 처음엔 땅속에 깊이 박혀 있는 커다란 돌처럼 잘 움직일 것 같지 않던 치아도 지속적으로 힘을 가하면 장시간에 걸쳐 조금씩 이동되면서 교정되는 과정을 확인할 수 있다.

1) 비뚤어진 구조를 바른 자세로 교정하는 운동을 자기 스스로 꾸준히 실천하는 것이 중요하다.

타인에 의존한 치료를 많이 받았으나 실패를 반복한 이유는? 타인에 의존한 지압, 물리치료, 카이로프랙틱, 척추교정 시술을 받아도 일시적인 힘에 의존한 것이므로 지속적인 힘으로 교정을 유지하는 것이 어려웠기 때문이었다.

2) 굳어져 있는 속근육과 근막을 부드럽게 변화시키는 것이 근원적 통증 치유의 핵심이다.

치아교정시 각종 장치를 활용한 외력의 지속성 때문에 부정렬 치아를 교정할 수 있었다. 마찬가지로 오랜 세월 잘못된 자세 습관 때문에 굳어진 근육과 변형된 척추를 바르게 교정하기 위해서는 SNPE 벨트 및 도구를 지속적으로 사용해야 한다. 굳어진 속근육을 부드럽게 변화시켜야 통증이 해결되고 비뚤어진 자세와 척추를 교정할 수 있다는 것이 'SNPE 바른자세 척추운동' 셀프 운동치료 철학이다.

3) 척추와 골반을 바로잡기 위해서는 SNPE 벨트를 활용한 코어 강화 운동을 실천하는 것이 필요하다.

척추와 골반을 바르게 교정하는 것만큼 바르게 교정이 된 상태를 유지하기 위한 근육을 만들어주는 것이 중요하다. 척추를 안정화시키는 인체 중심부의 근육을 강화하여 바른 척추를 유지해야 한다. SNPE 벨트를 착용한 코어 강화 동작들은 인체의 비대칭적인 근육과 관절, 인대를 바로잡고 균형 잡힌 근력 강화에 도움을 준다.

4) 생활 속에서 24시간 바른 자세 유지를 실천하는 것이 중요하다.

치아교정이 마무리되었다고 방심은 금물이다. 한 번 비뚤어졌던 치아는 본래의 위치로 가고자 하는 성질이 있으므로 교정 후 유지 장치를 부착하는 것을 게을리하면 안 된다. 마찬가지로 변형되었던 척추, 골반이 교정되어도 평소 바른 자세 습관을 기르고 일상생활 속에서 바른 자세를 유지하는 노력이 없으면 또다시 예전의 상태로 변화될 것이다.

1

비뚤어진 구조를
바른 자세로 교정해주는
운동을 하라.

2

굳어져 있는
속근육과 근막을
부드럽게 하라.

3

척추와 골반을 바로잡는
코어 강화 운동을 하라.

4

생활 속의 바른 자세를
24시간 유지하라.

바른 자세로 교정해주는 운동을 하라

"비뚤어진 신체 구조를 바른 자세 (Natural Posture, 인간 본연의 자세)로 교정해주는 운동을 하라."

='NP'지향적인 운동을 하라.

바른 척추

SNPE 바른자세 척추운동에서는 인체를 지지하고 있는 기둥인 척추가 바로 서야 나머지 구조물들이 바로 설 수 있다고 강조한다. 바른 척추는 앞면에서 보았을 때 척추의 배열이 일직선상에 가지런히 맞아야 하고, 옆면에서 보았을 때 S자 곡선을 그려야 한다. 목과 허리는 C자형 앞굽음(전만)lordosis 상태이며, 등은 뒤굽음(후만)Kyphosis 상태이다. 이것을 SNPE에서는 'NP(Natural Posture)'라고 표현한다.

NP는 본연의 척추 곡선을 유지하는 자세이다. '모든 것은 제자리에 있을 때 아름답다.'라는 말이 있듯이, 인체도 본래의 자세를 유지하고 관리할 때 건강하고 아름다울 수 있다. 비뚤어진 자세 때문에 척추, 골반이 변형된 사람들은 질병, 통증으로 고생하는 사례가 많다. 인간 본연의 자세(Natural Posture)를 회복하는 것은 잃어버린 건강을 되찾을 수 있는 최고의 비법 중 하나일 수 있다. 진리는 간단하다. 척추 본래의 형태를 유지하는 것이 건강함과 아름다움을 유지하는 비결이다.

구조를 바꾸는 SNPE 바른자세 척추운동

현대인들의 목, 어깨, 허리 통증을 언급하기 전에 목과 등, 허리를 숙인 자세로 하루에 몇 시간을 보내는지 스스로 체크해 보아야 할 것이다. p.31의 그림과 같이 바른 척추(C자형 앞굽음 형태)를 유지할 때에는 디스크가 제 자리에 자리 잡고 있지만, 허리를 숙이고 앉아있을 때에는 디스크가 뒤로 이동하여 탈출할 수 있는 척추의 구조가 된다. 이러한 잘못된 구조로 몇 년, 몇십 년을 살고 있다면 허리의 구조가 나쁜 자세로 고정되었을 가능성이 크며 좋지 않은 구조로 살아온 시간만큼 노력하여 바른 척추로 회복해야 한다. SNPE 바른자세 척추운동을 지도하며 20여 년 동안 가장 많이 찾아온 사람들이 바로 허리디스크 환자들이며 SNPE 운동법이 창안된 것도 허리디스크 환자들이 자연 치유된 수많은 사례들을 경험했기 때문이다. 허리디스크 수술 후 디스크가 재발하는 이유는 바른 자세를 회복하는 운동을 하지 않고 또다시 나쁜 자세를 취하여 허리에 악영향을 주는 것이 원인이 된다.

이것은 허리뿐만 아니라 목과 어깨 등의 통증에도 모두 해당된다. SNPE 바른자세 척추운동에서는 근원적인 통증 해결을 위해 자기 스스로 바른 자세를 회복하는 운동을 강조한다.

바른 자세(NP, Natural Posture) 지향적인 것을 하라.

하지만 누가 해야 하는가? 타인에 의한 통증 치료처럼 누군가에게 의존해야 하는가?

정답은 "스스로(Self) 하라."이다.

그렇다면 무엇을 해야 하는가?

운동(Exercise)을 통해서 본연의 척추 구조를 회복하는 노력을 꾸준히 실천해야 한다.

인체 본연의 자세를 회복하고 척추를 바로잡는 운동을 실시하는 것이 건강관리에 유리하다.

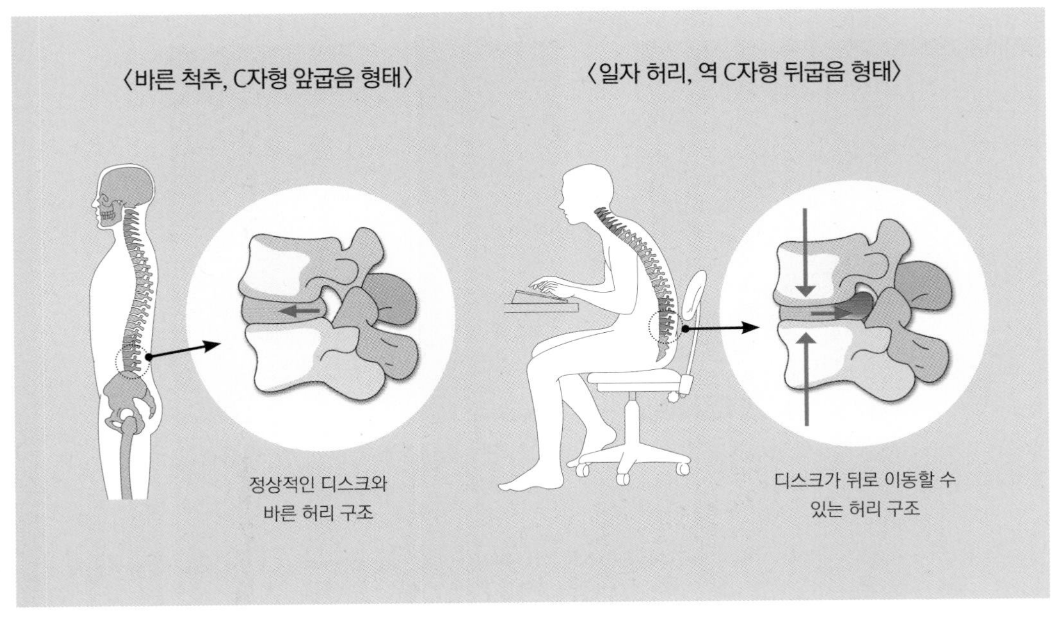

기적을 선물한 본연의 자세(NP) 지향적인 SNPE 운동

아래 자료는 허리디스크 수술 판정을 받았던 전자회사의 연구원이 수술 없이 SNPE 운동을 통하여 통증이 사라진 사례의 MRI이다. 이 MRI를 보고 담당 의사가 '기적'이라고 할 만큼, 11개월 전 뒤로 밀려나와 신경을 누르고 있었던 디스크의 크기가 작아졌다. SNPE 관점에서 이것은 '기적'이 아니라 척추의 구조가 변화된 것이다. SNPE 운동을 실천하여 일자형의 척추 구조에서 완만한 C자 형태로 변화되면서 본연의 자세를 회복하여 수술하지 않고 통증이 해결된 것이다.

SNPE 운동 전후 MRI

SNPE 운동 전

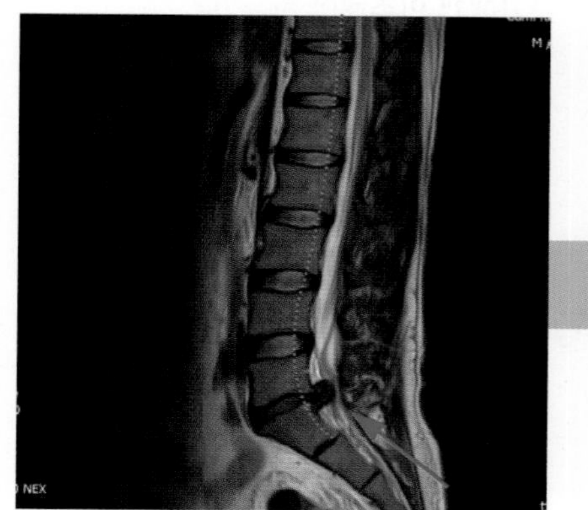

허리가 일자형 척추-디스크가 탈출하여 신경을 누르고 있으며 통증이 심한 상태

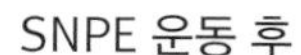

SNPE 운동 후

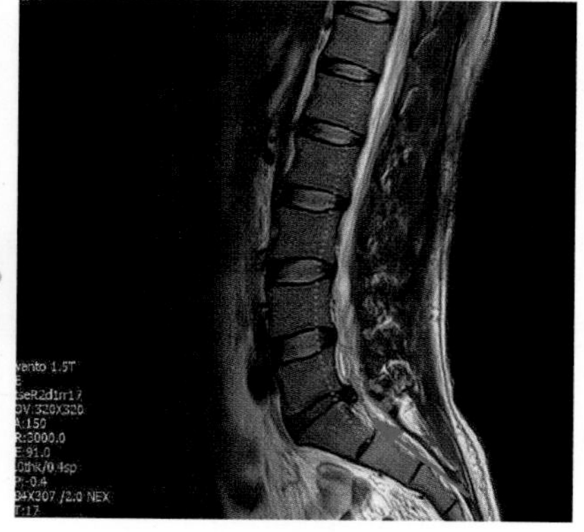

허리가 C자형 척추로 변화-탈출된 디스크가 작아지고 통증이 사라진 상태

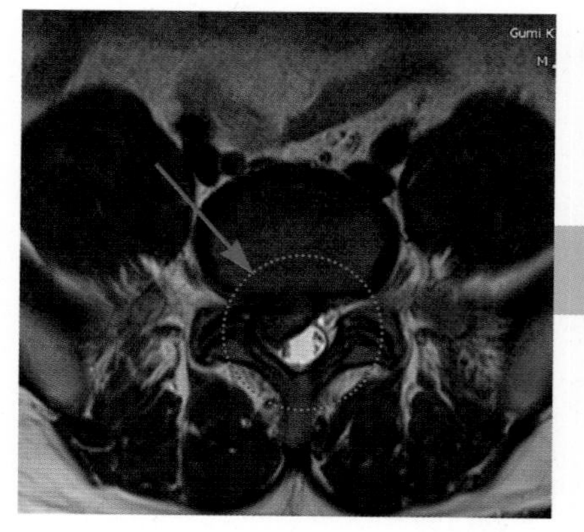

탈출한 디스크가 신경을 누르면서 **통증을 발생**시키고 있는 상태

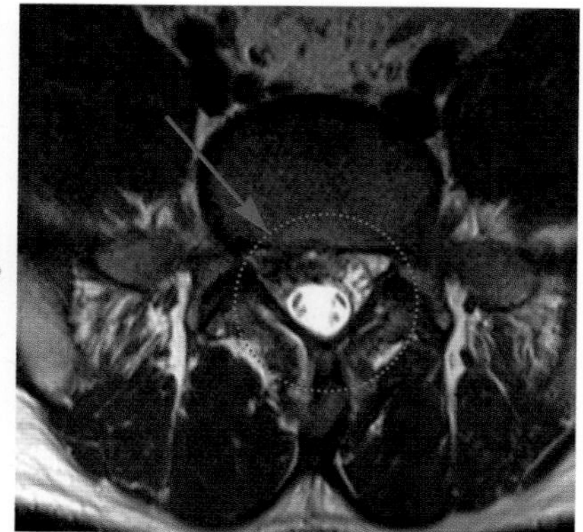

디스크가 신경을 누르지 않고 있으며 **통증이 사라진 상태**

SNPE 바른자세 척추운동을 수련하여 허리디스크 수술 없이 정상적인 생활을 하게 된 연구원의 사례
〈출처 : 척추를 바로잡아야 건강이 보인다1〉

바른자세 벨트와 척추운동 도구를 활용한 SNPE 바른자세 척추운동

SNPE 바른자세 척추운동은 'NP 지향적인 운동'을 스스로 할 수 있는 구체적인 방법을 제시한다. SNPE는 치아가 장시간에 걸쳐 바르게 교정되는 원리를 인체에 적용하여 근원적이고 점진적인 체형 교정(척추교정)이 되도록 선택, 집중, 반복 수련을 하는 것이 특징이다.

골반을 바로잡아주는 고무 성질의 탄력성 벨트(SNPE 골반 밴드)와 다리의 관절을 바로잡아주는 비탄력성 벨트(SNPE 바른자세 벨트)를 이용하여 골반, 다리의 벌어짐(발산)을 억제하고 모아줌(수렴)의 운동을 유도하여 변형된 근골격계를 바로잡아준다.

또한, SNPE 척추운동 도구들(웨이브베개, 웨이브스틱, 다나손, 타원도자기 등)을 사용하여 변위 및 고정된 척추를 자극하고 섬세한 움직임을 유도하여 굳어진 곳이 부드럽게 변화될 수 있도록 한다.

20여 년 간의 임상 경험을 통하여 연구 개발된 SNPE 벨트와 다양한 척추운동 도구를 활용한 SNPE 바른자세 척추운동은 바른 자세교정에 효과적이고 근원적인 자세 교정, 통증 해결에 도움을 준다.

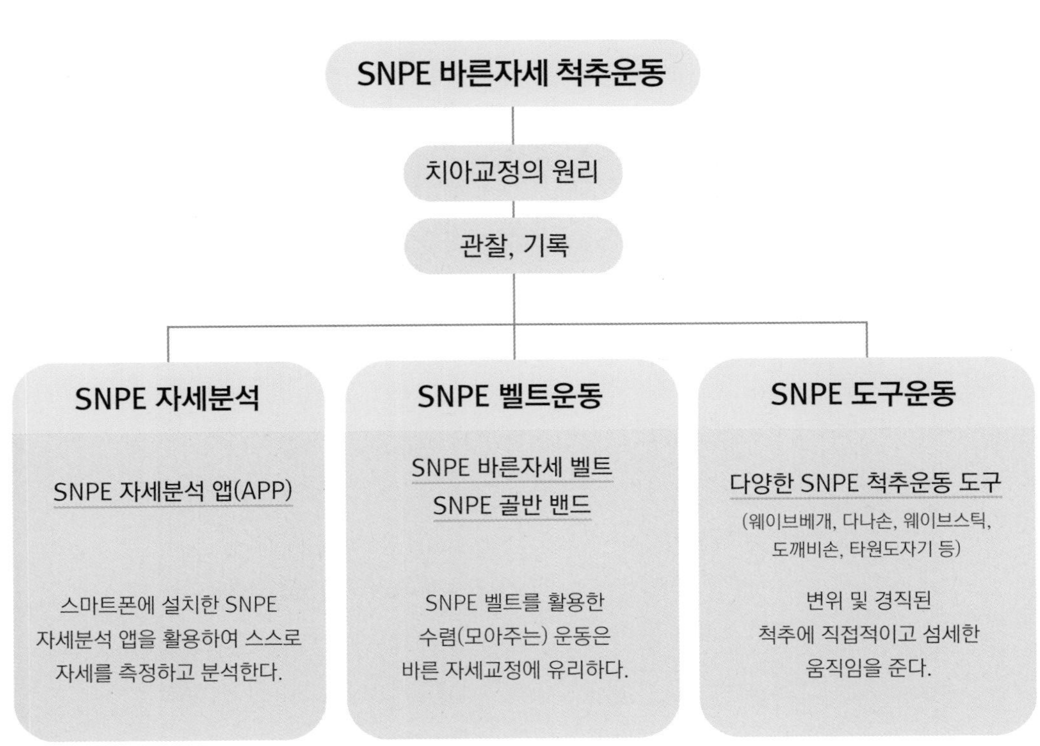

SNPE Tip

바른 척추의 구조

바른 척추는 아래 그림과 같이 앞면에서 보았을 때 곧은 직선 형태이며, 옆면에서 보았을 때 목과 허리는 C자형 앞굽음(Lordosis), 등은 뒤굽음(Kyphosis) 상태이다. 이것을 SNPE에서는 'NP'라고 표현한다.

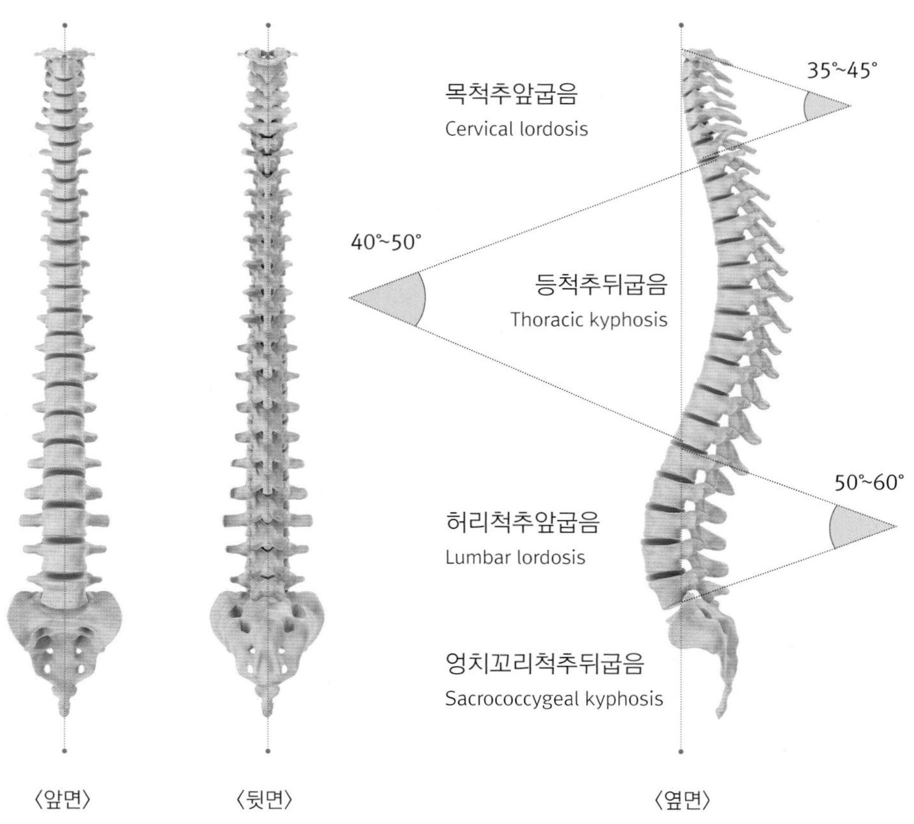

NP는 본연의 척추 곡선(NP, Natural Posture)을 유지하는 자세이다. 〈옆면〉의 척추 각 영역의 각도는 이상적인 척추 굽음의 각도로 알려져 있으며 연령, 성별에 따라 개인차가 있다.

IT 시대, 새로운 패러다임의 자세 교정 운동 SNPE

바른 자세가 중요시되고 있음에도 불구하고 현대인들은 본래의 바른 자세에 반대되는 자세 습관으로 살아간다. 옛날 사람들은 걸어 다니는 시간이 많았다면 현대인들은 걷는 시간이 적고 앉아 있는 시간이 많다.

일상생활에서 오랜 시간 고개를 숙이고 스마트폰을 사용하는 잘못된 자세 습관 때문에 목, 허리 디스크 및 통증으로 고통받는 사람들이 증가하고 있으며 현대인들의 자세는 비뚤어지고 있다.

IT 기술이 발달함에 따라 SNPE 바른자세 척추운동의 필요성을 더욱 절실히 느끼곤 한다.
100년 전 사람들의 생활 패턴에 어울리는 그 시대의 운동법들이 있었듯이, IT 시대에는 새로운 패러다임의 자세 교정 운동이 필요하다.
척추를 바로잡는 SNPE 바른자세 척추운동을 실천하면 통증이 없는 생활이 가능하며 삶의 질을 향상시킬 수 있다.

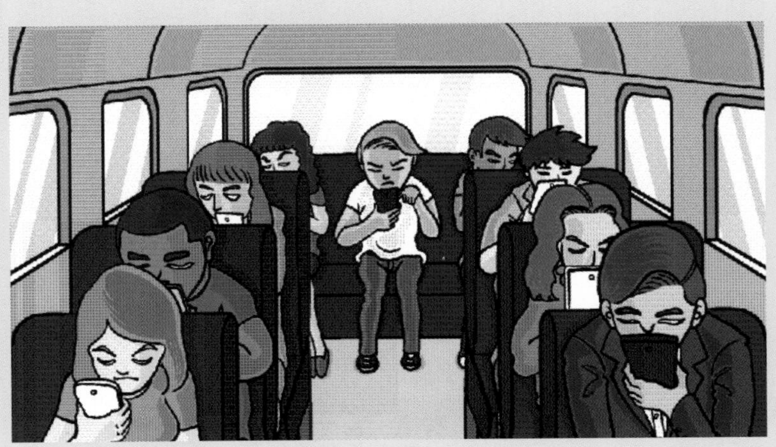

SNPE 신개념 운동 테라피

속근육과 근막을 부드럽게 하라

"다양한 SNPE 도구를 활용하여 굳어져 있는 속근육과 근막을 부드럽게 하라."

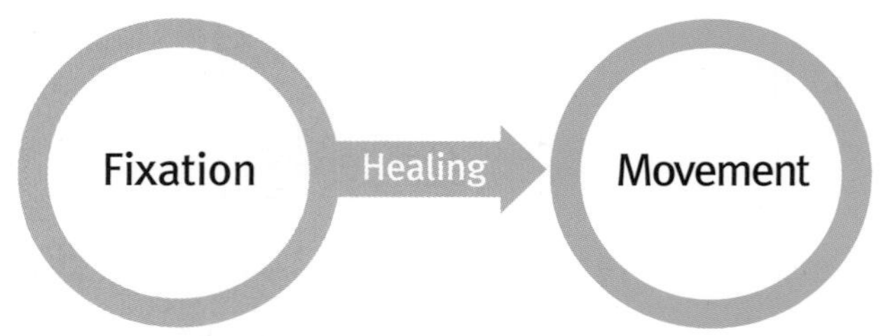

스마트폰, IT의 발달로 인해 고정된 자세로 움직이지 않는 생활습관을 갖게 된 현대인들은 근골격계 질환과 만성적인 통증으로 고통받으며 '삶의 질'이 낮은 상태로 살아가고 있다.
시대가 변화되면서 근육의 굳어진 정도와 척추의 구조 변형은 점점 더 심각해져 기존의 통증 치료 방법(카이로프랙틱, 추나요법, 스포츠 마사지, 도수치료, 수기치료, 지압, 마사지 등의 타인에 의존하는 통증 치료 방법)으로는 근본적인 해결이 어렵고 통증이 재발하는 한계에 부딪히게 된다.

이러한 한계점을 극복하기 위해 SNPE 바른자세 척추운동에서는 다양한 SNPE 도구들을 활용하여 척추를 바로잡아주는 동시에 속근육, 근막을 이완시킬 수 있는 셀프(Self) 운동법을 강조한다.
"인체의 굳어진 부분을 부드럽게 변화시키면 통증을 해결할 수 있고 건강도 회복할 수 있다."라는 것이 SNPE의 핵심 포인트이다. 하지만 간단한 스트레칭이나 쿠션이 좋은 재질로 만들어진 공, 폼롤러를 활용한 운동은 현대인들의 굳어진 속근육을 풀어주기에 부족하다. SNPE 근육, 근막 이완의 차별성은 단단한 재질로 만들어진 SNPE 척추운동 도구를 활용하여 깊은 층의 근육과 근막을 이완시켜 준다는 것이다. 또한, 본인의 체중을 이용하여 자연스럽게 인체의 경직된 속근육을 지속적이고 단계적으로 자극하는 것이 필요하다.
SNPE 바른자세 척추운동을 꾸준하게 실천하면 바른 자세를 유지할 수 있고 굳어져 있던 속근육과 근막이 부드럽게 변화되어 혈관, 신경의 소통이 좋아지면서 통증 해결, 건강 회복을 기대할 수 있다.

SNPE Tip

"통증의 원인은 굳어진 근육과 근막이다."

근육은 얕은 층Superficial Layers, 중간 층Intermediate Layers, 깊은 층Deep Layers의 근육으로 구별되는데 속근육으로 불리는 깊은 층 근육이 굳어지면 통증이 오래가며 치유가 어려운 경우가 많다. 근육이 경직되면서 굳어지면 근육과 연결된 근막, 뼈막, 인대 등의 긴장을 함께 초래한다. 근막(fascia, 筋膜)은 근육들을 싸고 있는 질긴 섬유성 결합 조직막으로 잘못된 자세 습관은 근막통증을 유발하기도 한다.

또한 여러 층의 근육 사이에는 많은 신경과 혈관들이 지나가는데 근육이 굳어지면 신경, 혈관의 흐름이 제한되고 산소와 영양 공급이 원활하지 못하여 통증 및 질병이 발생할 수 있다.

SNPE 척추운동 도구는 속근육으로 불리는 깊은 층 근육의 굳어진 곳을 부드럽게 하여 통증을 해결하는 역할을 한다. 평소에 SNPE 바른자세 척추운동을 꾸준히 수련하여 척추를 바로잡고 굳어진 속근육을 이완시키면 만성통증과 피로감을 해결하는데 도움이 될 수 있다.

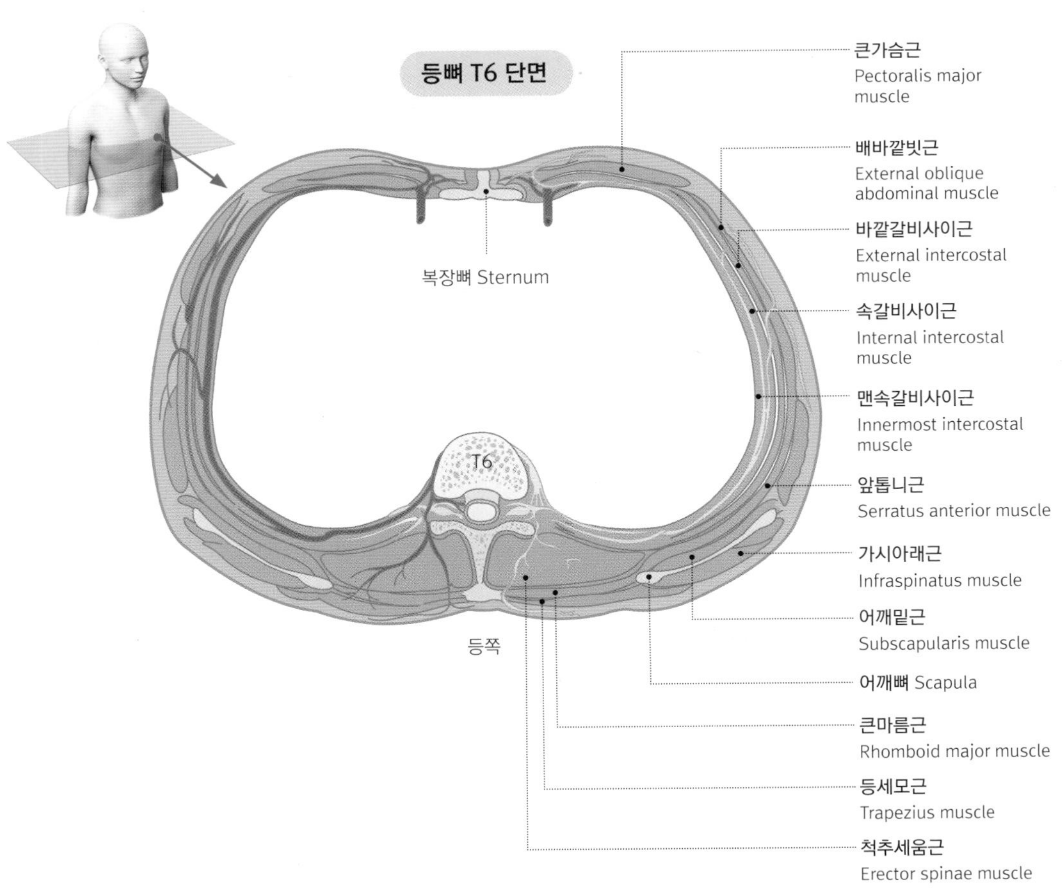

SNPE Tip

“근육의 경직된 자리, 통증 유발점을 찾아라.”

통증 유발점이란? (Trigger Point, 트리거 포인트)

오랫동안 잘못된 자세나 과도한 근육의 긴장상태가 지속되면 목이 뻣뻣하거나 어깨결림이 생긴다. 이와 같은 근육의 수축은 근섬유에 마치 실뭉치 같은 딱딱한 ‘덩어리’를 만들어내며 이 결절을 ‘통증 유발점Trigger Point’이라고 한다.

활동성 통증 유발점 (Active Trigger Point)

압박하지 않아도 그 부위에 통증을 느끼고 연관된 통증을 일으킬 수 있다.

잠재성 통증 유발점 (Latent Trigger Point)

압박하지 않으면 그 부위에 통증이 없고 연관통도 일으키지 않는다. 그대로 방치해두면 활동성 통증 유발점이 될 가능성이 크다.

통증 유발점은 강한 압통을 나타내는 상당히 민감한 국소 지점으로 팽팽한 띠taut bands나 매듭처럼 만져지는 것이 특징이다. 이러한 경직된 자리는 근섬유의 구축contracture으로 인해 산소가 결핍되고 내부 혈류를 제한하여 신진대사의 노폐물이 누적되며 그 주변의 근육조직을 자극하여 통증이 생기게 된다.

통증 유발점은 연관통referred pain을 만들어내며 근육 내 통증이 다른 부분으로 전이되어 저리거나 따끔거리는 증상을 나타낸다. 통증 유발점은 손가락으로 찾을 수 있는데, 근육이 뭉친 자리를 손가락으로 섬세하게 촉진해보면 근육 조직의 단단한 부분이 만져진다.

더 쉽게 찾을 수 있는 방법은 SNPE 도구를 사용할 때 알 수 있다. SNPE 도구에 체중을 실어서 신체 부위를 압박하면 특히 심한 통증이 나타나는 부분이 있는데 그 부분을 통증 유발점으로 볼 수 있다.
SNPE 도구를 사용하다 보면 없던 통증이 생겼다는 질문을 많이 한다. 그것은 잠재되어 있던 통증이 드러난 것이며, 그대로 방치해두면 통증이 더욱 활성화되고 악화될 수 있기 때문에 미리 예방 차원에서 SNPE 도구를 활용한 운동을 해서 굳어진 자리를 부드럽게 해주는 것이 바람직하다.

통증 유발점이 있는 근육은 단단하고 짧아져서 스트레칭이 쉽지 않고 그 근육이 있는 관절의 가동범위까지 감소시킬 수 있다. 근육의 수축과 이완의 강도가 약화되고 결국 약한 근육이 되기도 한다. 따라서 SNPE 운동을 시작했을 때 나타나는 통증에 대해 단계적으로 접근하여 근원적인 통증 해소가 될 수 있도록 한다.

통증 유발점과 연관통

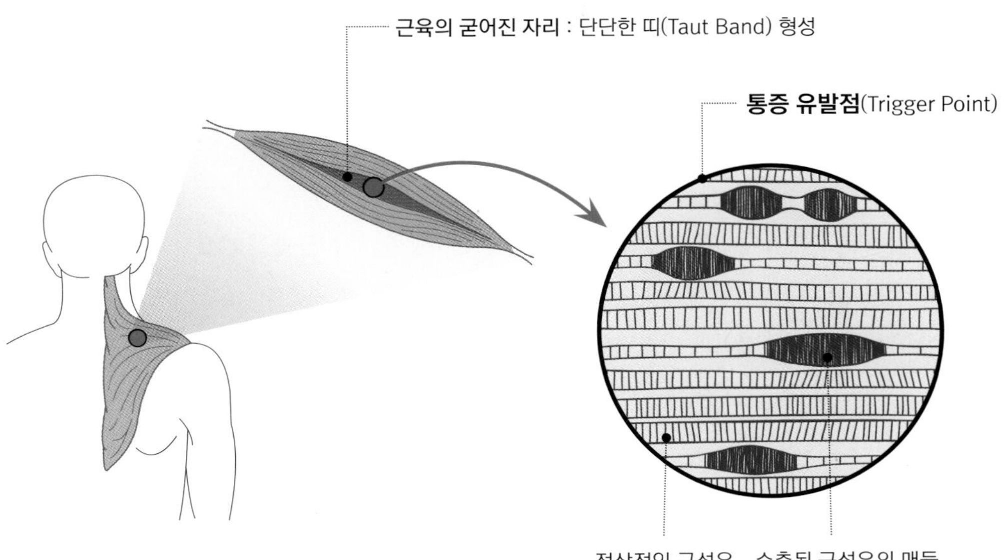
근육의 굳어진 자리 : 단단한 띠(Taut Band) 형성
통증 유발점(Trigger Point)
정상적인 근섬유
수축된 근섬유의 매듭

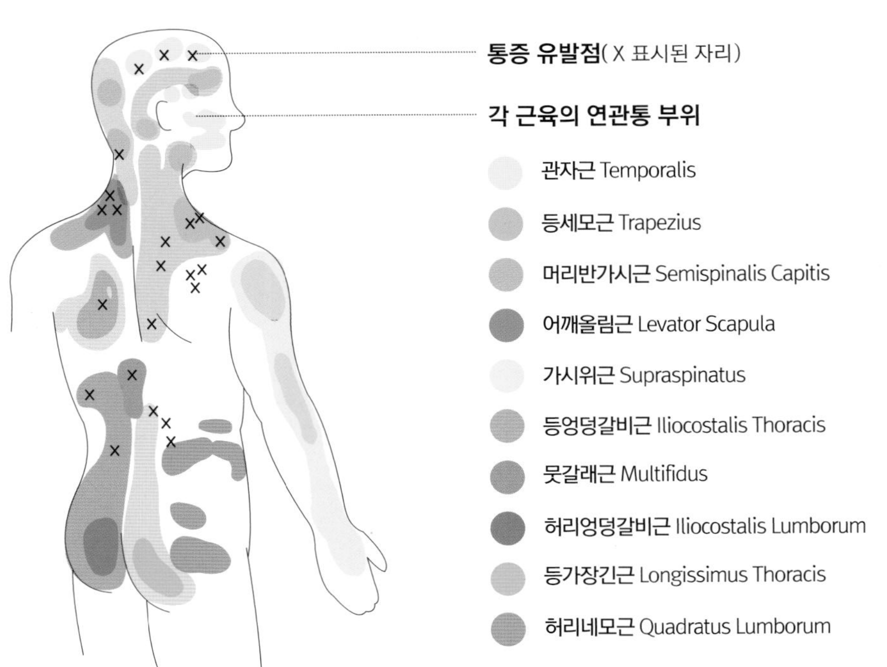
통증 유발점(X 표시된 자리)
각 근육의 연관통 부위
관자근 Temporalis
등세모근 Trapezius
머리반가시근 Semispinalis Capitis
어깨올림근 Levator Scapula
가시위근 Supraspinatus
등엉덩갈비근 Iliocostalis Thoracis
뭇갈래근 Multifidus
허리엉덩갈비근 Iliocostalis Lumborum
등가장긴근 Longissimus Thoracis
허리네모근 Quadratus Lumborum

코어 강화 운동을 하라

"척추와 골반을 바로잡는 코어 강화 운동을 하라."

척추와 골반을 바르게 교정하는 것만큼 바른 척추를 유지할 수 있는 근육을 기르는 것이 중요하다.
즉, 몸의 중심부인 척추를 안정화시킬 수 있는 코어 강화 운동이 필요하다. 허리 뼈, 인대, 디스크 등의 구조물이 약해도 근육이 강하게 받쳐주면 신체 구조를 바로 세울 수 있기 때문이다.
코어 근육Core Muscles은 등과 복부, 골반을 둘러싼 근육 복합체로써 척추와 골반을 보호하고 안정화시키는 역할을 한다.
SNPE 바른자세 벨트를 활용한 코어 강화 운동은 인체 근육의 비대칭을 바로잡아주고 균형 잡힌 근력 강화에 도움이 된다.

몸의 중심부, 코어 근육
Core Muscles

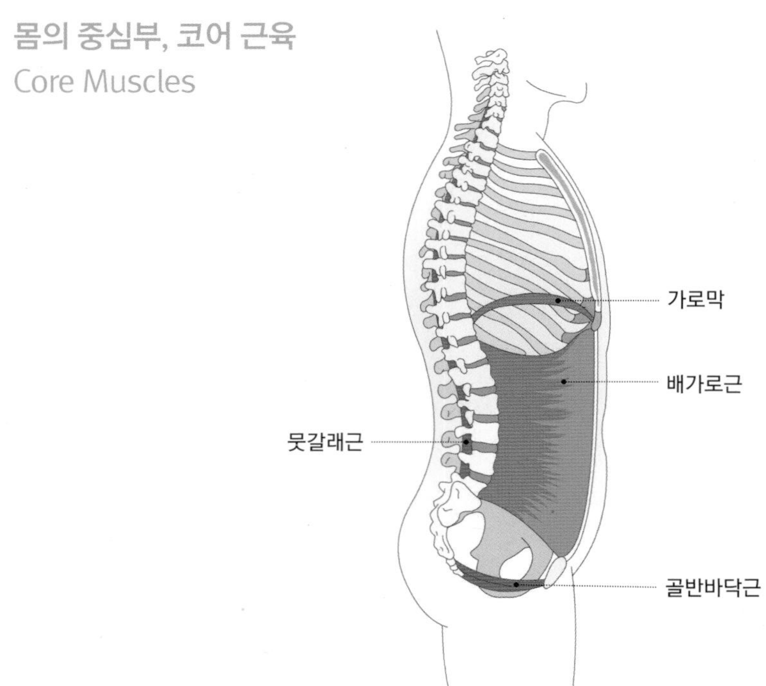

SNPE Tip

척추의 안정화를 위한 코어 근육

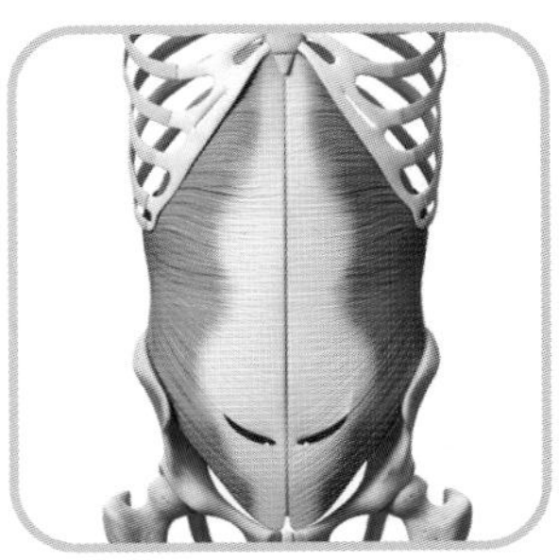

배가로근(복횡근, Transverse Abdominis)

배가로근은 복부 근육의 가장 안쪽에 위치하여 코르셋처럼 복부와 척추 주변을 둘러싸고 있다. 신체가 움직일 때 신체를 단단히 잡아주고 내부 장기를 보호하는 역할을 한다.

이는곳 : 등허리근막, 제 7~12 갈비 연골, 샅고랑 인대, 엉덩뼈 능선
닿는곳: 백색선, 안쪽 빗근의 널힘줄, 두덩뼈 능선, 두덩뼈
작용 : 복압 상승

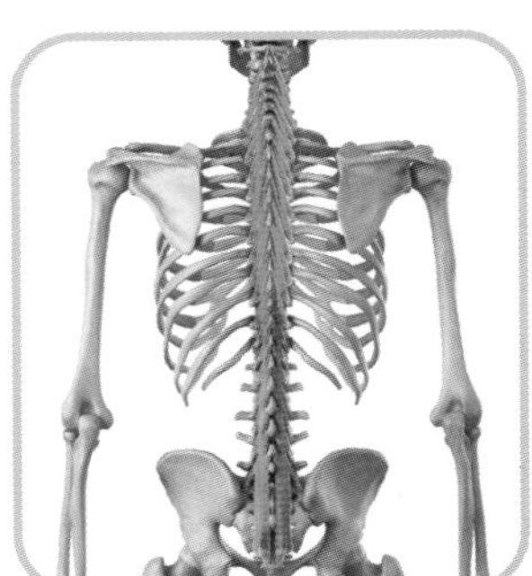

뭇갈래근(다열근, Multifidus)

척추세움근 안쪽에 위치하며 목뼈 2번에서부터 엉치뼈까지 척추의 마디 마디를 받치고 있어 척추의 안정화 역할을 한다.

이는곳 : 엉치뼈, 엉덩뼈의 뒷면 위쪽, 모든 척추의 가로돌기
닿는곳 : 모든 척추의 가시돌기
작용 : 척추뼈를 안정화, 척주의 폄(양쪽 근육에 작용),
반대쪽으로 회전(한쪽 근육에 작용 시)

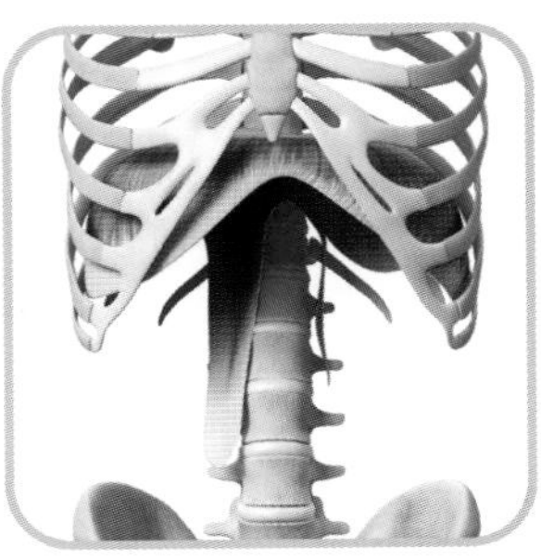

가로막(횡격막, Diaphragm)

배안과 가슴안을 분리하는 막으로 호흡 시 쓰이는 근육이며 허리 통증과 척추의 안정성에 영향을 미친다.

이는곳 : 갈비우리의 안쪽 면, 칼돌기, 척추
닿는곳 : 가로막의 중심널힘줄
작용 : 흡기 시 복압 상승, 가슴안 확장

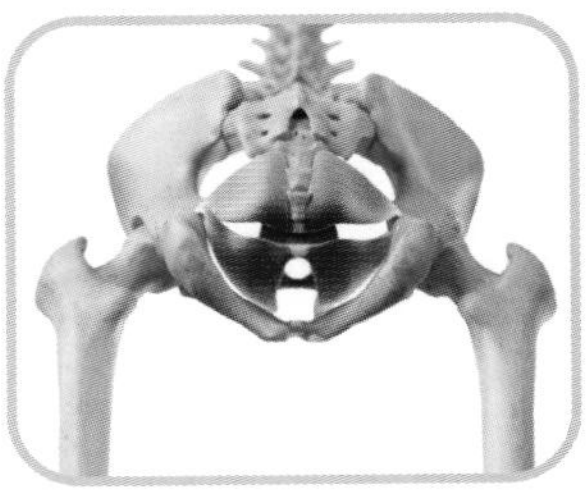

골반바닥근(골반기저근, Pelvic Floor)

골반의 아래쪽에서 골반을 안정화시키고 장기를 지지하는 역할을 한다. 이 근육이 약해지면 요실금이 생길 수 있다.

이는곳 : 양쪽 궁둥뼈 거친면, 두덩뼈
닿는곳 : 엉치뼈와 꼬리뼈 사이
작용 : 내부 장기(방광, 자궁, 직장)들을 지탱

SNPE Tip

척추가 신체에 미치는 영향과 증상

비뚤어진 척추 때문에 신경이 압박되면 뇌의 명령이 신체의 각 기관에 제대로 전달되지 않을 수 있음은 물론 신체의 정보가 뇌에 원활히 전달되지 못하므로 각종 만성질환의 원인이 될 수 있다.

따라서 바른 자세를 유지하고 척추를 바로잡아주는 SNPE 바른자세 척추운동은 만병통치는 아니지만 만병에 도움이 될 수 있다.

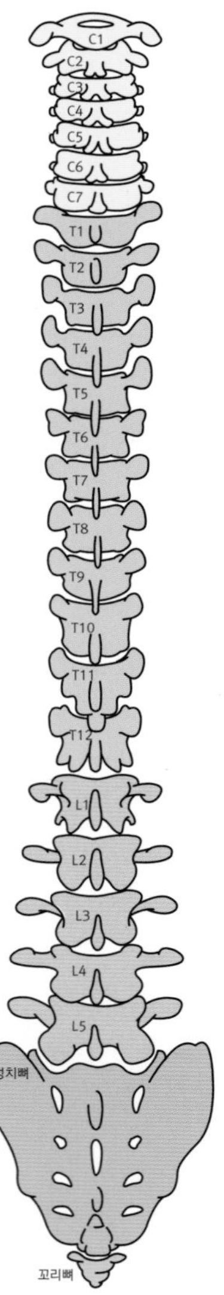

C1	두통, 신경과민, 불면증, 코감기, 고혈압, 편두통, 신경쇠약, 건망증, 현기증, 만성피로
C2	축농증, 알레르기, 눈 주위의 통증, 귀앓이, 시력장애, 사시, 귀먹음
C3	신경통, 여드름, 습진, 갑상선, 가로막, 심장
C4	콧물, 청력 감퇴, 인후, 편도선 증식, 비대증, 가로막, 심장
C5	후두염, 목 쉼, 어깨 통증, 어깨 근육 뭉침, 가로막, 심장
C6	뻣뻣한 목, 팔 윗부분의 통증, 편도선염, 후두염, 만성기침
C7	감기, 어깨 통증, 어깨 근육 뭉침
T1	천식, 기침, 호흡곤란, 손과 팔 아랫부분의 통증, 어깨 통증
T2	어깨 통증, 심장, 호흡기 질환
T3	유행성 감기, 늑막염, 기관지염, 폐렴, 충혈, 심장 질환
T4	황달, 대상포진, 어깨 통증, 폐 질환, 심장 질환
T5	발열, 혈압 문제, 약한 혈액순환, 관절염, 소화불량, 폐 질환
T6	위신경을 포함한 위장 장애, 속쓰림, 소화불량, 십이지장, 폐 질환
T7	위신경, 간, 비장 질환, 늑간 근육통
T8	낮은 저항력, 위, 췌장 질환, 늑간 근육통, 담관 질환
T9	알레르기, 발진(두드러기), 소장 질환
T10	신장 장애, 만성피로, 동맥경화, 신염, 신우염, 췌장 질환, 가로막 통증
T11	여드름, 습진, 부스럼 따위의 피부 상태, 신장 장애, 소장 기능 저하
T12	류머티즘, 가스로 인한 통증, 불임, 신장, 뇨관, 소장, 대장 기능 장애
L1	변비, 대장염, 이질, 설사, 파열 또는 탈장, 소장염, 충수염
L2	경련(쥐), 호흡곤란, 자궁, 방광, 대장 질환
L3	심한 생리통, 자궁, 전립선, 요도 질환, 변비, 생리불순, 수면시 식은땀, 대퇴 근육 통증, 무기력, 유산, 무릎 통증
L4	좌골신경통, 허리 통증, 항문, 요도, 엉덩이 근육 통증, 잦은 배뇨, 고관절, 무릎 통증, 허리디스크
L5	다리의 약한 혈액순환, 부은 발목, 고관절, 무릎 통증, 허리 통증, 약한 발목, 약한 다리, 차가운 발, 다리의 경련(쥐), 허리디스크
엉치뼈	엉덩이 근육 통증, 대퇴, 하지, 발 통증, 생식기에 영향
꼬리뼈	치질, 가려움증, 꼬리뼈 통증

자율신경(Autonomic nerve)

자율신경은 교감신경Sympathetic nerve과 부교감신경Parasympathetic nerve으로 나눌 수 있다.
이들은 한 장기에서 서로 반대 작용을 하며 심혈관, 호흡, 소화, 비뇨기관, 체온 조절, 동공 조절 등의 신체의 기능을 조절해 항상성Homeostasis 을 유지한다.
자율신경 실조증은 교감신경과 부교감신경의 불균형으로 자율적으로 조절되어야 하는 신경이 그 기능을 상실한 것을 말하며, 호흡곤란, 두통, 어지럼증, 우울증, 불면, 만성피로 등의 증상이 생길 수 있다.
SNPE 바른자세 척추운동은 척추의 구조를 바로잡고 척추 주변의 근육을 부드럽게 이완시켜주면서 교감신경과 부교감신경의 조화를 이루어 자율신경 균형 회복에 도움이 된다.

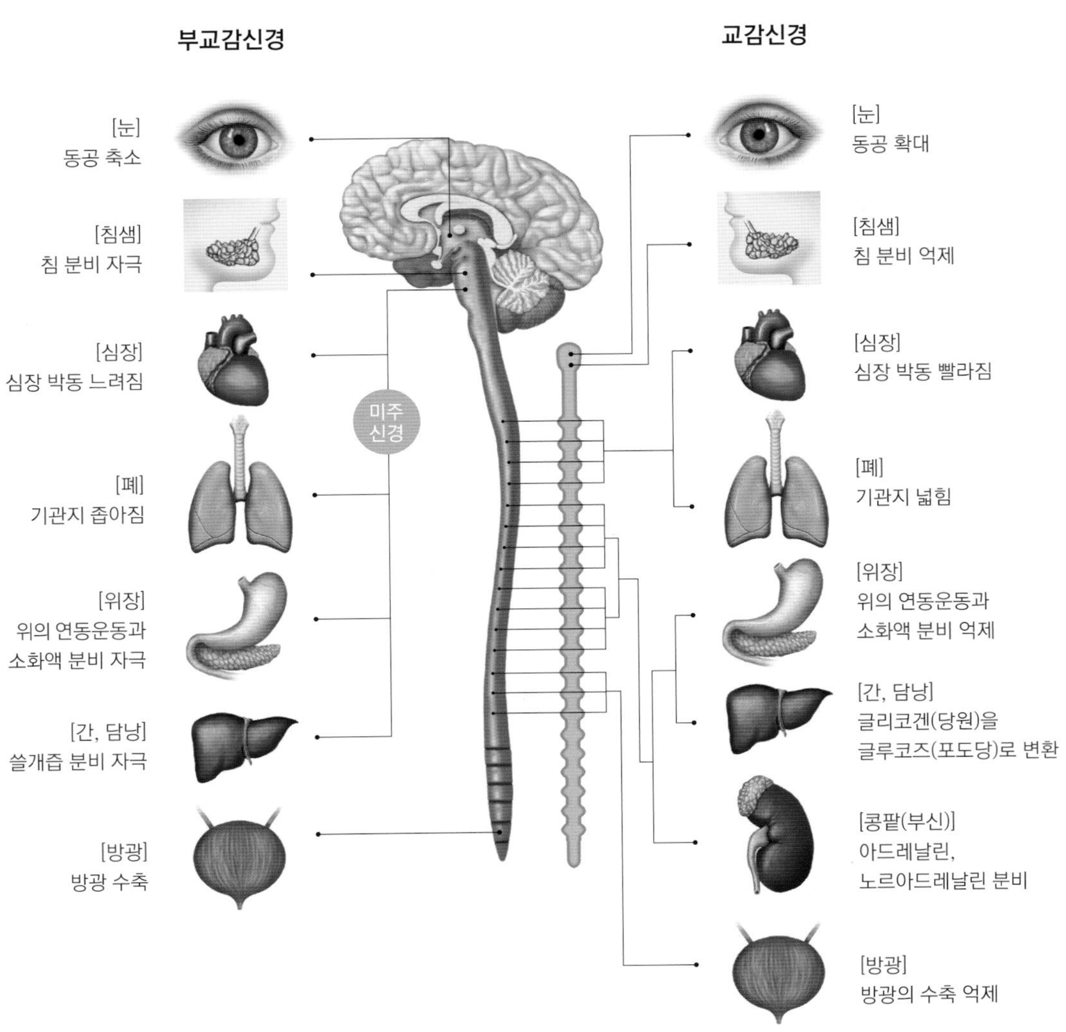

바른 자세를 24시간 유지하라

"생활 속의 바른 자세를 24시간 유지하라."

SNPE 바른자세 척추운동으로 체형이 교정되는 것은 24시간 보철과 스프링으로 당겨주며 점진적인 교정이 되도록 하는 **치아교정의 원리**이다. 한 번 비뚤어졌던 치아는 본래의 위치로 가고자 하는 성질이 있으므로 교정 후 유지 장치를 부착하는 것을 게을리하면 안 된다. 마찬가지로 근원적인 통증 해결과 체형 교정을 위하여 평소 바른 자세 습관을 기르고 일상생활 속에서 바른 자세를 유지하는 것이 중요하다.

SNPE 바른 자세 걷기

- 전신의 자세교정과 체력증진을 위해 바른 자세 걷기를 강조한다.
- 골반 밴드와 족궁보조구를 착용하고 걸으면 바른 자세로 걷는데 도움이 된다.
- 하루에 걷기 2시간을 권장한다(허리 통증 환자라면 2시간, 일반인들은 최소 1시간).

〈SNPE 바른 자세 걷기 준비물〉

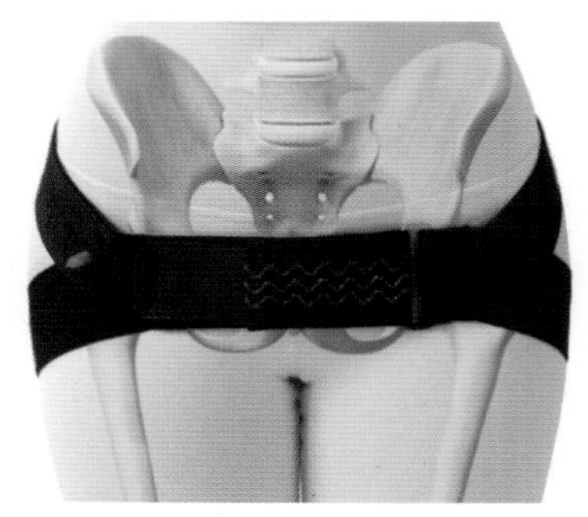

SNPE 골반 밴드
고관절과 골반의 변위를 바로잡아주며 치아교정의 원리와 같이 골반 주변 근육과 인대의 점진적인 교정을 돕는다.

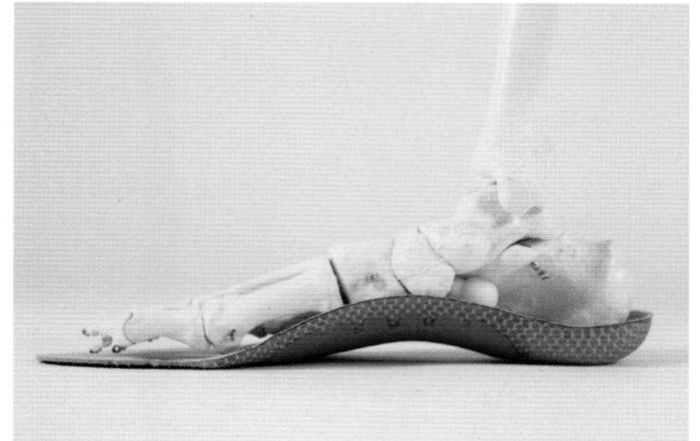

족궁보조구
발의 족궁(Arch)을 자극하여 혈액소통에 도움을 주고 신체의 균형을 바로잡아주어 체형관리 및 자세교정에 많은 도움이 된다.

SNPE Tip

발바닥 통증의 원인

발바닥 통증의 원인은 발가락과 발바닥 사이의 근막과 인대들의 긴장 때문에 발생한다. 굳은살, 티눈, 무좀 등은 발바닥을 지나는 신경과 혈액순환의 장애 때문에 주로 발생된다.

발바닥은 편평하지 않고 곡선 형태의 구조를 이루고 있는데 '활처럼 생긴 형태'로 생겼다고 해서 '궁'으로 표현하고 '로마 건축물의 터널 형태'로 생겼다고 해서 '아치(Arch)'로 표현하기도 한다.

족궁보조구를 착화하거나 SNPE 도구를 활용하여 발의 아치(족궁)를 자극하면 족저근막의 긴장을 완화시켜 발바닥 통증을 해결할 수 있다. 발바닥에는 많은 모세혈관이 모여 있어서 보행 시 족궁을 자극하면 혈액의 소통을 좋게 만들어 준다.

발바닥의 혈관과 족저근막

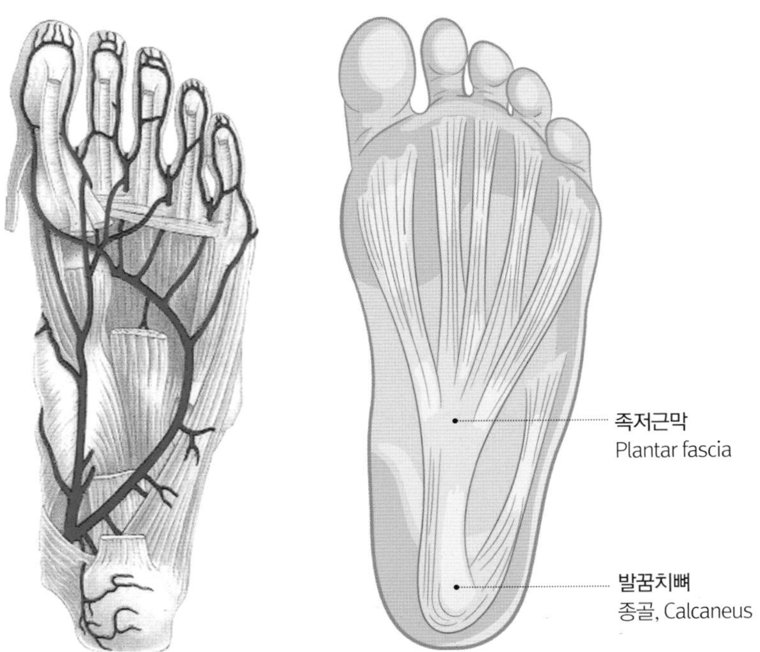

SNPE 바른 수면 습관

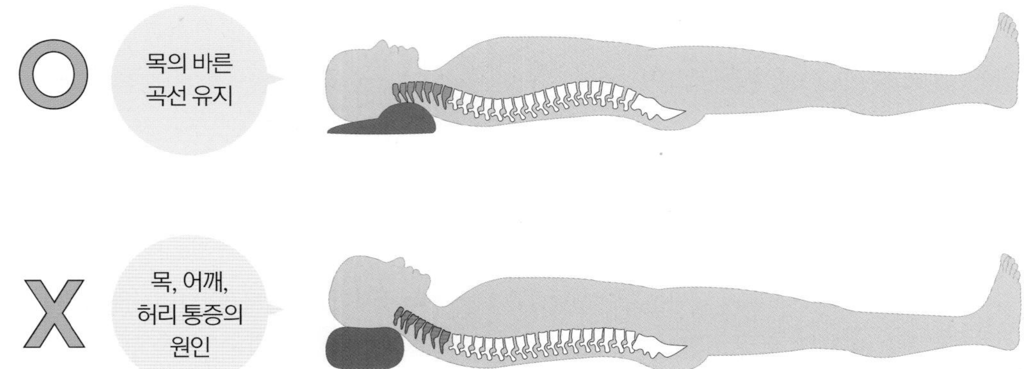

- 고침단명(高枕短命)-높은 베개는 수명을 단축한다. 사람은 하루 중 약 30%의 시간 동안 잠을 자기 때문에 올바른 베개 선택, 잠자는 습관은 매우 중요하다.
- 잘못된 수면 습관 때문에 근골격계 환자 발생이 증가하고 있는 추세이다. 시중에서 판매되는 쿠션이 좋은 기능성 베개를 많이 사용했으나 목디스크, 일자목 해결이 잘 안된다고 호소하는 사람들이 많다. 쿠션이 너무 좋은 베개는 목뼈를 교정하는 것이 어렵다.
- 변형된 목뼈를 바로잡기 위해서는 조금 딱딱한 재질로 만든 베개를 사용하는 것이 유리하다.
- 목뼈를 교정하는 기능성 베개를 처음 사용 시 적응에 어려움을 겪는 사례가 있다. 베개의 재질을 부드러운 것과 딱딱한 재질로 만든 베개를 번갈아 가면서 사용하는 것도 좋은 방법이다.
- 높은 베개를 베고 자는 습관은 목에 주름이 생길 수 있으니 주의하는 것이 좋다.
- 옆으로 잠을 자는 습관이 있는 사람들 중에서 어깨 통증, 목뼈가 휘는 증세, 목디스크, 얼굴 비대칭, 소화불량, 턱관절 장애가 있는 사람들이 많았다.
- 인체구조에 적합한 베개를 선택하는 것은 통증예방, 피로회복, 키 성장, 척추건강에 도움이 되며 현대인들의 삶의 질을 향상시키는데 필수적이다.

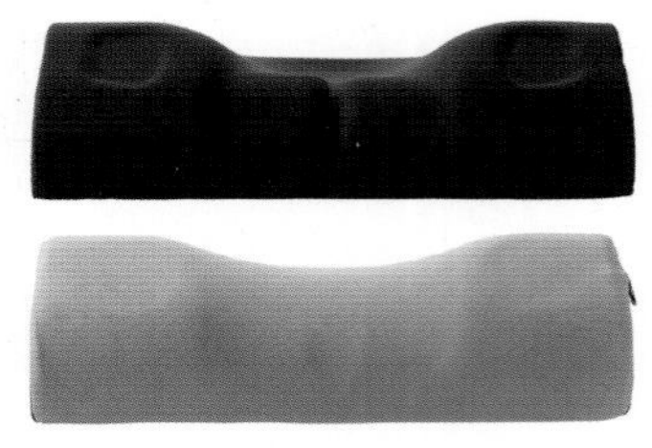

SNPE 바른자세 베개

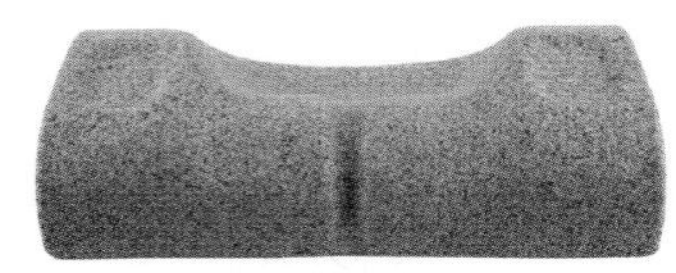

SNPE 코르크 베개

SNPE 바른 자세로 앉기

- 의자에 앉을 때 SNPE 바른자세 벨트를 다리에 착용하면 휜 다리 교정에 유리하다.
- 척추를 펴고 바르게 앉아서 다나손으로 목부터 등, 허리까지 셀프 마사지를 하거나 웨이브스틱으로 허리를 자극한다.

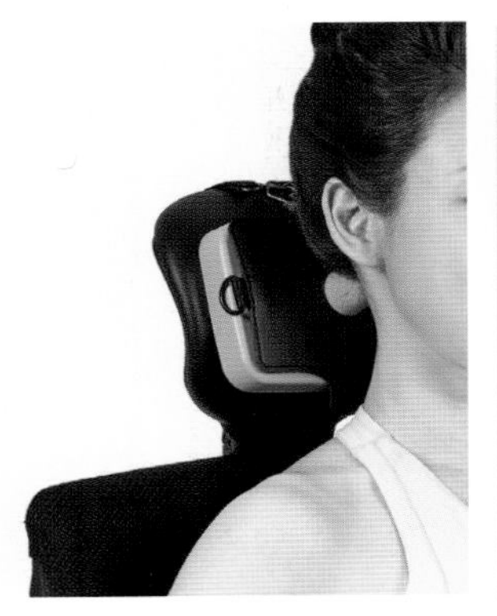
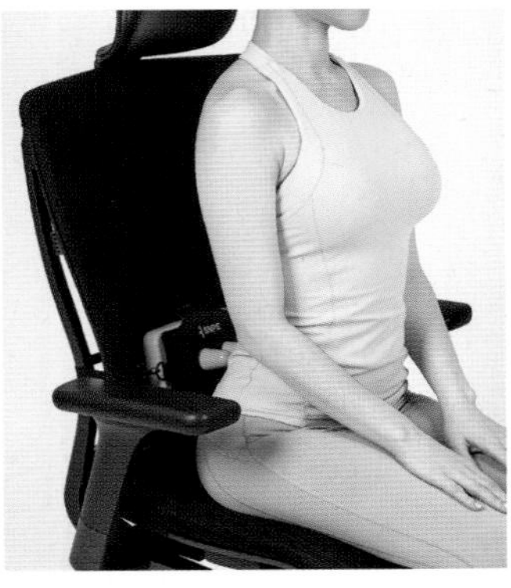
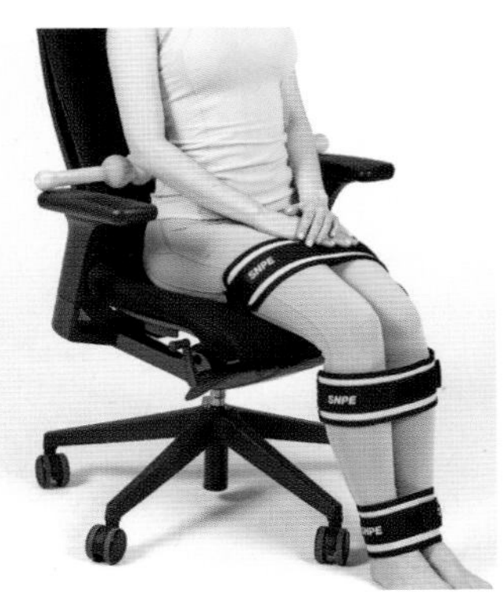

SNPE 바른 휴식 습관

- SNPE 바른자세 벨트와 다양한 도구들을 활용하여 SNPE 휴식 자세를 취한다.
- 목과 허리에 SNPE 도구를 받쳐두고 휴식을 취하며 자세 교정을 한다.
- 그 밖에 TV를 시청할 때 SNPE 동작을 실시하면 허리 통증 예방과 하체의 근력 강화, 휜 다리 교정, 바른 자세 관리에 도움이 된다.

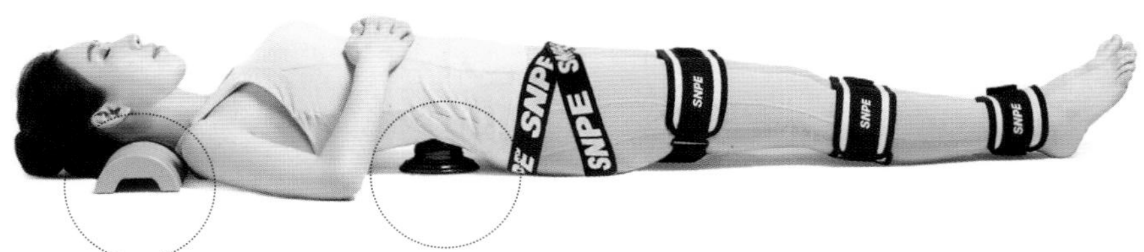

목 : SNPE 웨이브베개 **허리** : SNPE 타원도자기

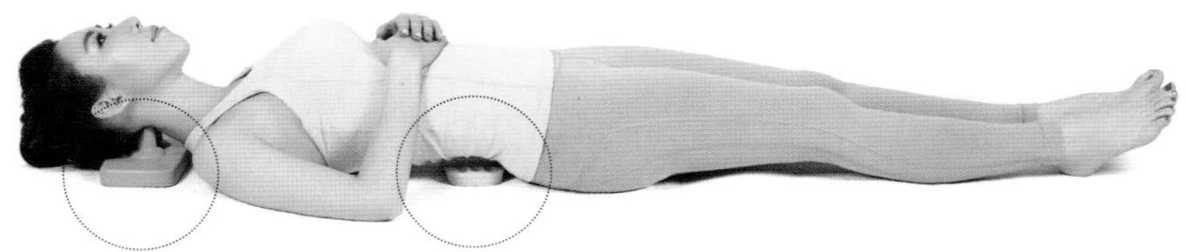

목 : SNPE 다나손 **허리** : SNPE 투레일

SNPE
바른자세 척추운동 3U 특징

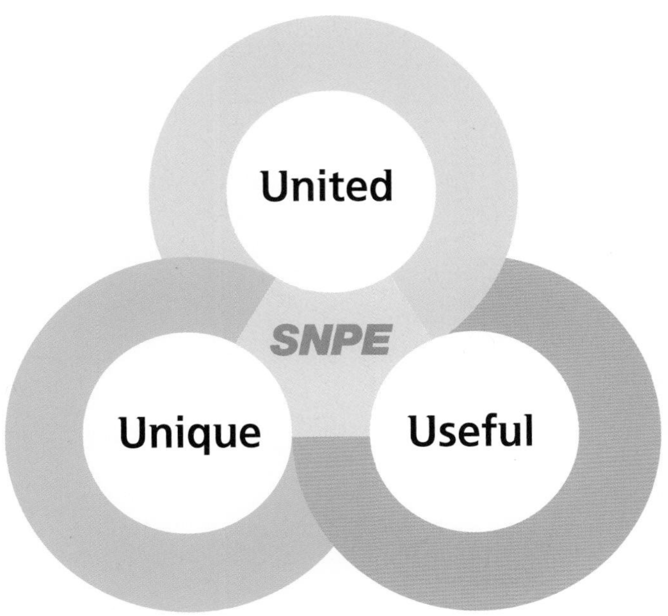

SNPE 3U

United
종합적

근골격계 질환 및 통증 해결을 위하여 카이로프랙틱, 추나요법, 요가, 필라테스, 피트니스 및 다양한 운동 치료 방법의 장·단점을 분석하고 연구하여 만든 종합적인 운동 방법

Unique
독특함

치아교정의 원리를 인체에 적용하여 SNPE 벨트와 척추운동 도구를 활용한 새로운 운동치료 방법으로 현대인들의 통증을 해결하는 독특한 운동 방법

Useful
실용적

셀프 통증 해결과 바른 자세 교정에 효과적인 운동으로 남녀노소 누구나 좁은 장소에서도 운동이 가능하며, 짧은 기간에 좋은 결과들이 나오는 실용적인 운동 방법

SNPE
자연치유 핵심 이론 9가지

01 고드름 이론

02 텐트 이론

03 호스와 철사 이론

04 장롱 이론

05 자전거 체인 이론

06 흙탕물 이론

07 구르기 자국 이론

08 구르기 사운드 이론

09 찌그러진 깡통 이론

SNPE 핵심 이론

1 고드름 이론

"굳어진 곳을 스스로 찾아 부드럽게 변화시키는 것이 근골격계 통증 해결의 핵심이다."

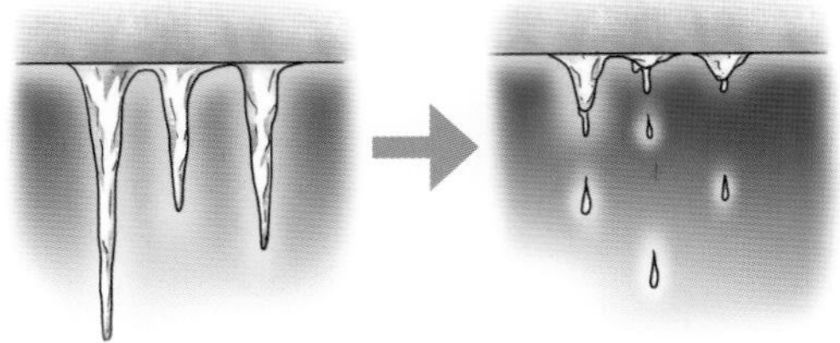

날씨가 추운 겨울엔 차가운 바람과 낮은 온도 때문에 고드름이 딱딱하고 커지게 된다. 그러나 날씨가 따뜻해지면 커다란 고드름이 녹아서 작아지고 점점 물처럼 변화되는 것이 자연의 섭리이다. 고드름이 녹아내리는 자연의 섭리는 인체가 느끼는 통증의 변화에 비유할 수 있다. 병원에서 치료를 받아도 해결되지 않는 통증, 원인을 알 수 없는 질병 때문에 고생하던 사람들이 SNPE 바른자세 척추운동 수련 후 통증을 해결한 사례들이 많은데 그 핵심 노하우는 바로 SNPE 바른자세 척추운동 수련을 통하여 경직되었던 인체의 척추, 근육을 부드럽게 하는 것이다. 깊숙한 곳에 오랫동안 자리 잡고 있던 통증을 마치 '녹여내듯이' 통증이 있는 부분에 SNPE 도구를 집중적으로 사용하는 것이 SNPE 근골격계 통증 해결의 핵심이다.

체험 사례

목과 어깨 통증, 허리디스크 때문에 오랫동안 고생하던 50대 여성이 'SNPE 바른자세 척추운동' 수련 후 모든 통증이 해결된 사례가 있었다. 대학병원, 한의원, 척추교정, 지압 등 다양한 치료를 경험했음에도 통증이 해결되지 않았었다. 원인을 알 수 없고 통증은 더 심해져서 답답한 마음에 종교시설의 기도원에 입소하여 금식 기도를 열심히 하였으나 증상은 호전되지 않았다고 한다.
그러던 중 서점에서 〈척추를 바로잡아야 건강이 보인다〉 책을 읽고 필자의 연구실로 찾아와 상담을 하게 되었고 3개월 동안 'SNPE 바른자세 척추운동' 을 실시하였다.
어느 날 SNPE 도구 사용 후 50대 여성은 "고드름이 녹아서 작아지는 것처럼 딱딱했던 내 척추와 근육이 부드럽게 변화되었어요."라고 말하면서 통증이 해결되는 과정을 알려준 것이 계기가 되어 'SNPE 고드름 이론'이란 용어가 탄생하게 된 것이다.

SNPE 핵심 이론

2 텐트 이론

"인체 본연의 자세를 회복하면 척추, 근육, 근막의 통증을 해결할 수 있다."

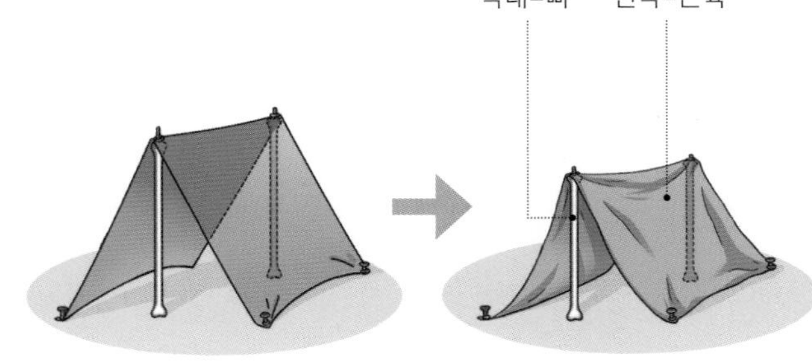

텐트의 막대가 높아지면 주변의 천막이 팽팽하게 긴장되어 있을 것이고 반대로 막대가 낮아지면 천막이 느슨하고 부드러워질 것이다. 텐트의 막대를 뼈로, 천막을 근육으로 비유하면 막대가 높아지는 것은 척추뼈가 뒤로 돌출(후방 변위)되어 주변의 근육과 근막이 긴장되는 현상으로 설명할 수 있다.

척추가 후방 변위되면 그 주변의 근육이 굳어지고 항상 긴장되어 있으며 통증이 발생하기도 한다. 따라서, SNPE 수련과 SNPE 도구 사용으로 변위된 척추를 제자리로 회복하는 것(인체 본연의 자세로 만드는 것)이 통증 해결의 노하우임을 다시 한 번 강조한다.

체험 사례

오른쪽 사진은 목, 등 척추가 뒤로 돌출(척추 후방 변위)되었던 여성이 SNPE 바른자세 척추운동 수련 후 척추가 정상적인 구조로 교정된 사례이다.

SNPE 도구를 반복적으로 사용한 후(p.326~327 참고) 척추가 정상 위치로 교정되면서 굳었던 근육이 부드럽게 변화되었고 만성피로, 통증이 사라졌으며 피부색도 좋아졌다.

이와 같이 돌출되거나 좌우로 변위된 척추의 형태가 SNPE 수련으로 바로잡힐 때 각종 근골격계 통증이 해결되는 여러 사례를 확인할 수 있다.

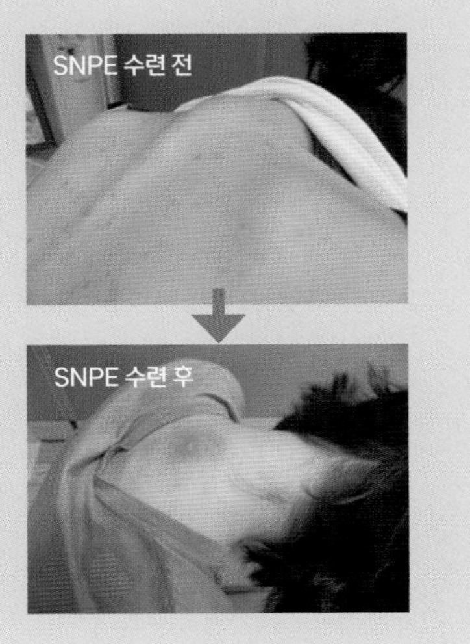

SNPE 핵심 이론

3 호스와 철사 이론

"간단한 스트레칭, 근육 운동으로 변위가 심한 척추(뼈)는 교정될 수 없다."

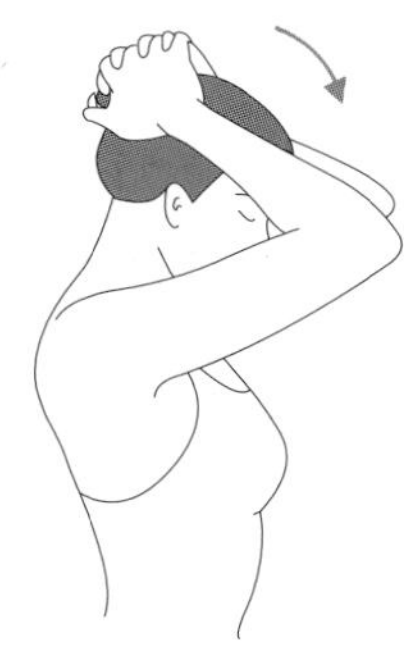

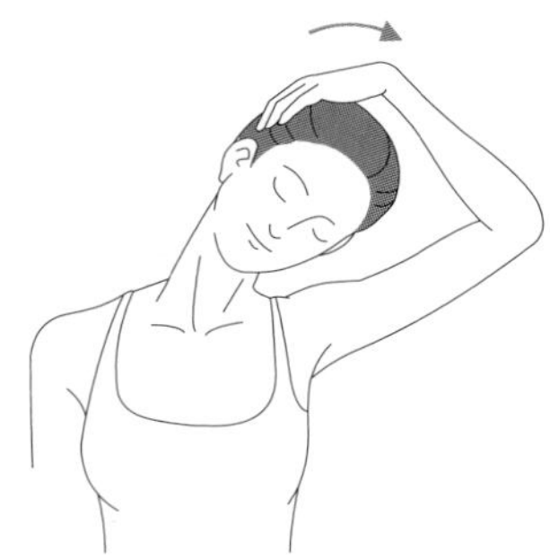

목, 허리 통증, 자세 교정과 관련된 운동법을 전달하는 TV 프로그램에서 전문가나 출연자들이 스트레칭 동작을 시연하는 것을 자주 시청할 수 있다.

근육 스트레칭을 자주 하는 것은 건강관리를 위하여 좋은 습관이다. 하지만 거북목이나 일자목, 일자 허리, 척추측만증과 같이 뼈 자체가 이미 변형되어 있는 경우에는 간단한 스트레칭으로 해결할 수 없다.

척추(뼈)는 강력한 접착제 역할을 하는 인대(ligament)와 여러 겹의 근육이 감싸고 있는 구조이기 때문에 비뚤어진 척추를 바로잡는 것은 매우 어렵다. 스트레칭 동작은 근육을 이완하는 효과는 있지만 내부의 변형된 척추(뼈) 구조를 자극하여 교정할 수 없다.

허리 뼈와 인대

: 인대(ligament)는 2개 이상의 뼈, 연골 또는 구조를 연결하는 강한 섬유성 결합 조직이다.

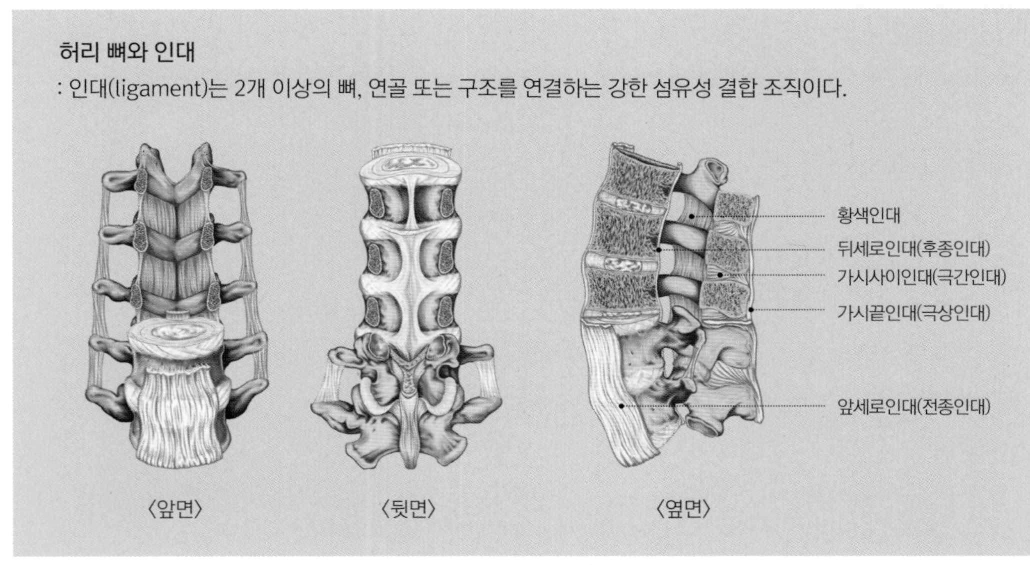

척추교정, 자세교정을 위한 방법 중 근육 스트레칭의 한계

고무호스 안에 철사를 넣고 강한 힘으로 구부리면 고무호스도 휘어지고 철사도 휘어지게 될 것이다. 그 후 이 고무호스를 똑바로 편다고 가정했을 때 휜 철사도 함께 펴질 수 있을까? 구부러진 철사를 펼 수 있는 외력이 작용되지 않기 때문에 고무호스를 똑바로 펴도 휘어진 철사는 그대로 있을 것이다.

고무호스를 근육에 비유하고 철사를 척추(뼈)에 비유해 보자. 외부의 근육을 아무리 스트레칭해도 내부의 변형된 척추를 효과적으로 자극할 수 없기 때문에 휘어진 척추를 교정하는 것은 한계가 있음을 아래 그림과 같이 설명하고자 한다.

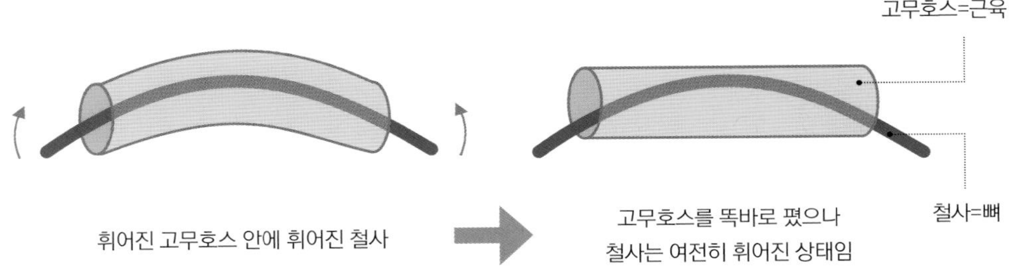

치아교정의 원리로 SNPE 도구를 활용한 척추교정 방법

철사를 펴기 위해서는 고무호스가 아닌 철사의 각 휘어진 부분을 직접 잡고 지속적인 힘으로 당겨줘야 한다. 이것이 치아교정의 원리를 적용한 SNPE 척추교정 운동 방법이다. 척추측만증, 일자목, 거북목, 일자 허리 등 변형된 척추를 교정하기 위한 방법으로 SNPE 도구를 활용하여 변형된 척추뼈에 직접적인 힘을 가하는 것이다. 치아교정 장치의 외력이 작용하여 치아가 교정되는 원리와 같이 다양한 SNPE 도구로 변형된 척추에 직접적인 자극을 주면서 인체가 점진적으로 교정되도록 하는 것이 부작용과 재발이 없는 SNPE 자세교정, 척추교정 운동의 원리이다.

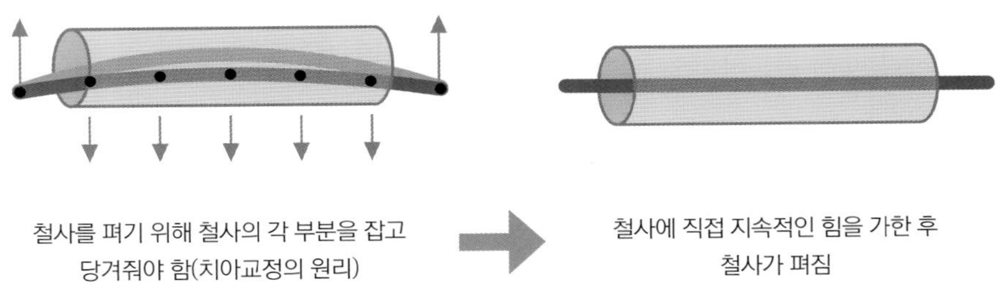

SNPE 핵심 이론

장롱 이론

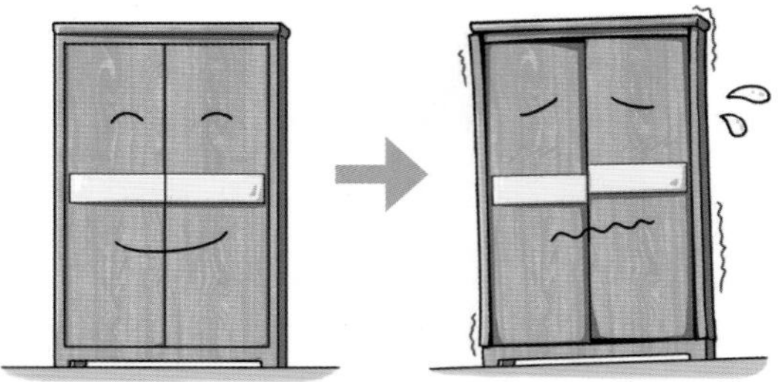

"바른 자세와 건강을 위하여 인체의 정상적인 무게중심 유지가 중요하다."

바른 자세의 중요성을 강조하기 위해 장롱에 비유하여 설명하고자 한다.
어릴 적 새로운 집으로 이사를 하면 제일 먼저 해야 되는 일이 집에 장롱을 설치하는 것이었다. 좌우 불균형이 발생되면 장롱 밑에 종이를 끼워 넣어 균형을 바로잡은 기억도 있다. 만일 장롱이 좌우 불균형인 상태로 오랜 기간 유지된다면 나중엔 가구의 비틀림 때문에 문을 열고 닫을 때 어려움이 발생될 수 있다.
장롱의 불균형 상태가 오래되면 가구의 수명이 오래갈 수 없듯이 사람도 오랜 시간 비뚤어진 자세 습관을 유지한다면 척추 변형 및 근육 경직 현상이 발생될 수 있고 혈관, 신경계에도 좋지 않은 영향을 줄 가능성이 있어 건강하게 살 수 없다.

SNPE 운동에서는 **"작은 차이가 큰 가치를 만든다."**라는 말을 강조한다. 장롱 아래에 종이를 끼워 균형을 맞추는 것과 같이 인체의 정상적인 무게중심 유지와 발의 아치 형성을 위해서 평소 걸을 때나 SNPE 1번 동작 시 족궁보조구의 활용을 권장한다. (p.112 참고)

체험 사례

골반의 변형으로 허리 통증을 호소하던 여성이 인체의 균형을 바른 자세로 회복하는 SNPE 1번 동작을 반복 수련 후 골반이 교정되면서 통증을 해결한 사례
다리 길이의 차이로 절뚝거리며 걷던 50대 소아마비 여성이 SNPE 벨트와 족궁보조구를 착용하고 무게중심을 바로잡는 SNPE 바른자세 척추운동을 꾸준히 실천하여 정상적인 보행을 할 수 있었던 사례(p.360)

5 자전거 체인 이론

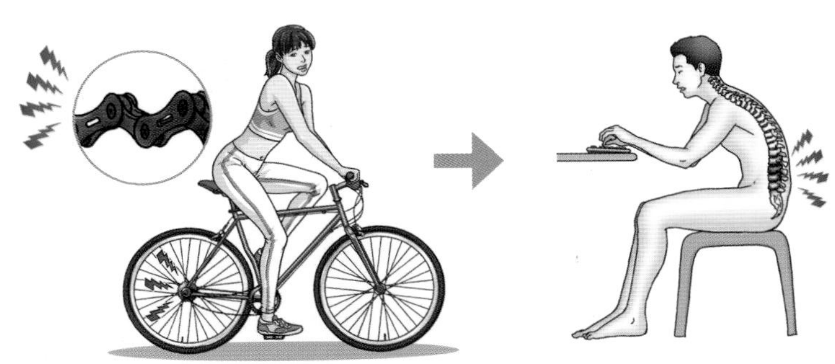

"움직임이 적어 굳어진 척추는 녹슨 자전거 체인과 같다." (통증의 원인)

척추와 관련한 통증, 디스크 등 일반인들이 다소 어려워하는 용어와 이론들을 쉽게 설명하기 위해 척추를 자전거의 체인으로 비교하여 설명하고자 한다.
자전거를 평소 잘 관리하지 못했거나 움직임이 없었다면 자전거 체인의 일부는 녹이 슬거나 굳어져서 자전거 바퀴가 잘 굴러가지 않을 것이다. 위 그림에서 확인할 수 있듯이 움직임 없이 고정된 자세로 장시간 의자에 앉아있는 생활습관을 갖고 있는 사람은 허리 아랫부분(L4, 5)이 굳어져서 허리 통증, 추간판 탈출증 등의 질병 발생 확률이 높다.

허리디스크가 주로 허리 아랫부분(L4-5, L5-S1)에서 발생되는 이유는 현대인들이 고정된 자세로 의자에 앉아서 생활하는 시간이 많아졌기 때문이다. 이런 생활 습관의 변화는 허리 뼈가 감당하는 체중의 부하가 커지고 허리의 움직임이 적어지면서 척추 주변의 인대, 근육도 함께 굳어질 뿐만 아니라 디스크에 영양물질 공급이 잘 되지 않아 척추질환의 큰 원인이 되고 있다.

평소에 자전거 체인의 먼지를 잘 닦아주고 기름도 칠해주면 자전거가 잘 달릴 수 있듯이 사람의 척추도 평소 바른 자세를 유지하면서 SNPE 벨트 운동과 함께 굳어진(fixation) 척추에 섬세한 움직임(movement)을 주는 SNPE 도구 운동을 꾸준히 실천하면 척추 질병 및 허리디스크를 예방할 수 있다.

SNPE 핵심 이론

6 흙탕물 이론

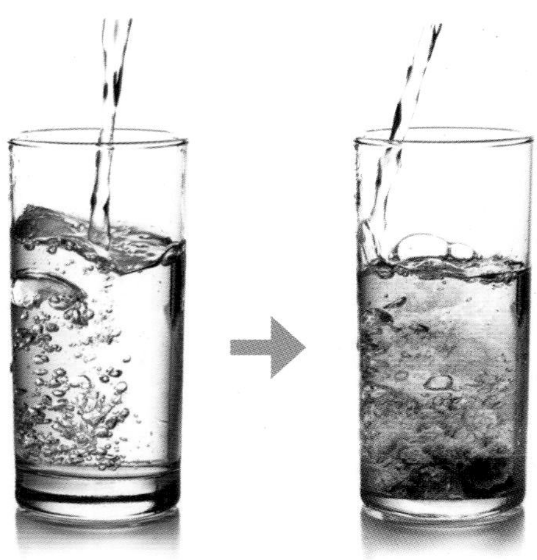

"숨어있는 통증은 드러나야 한다."

'SNPE 4번 구르기 운동' 시 두려움과 무지의 해결 방법

SNPE 바른자세 척추운동을 하면서 평소에 괜찮다고 생각했던 곳에서 통증이 발생되는 것을 발견할 수 있다.

몸속에 깊이 잠재되어 있는 통증은 평소에 잘 드러나지 않는다. 그러나 어떤 계기가 되면 숨어있는 통증이 모습을 보이곤 하는데 이를 유리컵에 있는 맑은 물과 흙탕물로 자주 비유하곤 한다.

유리컵에 맑은 물이 들어 있으면 흔들어도 맑은 물일 것이다.

그러나 바닥에 진흙이 깔려 있는 유리컵 안의 물은 그대로 오래 두었을 때 윗부분은 맑아 보일지 몰라도 젓가락으로 저어보면 맑게 보였던 물이 순식간에 진흙탕 물로 변할 것이다.

"특별한 운동을 했을 때 어떠한 통증도 발생되지 않는 사람은 유리컵의 맑은 물과 같은 사람이며, 평소엔 통증을 느끼지 못했더라도 특별한 운동을 실시했을 때 몸의 이곳저곳에서 통증이 발생되는 것을 느낀 사람은 진흙이 유리컵 바닥에 잠재되어 언제든 진흙탕 물이 될 수 있다는 것으로 이해하면 된다." 이것이 SNPE 운동치료의 연구 경험이다.

**SNPE 바른자세 척추운동 중에 발생되는 통증을 두려워하면 안 된다.
SNPE 수련은 숨어있는 통증을 밖으로 드러내는 역할을 수행하기 때문이다.
통증을 피하지 않고 정면 승부하여 승리하는 것이 SNPE 운동치료 철학이다.**

10년 이상 요가, 필라테스, 발레, 무도 등을 수련했던 사람들도 SNPE 1, 2, 3번 동작 수련 시 처음엔 무릎, 발목에 통증을 느끼는 경우가 자주 있다. 그 이유는 요가, 필라테스, 발레, 무도 전공자들 중에는 다리를 옆으로 너무 많이 벌리거나(과신전, 과운동) 명상을 하면서(결가부좌, 양반다리로 인하여) 고관절, 무릎, 발목 관절이 변형되고 약화된 경우가 많기 때문이다.

요가, 필라테스, 발레 강사들 중에서 SNPE 동작을 너무 쉽고 간단한 동작으로 여겼다가 실제로 SNPE 수련 후 당황하는 사례가 있는 것을 자주 경험하였다. SNPE는 실제로 운동해보면 생각했던 것보다 훨씬 강력한 만큼, 변형되었던 자세가 교정되는 과정에서 숨어 있었던 통증들이 모두 드러나게 되기 때문이다.

SNPE 벨트를 묶고 실시하는 SNPE 4번 구르기 운동은 일반적으로 알려진 롤링 동작과 비슷해 보여도 운동의 강도와 깊이는 매우 다르다. SNPE 강사들은 SNPE 4 구르기 운동을 요가 매트가 아닌 딱딱한 재질의 마루, 시멘트 바닥 위에서 500~1000회를 실습하면서 본인의 변위된 척추, 굳어진 근육을 찾아내는 과정을 경험하곤 한다.

SNPE 벨트 운동, 도구 운동 수련은 척추, 근육에 문제가 없는 사람들은 별다른 통증이 없으나 경직, 굳어짐이 심해 움직임에 제한이 있었던 사람들은 통증을 느낄 것이다. 통증이 느껴지는 사람들은 유리컵의 맑은 물과 진흙탕 물을 생각하기 바란다. 사람이 살아오면서 어떤 생활 습관을 갖고 어떤 운동을 해왔는지를 인체의 척추, 근육이 기억하고 저장하고 있음을 명심해야 한다.

"인생에 공짜는 없다."라는 속담이 있다. 근골격계 질환, 통증으로 고생하던 사람들이 SNPE 운동을 통하여 통증이 해결되는 과정을 오랜 세월 관찰할 수 있었는데 공짜로 쉽게 해결되는 경우는 단 한 명의 사례도 없었다. 운동의 강도를 조절하고 '**흙탕물 이론**'을 잘 이해하여 SNPE 운동 중 혹시 발생할 수 있는 통증에 대해 두려워하지 않기를 바란다.

SNPE 핵심 이론

7 구르기 자극 이론

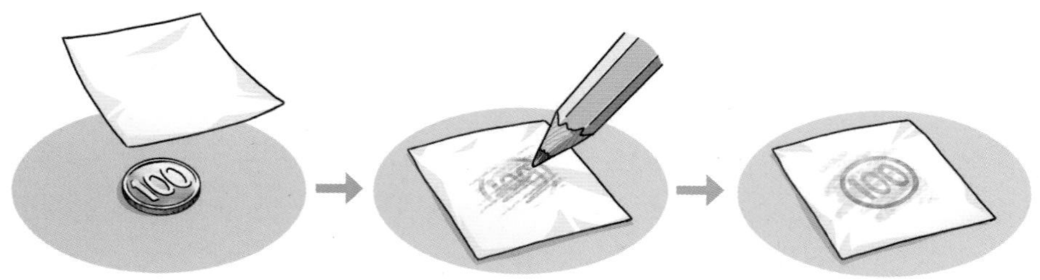

"SNPE 구르기 운동 시 척추의 변위가 있는 자리에서 일시적으로 혹, 상처가 발생할 수 있다."

동전을 먹지에 대고 연필로 긁는 것을 상상해보자.
동전에서 튀어나온(양각) 부분이 색칠되는 것과 같이 SNPE 4번 척추 자극 구르기 시에도 척추가 후방 변위된 자리나 경직이 심한 자리에서 상처, 혹이 발생할 수 있다. 하지만 모두에게 해당되는 것은 아니며, 바른 자세와 유연한 척추를 유지한 사람은 SNPE 척추자극 구르기 운동 시 상처, 혹이 발생되지 않는다.

정상 위치에서 벗어난 척추뼈를 '척추의 변위'라고 한다. 그중 척추의 후방 변위는 SNPE 운동 시 자주 언급되곤 한다. 구르기 운동 후 상처가 발생했던 사례자들의 X-ray와 사진을 취합해 관찰한 결과 사례자들의 X-ray 자료에서 관찰된 척추의 휘어진 부분, 후방 변위된 부분과 SNPE 구르기 자국(혹, 상처)이 일치하는 점을 발견할 수 있었다. 척추의 변위로 인하여 그 주변의 인대와 근육이 경직되면 구르기 운동을 할 때 이 부분에 자극이 발생하는 것이다.

SNPE 구르기 자국을 발견하였을 때 SNPE 셀프 운동처방으로는 **T무브 운동**을 통하여 등 근육을 부드럽게 만들어주고 혹이나 상처가 발생한 자리에 **SNPE 타원도자기, 투레일, 다나손** 등의 도구를 활용하여 변위된 척추를 제자리로 회복하도록 하는 방법이 있다.

체험 사례

사례자들의 X-ray를 함께 비교해보면 척추의 휘어진 지점, 후방 변위된 척추의 부분과 SNPE 구르기 상처가 일치하는 점을 발견할 수 있다.

구르기 자국은 변위된 척추가 바로잡히고 굳어진 부분이 부드러워지면서 서서히 사라진다. 굳어진 등 근육층이 부드러워지고 척추의 교정이 이루어진 시점부터는 구르기를 해도 상처나 혹이 잘 발생되지 않는다.

SNPE 수련 중간 과정에서 상처가 발생했더라도 구르기를 중단하면 상처는 점차 사라진다.

(구르기 테스트 p.102, 자주 묻는 질문 p.368 참고)

1. 심각한 목과 어깨 통증을 호소하던 사례자가 구르기를 했을 때 위 등뼈 부분에 상처가 발생하였다.

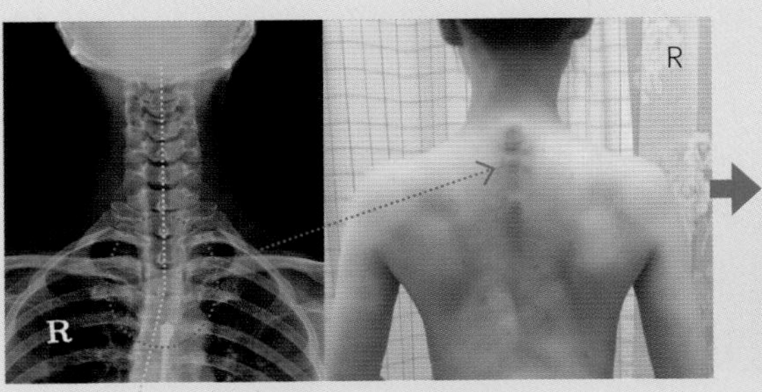

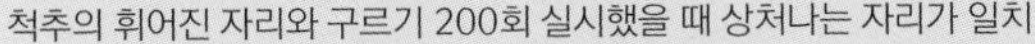

척추의 휘어진 자리와 구르기 200회 실시했을 때 상처나는 자리가 일치

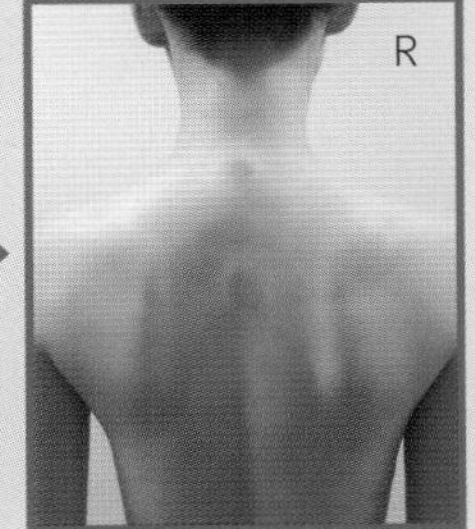

구르기와 SNPE 도자기 사용 한 달 후 상처가 점차 흐려지고 있음

2. 이 사례자는 선수용 자전거를 오랜 시간 탔던 남성으로 목과 등을 숙인 채 고정된 자세로 인하여 늘 만성 통증에 시달렸다. 카이로프랙틱과 도수치료를 수년간 받았지만 통증이 사라지지 않아 SNPE를 시작했고 집중 수련을 통해 통증이 해결된 사례이다.

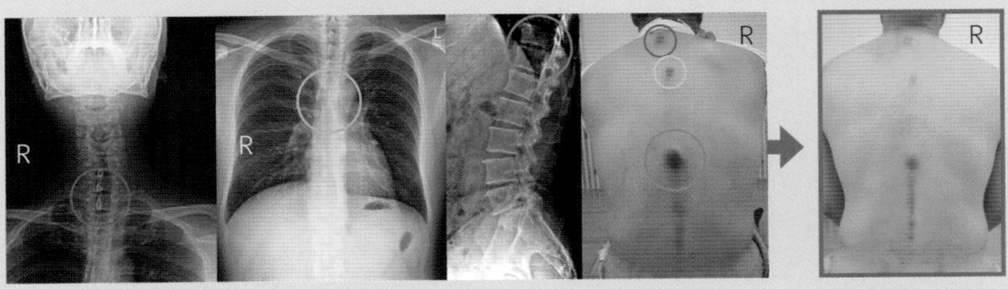

SNPE 핵심 이론

8 구르기 사운드 이론

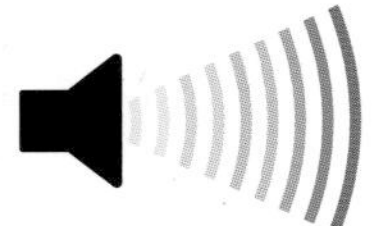

몸이 많이 굳어져 있을 때
구르는 소리가 크게 들림

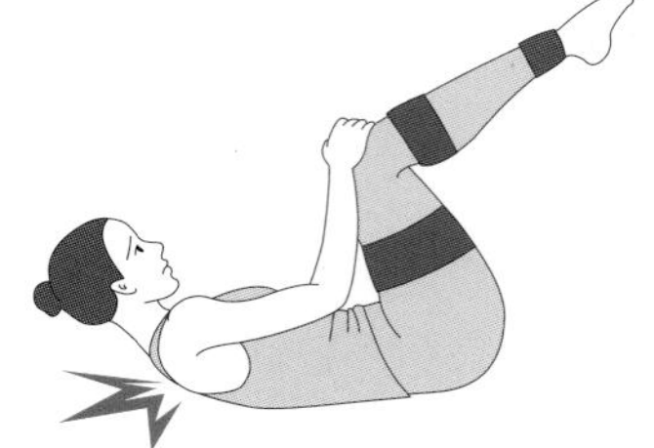

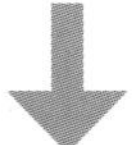

SNPE 수련으로
몸이 부드러워질수록
점점 소리가 잘 들리지 않음

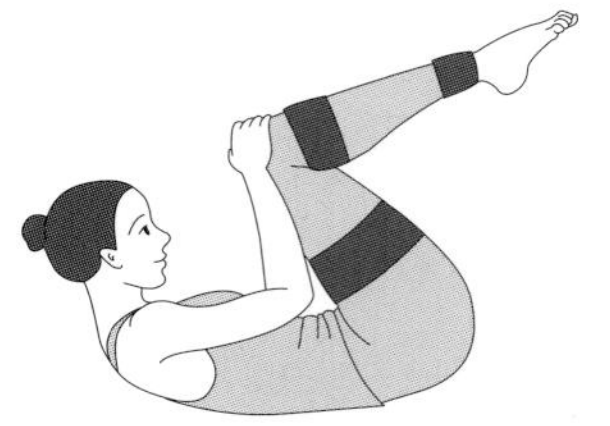

"부드러운 척추는 구르기 운동 시 소리가 나지 않는다."

SNPE 4번 구르기 운동 시 굳어지고 경직이 심한 척추와 근육 부분에서 '퉁!' 하고 바닥에 떨어지는 소리가 크게 들리는 경우가 있다.
척추뼈가 한 마디씩 바닥에 닿도록 구르기 운동을 해야 되는데 등이나 허리의 굳어진 척추와 근육 부분이 한 덩어리처럼 바닥에 통째로 떨어지면서 그 부분에서 '퉁' 소리가 나는 것이다.

특히 매트 위에서보다는 단단한 바닥에서 척추를 자극하며 구를 때 더 정확한 소리를 들을 수 있다. 굳어진 자리를 잘 체크하여 SNPE 구르기 운동을 매일 반복하고 SNPE 도구를 집중적으로 사용하면 경직된 척추와 근육을 부드럽게 풀어주는 시간을 단축할 수 있다.

열심히 SNPE 수련을 반복하여 몸의 굳어진 부분이 부드러워지면 아무리 단단한 바닥에서 구르기 운동을 하여도 소리가 나지 않을 것이다.

이제 구르기 운동 시 몸에서 나는 소리를 잘 들어보고 스스로 몸의 굳어진 정도를 체크해보자.

9 찌그러진 깡통 이론

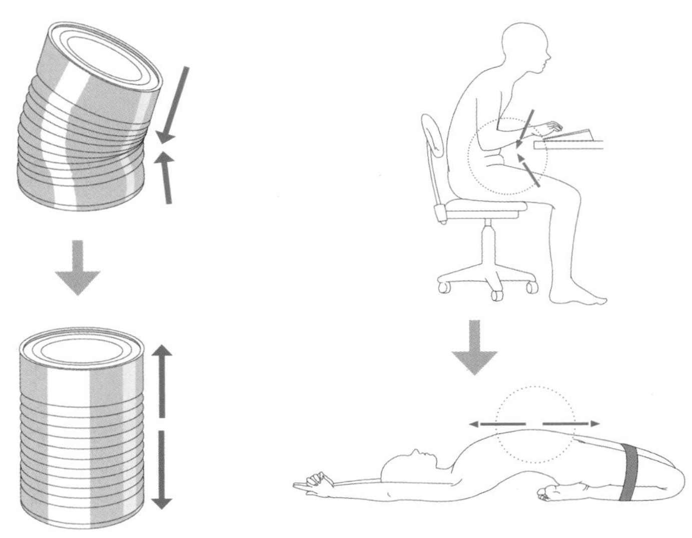

"찌그러진 깡통을 펴주자."

인체를 360°로 감싸고 있는 위축되고 경직된 모든 근육을 부드럽게 이완시켜 주어야 한다.

현대인들은 장시간 앉아서 생활하는 패턴이 반복되면서 인체 앞쪽의 근육이 위축되어 있는 경우가 많다. 인체의 앞쪽 근육들이 위축되고 굳어진 상태를 깡통의 한 쪽이 찌그러진 것으로 비유해 보자. 찌그러진 깡통을 위아래 반대 방향의 힘으로 당겨서 펴주어야 정상적인 깡통의 형태로 회복시킬 수 있는데 이것을 SNPE **2번 동작**으로 설명할 수 있다.

통증 치료를 위해서 지압, 마사지, 카이로프랙틱, 도수치료, 추나요법 등 척추교정 시술을 받을 때 인체의 뒤쪽에 위치한 근육, 척추 위주로 받는 경우가 많은데 인체 앞 부분의 경직 현상도 함께 풀어주는 것이 중요하다. 통증이 자주 재발하는 이유는 인체를 감싸고 있는 모든 부분의 근육을 이완시켜 주는데 실패했기 때문이다. 인체의 근육은 깡통의 모양처럼 360°의 원통 형태로 구성되어 있기 때문에 SNPE 운동으로 굳어 있는 부분(깡통의 찌그러진 부분)을 부드럽게 이완시키는 것(깡통을 펴주는 것)이 통증 재발 방지에 유리하다.

선택
집중
반복

Selection 선택

Concentration 집중

Repetition 반복

“간단한 법칙일수록 일반적이고 위력적이다.”라는 말처럼
SNPE 바른자세 척추운동은 **복잡함**보다 선택, 집중, 반복의 **단순성**을 요하는
S. C. R.의 운동 테라피(Exercise Therapy)이다.

건강을 위해서는 신경을 보호하고 있는 척추 본연의 곡선을 회복하기 위한
단순한 SNPE 기본 동작이
다양하고 화려한 동작의 운동보다 우선한다는 것이다.

SNPE
자세
분석하기

01. SNPE 자세분석 앱 활용법

02. SNPE 자세 측정하기

03. 기타 자세 측정하기

04. SNPE 인체 균형 테스트

05. SNPE 구르기 테스트

SNPE 자세분석 앱 활용법

SNPE 바른자세 척추운동을 시작하기 전에 현재 나의 자세가 어떤 상태인지 SNPE 자세분석 앱(Application)을 활용하여 측정해보자.

1 다운로드 구글플레이, 앱스토어에서 [SNPE]를 검색하여 앱을 설치한다.

2 메뉴 선택 SNPE 자세 분석 메뉴에서 측정하고자 하는 자세를 선택한다.

SNPE
측정
운동
도구
내기록
측정할 자세를 선택하세요.
기본 자세
기본적인 자세를 측정합니다.
SNPE 운동자세
여러가지 SNPE 운동자세를 측정합니다.
척추 측만
척추 측만 정도를 측정하고 어떤 운동이 필요한지 알려드립니다.
얼굴 비대칭
얼굴의 비대칭 정도를 측정하고 필요한 운동에 대해 알려드립니다.
고관절 변형
고관절 각도를 측정하고 어떤 운동이 필요한지 알려드립니다.
휜 다리
다리의 휜 정도를 측정하고 어떤 운동이 필요한지 알려드립니다.
기본 자세
선 자세의 앞면, 옆면을 측정한다.
SNPE 운동 자세
SNPE 운동 자세를 통하여 인체 불균형과 바른 자세 측정이 가능하다.
SNPE 1번 동작
SNPE 2번 동작
SNPE 3번 동작
척추 측만
양쪽 등 높이를 비교하여 척추 측만 여부를 판별한다.
얼굴 비대칭
얼굴의 비대칭 정도를 측정한다.
고관절 변형
발끝의 각도로 고관절 변형을 측정한다.
휜 다리
고관절-무릎-발목의 바깥쪽 각도를 측정하여 휜 다리(O, X다리) 여부를 판별한다.

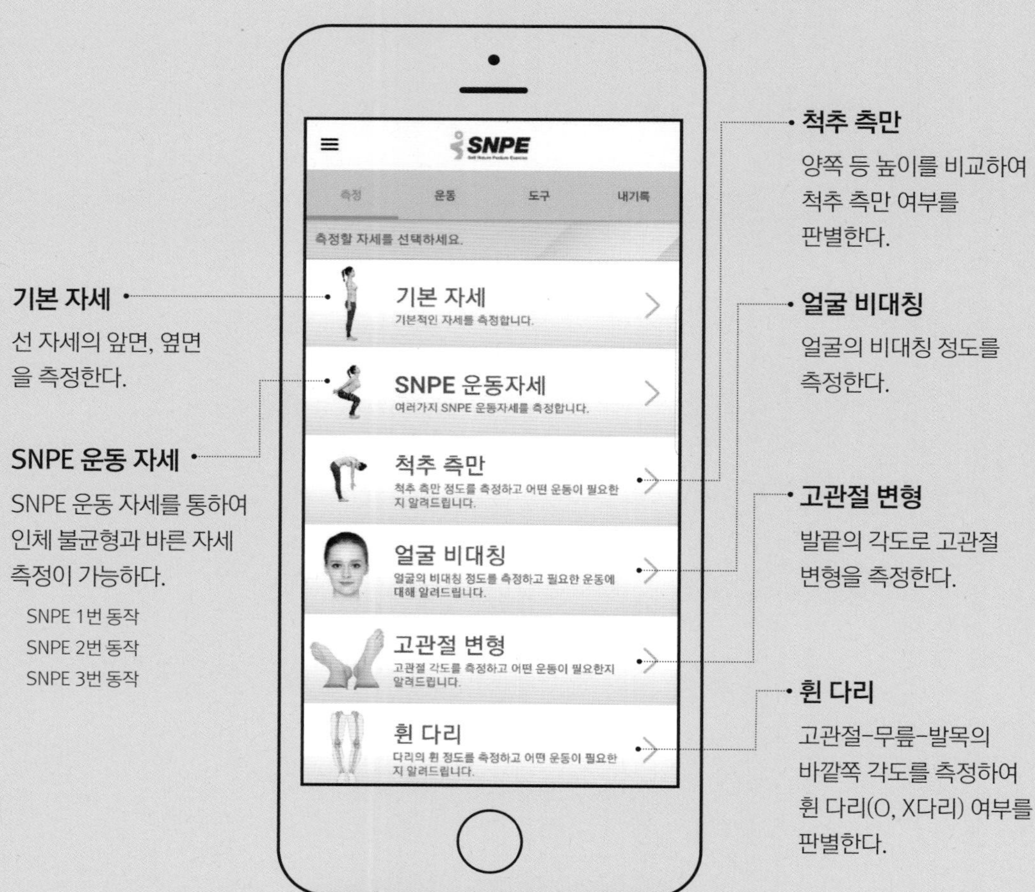

3 촬영하기

측정할 자세를 선택한 후 사진을 촬영하거나 이미 촬영한 사진을 불러온다.
사진 촬영 시 카메라를 바닥과 수평으로 놓고 촬영해야 오차를 줄일 수 있다.

4 측정하기

불러온 사진 위에 자동으로 측정 가이드 라인이 생성되면
각 점(Point)을 해당 부위로 옮겨서 자세를 측정한다.

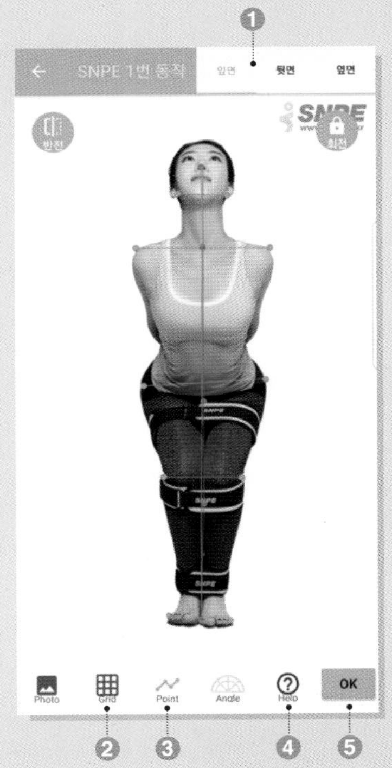

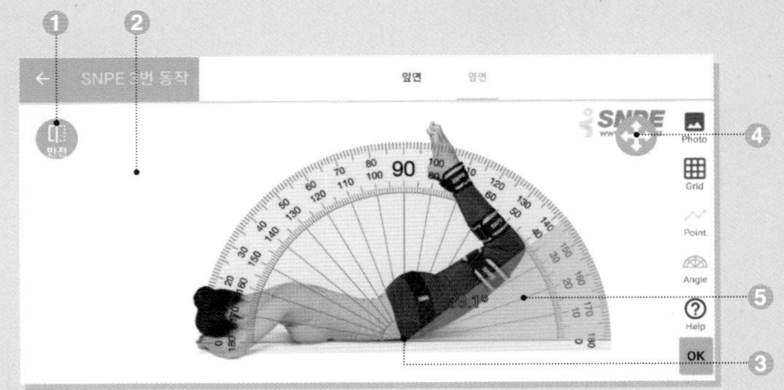

가로선, 세로선 측정 방법

1. 앞면/뒷면/옆면 중 측정할 자세를 선택한다.
2. 격자선(Grid)을 켜고 사진의 수평을 확인한다. 버튼을 한번 누르면 격자선을 움직일 수 있고, 한번 더 누르면 격자선이 있는 상태에서 사진을 움직일 수 있다.
3. 자세 측정을 위해 포인트(Point)를 눌러 각 해당 부위로 점을 이동시킨다.
4. 도움말(Help)을 눌러 측정법을 확인한다.
5. 자세 측정이 끝나면 OK 버튼을 눌러서 측정 결과를 확인한다.

각도기 측정 방법

1. 얼굴 방향 바꾸기(Help 버튼을 눌러 자세를 확인한다.)
2. 스마트폰을 가로로 돌리고 사진 방향과 크기를 조정한다.
3. 오른쪽 아이콘 중 각도기(Angle)를 켜고 양손으로 각도기 크기를 조절하여 중심점을 맞춘다.
4. 각도 측정 버튼을 누르면 각도기 위치가 고정되며 각도 측정 준비가 된 것이다.
5. 한 손가락으로 0°부터 원하는 각도까지 드래그한 후 손가락을 떼고 각도를 측정한다. OK 버튼을 눌러서 측정 결과를 확인한다.

5 결과보기

OK 버튼을 눌러 자세 측정 결과를 확인한다. 현재 나의 상태를 파악한 후
SNPE 운동처방에 따른 SNPE 바른자세 척추운동을 꾸준히 실시한다.

6 기록하기

[내기록] 메뉴에 측정 결과를 저장하고 운동일지를 기록한다.
꾸준히 SNPE 바른자세 척추운동을 하여 스스로 통증을 완화시키고 바른 자세를 유지하도록 관리한다.

기본 자세 앞면 측정하기

측정 방법

가로선

수평면을 기준으로 양쪽 눈, 어깨, 가슴, 골반, 무릎의 높이를 측정한다.

왼쪽, 오른쪽의 각 점을 비교하여 어느쪽이 높은지 확인한다.

세로선

코, 어깨 중앙, 배꼽, 무릎 중앙, 발목을 연결한 세로선이 일직선에 놓이는지 확인한다.

전체적인 신체 라인이 오른쪽 또는 왼쪽으로 몇 도(°) 기울었는지 확인한다.

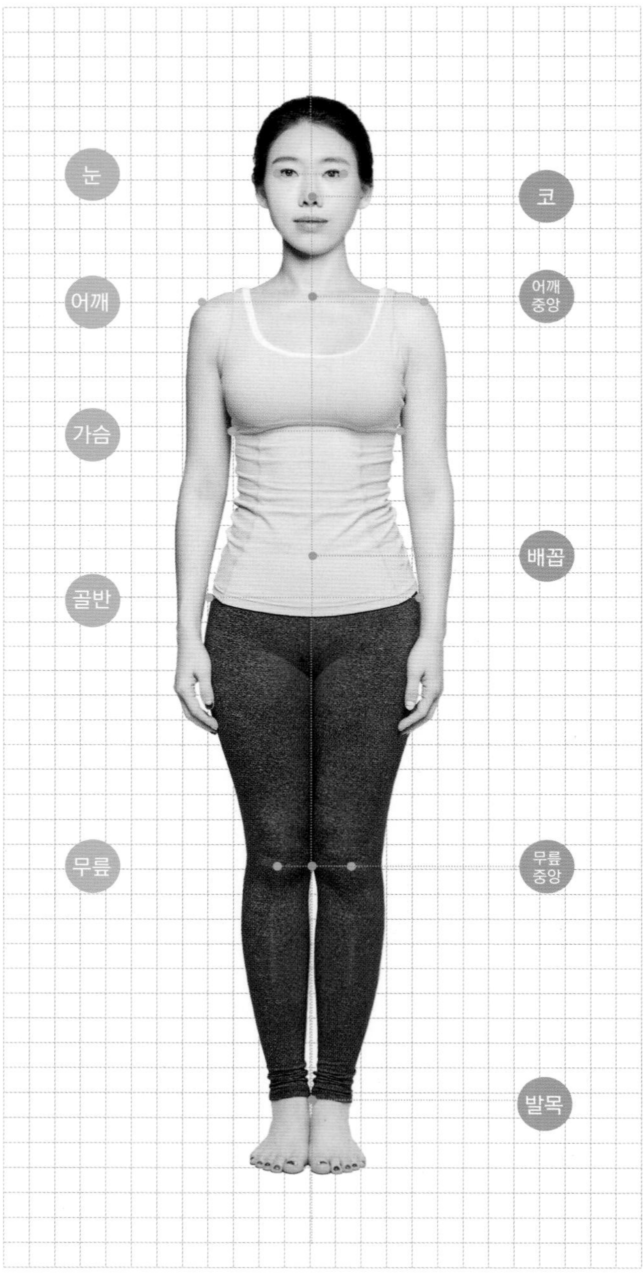

SNPE Tip

부정렬 증후군

많은 현대인들이 바르지 못한 자세로 인해 척추와 골반, 어깨, 팔, 다리의 비대칭 정렬 상태로 살아가고 있다. 이러한 자세 불균형을 그대로 방치한다면 근육통, 디스크, 관절염, 감각이상, 근골격계 기능 장애 등의 원인이 될 수 있다.

또한 신체의 정렬이 무너지면 골반, 어깨 등은 물론 두뇌를 감싸고 있는 머리뼈와 목뼈까지 비뚤어져 뇌의 명령이 척수 신경으로 전달되는 과정이 원활하지 못해 원인을 알 수 없는 통증에 시달릴 수 있다.

신체 불균형

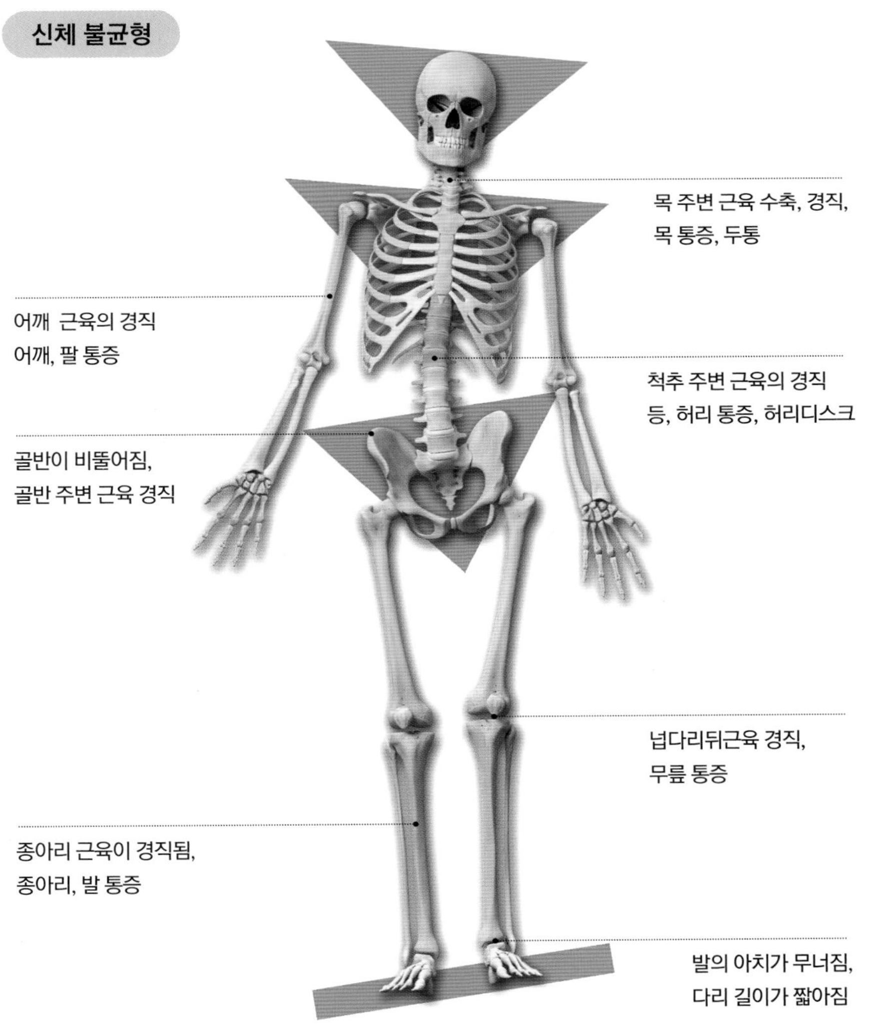

기본 자세 옆면 측정하기

측정 방법

세로선

귀, 어깨, 골반, 무릎, 복사뼈를 연결한 세로선이 일직선에 놓이는지 확인한다. 전체적인 신체 라인이 정상적인 무게중심 중력선(p.101 참고)을 기준으로 앞쪽 또는 뒤쪽으로 몇 도(°) 기울었는지 확인한다.

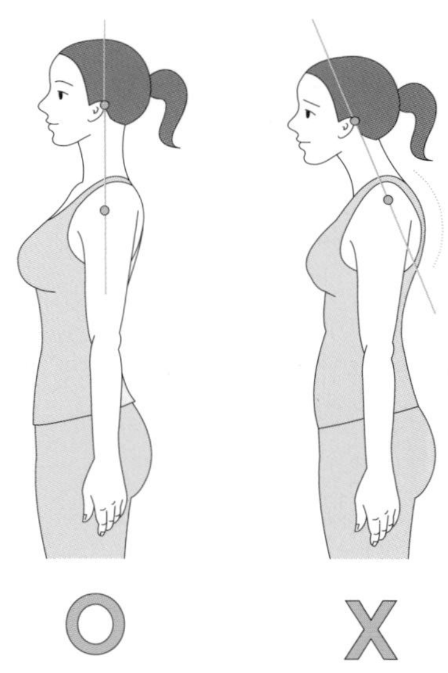

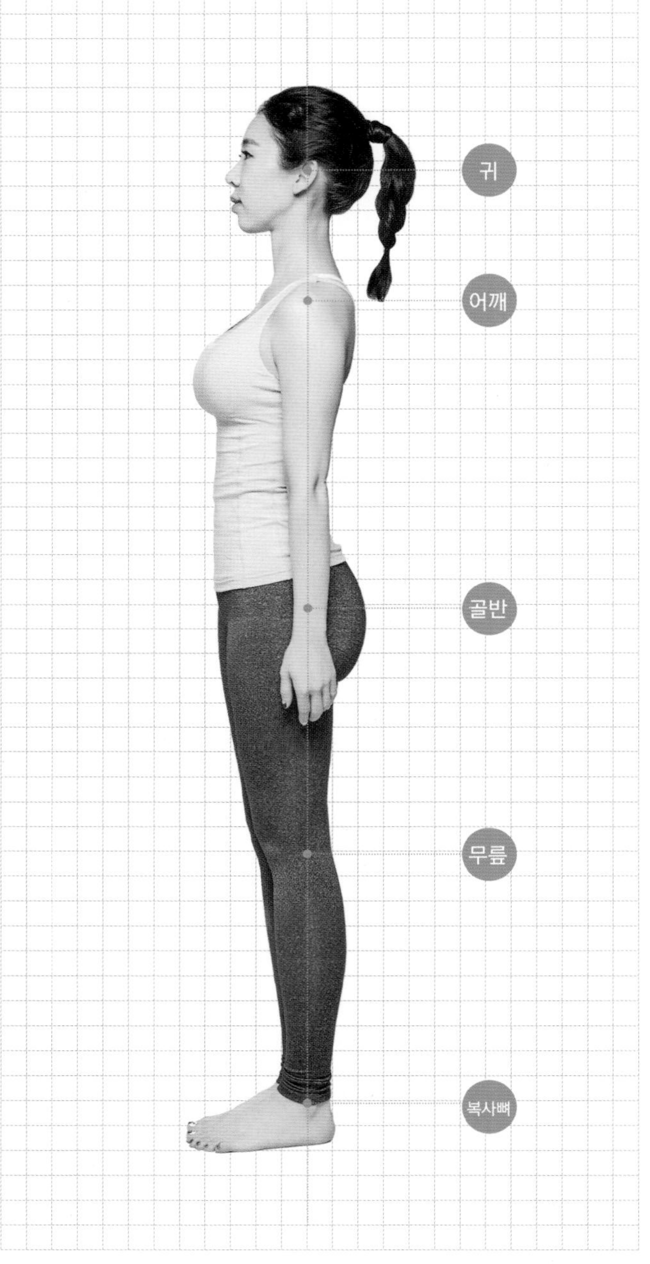

SNPE Tip

상지, 하지 교차 증후군

상지 교차 증후군 (Upper Crossed Syndrome)

잘못된 자세 습관으로 인해 상지 근육의 불균형이 초래되며 거북목, 일자목, 굽은 어깨가 특징이다. 이러한 자세는 가슴문증후군(흉곽출구증후군, Thoracic Outlet Syndrome), 어깨충돌증후군 등의 손상으로 이어질 수 있다.

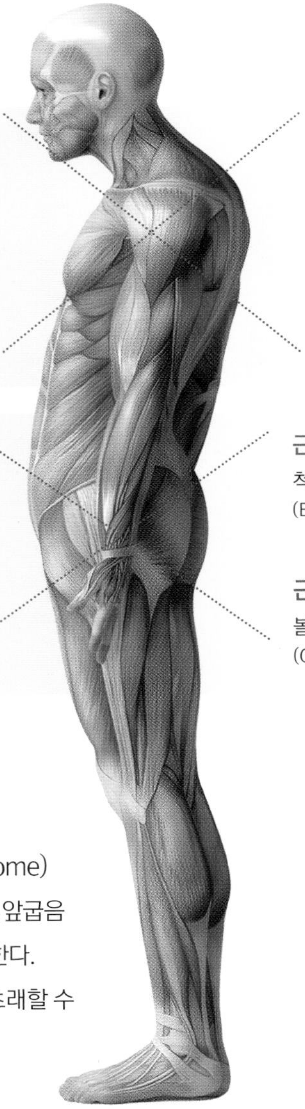

상지 교차 증후군

근육의 약화 (Weak)
목 굴곡근(Neck Flexors)

근육의 긴장
가슴 근육(Pectoralis)
목빗근(SCM)

근육의 긴장 (Tight)
등세모근(Upper Trapezius)
어깨올림근(Levator Scapula)

근육의 약화
마름근(Romboids)
앞톱니근(Serratus Anterior)

하지 교차 증후군

근육의 약화
배 근육(Abdominals)

근육의 긴장
엉덩 굴곡근
(Hip Flexors,
Rectus Femoris,
Iliopsoas)

근육의 긴장
척추세움근
(Erector Spinae)

근육의 약화
볼기근
(Gluteus Max/Med/Min)

하지 교차 증후군 (Lower Crossed Syndrome)

골반의 변형(골반 앞쪽 기울임)으로 인해 허리앞굽음 상태가 심화되고 하체 근육의 불균형이 발생한다. 넙다리뒤근육 염좌, 무릎 통증, 허리 통증을 초래할 수 있다.

SNPE 1번 동작 앞면, 뒷면 측정하기

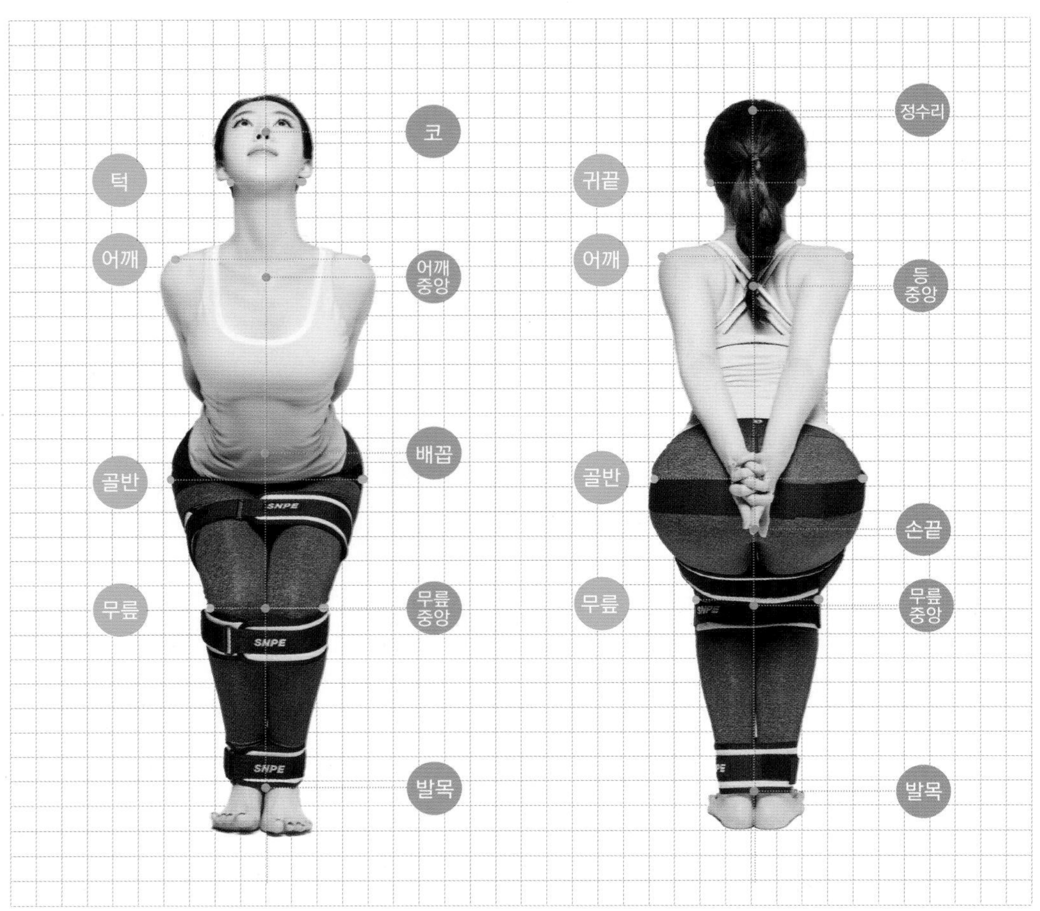

측정 방법 (손 뒤로 깍지 끼고 의자 자세 p.128 참고)

가로선

앞면에서 턱, 어깨, 골반, 무릎의 높이를 측정하고, 뒷면에서 귀끝, 어깨, 골반, 무릎의 높이를 측정한다. 왼쪽, 오른쪽의 각 점을 비교하여 어느 쪽이 높은지 확인한다.

세로선

앞면에서 코, 어깨 중앙, 배꼽, 무릎 중앙, 발목을 연결한 세로선이 일직선에 놓이는지 확인한다.
뒷면에서 정수리, 등 중앙, 손끝, 무릎 중앙, 발목을 연결한 세로선이 일직선에 놓이는지 확인한다.
전체적인 신체 라인이 오른쪽 또는 왼쪽으로 몇 도(°) 기울었는지 확인한다.

비뚤어진 자세의 원인

목뼈의 변위, 휘어짐	턱의 비대칭
어깨 비대칭, 굽은 어깨	어깨 통증
신체 근육의 불균형	척추측만증
양쪽의 다리 길이가 다름	골반 변형

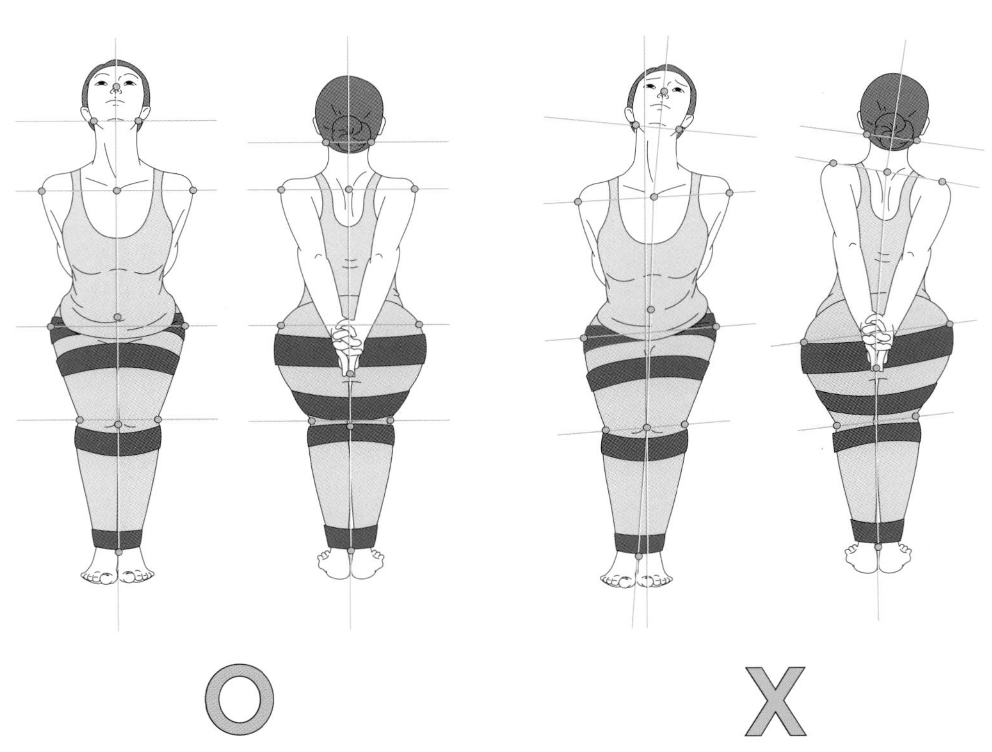

O X

바른 자세를 위한 어드바이스

신체의 비뚤어진 부분을 파악한 후 거울을 보면서 그 부분을 바르게 하며 SNPE 1번 동작을 수련한다.

발 아래에 인체의 균형을 바로잡아주는 족궁보조구를 착용하여 수련한다.

SNPE 바른자세 벨트를 활용하여 틀어진 신체 부위를 바로잡아주고 인체의 근육을 균형있게 발달시킨다.

SNPE 1번 동작 옆면 측정하기

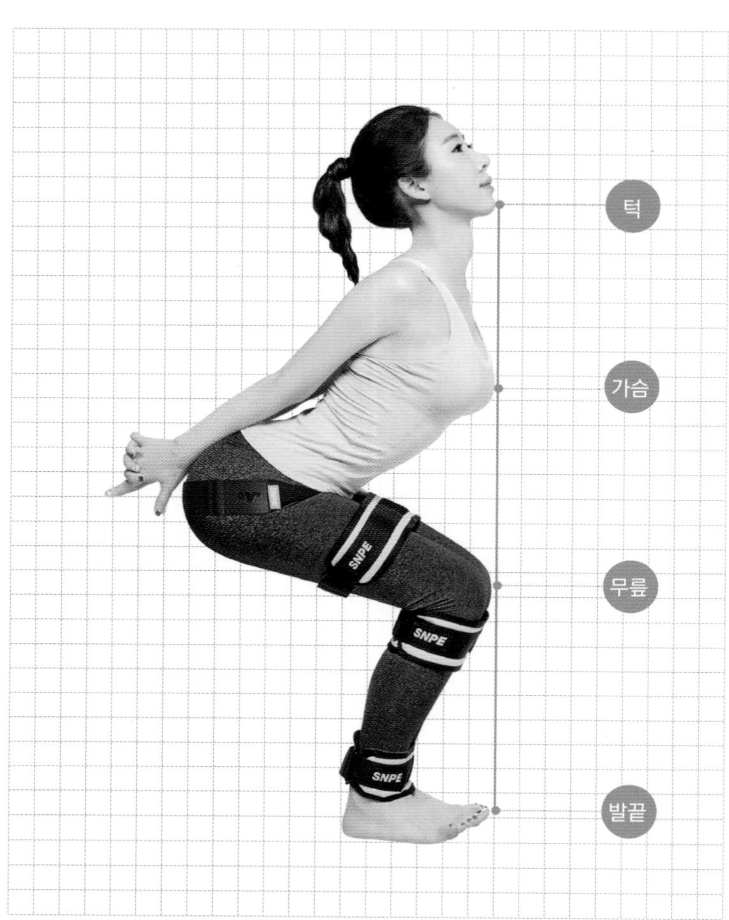

측정 방법 (손 뒤로 깍지 끼고 의자 자세 p.128 참고)

세로선

턱, 가슴, 무릎, 발끝을 연결한 세로선이 일직선에 놓이는지 확인한다.

발끝을 기준으로 턱, 가슴, 무릎이 앞쪽 또는 뒤쪽으로 이동되었는지 확인한다.

전체적인 신체 라인이 정상적인 세로선 기준으로 앞쪽 또는 뒤쪽으로 몇 도(˚) 기울었는지 확인한다.

비뚤어진 자세의 원인

- 일자목, 거북목
- 등과 허리 근육의 경직
- 평소 하이힐을 자주 신는 습관
- 인체 정상적인 무게중심의 변형
- 근육의 불균형
- 척추측만증
- 일자 허리

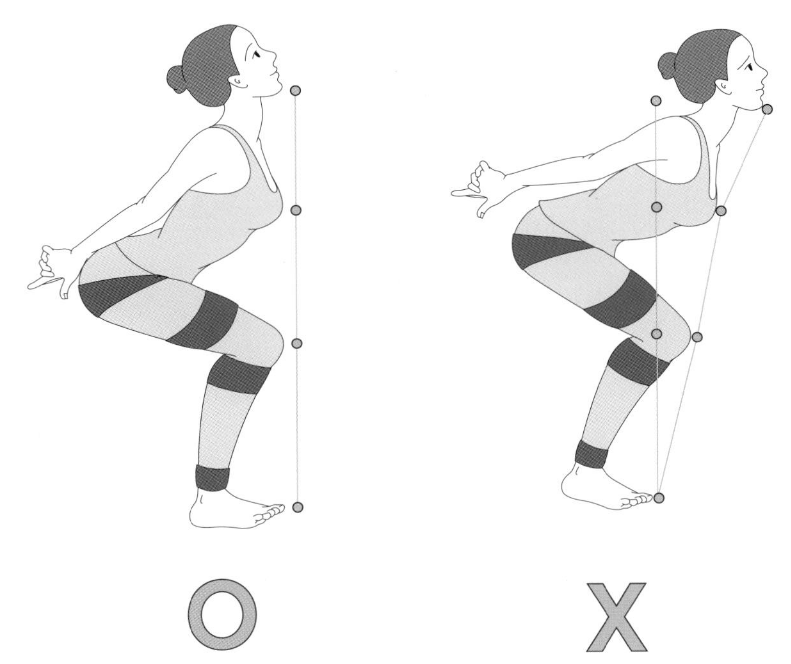

바른 자세를 위한 어드바이스

신체의 비뚤어진 부분을 파악한 후 턱, 가슴, 무릎, 발끝이 일직선에 놓이도록 벽에 대고 SNPE 1번 동작을 수련한다. (p.132 참고)

인체의 균형을 바로잡아주는 족궁보조구를 착용하여 정상적인 무게중심을 회복한다.

SNPE 바른자세 벨트를 활용하여 비대칭인 인체의 근육을 균형있게 발달시킨다.

SNPE 척추운동 도구를 활용하여 목과 등, 허리의 경직된 근육을 부드럽게 해준다.

SNPE 2번 동작 윗면 측정하기

측정 방법

(무릎 꿇고 다리 묶어 뒤로 눕기
p.144 참고)

가로선

위에서 관찰했을 때 양쪽 겨드랑이, 골반, 무릎이 수평인지 확인한다.
왼쪽, 오른쪽의 각 점을 비교하여 어느 쪽이 높은지 확인한다.

세로선

손끝, 코, 가슴 중앙, 배꼽, 무릎 중앙을 연결한 세로선이 일직선에 놓이는지 확인한다.
전체적인 신체 라인이 오른쪽 또는 왼쪽으로 몇 도(˚) 기울었는지 확인한다.

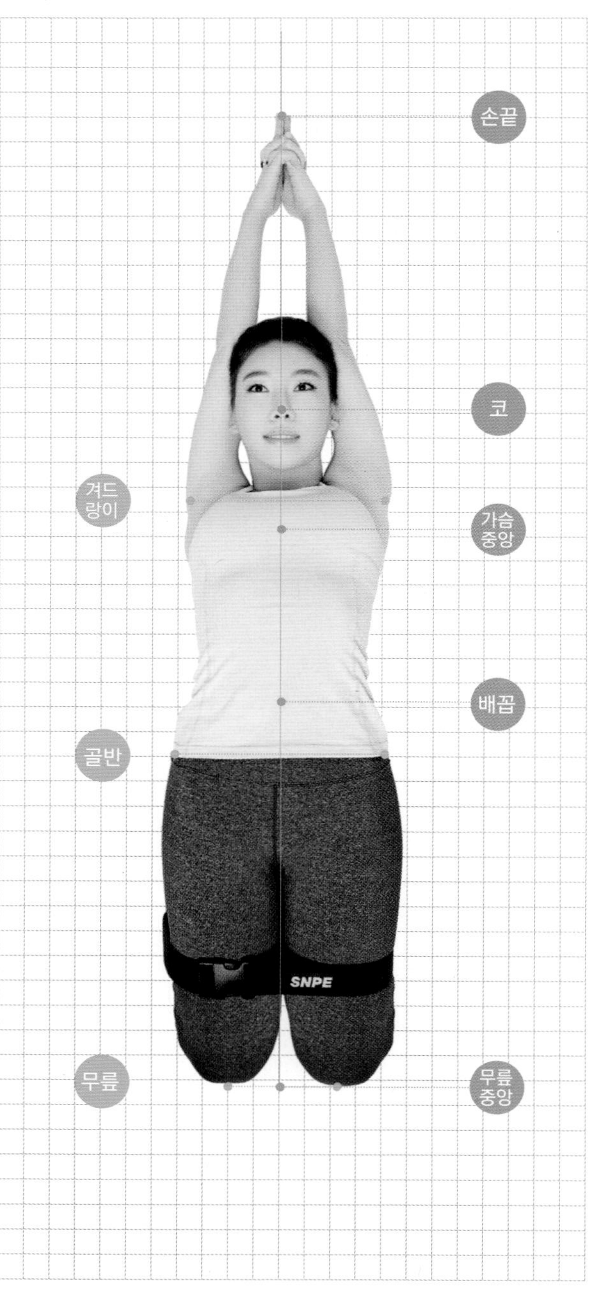

비뚤어진 자세의 원인

척추측만증　　목뼈, 등뼈, 골반 변형
어깨 비대칭　　목, 어깨 통증
넙다리네갈래근, 엉덩허리근, 배곧은근 등
신체 앞쪽 근육의 비대칭

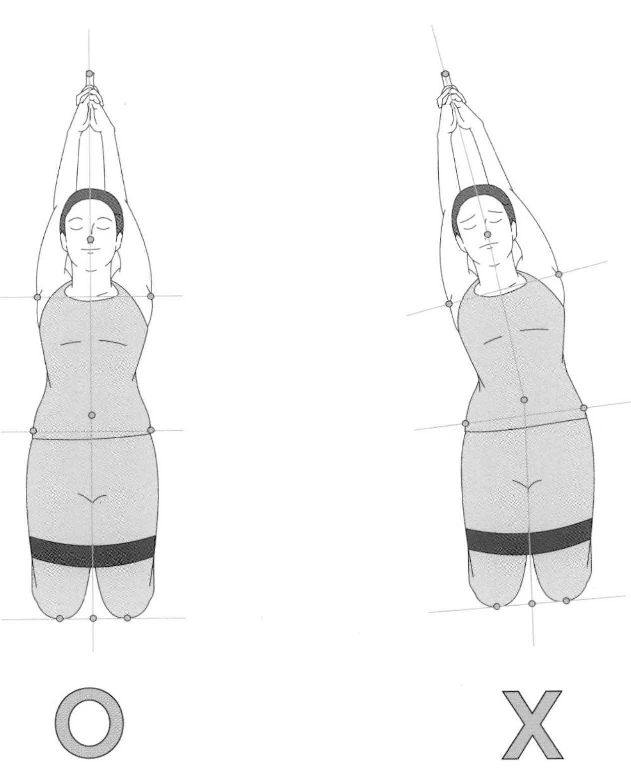

바른 자세를 위한 어드바이스

SNPE 바른자세 벨트를 묶고 좌우의 근육을 균형 있게 스트레칭한다.
경직된 골반, 복부, 허벅지 근육을 다양한 SNPE 척추운동 도구를 활용하여 이완시켜 준다.
반복적인 SNPE 2번 동작 수련을 통하여 손끝이 가운데로 오도록 노력한다.

SNPE 2번 동작 옆면 측정하기

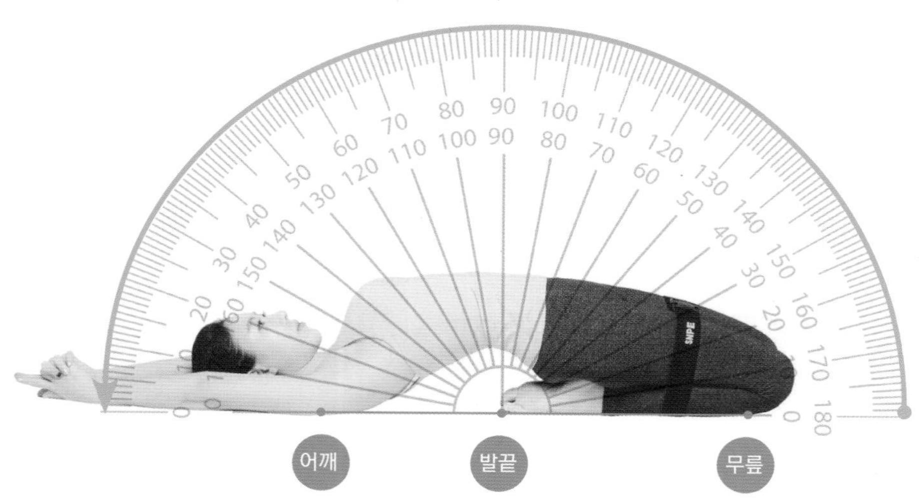

측정 방법 (무릎 꿇고 다리 묶어 뒤로 눕기 p.144 참고)

각도기 측정

각도기의 중심을 발끝에 맞춘다.

어깨, 발끝, 무릎이 이루는 사이 각도가 몇 도(°)인지 측정한다.

결과 분석

175 ° 이상 일 때 : 이상적인 SNPE 2번 동작

165~175 ° 미만 : 신체 앞쪽의 근육이 조금 경직되어 있는 상태

90~165° 미만 : 신체 앞쪽의 근육이 많이 경직되어 있는 상태

뒤로 눕는 것이 잘 안되는 원인

신체 앞쪽 근육의 경직
어깨, 허리, 무릎, 발목 통증이 있는 경우
일자 허리, 허리 경직이 심한 경우
평소 오래 앉아서 생활하는 경우

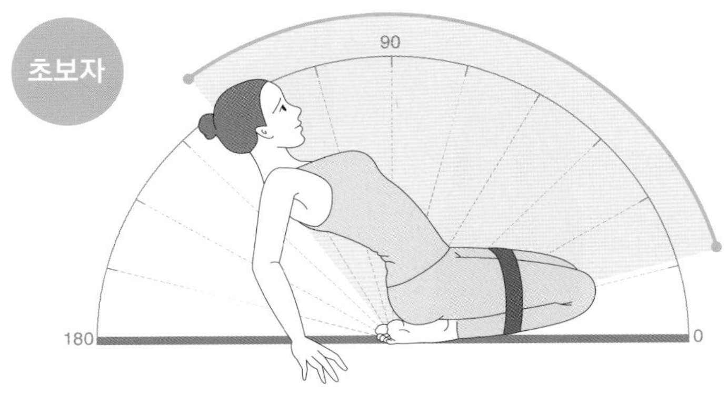

초보자나 허리 통증이 있는 환자의 경우

등 뒤에 쿠션을 받치고 동작을 연습하며 익숙해지면 쿠션의 높이를 낮춰서 진행한다.

(자세한 초보자 동작 방법은 p.148을 참고한다.)

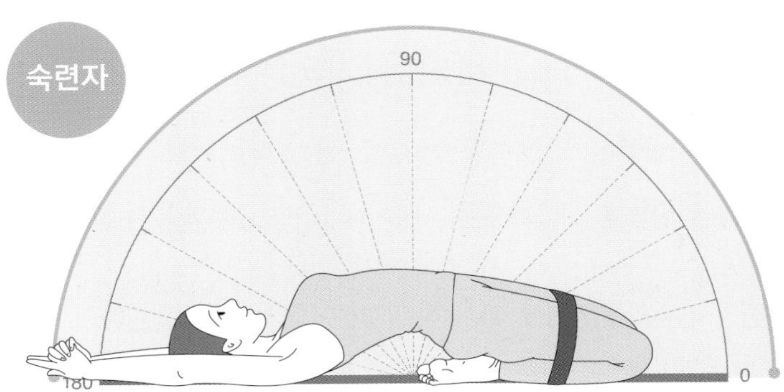

SNPE 3번 동작 앞면 측정하기

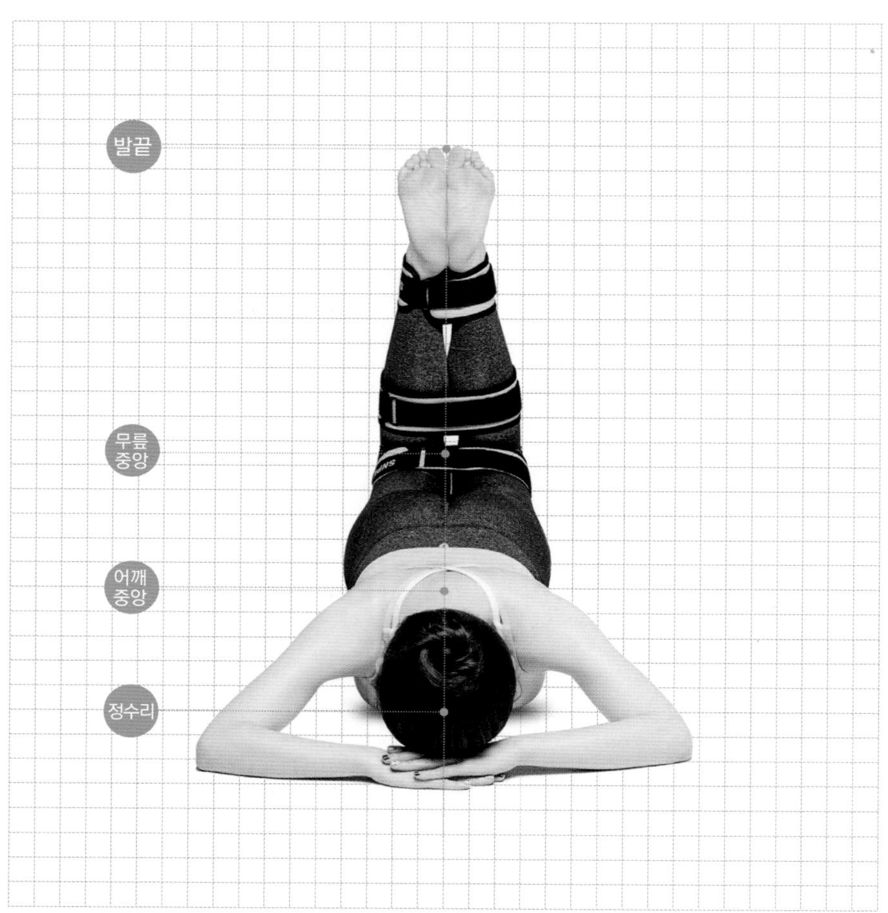

측정 방법 (엎드려 무릎 굽혀 다리 들기 p.154 참고)

세로선

발끝, 무릎 중앙, 어깨 중앙, 정수리를 연결한 세로선이 일직선에 놓이는지 확인한다.

전체적인 신체 라인이 정상적인 세로선 기준으로 왼쪽 또는 오른쪽으로 몇 도(°) 기울었는지 확인한다.

다리가 비뚤어지는 원인

척추세움근의 불균형
골반이 비뚤어진 경우
허리 통증, 허리디스크, 골반 통증이 있는 경우
일자 허리, 허리 경직이 심한 경우
허리 근육이 약한 경우

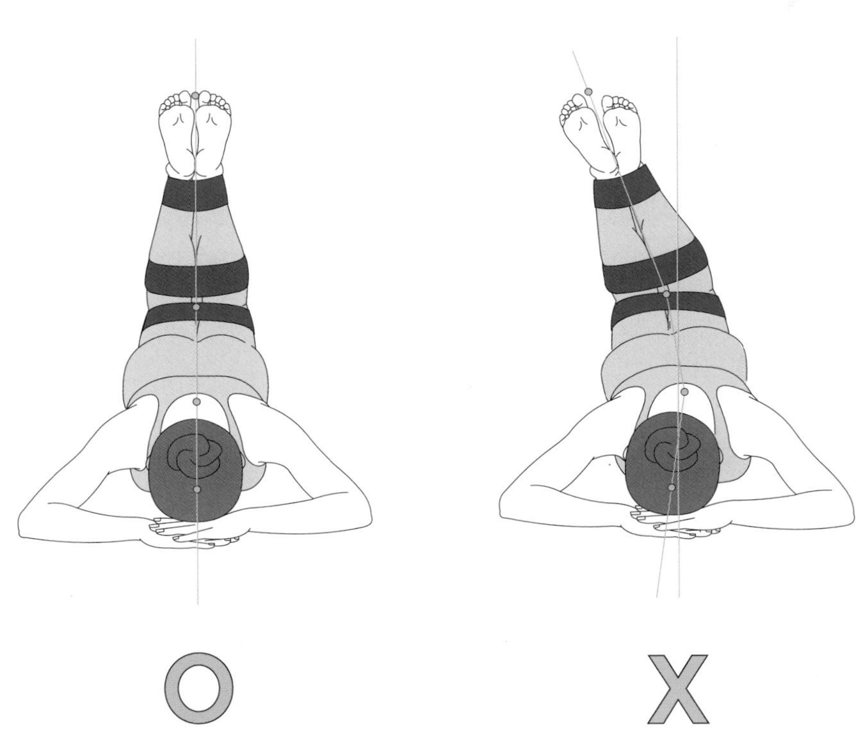

바른 자세를 위한 어드바이스

좌우 균형 잡힌 근육을 발달시킬 수 있도록 SNPE 바른자세 벨트를 묶고 실시한다.
거울 앞에서 발끝이 정수리 위로 올라가는지 확인하며 동작을 연습한다.
다리가 한 쪽으로 휘어지지 않도록 골반 아래 쿠션이나 수건을 받치고 동작을 연습한다.

SNPE 3번 동작 옆면 측정하기

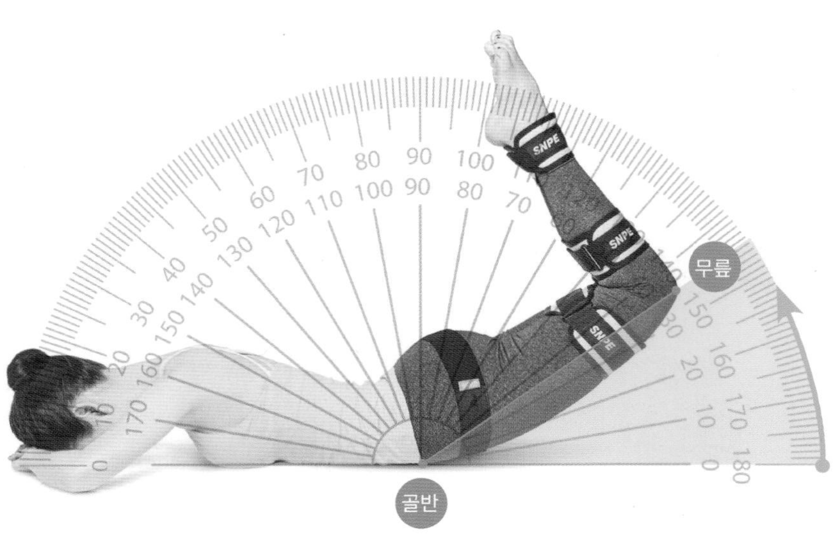

측정 방법 (엎드려 무릎 굽혀 다리 들기 p.154 참고)

각도기 측정

바닥에 골반이 닿는 지점에 각도기의 중심을 맞춘다.

바닥에서 다리를 들어 올렸을 때 수평면과 **골반**, **무릎**을 연결한 선이 이루는 사이 각도가 몇 도(˚)인지 측정한다.

결과 분석

30˚ 이상 일 때 : 이상적인 SNPE 3번 동작

20~30˚ 미만 : 허리와 골반의 근육이 강한 편임

10~20˚ 미만 : 허리와 골반의 근육이 약한 편임

0~10˚ 미만 : 허리와 골반의 근육이 매우 약하고 경직되어 있는 상태

다리를 들어 올리기 힘든 원인

허리 통증, 허리디스크, 골반 통증이 있는 경우
일자 허리, 허리 경직이 심한 경우
허리 근육이 약한 경우
무릎 통증이 있는 경우
휜 다리(O, X자 다리)의 경우

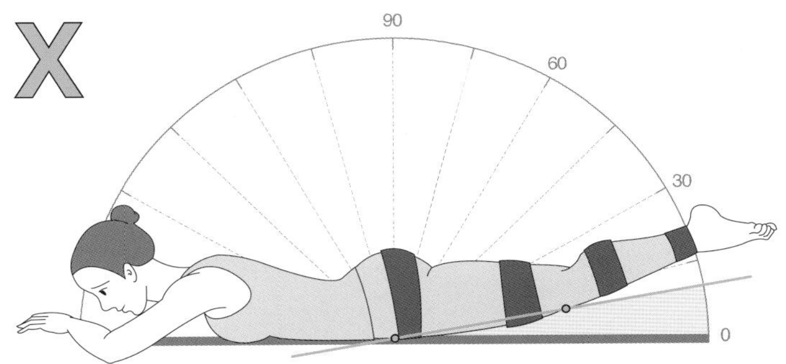

초보자나 허리 통증이 있는 환자의 경우

골반 아래에 쿠션이나 SNPE 웨이브베개를 받치고 동작을 연습한다.

(초보자 동작 방법은 p.156을 참고한다.)

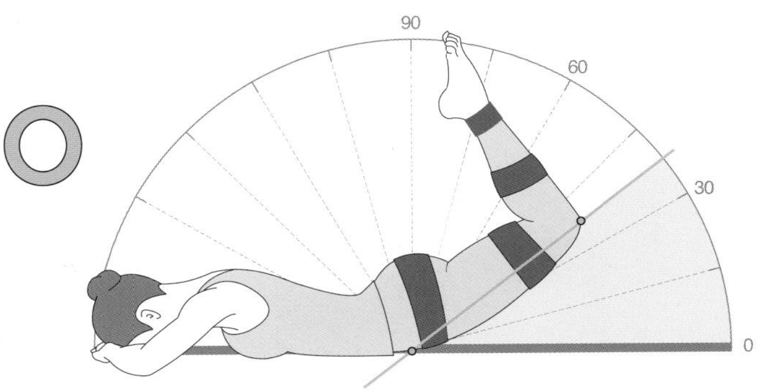

척추 측만 등 불균형 측정하기

측정 방법

가로선

바르게 서서 상체를 90° 정도 아래로 숙이고 뒤에서 관찰한다.

오른쪽과 왼쪽 등의 가장 높은 부분으로 점을 이동시키고 양쪽 등의 높이를 비교한다.

척추의 가시돌기가 일직선상에 정렬되어 있는지도 체크한다.

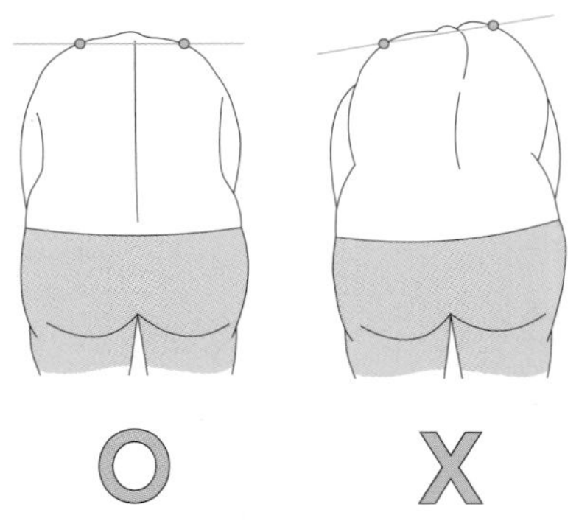

O X

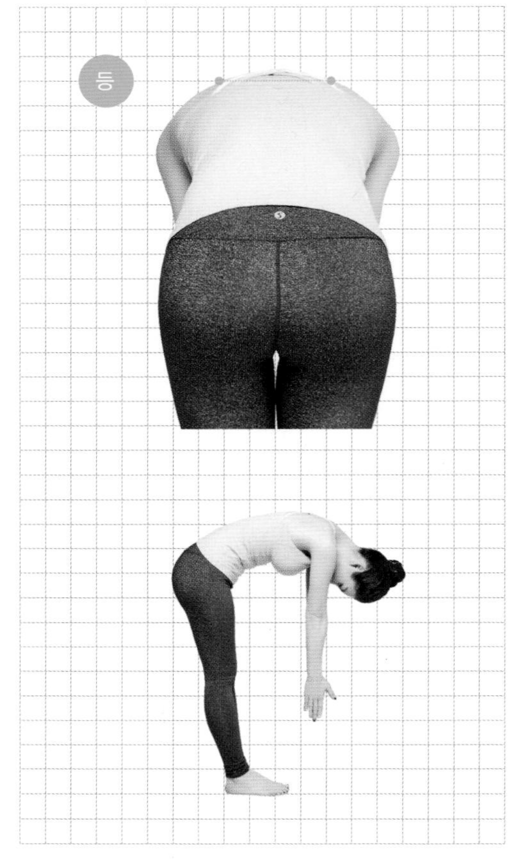

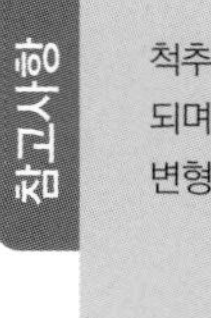

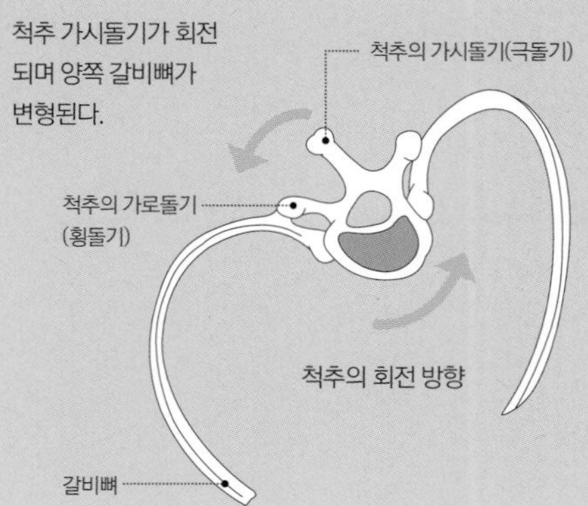

척추측만증(Scoliosis)은 구조적 측만증(특발성 측만증)과 비구조적 측만증(디스크 및 통증 때문에 척추가 일시적으로 휘어진 상태)이 있다.

등 근육의 불균형일 때 뿐만 아니라 척추의 회전 변형이 일어난 구조적 측만증의 경우 등을 숙였을 때 양쪽 등의 높이가 다른 것을 발견할 수 있다.

SNPE Tip

콥스 앵글 (Cobb's Angle Method)

척추측만증을 판별할 때에는 보통 X-ray를 촬영하여 척추의 휘어진 각도를 측정하는 방식인 콥스 앵글(Cobb's Angle Method)을 많이 사용한다.

척추뼈가 구조적으로 가장 많이 휘어진 정점(Apex)을 찾는다.

정점 위의 척추 중 가장 많이 기울어진 척추(Superior endplate)에 맞춰 직선을 긋는다.

정점 아래 가장 많이 기울어진 척추(Inferior endplate)에 맞춰 직선을 긋는다.

두 직선에서 수직으로 선을 그려 그 교차점 사이 각도를 측정한다.

이 각도가 보통 "척추측만증으로 몇 도(°) 휘었다."라고 표현하는 각도이다.

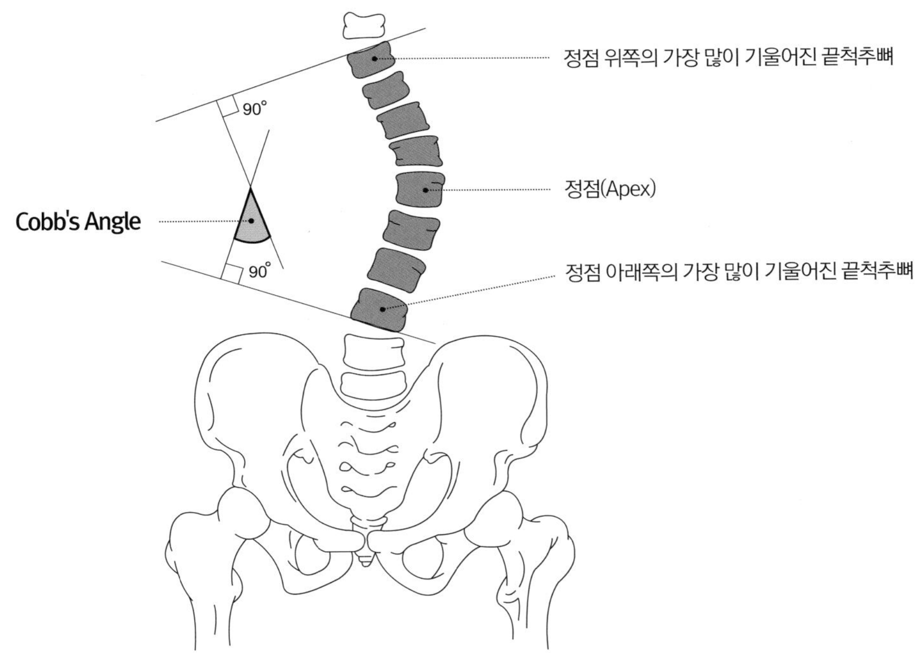

바른 자세를 위한 어드바이스

SNPE 4번 척추 자극주며 구르기를 하여 등 뒤의 굳어진 근육들을 부드럽게 만들어 준다. T무브 운동을 하여 비대칭이고 경직된 등 근육을 부드럽게 풀어준다.

SNPE 다나손, 나무손, 도깨비손 등을 활용하여 척추의 마디마디를 자극한다.

얼굴 비대칭

측정 방법

가로선

양쪽 눈, 귀끝, 입꼬리, 턱끝의 높이가 수평인지 확인한다.

왼쪽, 오른쪽의 각 점을 비교하여 어느 쪽이 높은지 확인한다.

세로선

정수리, 코끝, 턱 중앙, 목 중앙을 연결한 세로선이 일직선에 놓이는지 확인한다.

전체적인 얼굴 라인이 오른쪽 또는 왼쪽으로 몇 도(°) 기울었는지 확인한다.

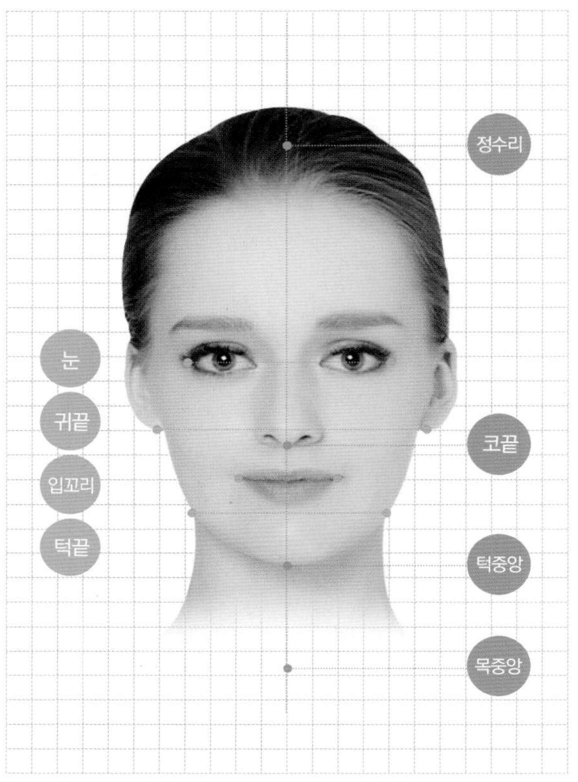

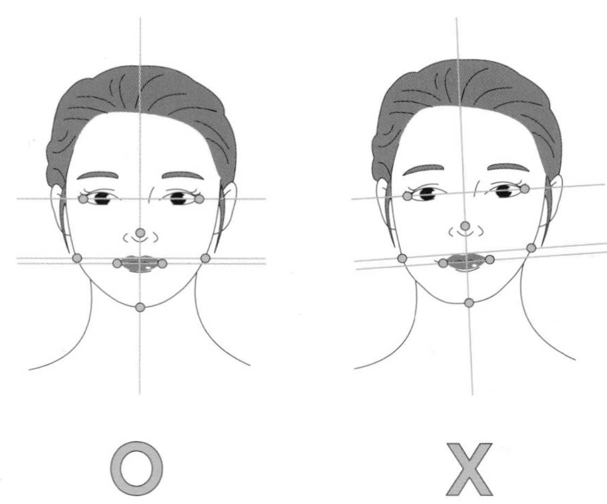

SNPE Tip

얼굴 비대칭을 만드는 원인

얼굴 비대칭은 선천적으로 얼굴의 골격 자체가 비대칭인 경우도 있지만 잘못된 생활 습관으로 인해 얼굴이 비뚤어져서 발달되거나 턱관절 장애로 인한 턱의 불균형이 원인이 될 수 있다.
한쪽으로 음식을 씹는 습관, 턱을 괴는 습관 등은 씹기근(저작근, Masticatory)이 비대칭적으로 발달하여 얼굴을 비뚤어지게 하고 목 근육의 좌우 불균형과 어깨 불균형을 초래한다.
턱관절 장애는 아래턱뼈와 관자근 사이의 관절(TMJ)에 이상이 생긴 것으로 하품을 하거나 입을 벌릴 때 귀 옆의 턱관절 주변에서 '딱' 소리가 나며 통증이 동반된다.

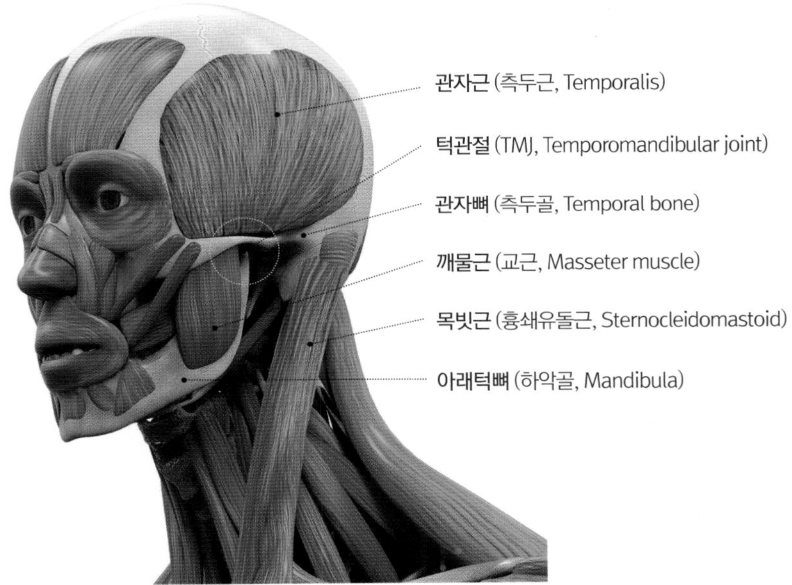

얼굴 비대칭 개선을 위한 어드바이스

얼굴의 비대칭은 C무브 운동으로 비뚤어진 목뼈의 구조부터 바로잡아야 한다.
수면 시 옆으로 눕지 않도록 하며 SNPE 바른자세 베개, 웨이브베개, 코르크 베개를 사용하여 바른 수면 자세 습관을 기르는 것은 얼굴 비대칭 예방에 도움이 된다.
SNPE 웨이브스틱, 다나손 등의 SNPE 척추운동 도구로 관자근, 깨물근, 목빗근 등 턱과 얼굴 주변의 경직된 근육을 풀어준다.
SNPE 1, 2, 3번 기본동작을 꾸준히 하여 전신 근육의 비대칭을 바로잡는다.

고관절 변형 가쪽 돌림, 안쪽 돌림 측정하기

1 발의 각도로 고관절 변형 측정하기

2인 1조 : 한 명이 누운 상태에서 다리에 힘을 뺀다. 다른 한 명은 상대의 양발을 안쪽, 바깥쪽으로 눌러보고 발끝이 바닥과 이루는 각도를 관찰한다.
셀프 측정 : 다리를 펴고 앉아서 양쪽 발끝에 힘을 빼고 자신의 고관절 각도를 체크할 수 있다.

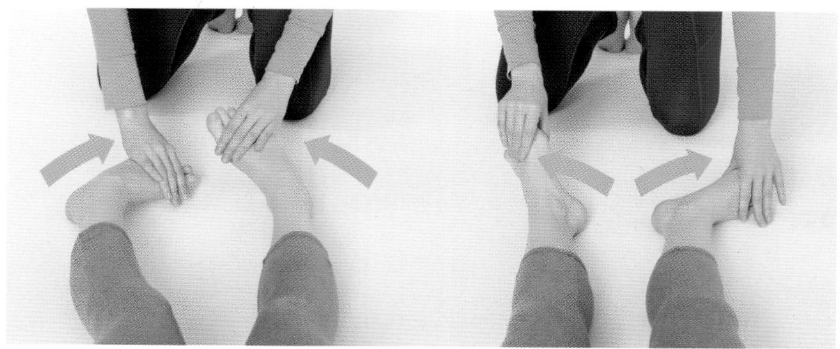

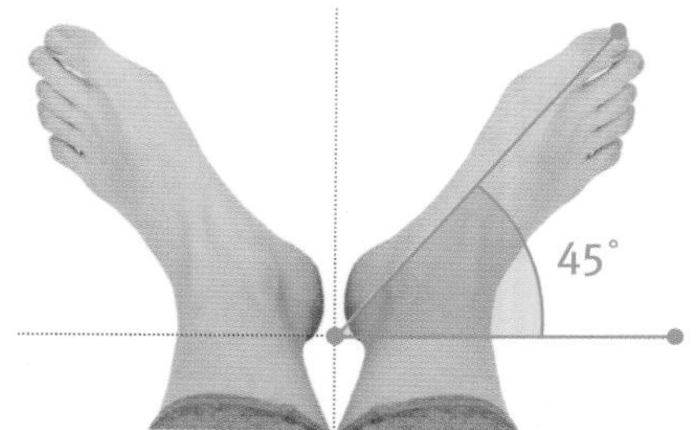

결과 분석

정상적인 고관절

정상적인 고관절의 각도는 발끝이 바닥과 이루는 각도가 **약 40~50° 정도**이다.
40°보다 작을 때 고관절이 **가쪽 돌림**, 50°보다 클 때 고관절이 **안쪽 돌림** 되었다고 판별한다.

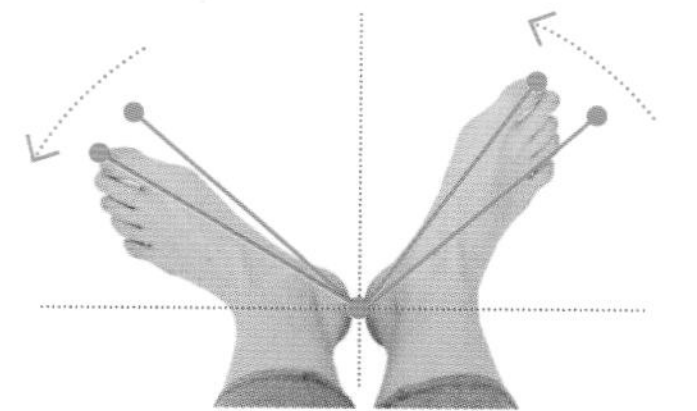

왼쪽 고관절 **가쪽 돌림** (External rotation),
오른쪽 고관절 **안쪽 돌림** (Internal rotation)

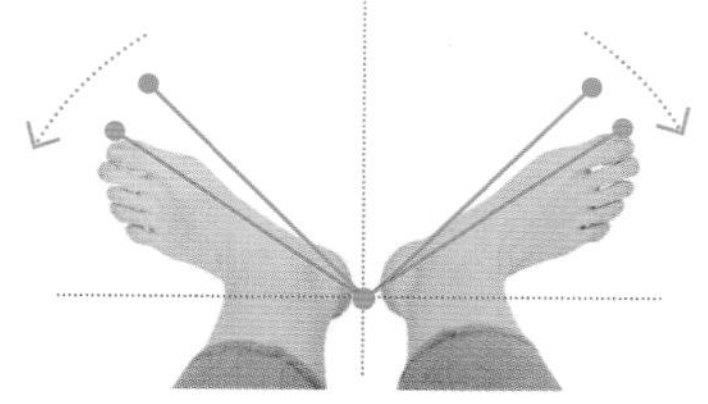

양쪽 고관절 **가쪽 돌림** (External rotation)

2 엎드려 종아리 각도로 고관절 변형 측정하기

엎드려 무릎을 구부리고 다리에 힘을 뺀 상태에서 수직선과 종아리가 이루는 각도를 측정한다.

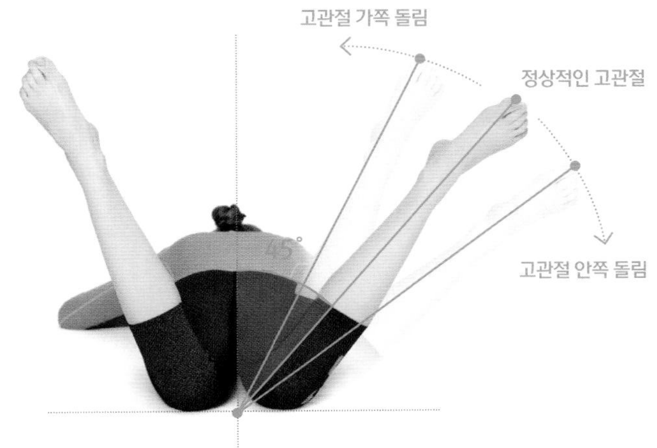

결과 분석

정상적인 고관절

정상적인 고관절의 각도는 중앙 수직선과 종아리가 이루는 각도가 **약 45° 정도**이다.

- **40° 미만** : 고관절 가쪽 돌림
- **45~50° 정도** : 정상적인 고관절
- **50° 이상** : 고관절 안쪽 돌림

3 무릎 굽혀 밀어보기

2인 1조 : 한 명이 누운 상태에서 무릎을 구부려 안쪽, 바깥쪽으로 밀어보며 판별할 수 있다.

고관절 안쪽 돌림 테스트

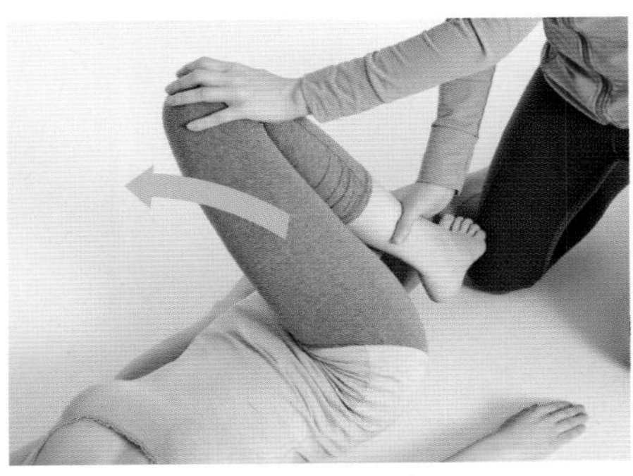

무릎을 구부려 안쪽으로 밀어본다.
오른쪽과 왼쪽을 비교하여 잘 움직이는 쪽을 고관절이 안쪽 돌림된 쪽으로 판별한다.

고관절 가쪽 돌림 테스트

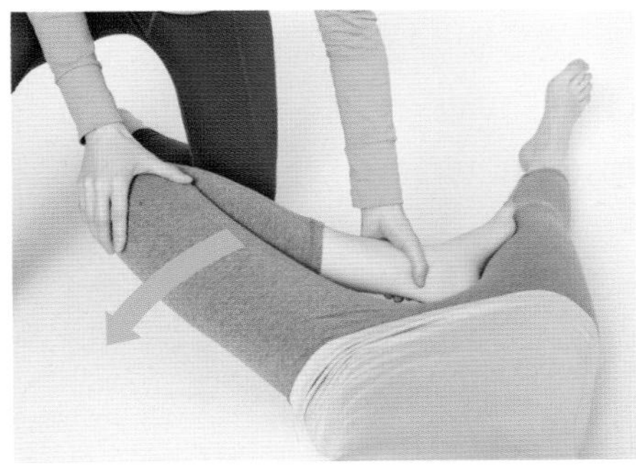

무릎을 구부려 바깥쪽으로 밀어본다.
오른쪽과 왼쪽을 비교하여 잘 움직이는 쪽을 고관절이 가쪽 돌림된 쪽으로 판별한다.

휜 다리 O, X 자 다리 측정하기

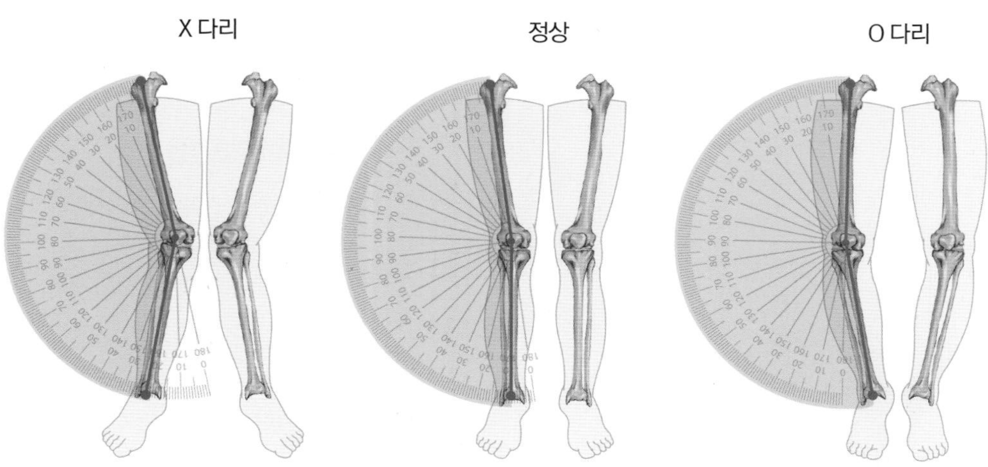

측정 방법

고관절-무릎-발목이 이루는 바깥쪽의 각도를 측정한다.

결과 분석

165° 미만 : X 다리

165~170° 미만 : X자에 가까운 다리

170~180° 정도 : 정상적인 다리

180~185° 미만 : O자에 가까운 다리

185° 이상 : O 다리

바른 자세를 위한 어드바이스

SNPE 바른자세 벨트를 착용하고 치아교정의 원리대로 무릎 주변의 변형된 구조(관절, 인대, 근육, 연부 조직)를 점진적으로 교정하는 것은 무릎 통증 완화와 휜 다리 교정에 효과적이다.
무릎, 허벅지 주변의 경직된 근육을 찾아 SNPE 도구(다나손, 웨이브스틱, 도깨비손 등)로 이완시켜 준다.

SNPE Tip

무릎 관절 각 변형 (Angular Deformity)

휜 다리는 무릎 관절의 Q-각(Q-angle)을 기준으로 측정한다. 골반의 변형, 넙다리뼈와 무릎의 회전 변형, 발목과 전신의 균형 상태에 따라 휜 다리의 형태는 다양하게 나타난다.

Q-각이란? (Q-Angle, Quadriceps Angle)

앞위엉덩뼈가시(전상장골극, A.S.I.S.)에서 무릎뼈(슬개골, Patella) 중앙을 연결한 직선과 무릎뼈 중앙에서 정강뼈 결절(Tibial Tubercle)까지 연결한 직선이 이루는 각으로 여성이 남성보다 크다. (남성 : 10~13˚, 여성 : 15~18˚)

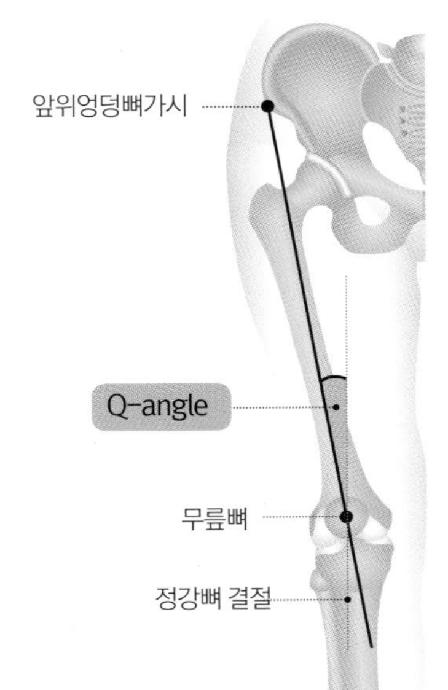

O 다리 (Bow Leg)

안굽이 무릎(내반슬). 발목을 붙이고 섰을 때 무릎 사이가 벌어지고 Q-각이 작다. 발목은 뒤침(Supination)되고 걸을 때 신발의 바깥쪽만 닳는 경우가 많다.
(뒤침의 주요 요소는 안쪽 번짐, Inversion)

X 다리 (Knock Knee)

밖굽이 무릎(외반슬). 무릎을 붙이고 섰을 때 발목 사이가 벌어지고 Q-각이 크다. 골반이 앞으로 기울어져 허리앞굽음(Lordosis)이 심해질 수 있다. 발목은 엎침(Pronation)되고 평발인 경우가 많다.
(엎침의 주요 요소는 가쪽 번짐, Eversion)

〈 무릎 관절 각 변형 〉

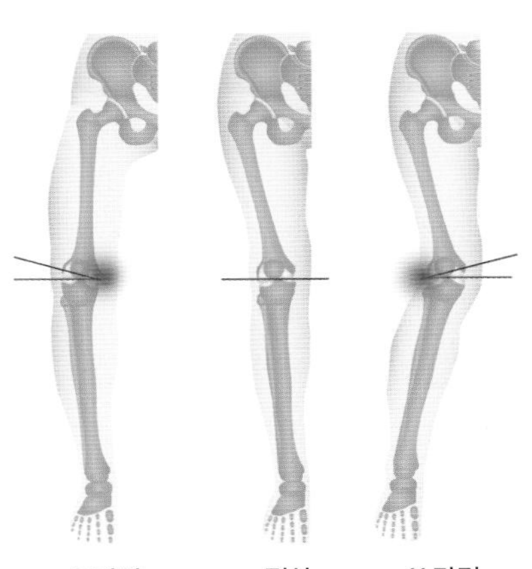

휜 다리로 인한 질환

휜 다리의 경우 무릎의 안쪽이나 바깥쪽이 반복적으로 과사용 되어 다양한 질환이 발생할 수 있다.
(무릎 통증, 연골 손상, 인대 손상, 퇴행성 관절염, 허리, 발목 통증, 팔자걸음, 안짱걸음 등)

다리 길이 　다리 길이 측정하기

1 발뒤꿈치와 복숭아뼈의 위치로 판별

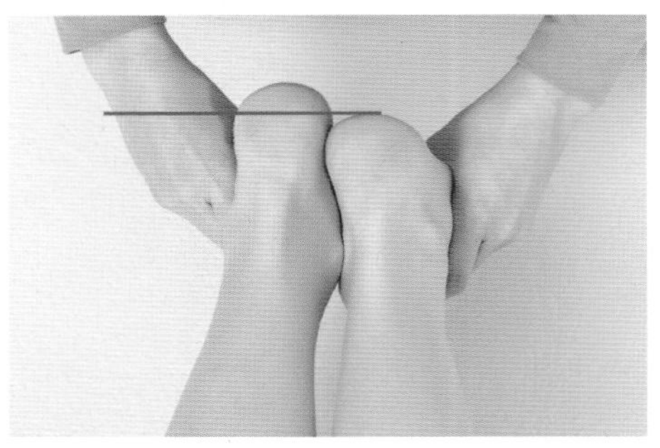

엎드려 누운 자세에서 양쪽 다리를 가지런히 모아 붙이고 발뒤꿈치와 복사뼈의 위치(높낮이)를 관찰한다.

2 양쪽 무릎 선의 위치로 판별

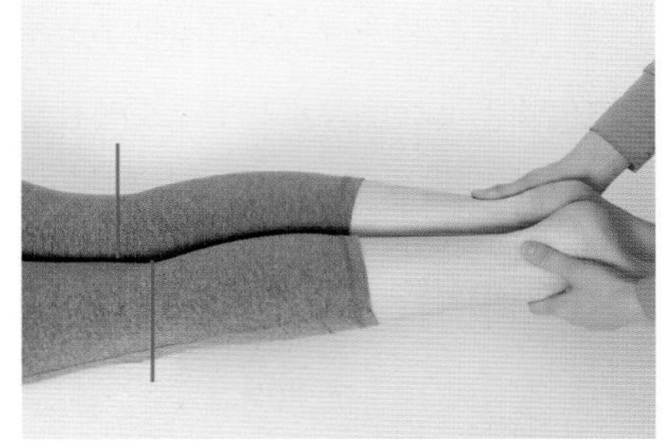

양쪽 무릎선의 위치를 파악하여 긴 다리와 짧은 다리를 판별한다.

3 발뒤꿈치의 높낮이로 판별

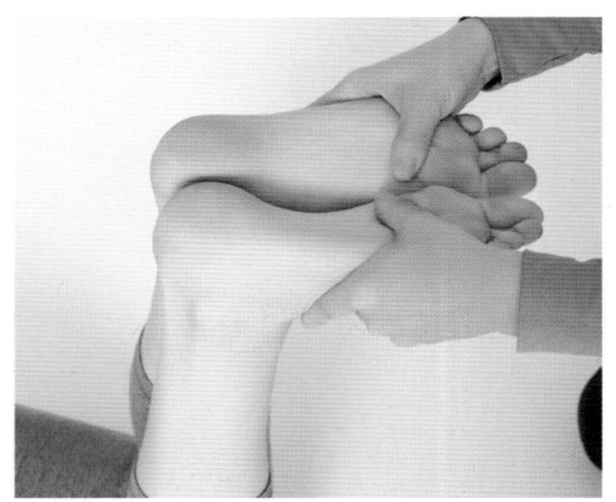

엎드려 누운 자세에서 양쪽 다리를 모아 무릎을 굽힌다. 양쪽 발뒤꿈치의 높낮이를 확인하여 긴 다리와 짧은 다리를 판별한다.

4 후상장골극(P.S.I.S.)의 높낮이로 판별

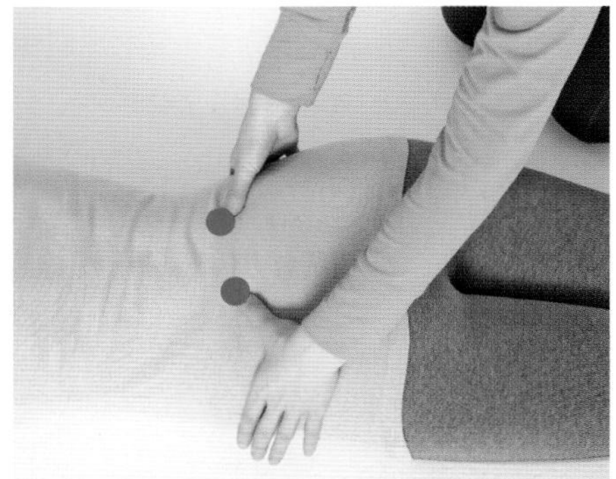

양쪽의 후상장골극(P.S.I.S.)으로 골반의 좌우 높낮이를 측정한다.

SNPE Tip

다리 길이 맞추기

카이로프랙틱이나 추나요법 시술 중 다리 길이를 측정하여 같게 맞추는 테크닉이 있다. 아래 사진과 같이 시술자가 대상자의 짧은 다리 쪽의 후상장골극을 눌러주면 다리 길이가 같아지는 것을 확인할 수 있는데 이것은 일시적인 방법이다. 심지어 환자가 교정 시술을 받고 집에 가려고 문을 나서는 순간 다시 골반이 틀어지고 다리 길이가 다른 상태로 돌아오는 경우가 있다.
그 이유는 천장관절의 인대, 골반 주변의 굳어진 근육은 타인에 의한 순간적인 교정으로 쉽게 변화될 수 없기 때문이다. 이것이 바로 카이로프랙틱, 추나요법 등 타인에 의한 교정법의 한계이며 SNPE 바른자세 척추운동은 이러한 한계를 극복하기 위하여 창안되었다. SNPE에서는 다리 길이를 같게 하고 골반을 교정하기 위한 근원적인 방법으로 치아교정의 원리를 적용한 점진적인 셀프 운동법을 제시하였고 수많은 임상 경험을 축적하였다.

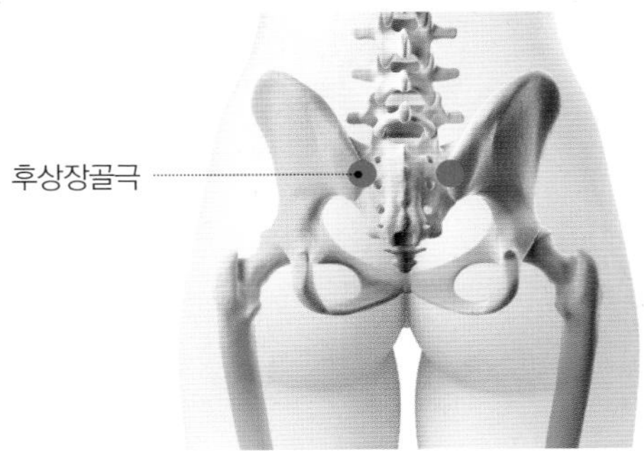

〈골반의 뒷면〉

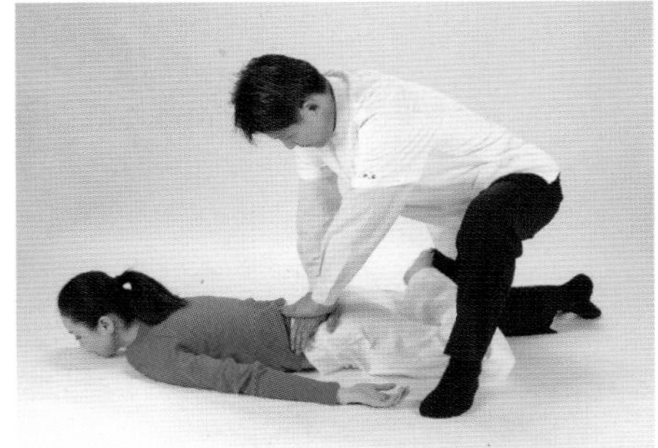

후상장골극이란? (뒤위엉덩뼈가시, Posterior Superior Iliac Spine)

SNPE 자세 측정에서 후상장골극(P.S.I.S.)은 골반의 변형을 판별하는 중요한 기준이 될 수 있다. 양쪽 골반에 보조개처럼 쏙 들어가 보이는 부분이며 L무브 운동을 적용할 때 기준점이 된다.

셀프 SNPE 골반 교정, 다리 길이 맞추기 TIP

SNPE 골반 밴드, 족궁보조구를 착용하고 걷기
족궁보조구 위에서 SNPE 1번 동작 수련하기
SNPE 웨이브베개를 후상장골극(P.S.I.S.)에 받쳐서 L무브 운동하기(p.262~263 참고)
짧은 다리 쪽 후상장골극 아래에 타원도자기, 왕도깨비손, 다나손을 받쳐서 눌러주기

골반 변형 허리, 골반 변형 측정하기

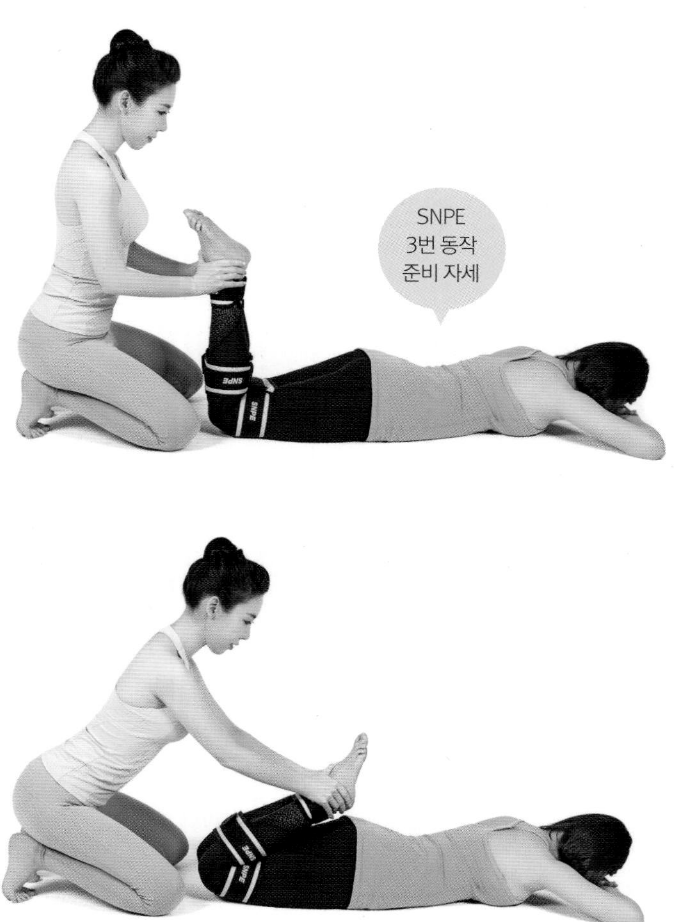

측정 방법

대상자는 SNPE 3번 동작을 하기 전 준비 자세로 엎드린 후 무릎을 구부린다.

테스트를 진행하는 사람이 대상자의 발끝을 가운데로 가볍게 밀어보고 발끝이 어느 쪽으로 향하는지 관찰한다.

발끝이 한 쪽 방향으로 움직인다면,

한 쪽 허리 근육이 약화되어 있거나 골반이 낮은 쪽이 있으면 그쪽으로 발끝이 움직인다.

약 10년 이상 허리디스크, 허리 통증 환자들을 대상으로 SNPE 3번 동작 자세분석을 통해 골반 변형 측정을 실시한 결과 발끝이 향하는(돌아가는) 쪽의 허리, 골반에서 다리 저림 현상 및 통증을 호소하는 사람들의 비율이 더 높았다.

SNPE 3번 동작을 반복하면 한 쪽 방향으로 기울었던 다리가 나중에는 중앙 위치로 오게 된다.

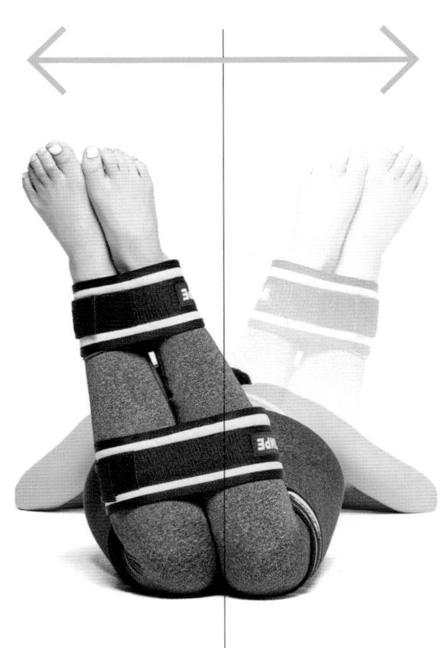

척추 변위

척추 변위 측정하기

1 척추 후방 변위 측정

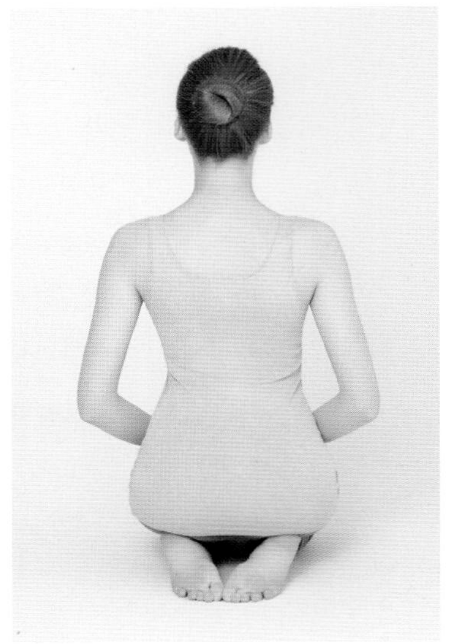

상의를 탈의 한 후 무릎을 꿇고 앉아서 등 전체를 촬영한다.
척추의 가시돌기 부분이 홈이 파인 것처럼 들어가 보인다.

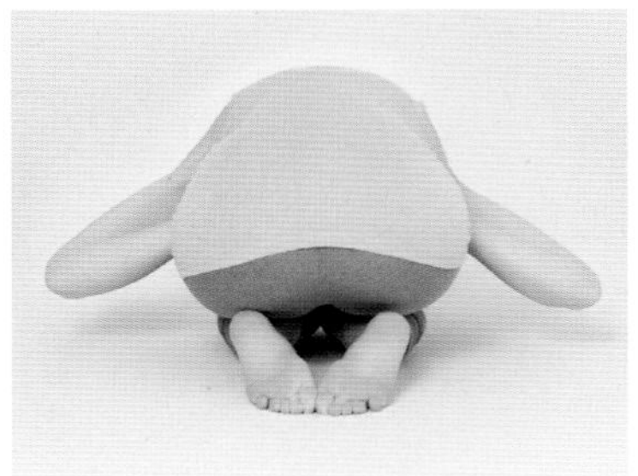

주먹을 배꼽 아래에 두고 등을 둥글게 말아서 숙인 후 같은 부분을 촬영한다.
척추의 가시돌기 부분이 돌출되어 보일 수 있다.
척추의 가시돌기가 한쪽으로 치우친 곳이 있는지 확인한다.

SNPE 4번 척추 자극주며 구르기를 하기 전에 촬영해 두고 SNPE 운동을 하면서 변화 과정을 관찰하기를 권장한다.

허리를 숙였을 때 다른 부분보다 어느 한 부분의 가시돌기가 더 도드라져 보인다면 후방 변위되었다고 판별할 수 있고 SNPE 4번 구르기를 할 때 상처, 혹이 발생할 수 있는 자리로 예측할 수 있다.

2 어깨뼈 주변 변위 측정

(앉은 자세 뒤, 위에서 관찰)

양쪽 어깨뼈의 비대칭이나 척추측만증이 있는 경우 위에서 관찰한다.

좌우 어깨뼈의 불균형 상태를 확인할 수 있다.

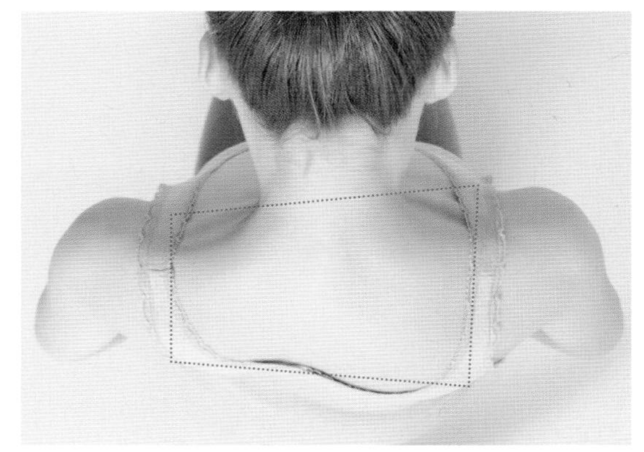

3 목뼈 변위 측정

(머리를 숙이고 옆에서 관찰)

머리를 들고 정면을 보고 있을 때에는 확인이 잘 안되는데 머리를 숙인 상태에서는 목뼈 및 등뼈의 후방 변위 상태를 체크하는데 유리하다.

목을 숙였을 때 뒤로 가장 크게 보이는 뼈가 주로 '목뼈 7번'이며 '대추'라고 표현하기도 한다. 그 아래 뼈는 '등뼈 1번'이다.

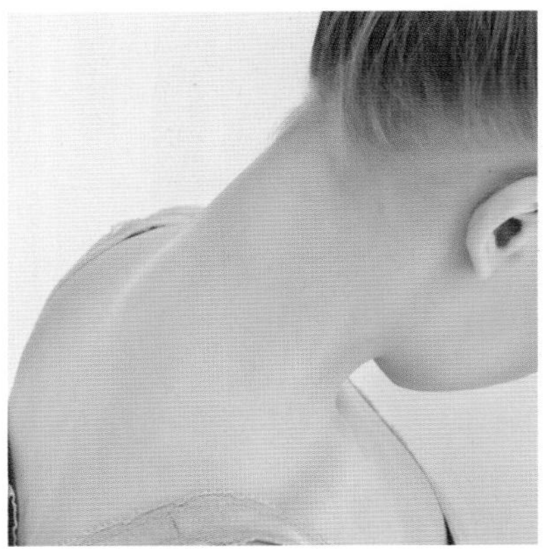

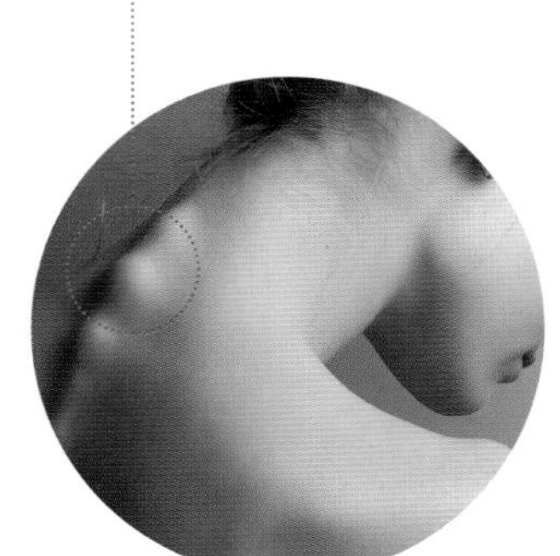

후방 변위된 척추

SNPE 인체 균형 테스트

인체 균형 테스트

그림과 같이 2인1조로 테스트를 실시 한다.

처음에는 대부분 힘없이
잘 기울어지는 것을 발견할 수 있다.

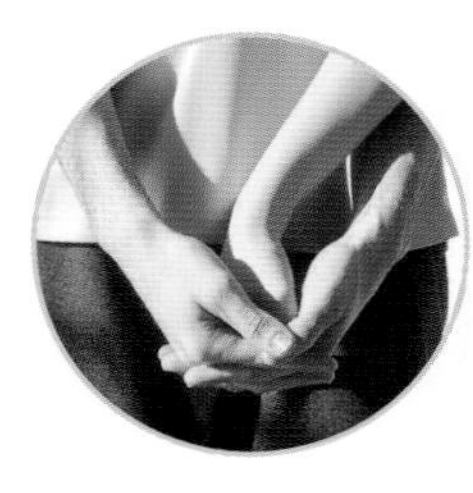

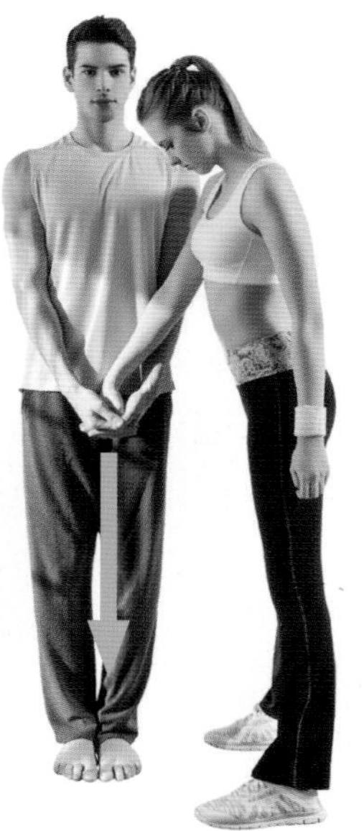

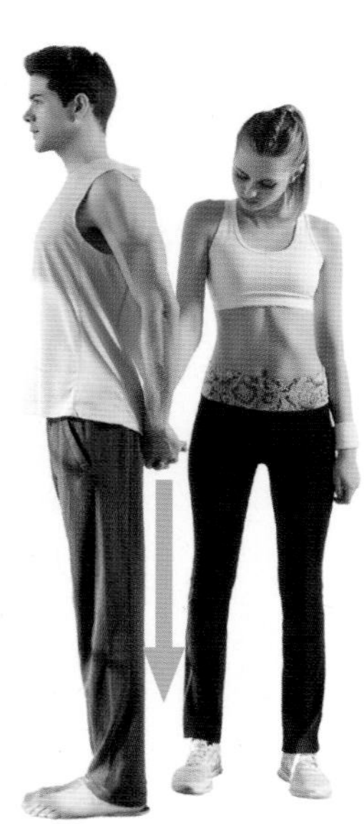

측정 방법

대상자는 양손을 깍지 끼고 바르게 선다.

테스트를 진행하는 사람이 그 옆에 서서 주먹으로 대상자의 깍지 낀 손을 수직방향으로 눌러본다.

이때 대상자는 억지로 버티지 않고 허리를 굽히지 않는다.

대상자의 몸이 움직여지는 정도를 체크한다.

등 뒤로도 깍지를 끼고 같은 테스트를 실시한다.

척추 힘 기르기~! 기적의 10초 운동

인체 균형 테스트 전후 비교하기

족궁보조구 착용 후

또는

SNPE 1번 동작 후

족궁보조구를 발아래에 받치고
인체 균형 테스트를 실시한다.

무게중심을 잘 유지하여
대상자의 몸이
앞뒤로 기울지 않는다.

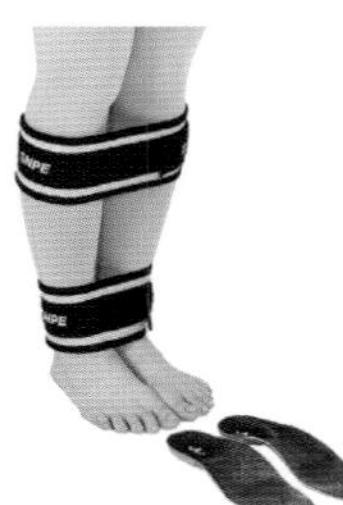

SNPE 1번 동작 후(30초 유지 x 3세트)
인체 균형 테스트를 실시 한다.

신체가 앞뒤로 잘 기울지 않고
균형을 잘 잡으며
하체에 강한 힘이 생긴 것을
확인할 수 있다.

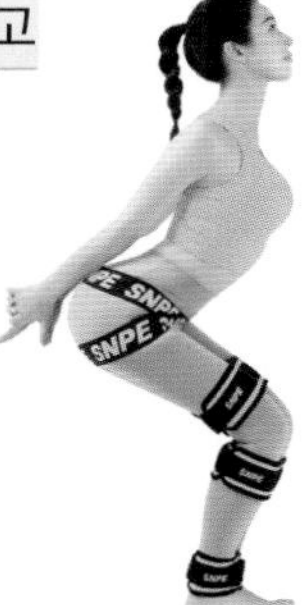

인체의 정상적인 무게중심 중력선

(Normal Gravity Line)

인체의 귀 부분에서 발 뒤쪽의 복사뼈
부분을 지나며 2/3 뒤쪽에 위치한다.
족궁보조구의 사용은 인체의 가장 안정된
무게중심 중력선을 만들어준다.

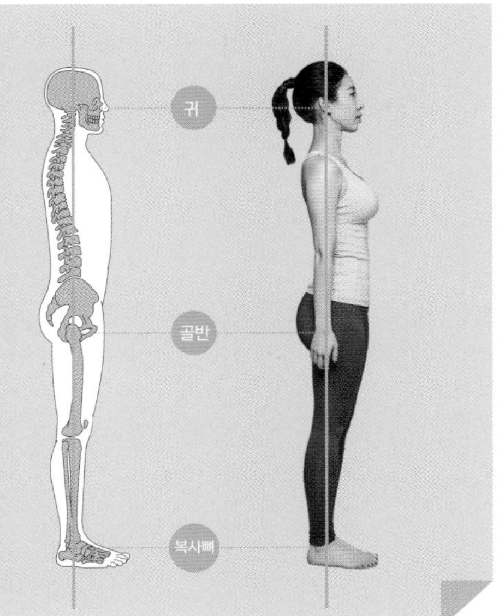

SNPE 구르기 테스트

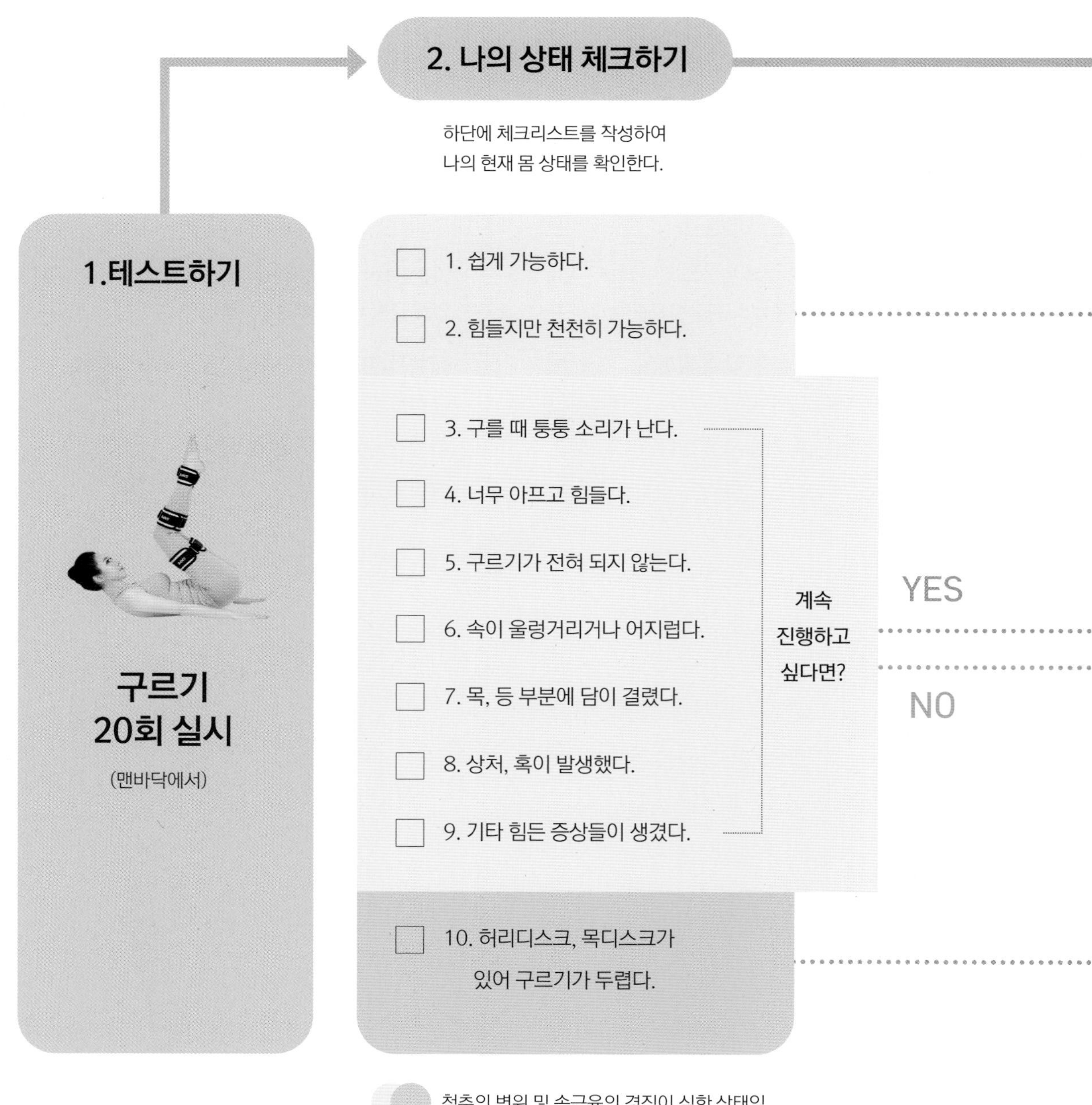
1.테스트하기
구르기
20회 실시
(맨바닥에서)
2. 나의 상태 체크하기
하단에 체크리스트를 작성하여
나의 현재 몸 상태를 확인한다.
1. 쉽게 가능하다.
2. 힘들지만 천천히 가능하다.
3. 구를 때 퉁퉁 소리가 난다.
4. 너무 아프고 힘들다.
5. 구르기가 전혀 되지 않는다.
6. 속이 울렁거리거나 어지럽다.
7. 목, 등 부분에 담이 결렸다.
8. 상처, 혹이 발생했다.
9. 기타 힘든 증상들이 생겼다.
계속
진행하고
싶다면?
YES
NO
10. 허리디스크, 목디스크가
있어 구르기가 두렵다.
척추의 변위 및 속근육의 경직이 심한 상태임

3. 운동 처방

몸 상태에 따라 아래와 같이 운동을 실시한다.

재 테스트

2주~1개월 후 실시

SNPE 기본 운동 시작

매트 위에서 구르기 100~200회부터 시작하고 점차 횟수를 늘려 나간다.
맨바닥에서 구르기와 다양한 구르기 방법을 병행하여 수련한다.

SNPE 초보자 운동 시작

매트 위에서 구르기 1일 20~50회를 목표로 잡고 진행하여 점차 그 횟수를 늘려 나간다.

구르기 일시 중단

C, T, L, SC 무브 운동으로 대체하여 경직된 목, 등, 허리를 풀어준다. 상처, 혹이 발생한 부분, 담 결린 부분에 타원도자기, 투레일, 다나손을 사용한다.

구르기 불필요

C, T, L, SC 무브 운동, SNPE 도구 사용 위주로 실시한다.

SNPE
벨트
운동하기

SNPE 벨트 운동 준비물

SNPE 벨트 운동에 필수적인 기본 도구이다.

1 SNPE 바른자세 벨트

하지의 관절을 바로잡아주는 비탄력성의 다리 벨트이다.

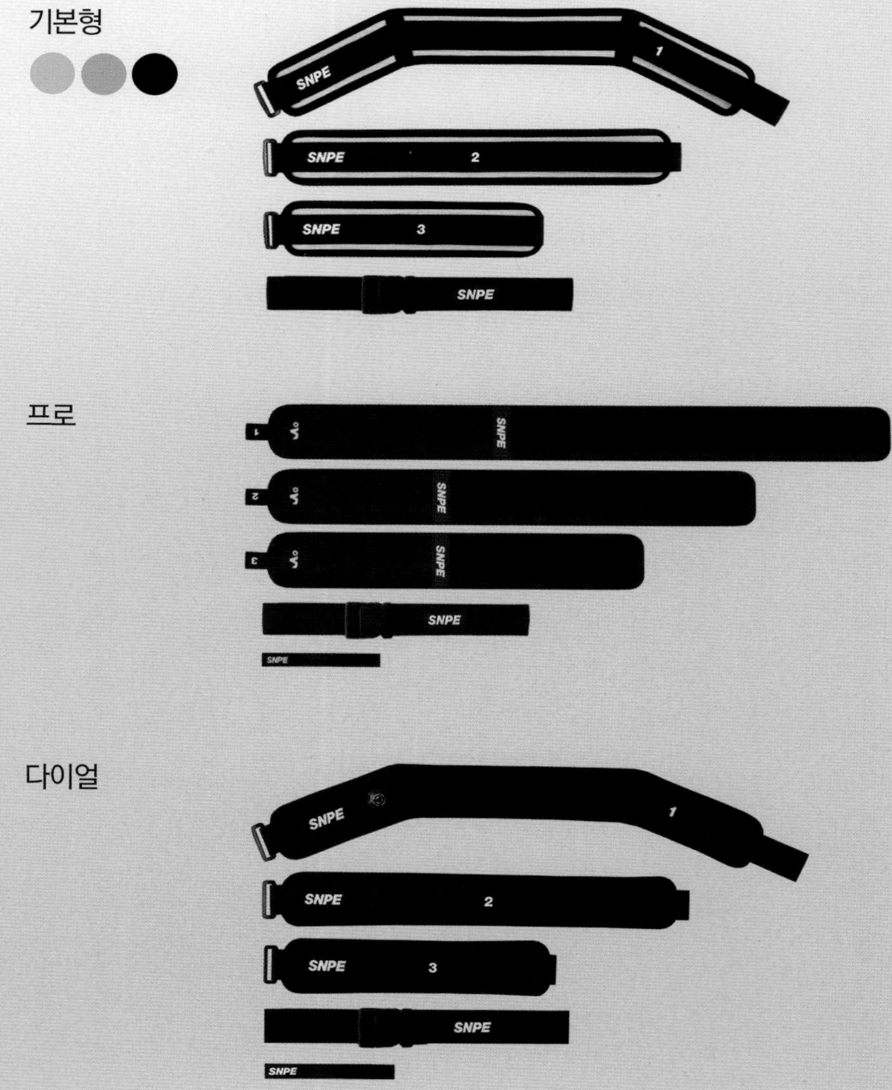

2 SNPE 골반 밴드

탄력성 밴드의 다양한 형태로 개발된 골반밴드는골반, 고관절을 바로잡아준다.

일자형

SNPE 골반밴드 원웨이 에코
SNPE 고관절·골반 벨트

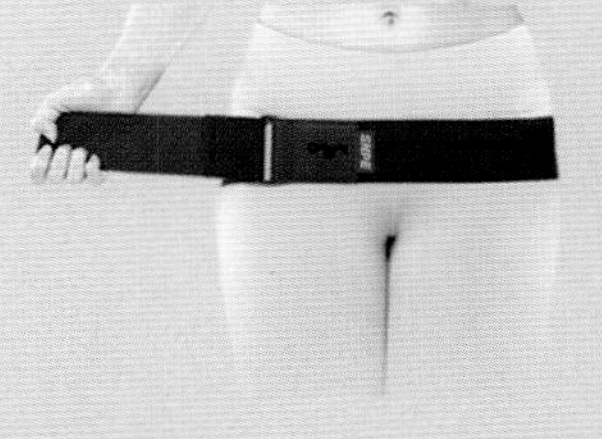
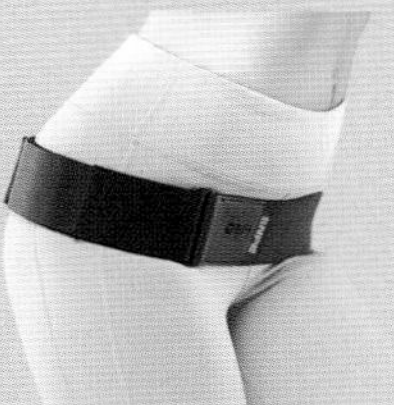

두줄형

SNPE 골반밴드 투웨이 에코
SNPE 골반밴드 투웨이 프로 벨크로형
SNPE 골반밴드 투웨이 프로 고리형
SNPE 골반밴드 투웨이 하드
SNPE 골반밴드 투웨이 소프트

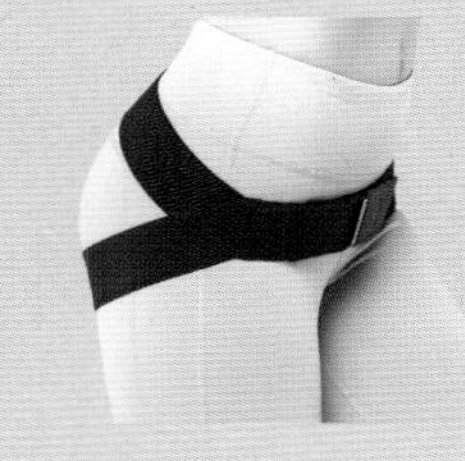
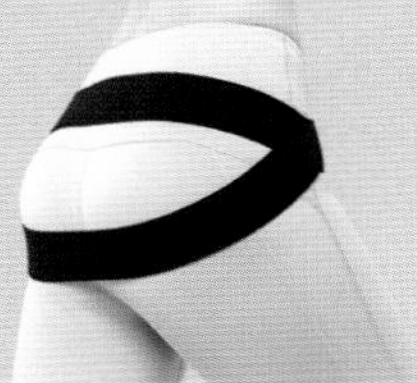

교차형

SNPE 골반밴드 프리미엄

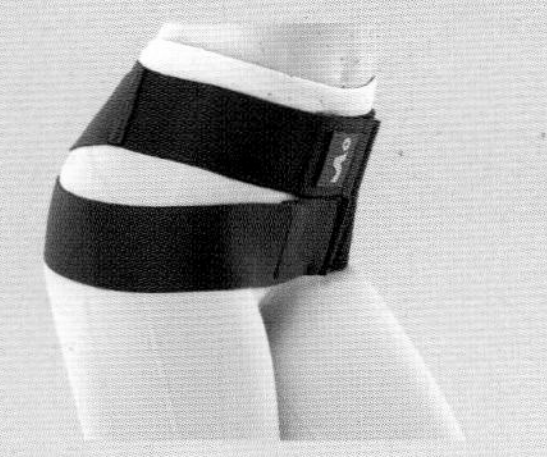
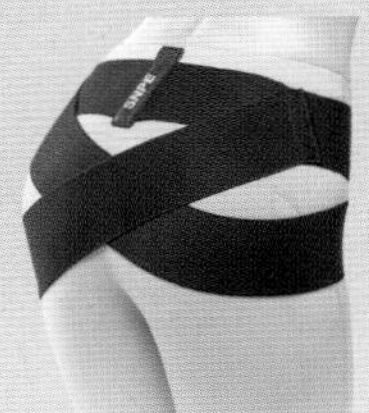

3 족궁보조구

발의 아치를 만들어주고 인체의 무게중심을 바로잡아주는 도구.
SNPE 1번 동작 시 발 아래에 받치고 활용한다.

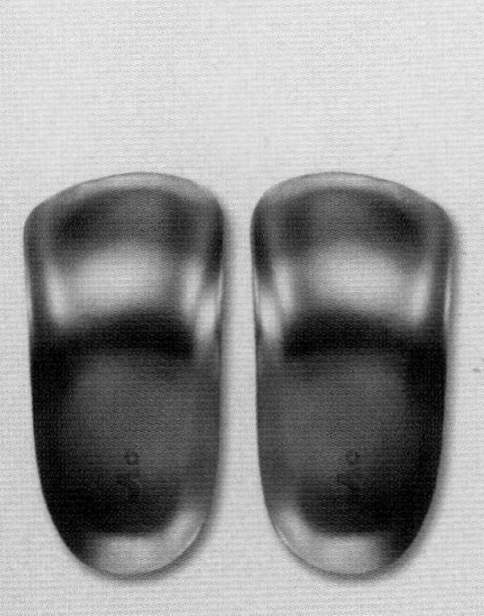
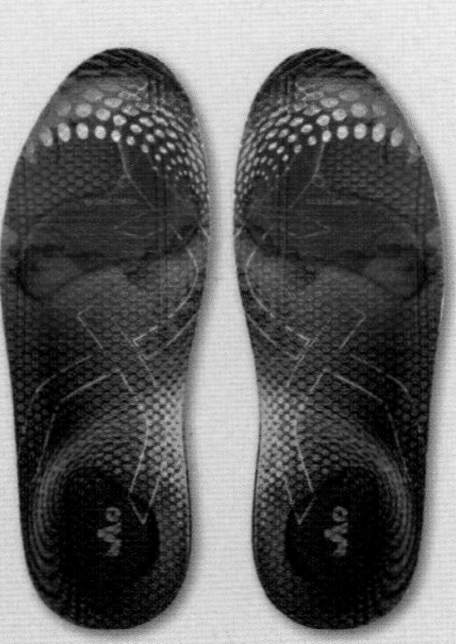

SNPE 도구운동의 준비물은 p.222참고

SNPE 바른자세 벨트 착용하기

치아교정 시 철사와 스프링, 고무 등을 이용한 교정도구를 사용해서 치아의 틀어진 배열 상태를 교정하듯이 SNPE 바른자세 척추운동 시 자세 수정, 체형 교정을 위해 바른자세 벨트를 사용한다.

착용 위치

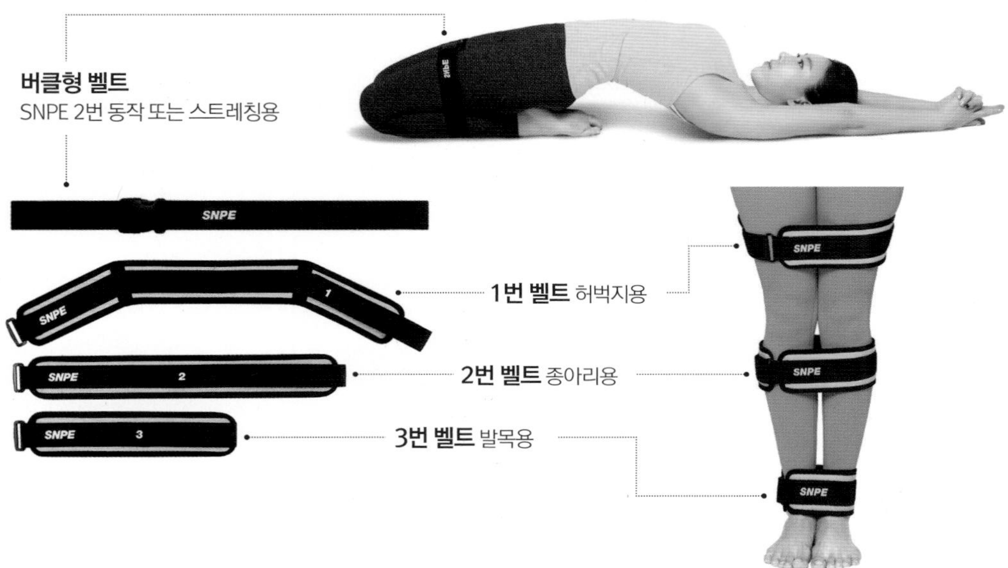

착용 방법

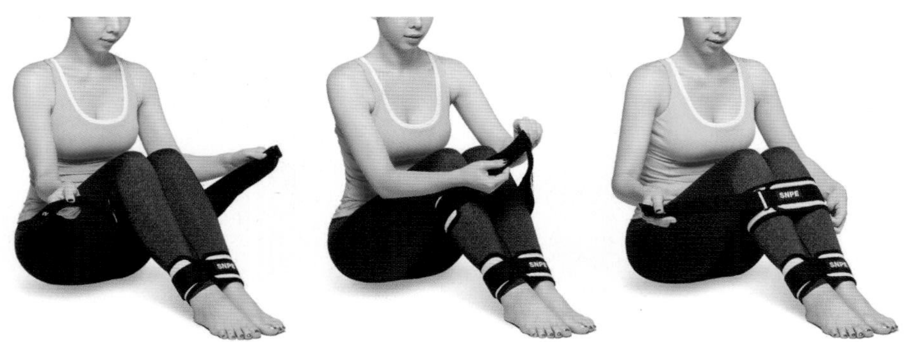

벨크로 부착 부분을 떼서 다리 아래 놓고 끝부분을 반대쪽 고리에 끼워서 붙인다. 너무 강하게 착용하지 않도록 한다. 1,2,3번 벨트를 모두 착용하고 SNPE 바른자세 척추운동을 시작해보자.

SNPE Tip

SNPE 바른자세 벨트 착용의 기대효과

1. 체온 상승 효과

관절의 벌어짐을 방지하고 몸의 체온을 올려준다. SNPE 바른자세 벨트를 착용하고 SNPE 운동을 하여 손발이 따뜻하게 변화되면서 피부색이 좋아지고 생리통이 완화되는 사례들이 많았다.

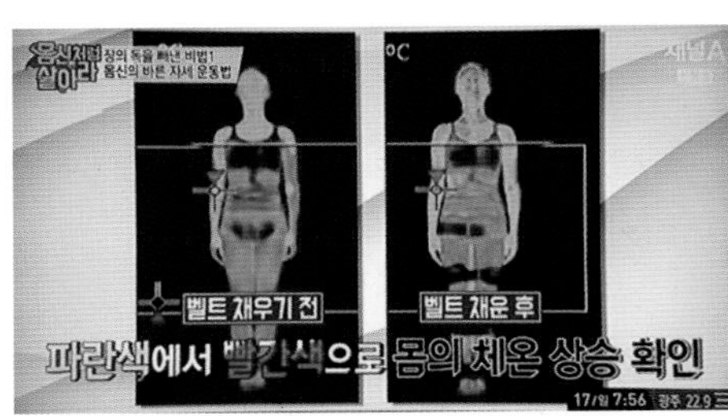

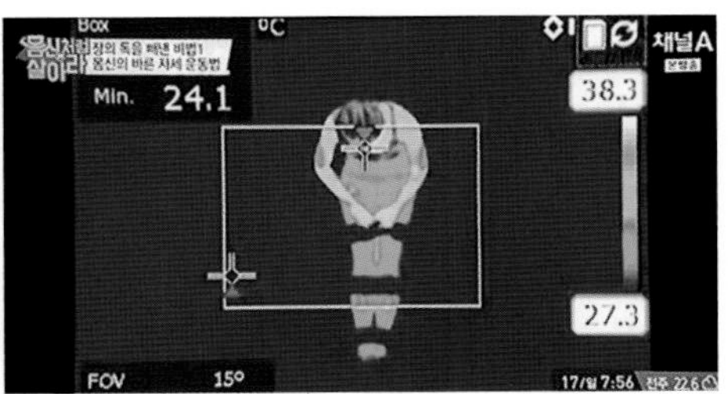

TV 프로그램에서 SNPE 바른자세 벨트를 채우기 전후 열 감지 카메라로 촬영함.
운동을 하지 않은 상태에서 SNPE 바른자세 벨트를 채우는 것만으로도 체온이 올라가는 것을 확인함.

2. 체형 교정 효과

SNPE 바른자세 벨트를 꾸준히 착용하는 것은 치아가 교정되는 원리와 같이 인체의 골격에 외력을 작용시켜 변형된 골반, 고관절, 휜 다리에 점진적인 교정 효과를 가져다준다.

휜 다리의 경우

SNPE 바른자세 벨트 착용 시, 교정이 되는 과정에서 일시적인 통증이 발생할 수 있다.
처음부터 바른자세 벨트를 강하게 착용하기보다는 개인에 따라 약간 느슨하게 착용하면서 적응시켜 나간다.

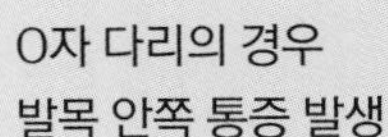

O자 다리의 경우
발목 안쪽 통증 발생

발목 사이에 손수건이나 푹신한 스펀지를 끼고 SNPE 벨트 운동을 한다.

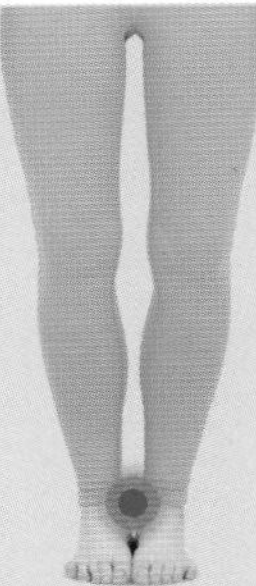

X자 다리의 경우
무릎 안쪽 통증 발생

무릎 사이에 손수건이나 푹신한 스펀지를 끼고 SNPE 벨트 운동을 한다.

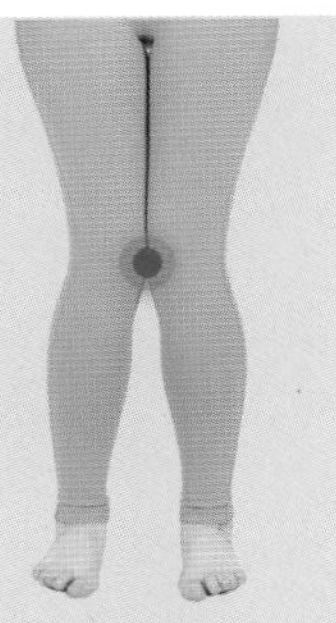

정상적인 다리는 무릎의 안쪽, 발목의 안쪽이 붙는 형태이다.
SNPE 자세분석-휜 다리 측정은 p.92를 참고한다.

SNPE 골반 밴드 착용하기

치아교정의 원리를 적용한 SNPE 골반 밴드는 고관절 및 골반의 변위를 바로잡아주는 교정운동 도구이다.

착용 위치

두줄형

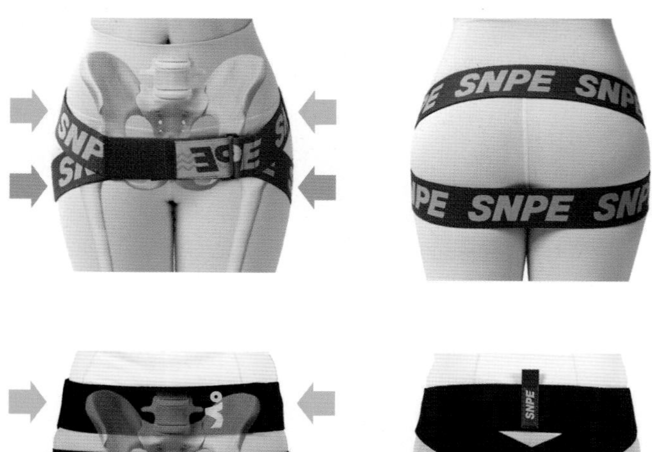

교차형

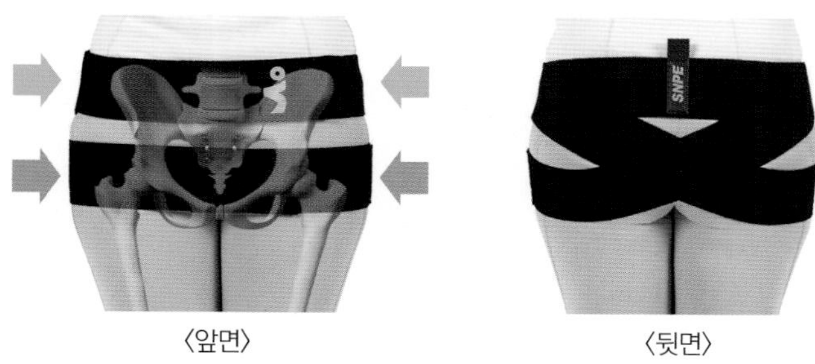

〈앞면〉 〈뒷면〉

참고사항

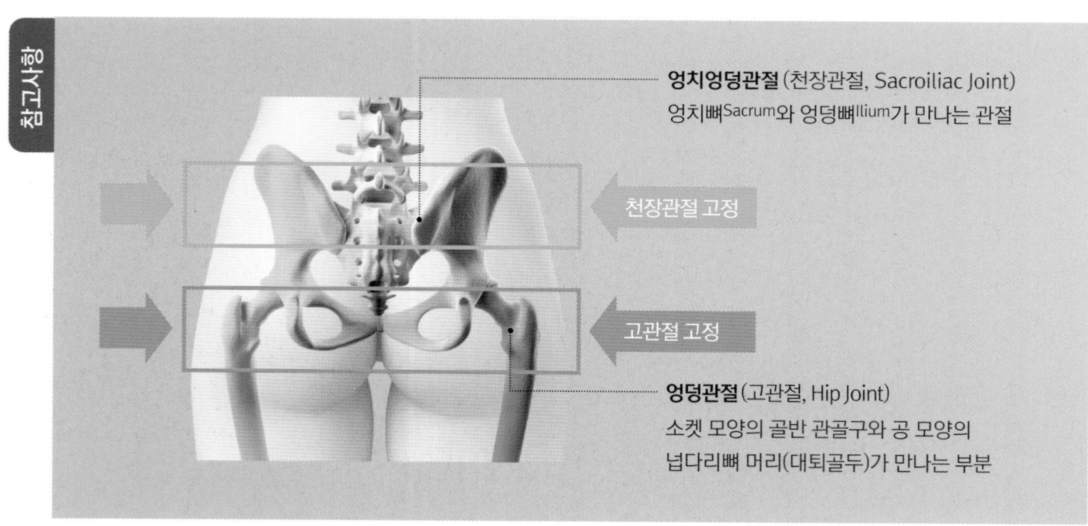

SNPE Tip

SNPE 골반 밴드 착용의 기대효과

1. 고관절, 골반, 천장관절의 변위 교정, 자세 교정

고관절과 넙다리뼈가 이루는 정상적인 각도는 120°~ 130°이다.

다리를 자주 꼬고 앉는 습관, 양반다리, 팔자걸음, 발레나 요가에서 다리를 옆으로 벌리는 동작은 고관절의 변위를 발생시키며 이상근 증후군, 허리 통증의 원인이 되기도 한다.

SNPE 골반 밴드의 착용은 고관절과 골반의 변위를 바로잡아주고 비대칭적인 근육과 관절을 제자리로 회복시켜주는 역할을 한다.

2. 통증 완화

벌어진 관절을 모아주는 수렴의 원리로 몸을 따뜻하게 하며 골반과 허리 통증, 생리통을 완화시켜준다. 출산 후 벌어진 골반을 바로잡아주고 골반기저근의 탄력 회복과 요실금 완화에도 도움이 된다.

3. 몸매관리

탄력성 있는 벨트를 착용하고 SNPE 바른자세 척추운동을 실시하는 것은 나이가 들수록 탄력을 잃은 허리와 골반 주변의 근육과 인대를 회복시켜 주며 아름다운 골반 라인을 만드는데 도움을 준다.

만물상
비뚤어졌던 치아가
가지런해지는 원리

만물상
탄력이 있어
움직이면 늘어나는 고무밴드

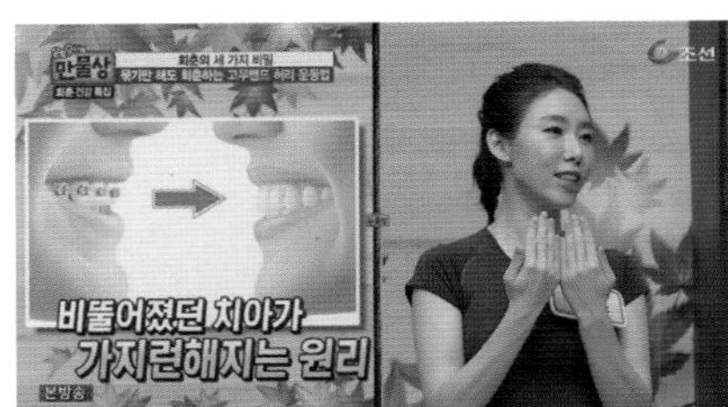

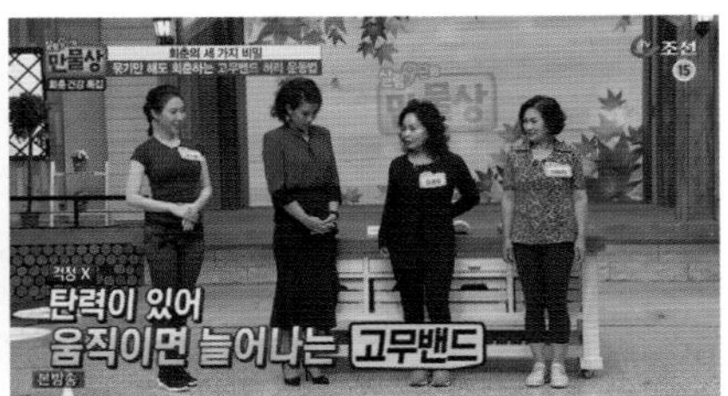

TV 프로그램에서 "골반이 10년 젊어지는 고무밴드 회춘 운동"으로 SNPE 골반 밴드의 중요성과 활용법이 소개됨.

천장관절 증후군

외상, 출산 등으로 인해 천장관절 부위가 손상을 입어 통증이 생기는 증상으로 출산 과정을 겪으며 천장관절 인대에 손상을 입거나 임신 기간 중에 분비되는 릴렉신 호르몬이 관절 주변 인대를 느슨하게 하기 때문에 주로 여성들에게 많이 발생된다.

천장관절 증후군은 마치 추간판 탈출증(허리디스크)처럼 다리 뒤쪽으로 쑤시는 증상이 발생하기도 한다. 이것은 허리 통증의 원인이 되기도 하며 천장관절 부분과 엉치뼈, 허벅지 뒤쪽, 서혜부까지 통증을 느끼기도 한다. 엉덩방아를 찧거나 한 방향으로 반복되는 회전 운동인 골프나 테니스도 천장관절의 변위를 가져올 수 있다.

SNPE 족궁보조구 착용하기

족궁보조구 위에 서 있는 것만으로도 인체의 정상적인 무게 중심이 바르게 정렬되어 신체 균형을 유지할 수 있다.

족궁보조구는 SNPE 1번 동작에 사용하거나 바른자세 걷기를 위해 신발 안에 넣어 활용한다.

착용 위치

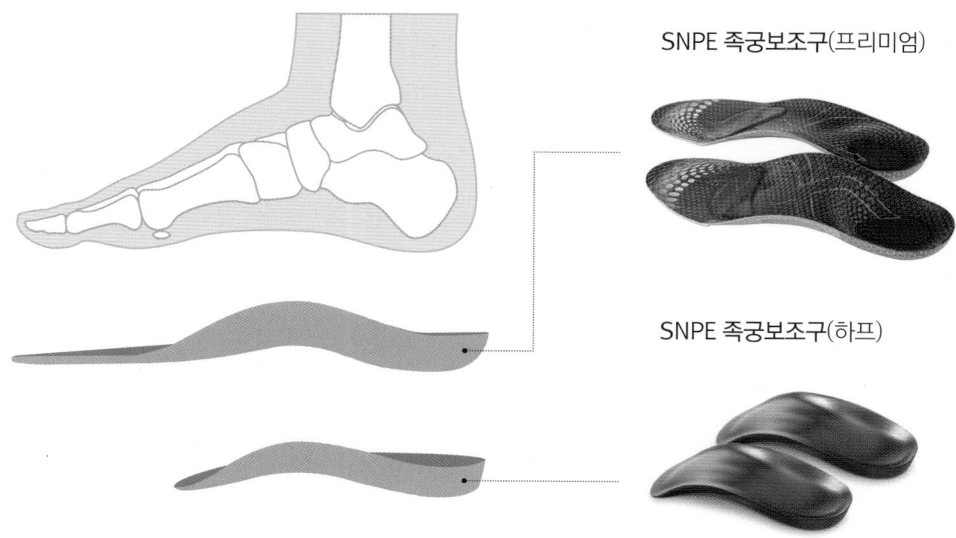

팔자걸음, 안짱다리 등 바르지 못한 보행, 하이힐과 같이 뒷굽이 높은 신발은 바른 자세를 무너뜨리고 발의 변형과 근육, 인대의 손상을 초래한다.

발의 변형으로 인하여 신체의 불균형이 지속되면 발목, 무릎, 골반, 허리, 어깨, 목의 통증을 유발할 수 있다.

SNPE Tip

발의 아치(Arches of the Foot) 측정

발의 아치(Arches of the Foot)

- A–B 앞쪽 가로 아치 (Anterior Transverse Arch)
- B–C 가쪽 세로 아치 (Lateral Longitudinal Arch)
- A–C 안쪽 세로 아치 (Medial Longitudinal Arch)

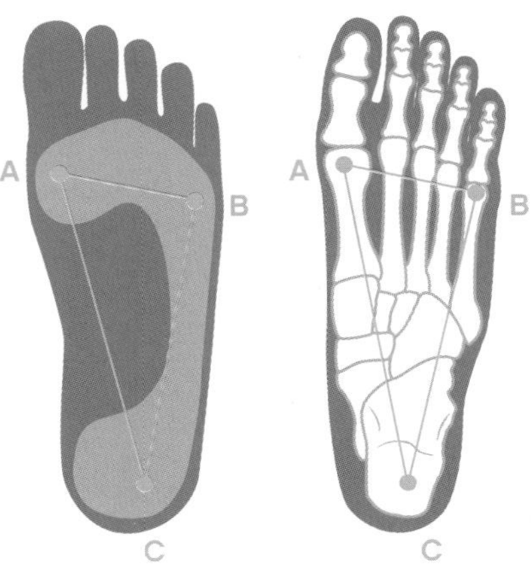

측정 방법

발에 잉크를 묻히고 바르게 서서 종이에 프린트를 찍어본다. 또는 족부 분석 기기를 활용할 수 있다.
옆에서 관찰했을 때 발의 안쪽 아치 부분이 어느 정도 뜨는지 육안으로 체크해 본다.
바르게 서서 뒤에서 관찰했을 때 발목 중앙-뒤꿈치 중앙선을 그려서 바닥과 수직인지 확인한다.

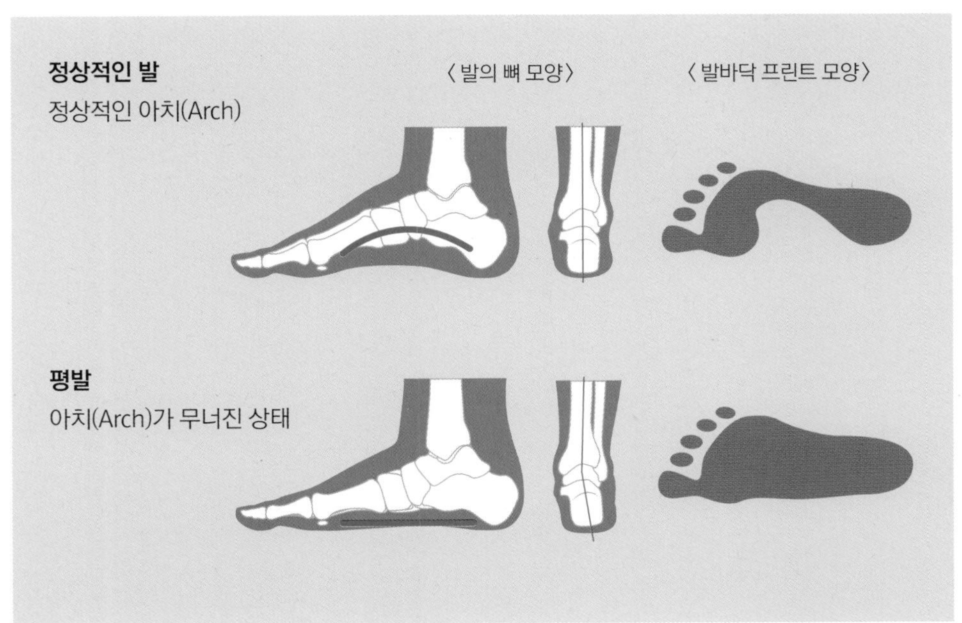

SNPE 호흡과 워밍업

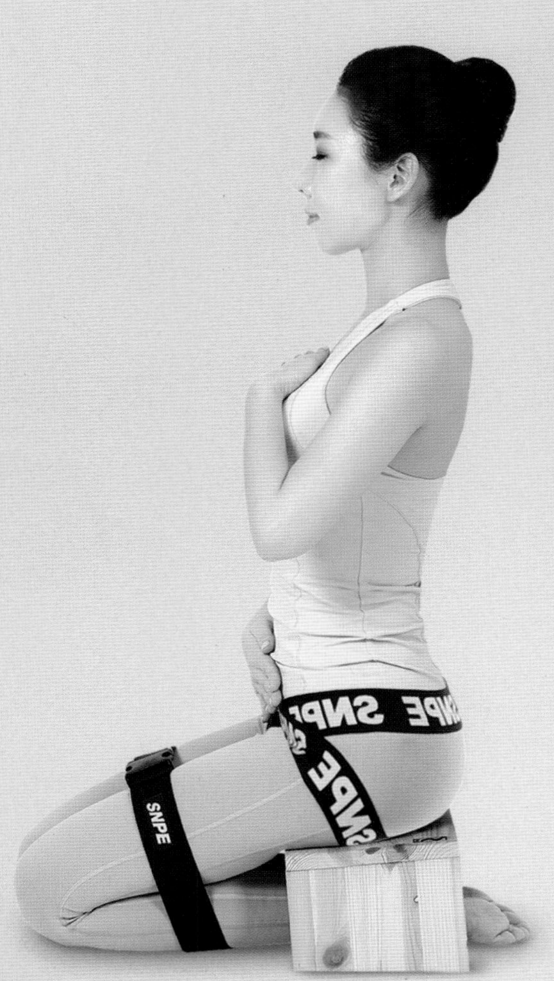
SNPE

호흡 SNPE 바른 숨

SNPE 바른 숨

척추와 골반을 바르게 하고 바른 자세로 앉아 호흡을 하면 가로막의 긴장이 이완되고 전신의 근육이 부드러워진다.

SNPE 의자, 골반 밴드와 바른자세 벨트를 활용하여 앉으면 가부좌로 앉아 호흡을 하는 것과 다른 내면의 변화를 체험할 수 있다.

SNPE 바른자세 척추운동을 수련하며 힘들게 느껴질 때에는 호흡에 더욱 집중해 본다. 경직되고 굳어진 인체는 호흡에 따라 조금 더 부드럽게 변화될 것이다.

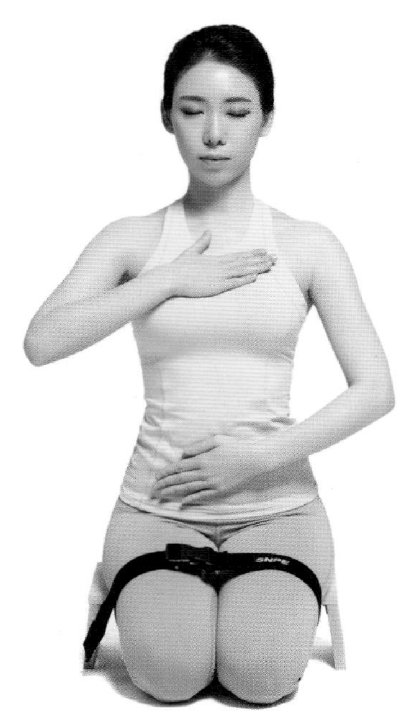

바른 맑은 숨

코로 숨을 들이마시고 코로 숨을 편안하게 내쉰다.
코끝으로 숨이 들어오고 나가는 것을 미세하게 느낀다. 호흡이 진행될수록 자신을 섬세하게 관찰하는 힘이 커진다.

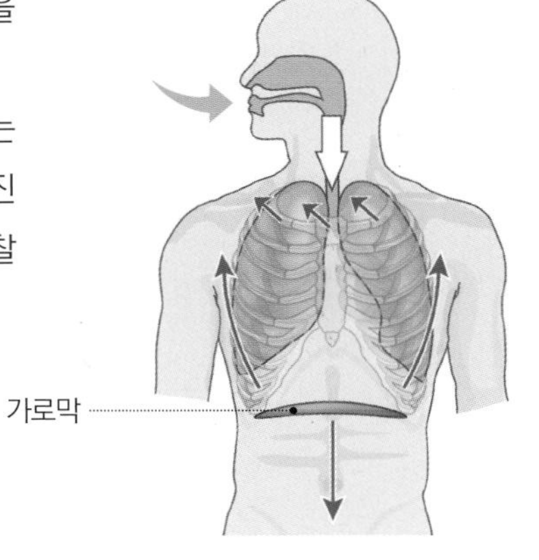

들숨(Inhalation)

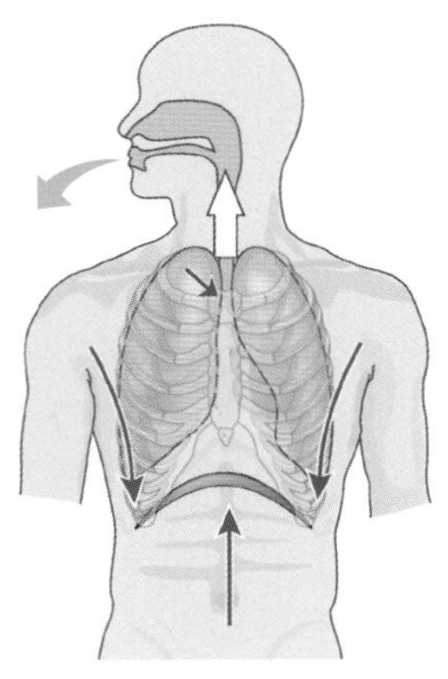

날숨(Exhalation)

바른 큰 숨

코로 깊게 숨을 들이마시고 코로 숨을 길게 내쉰다.
숨을 들이마실 때에는 가슴 안이 앞뒤, 양옆으로 크게 확장되고 복부도 팽창된다.
숨을 내쉴 때에는 갈비뼈가 내려가며 가슴둘레가 작아지고 복부가 등쪽으로 얇게 수축된다.
내쉬는 호흡으로 가슴 속의 답답함을 모두 내보낸다.
코로 호흡하기 힘들 때에는 코로 숨을 들이마시고 입으로 "하 ~"하고 내쉬며 호흡을 연습한다.

1. 출산 후 벌어진 갈비뼈를 회복시켜주는 호흡

머리를 바닥에 대고 누워서 가슴 아래에 SNPE 바른자세 벨트를 걸고 숨을 내쉴 때 고개를 들어 배꼽을 바라본다. 이때 양손으로 벨트를 조이며 복부를 최대한 얇게 수축한다.

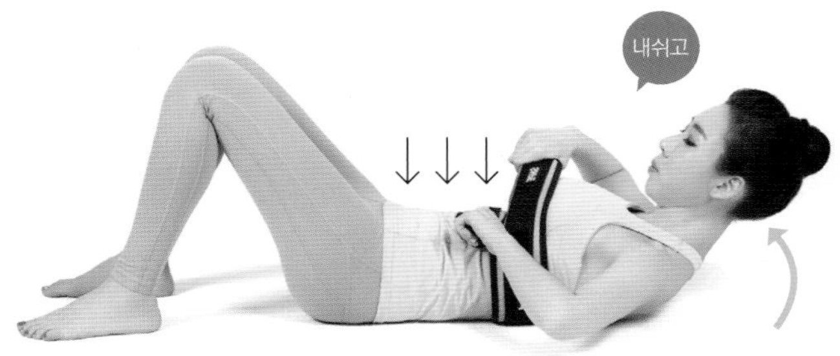

2. 엎드려서 호흡하기

SNPE 바른자세 벨트를 착용하고 엎드린 상태에서 숨을 들이마셨다가 내쉴 때 복부를 수축하여 바닥에 닿지 않도록 한다. 이때 다리 사이에 힘을 주고 괄약근을 함께 수축한다.

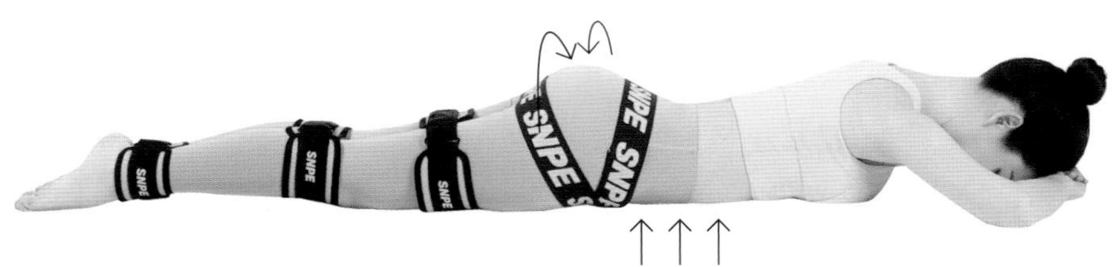

워밍업 SNPE 고관절, 골반 수정 동작

앉은 자세

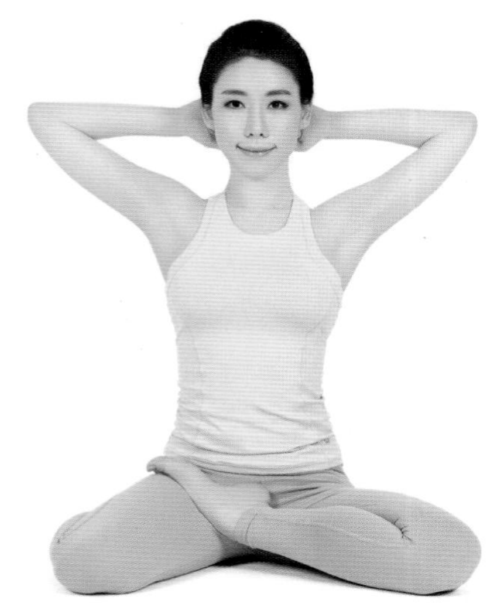

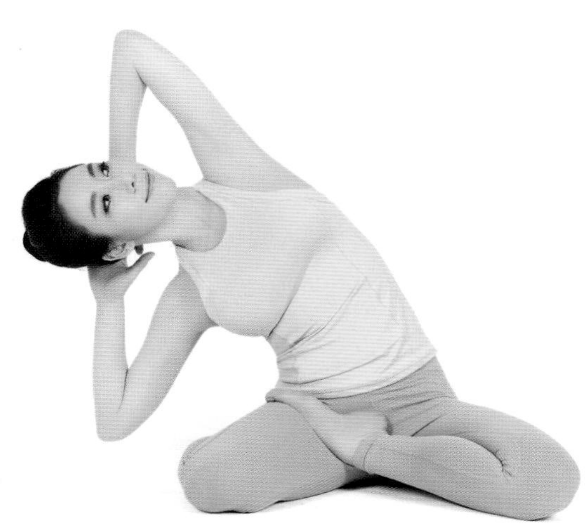

동작하기 (오른쪽 고관절이 가쪽 돌림된 경우)

고관절 변형 측정(p.90 참고) 후 가쪽 돌림된 다리를 바깥쪽으로 접고 반대쪽 다리를 안쪽으로 접고 앉는다.

두 무릎이 일직선에 놓이도록 하고 양쪽 골반을 바르게 정렬한다.

안쪽의 발등을 반대쪽 허벅지 위로 올려놓고, 양손을 머리 뒤로 깍지 끼고 가슴을 편다.

호흡을 내쉬면서 바깥쪽으로 접은 다리 방향으로 상체를 기울이며 골반이 바닥으로 내려오도록 체중을 실어준다.

5회 반복 후 상체 기울인 자세로 10초간 유지하며 깊게 호흡한다.

반대쪽 실시 후 가쪽 돌림된 쪽을 한 번 더 진행하여 변위된 고관절, 골반을 수정한다.

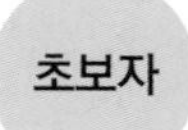

자세를 취하기 어렵다면 골반 아래 수건이나 방석을 받쳐준다.

발등을 반대쪽 허벅지 위에 올리기 어렵다면 바닥에 내려놓고 진행한다.

워밍업 스트레칭

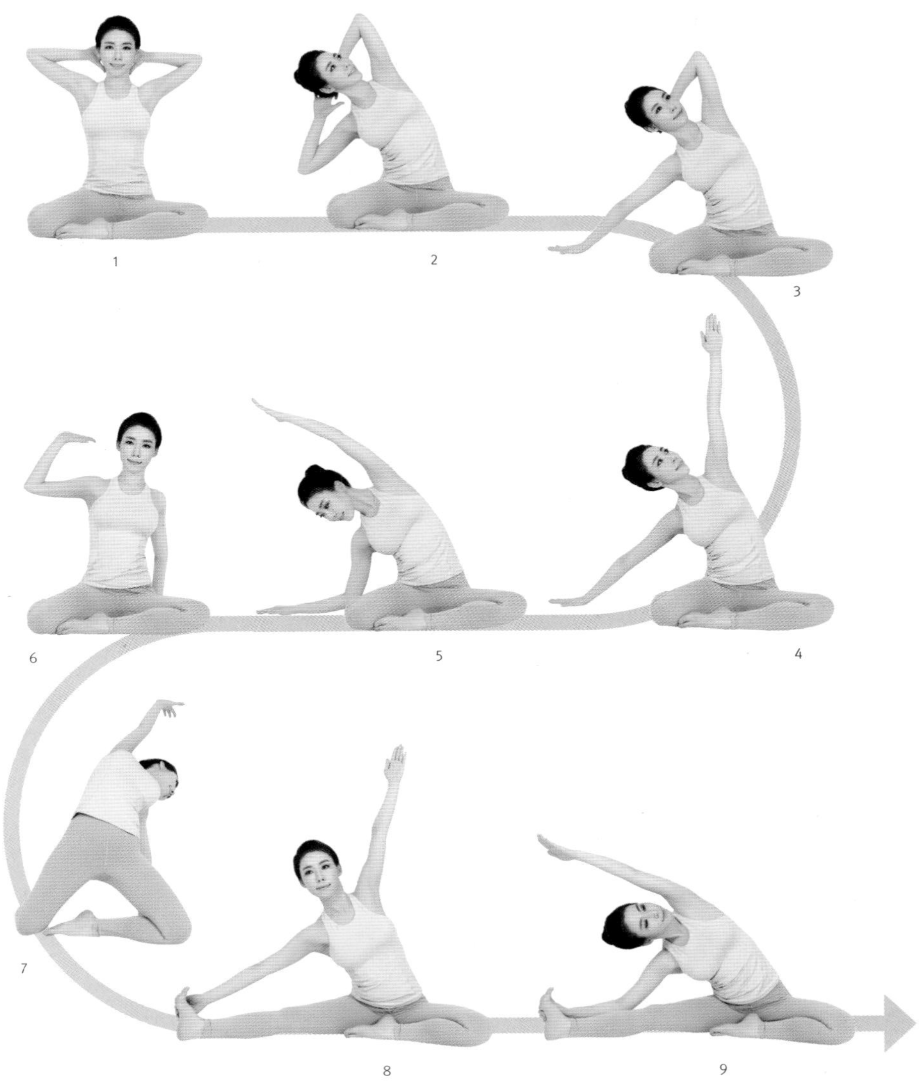

기대효과 고관절, 골반 교정 / 상체 옆구리 스트레칭 / 소화촉진
SNPE 본 동작 전에 실시하면 워밍업 효과

워밍업 SNPE 고관절, 골반 수정 동작

누운 자세

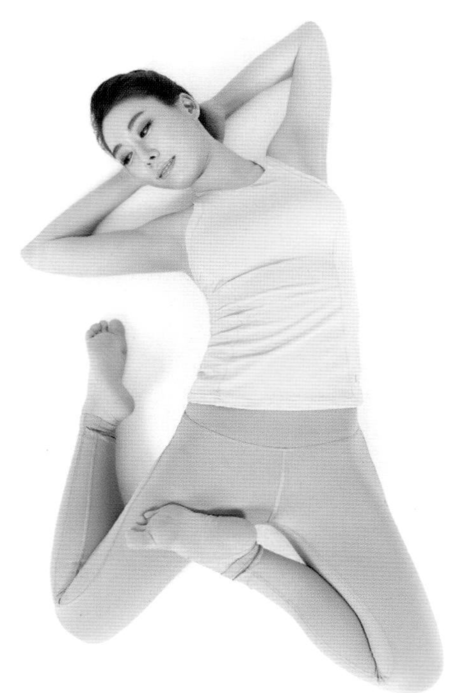

동작하기 (오른쪽 고관절이 가쪽 돌림된 경우)

고관절 변형 측정(p.90 참고) 후 가쪽 돌림된 다리를 밖으로 접고 반대쪽 다리를 안쪽으로 접은 후 눕는다.

두 무릎이 일직선에 놓이도록 하고 양쪽 골반을 바르게 정렬한다.

안쪽의 발등을 반대쪽 허벅지 위로 올려놓고, 양손을 머리 뒤로 깍지 끼고 가슴을 편다.

호흡을 내쉬면서 가쪽 돌림된 다리 방향으로 상체를 기울이고 골반이 바닥으로 내려오도록 체중을 실어 준다.

5회 반복 후 상체 기울인 자세로 10초간 유지하며 깊게 호흡한다.

반대쪽도 실시하고 가쪽 돌림된 쪽을 한 번 더 진행하여 변위된 고관절, 골반을 수정한다.

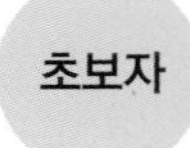

초보자

자세를 취하기 어렵다면 등 아래 쿠션을 받쳐준다.

발등을 허벅지 위에 올리기 어렵다면 바닥에 내려놓고 진행한다.

응용 동작

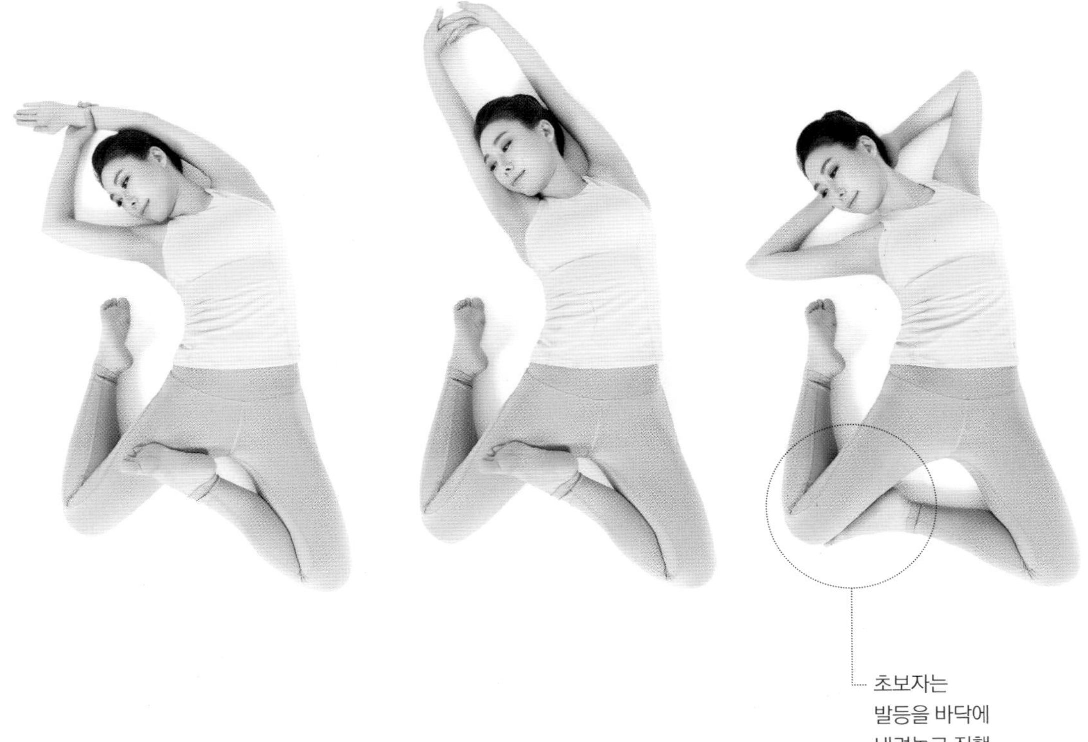

초보자는
발등을 바닥에
내려놓고 진행

기대효과 고관절, 골반 교정 / 상체 옆구리 스트레칭 / 소화촉진 / 생리통 완화
SNPE 본 동작 전에 실시하면 워밍업 효과

SNPE 기본동작

SNPE 1,2,3,4번 동작은 신개념 자연치유 SNPE 바른자세 척추운동의 주요 동작이다.

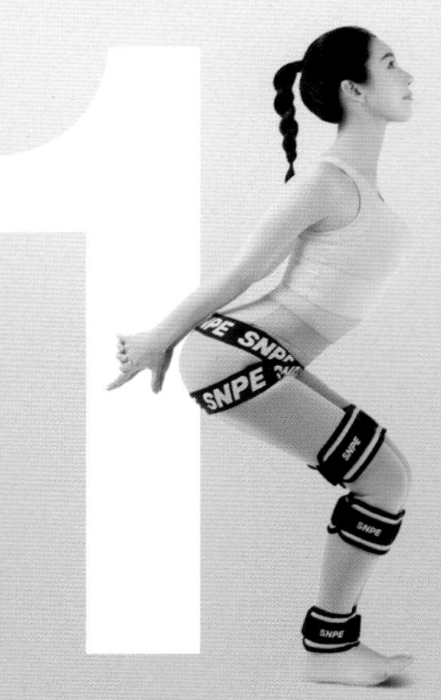

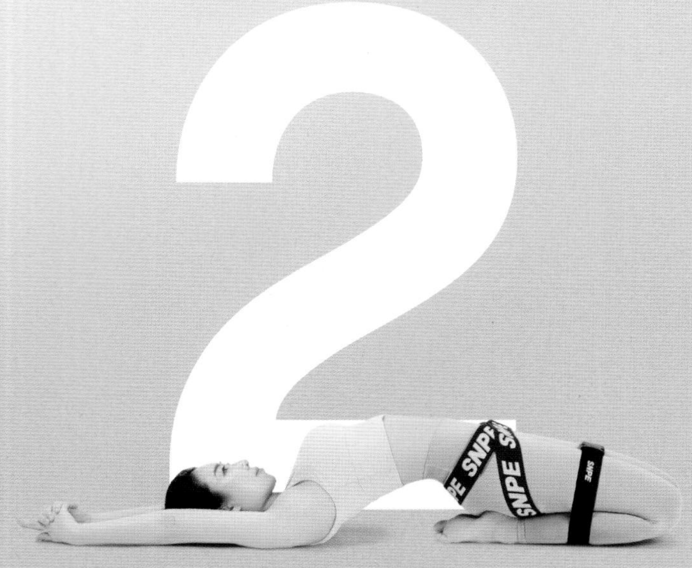

SNPE 1번 동작

손 뒤로 깍지 끼고 의자 자세

SNPE 2번 동작

무릎 꿇고 다리 묶어 뒤로 눕기

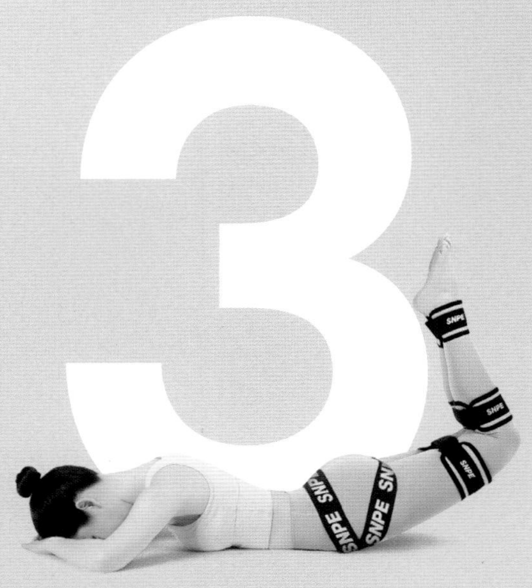

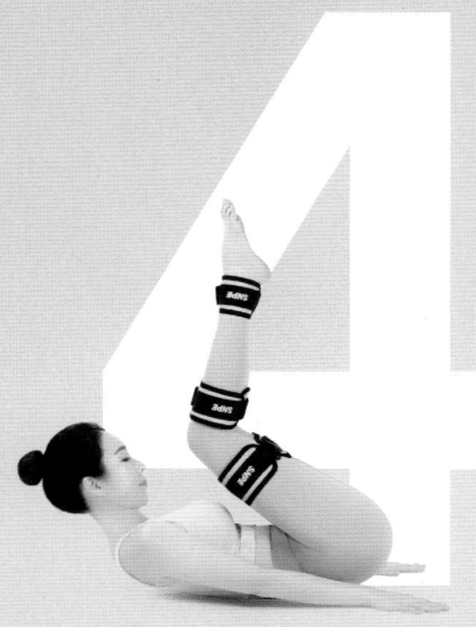

SNPE 3번 동작

엎드려 무릎 굽혀 다리 들기

SNPE 4번 동작

척추 자극주며 구르기

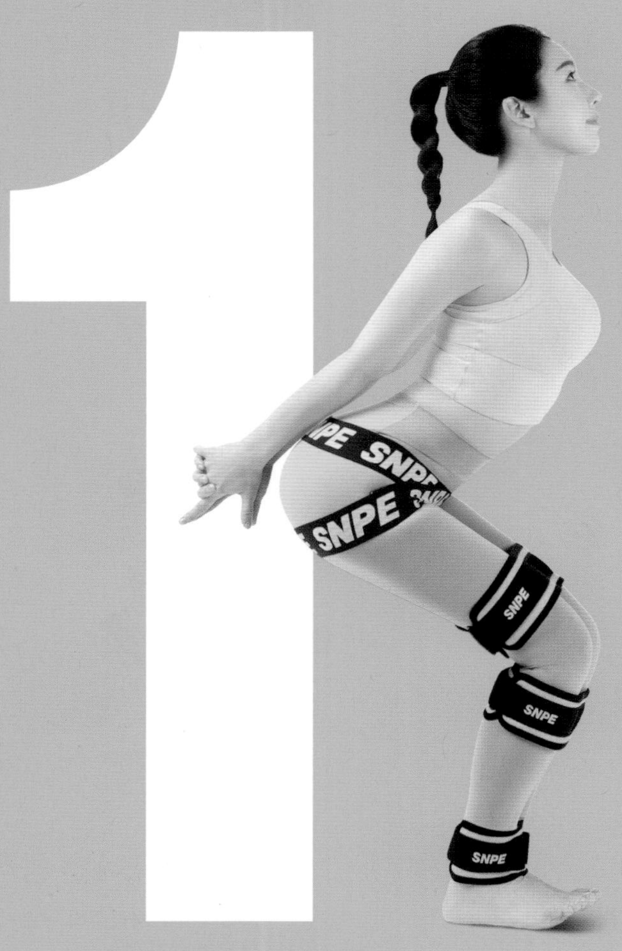
SNPE
SNPE
SNPE
SNPE
SNPE

SNPE
1번 동작

손 뒤로 깍지 끼고 의자 자세

동작 영상보기

SNPE 1번 동작 기대효과

목디스크
목주름 예방

목의 C자 곡선을 만들며
바른 척추의 형태로 바로잡아준다.

척추측만증 예방
어깨 통증 완화

움츠려 있는 어깨와 가슴 부위를 펴주며
전신의 자세 교정을 돕는다.

허리 통증
허리디스크 예방

허리의 C자 곡선을 만들어주고
허리 근육을 강화시킨다.

산후 몸매관리
골반교정

근력 강화
힙업 효과

휜 다리(O, X자) 교정

치아가 교정되는 원리와 같이 인체의 골격에
벨트를 활용한 운동을 하면 변형된 골반과 고관절,
휜 다리를 교정하는 효과를 기대할 수 있다.

신체 균형 회복, 자세교정, 체온상승

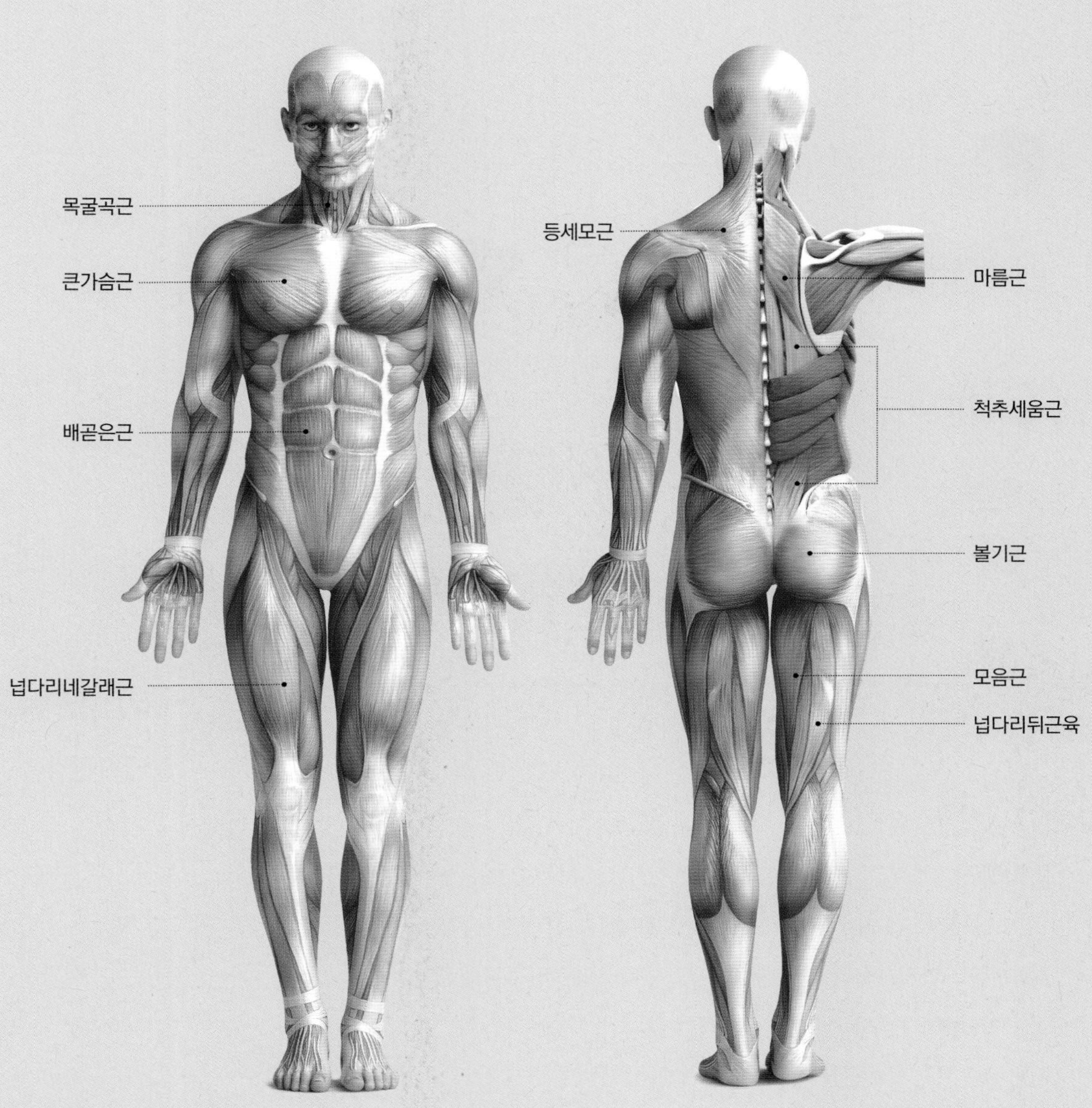

SNPE 1번 동작 시 자극되는 근육

SNPE 1번 동작 동작 따라하기

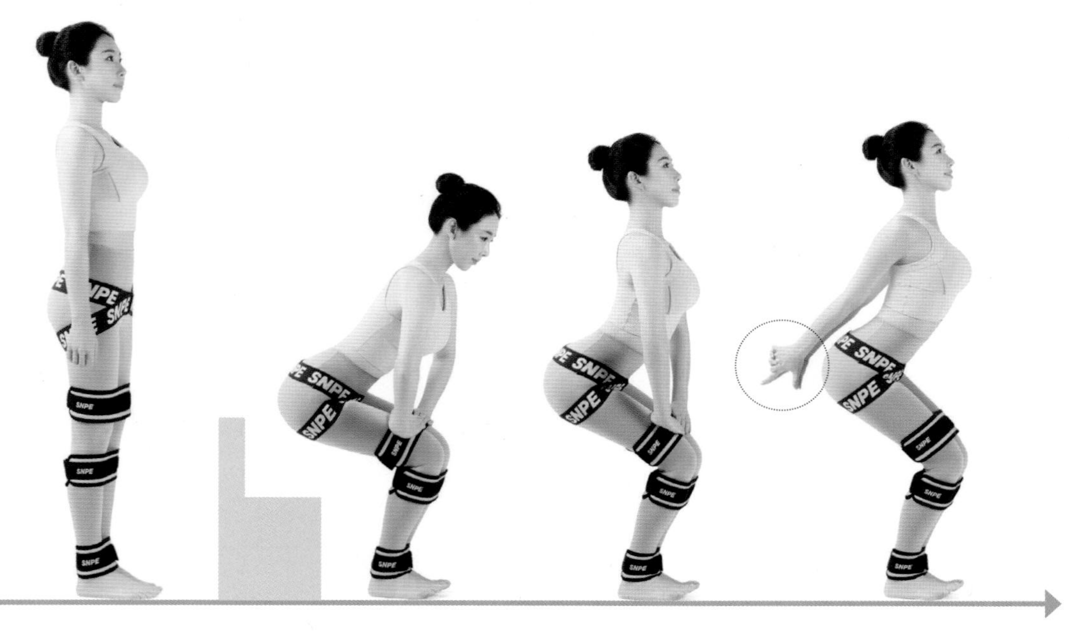

동작하기

SNPE 바른자세 벨트와 SNPE 골반 밴드를 착용하고 바르게 선다.

양손을 허벅지에 올려 놓고 뒤에 의자가 있다고 생각하며 깊게 앉는다.

상체를 들어 올리고 가슴 부위를 확장한다.

등 뒤로 깍지 끼고 손끝의 모양은 가위 모양으로 한다.

무게 중심을 발뒤꿈치로 싣고 발가락을 들어 올린다.

엉덩이는 계속 아래로 앉듯이 내린다.

30초 자세 유지,
하루 5~10세트
반복 실시

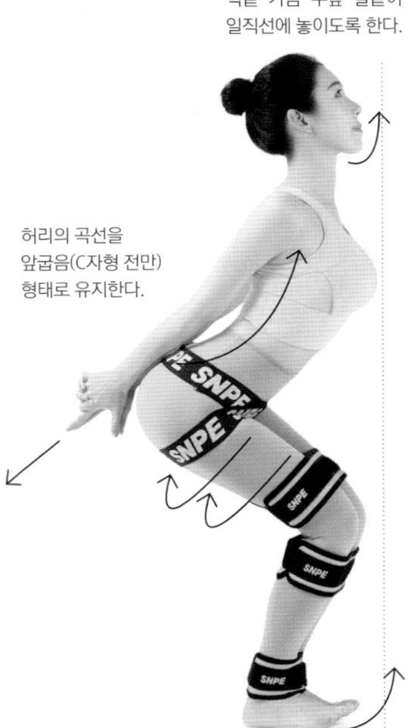

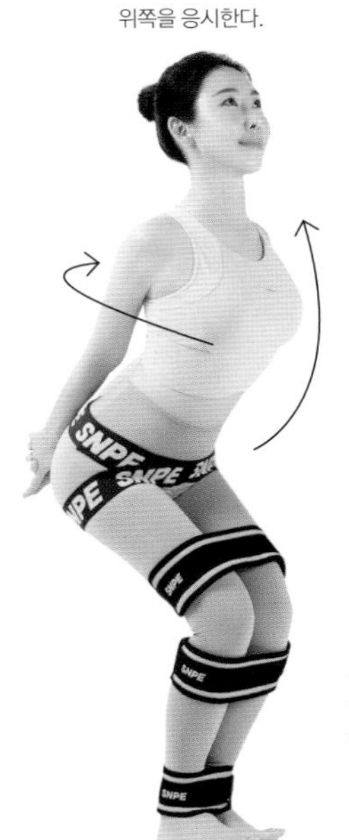

허벅지 사이에 종이
한 장이 있다는 느낌으로
긴장을 풀지 않는다.

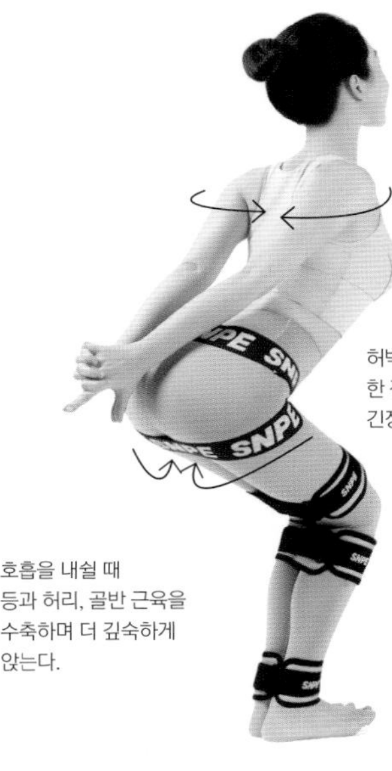

동작 포인트

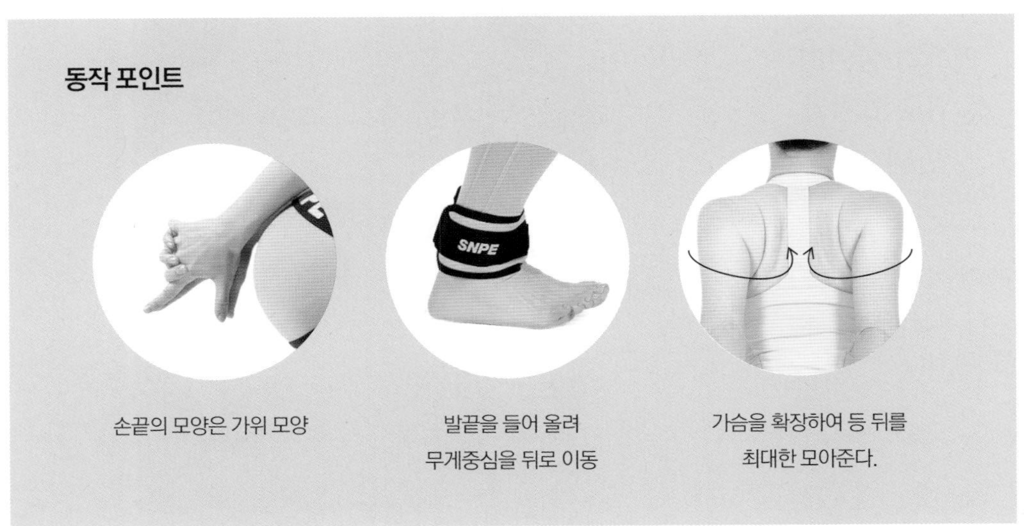

손끝의 모양은 가위 모양

발끝을 들어 올려
무게중심을 뒤로 이동

가슴을 확장하여 등 뒤를
최대한 모아준다.

SNPE 1번 동작 초보자 동작

"균형잡기가
어려워요."

바른자세 벨트 없이 발 사이를 골반 너비로 벌리고 SNPE 1번 동작을 한다.

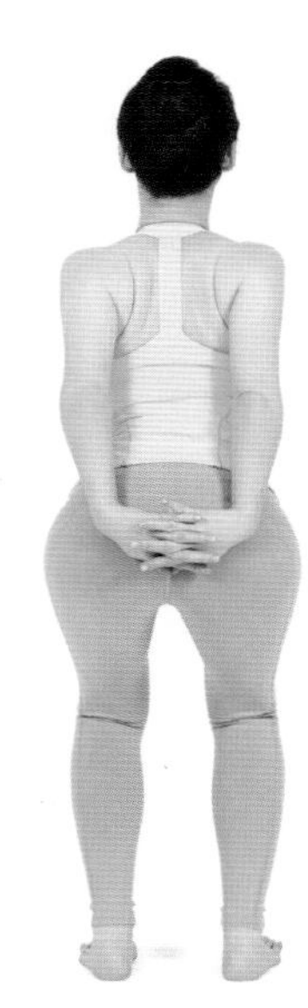

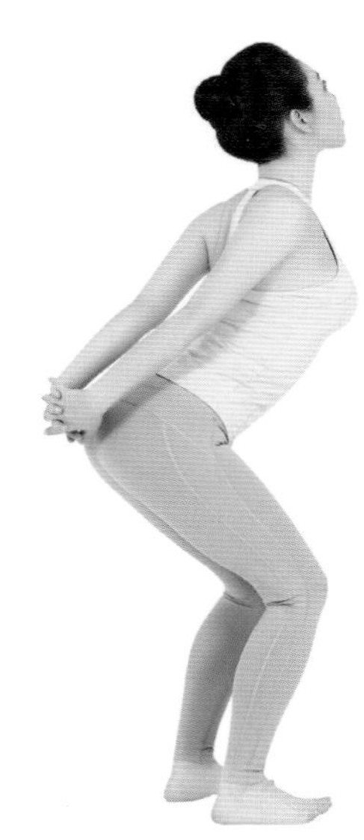

"어깨가 굳어서
등 뒤로 깍지가
안돼요."

깍지 낀 손을 느슨하게 하거나, SNPE 버클형 벨트를 잡고 동작을 한다.

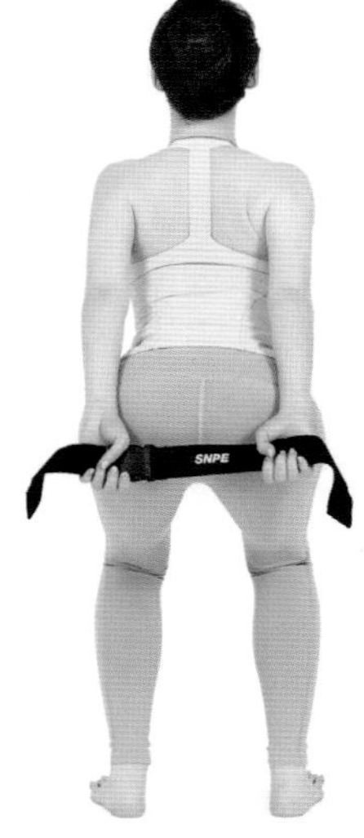

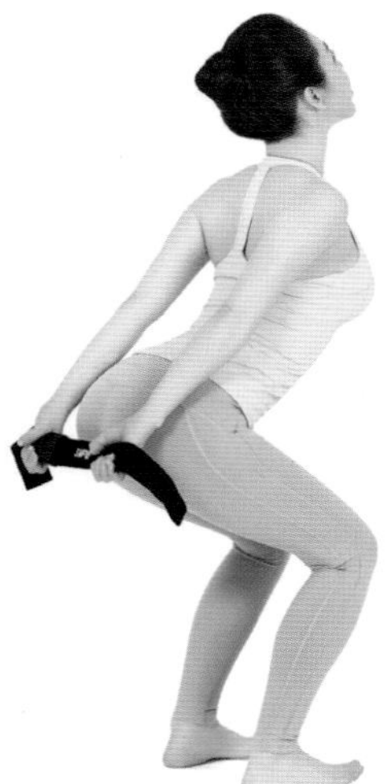

"허리 경직이 심해 곡선이 만들어지지 않아요."

두 발을 모으고 서서
SNPE 웨이브스틱을 허리에
대고 앞뒤로 움직이며
스트레칭한다.

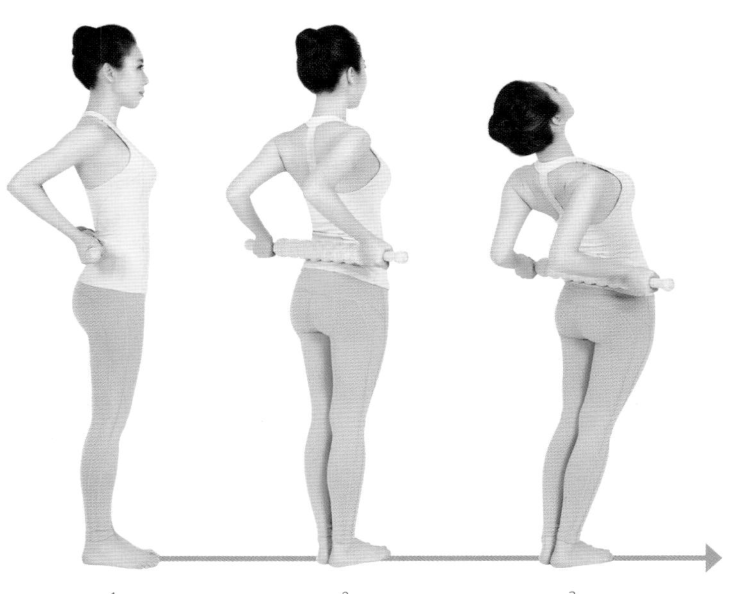

SNPE 웨이브스틱을 양팔에
걸거나 손으로 양쪽 끝을 잡고
SNPE 1번 동작을 연습한다.

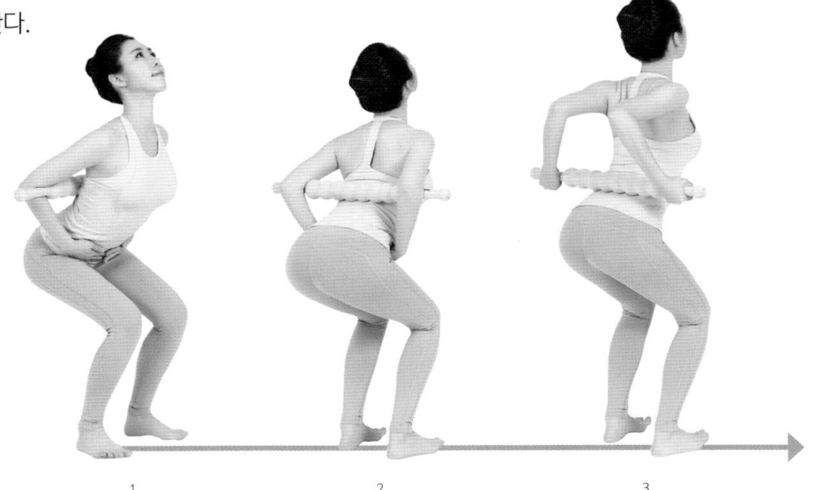

“무릎이 발끝을
넘어가요.”

발끝에 SNPE 웨이브베개를
세워놓고 동작을 연습한다.

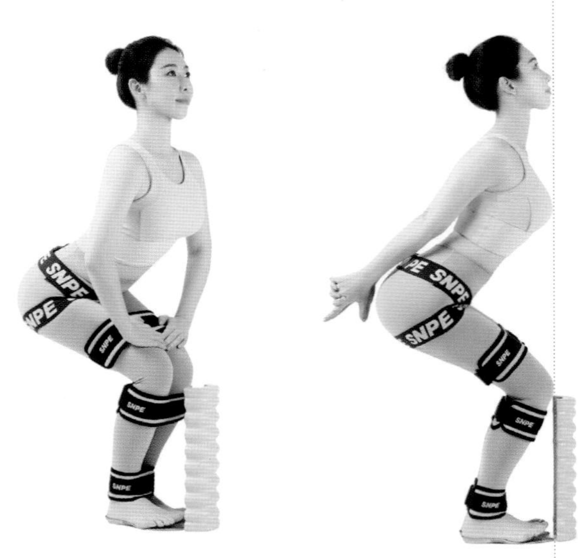

“상체가 앞으로
기울어져요.”

벽에 대고 연습하면 신체 정렬을 바르게
하여 SNPE 1번 동작을 할 수 있다.

이때 초보자들은 무릎을 너무 많이 굽히지
않도록 진행하며 조금씩 동작에 적응해 나간다.

어깨에 부담을 주지 않도록 깍지 낀 손을
느슨하게 한다.

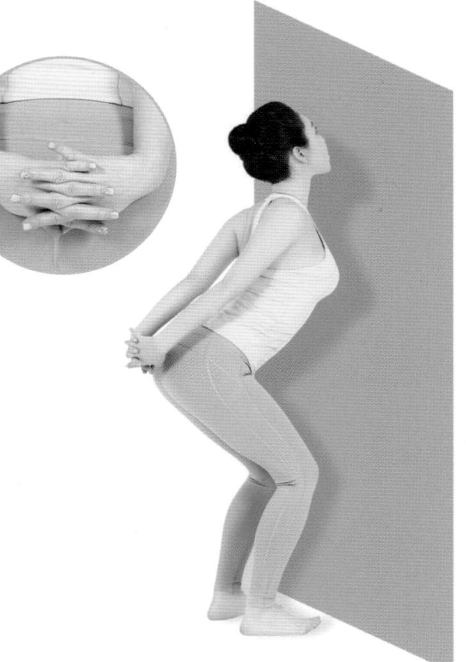

"몸이 옆으로 기울어진 것 같아요."

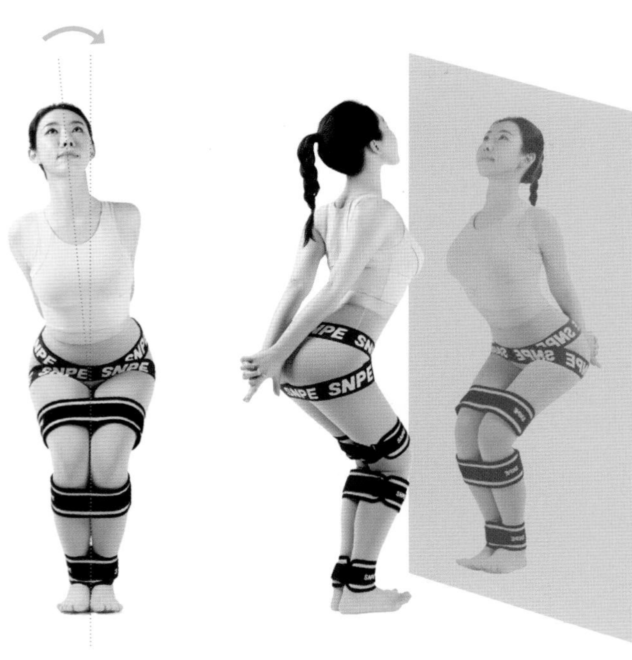

한쪽으로 몸이 기울어지지 않도록 거울을 보며 연습한다.

양쪽의 턱, 어깨, 골반 높이가 같도록 맞추며 동작을 진행한다.

"중심 잡기 힘들고 뒤로 넘어질 것 같아요."

뒤에 의자나 소파를 두고 동작을 연습한다.

족궁보조구를 발 아래에 받치고 SNPE 1번 동작을 실시한다. 발의 변형을 교정하고 인체의 무게 중심을 바로잡아주는 효과가 있다.

(p.100 인체 균형 테스트 참고)

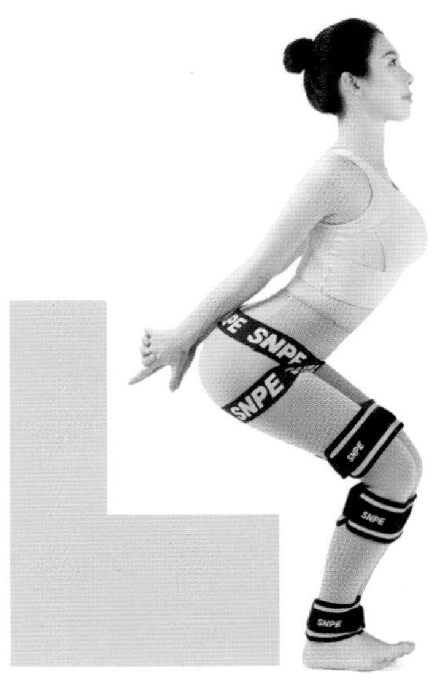

SNPE 1번 동작 응용 동작

팔 운동

등 뒤로 SNPE 웨이브스틱 또는 벨트를 잡고
SNPE 1번 동작을 하며 팔의 근력을 함께 기른다.
팔을 펴서 위로 들어 올렸다가 내리기를 반복한다.

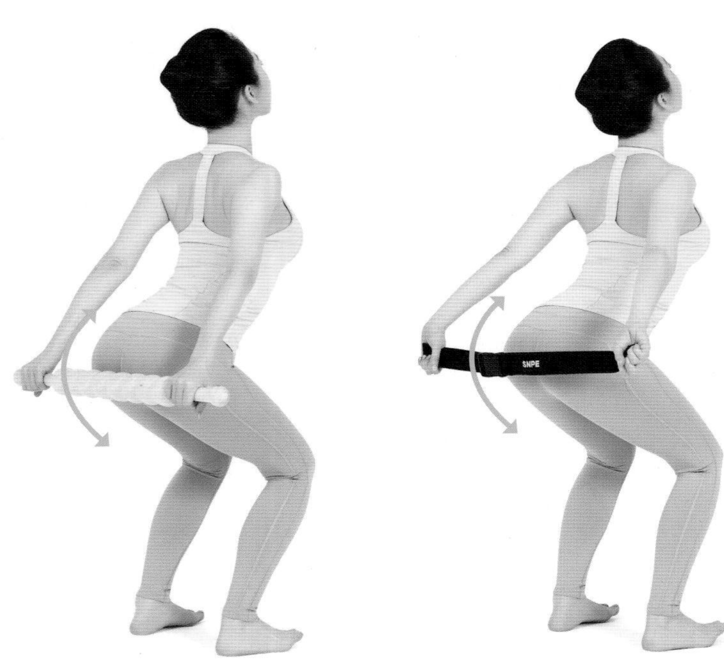

양팔 크게 뒤로 돌리기

양팔로 원을 그리듯이 5회 정도 크게 뒤로 돌린 후 등 뒤로 깍지를 낀다.

어깨의 유연성이 좋아진다.

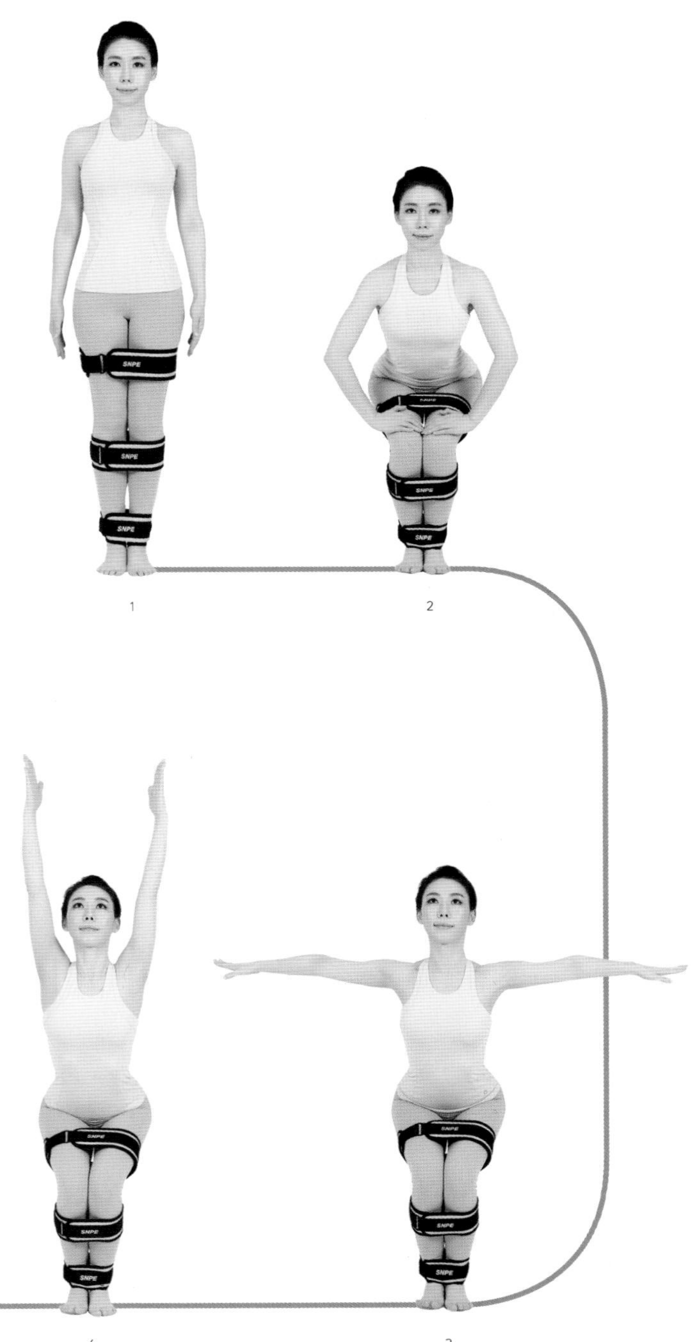

등 운동 함께하기

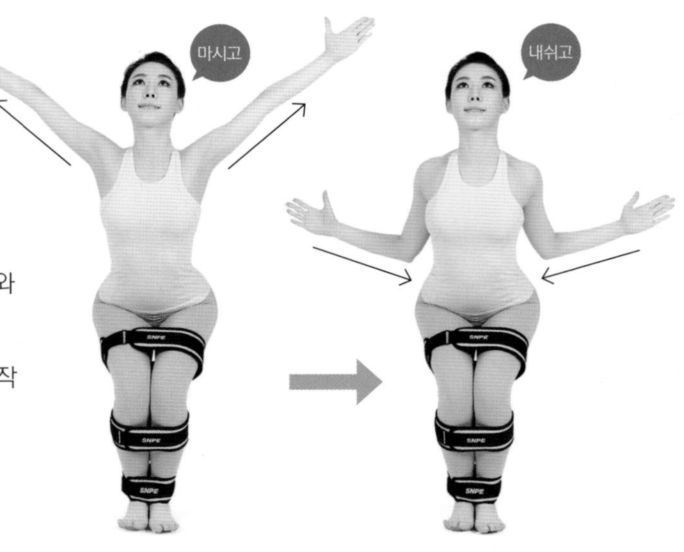

호흡을 들이마시면서 양팔을 사선 위로 올렸다가 내쉴 때 양팔꿈치를 몸 쪽으로 붙여 등 뒤와 골반 주변을 함께 수축한다.

무릎을 굽혀 내려가서 두 가지 팔 동작을 5~10회 반복한다.

가슴 확장하기

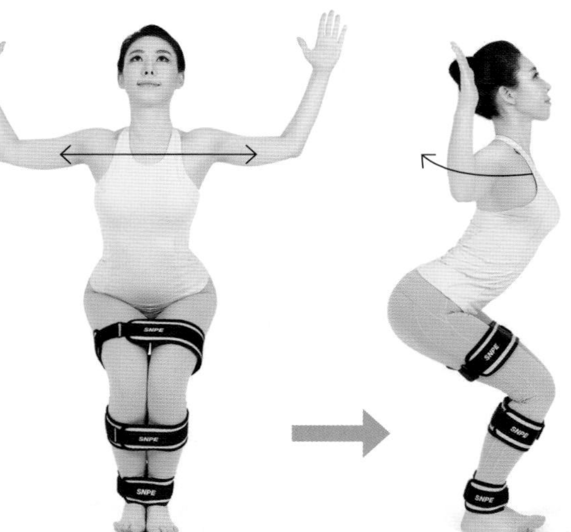

양팔을 옆으로 벌려 가슴을 더욱 확장한다.

옆에서 봤을 때 팔꿈치가 어깨 뒤에 오도록 가슴을 시원하게 열어준다.

전신 스트레칭

전신 스트레칭 후 SNPE 1번 동작을 연결하여 반복한다.

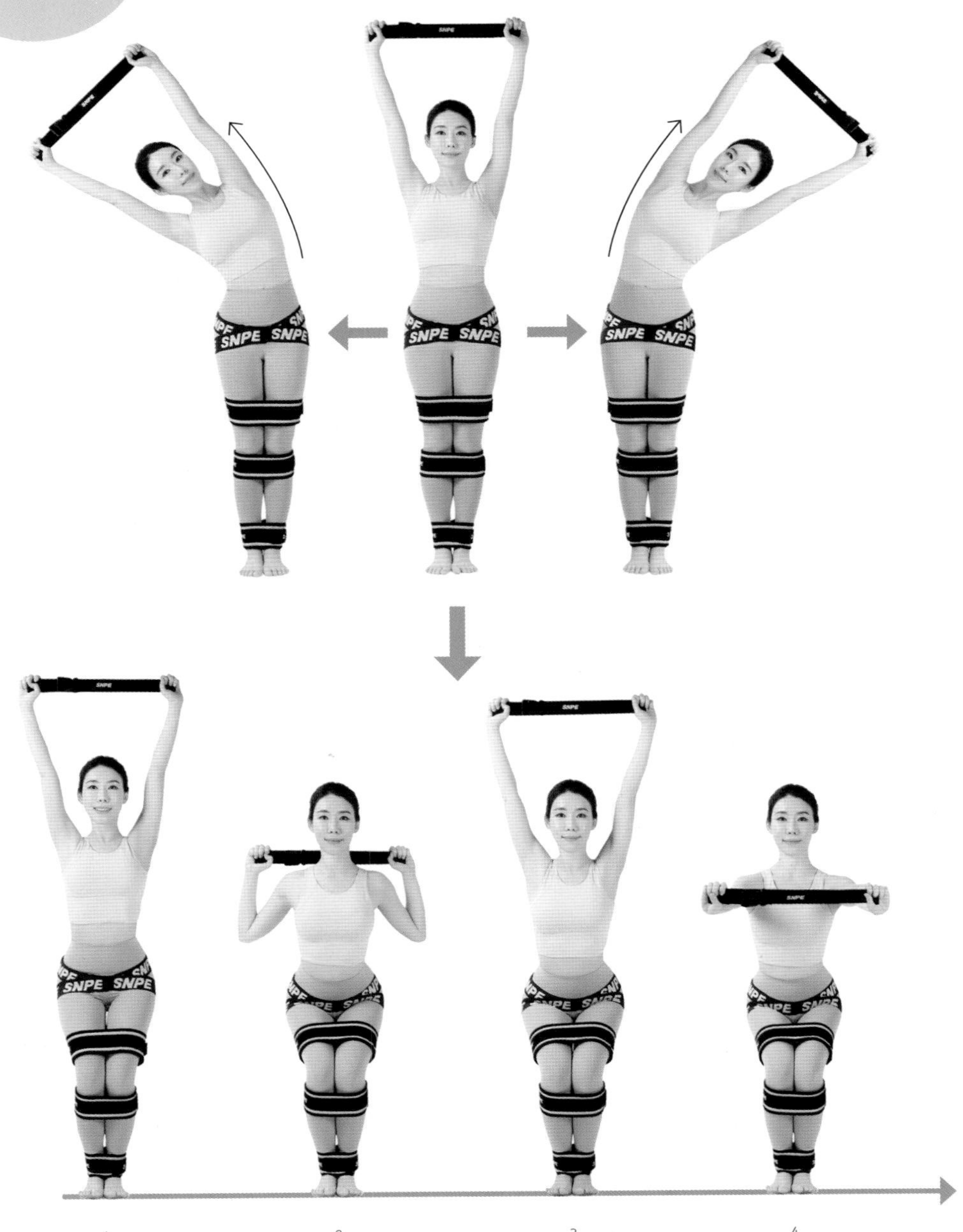

연결 동작

일정하고 깊은 호흡을 따라 리드미컬하게 진행하며 아래의 SNPE 1번 연결 동작을 할 수 있는 만큼 반복한다.

SNPE 1번 동작을 10~30초간 유지하며 두 번째 세트부터는 유지하는 시간을 늘려나간다.

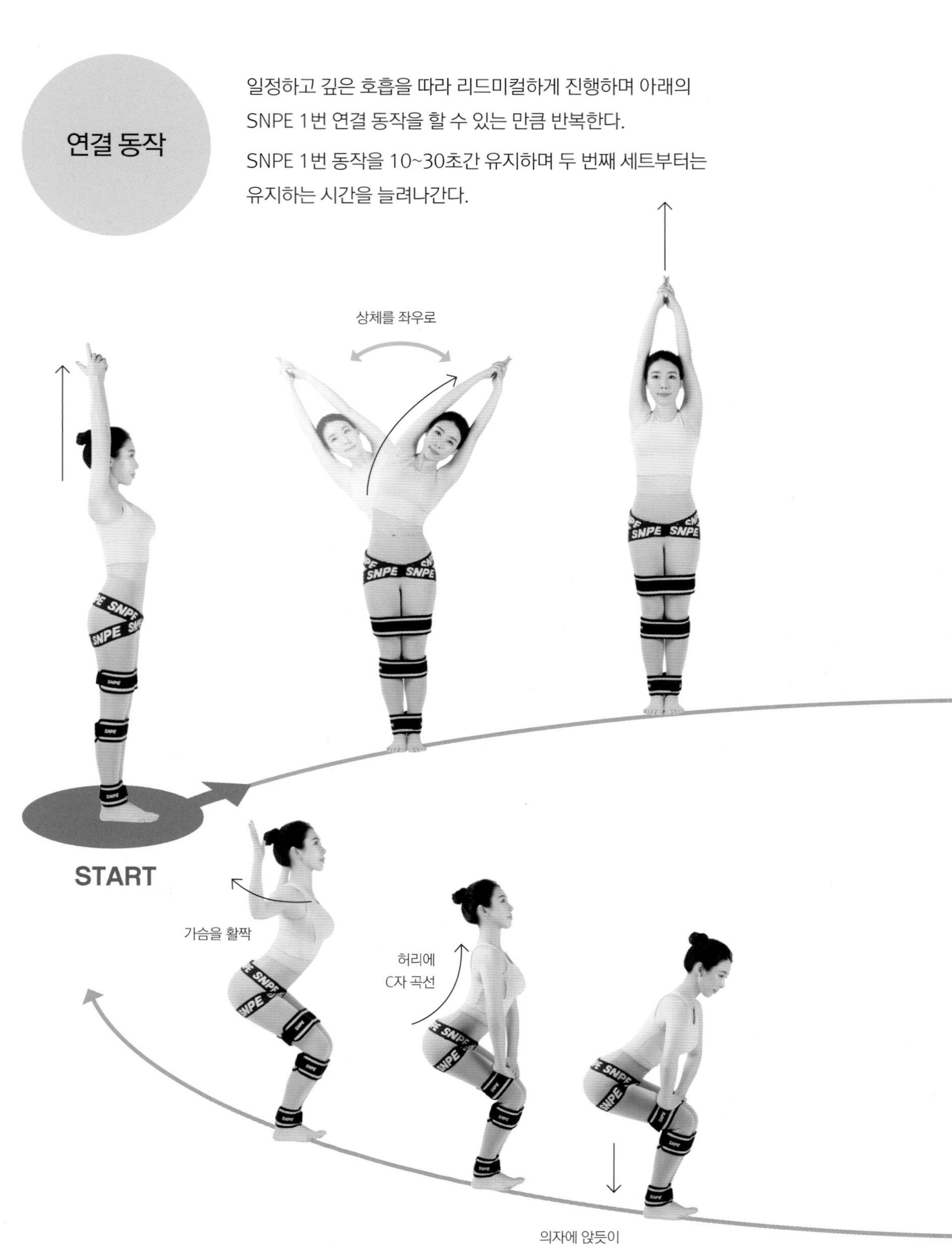

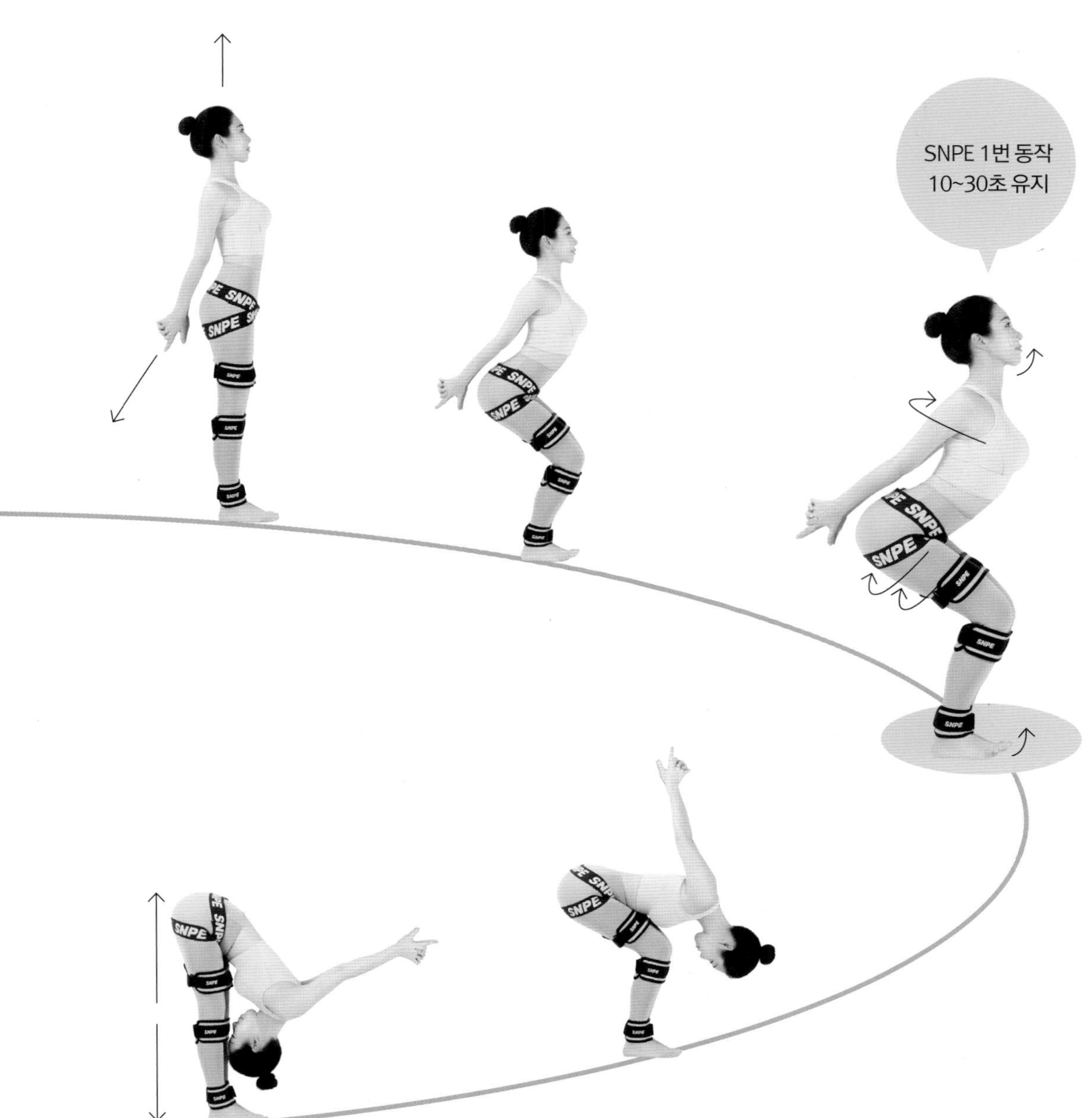
SNPE 1번 동작
10~30초 유지

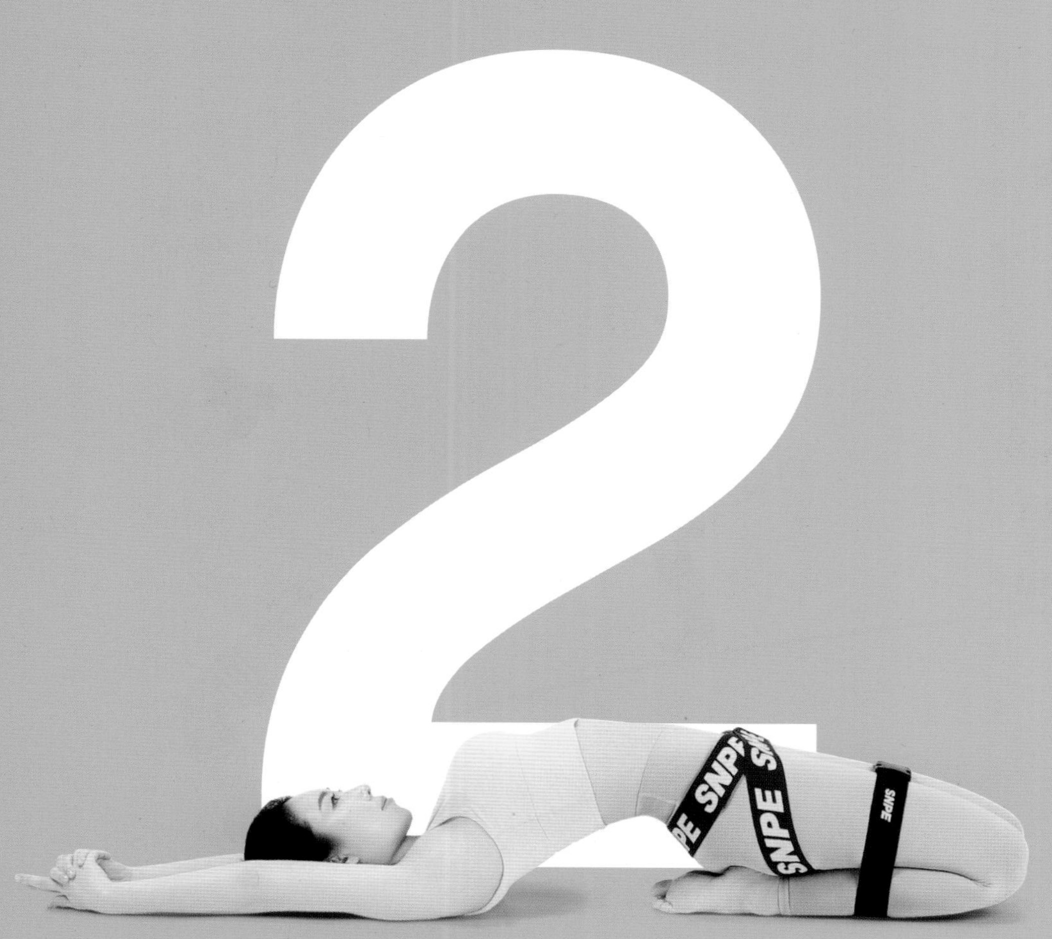
2
SNPE

SNPE
2번 동작

—

무릎 꿇고 다리 묶어 뒤로 눕기

동작 영상보기

SNPE 2번 동작 기대효과

바른 자세로 교정

배곧은근, 넙다리네갈래근, 엉덩허리근의 경직을 이완시키며 상·하체와 골반의 균형을 바로잡아준다.

체온 상승

소화 불량 해소, 대장 활성화, 변비 예방, 생리통 완화

가로막 이완

가로막의 긴장을 완화해 주며 호흡이 깊어진다.
전신의 혈액순환을 도와준다.

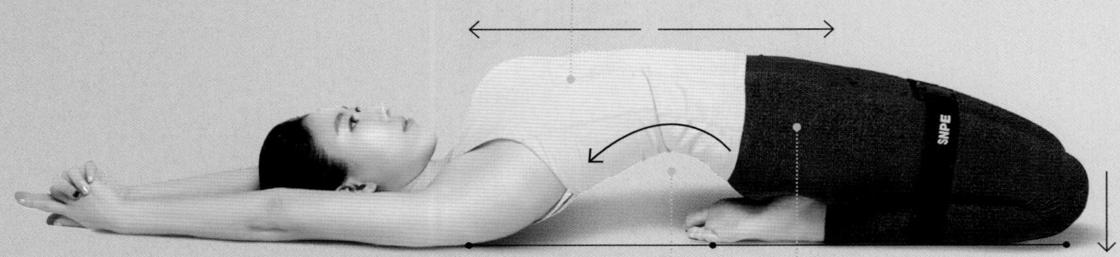

허리 통증 완화

골반 교정

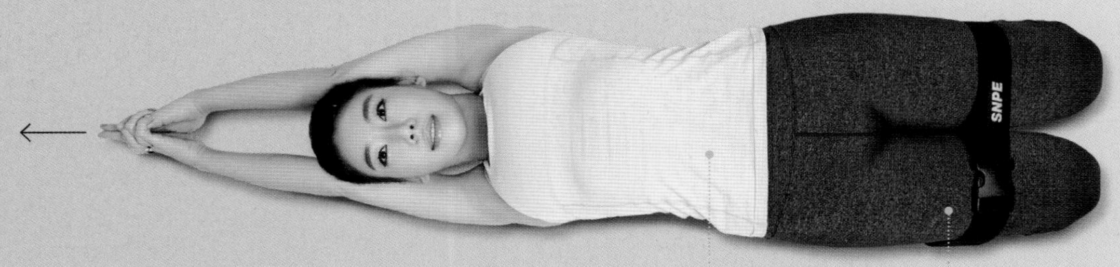

다이어트

복부 군살 제거
허벅지 군살 제거

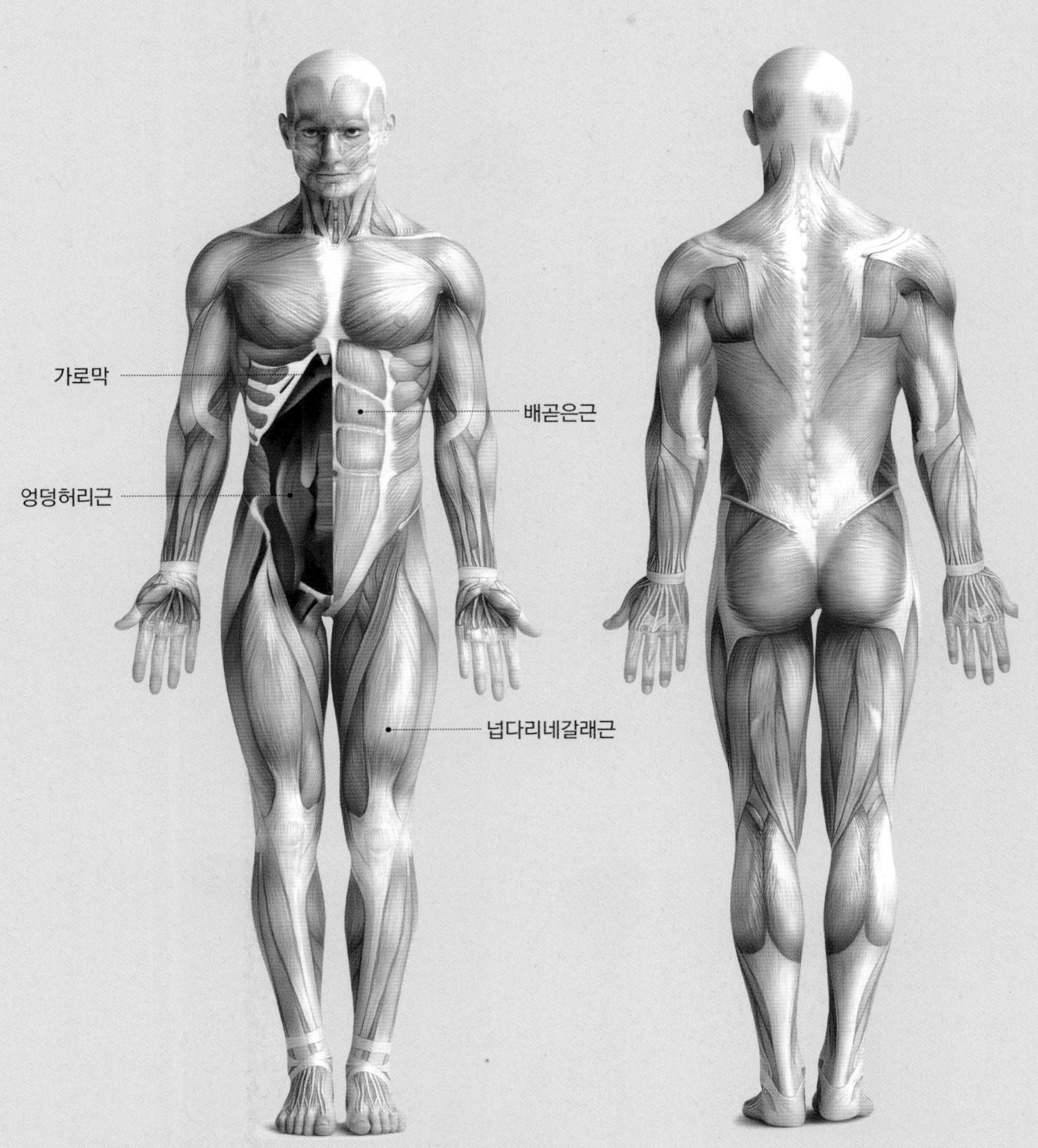

SNPE 2번 동작 시 자극되는 근육

SNPE 2번 동작 동작 따라하기

1 벨트 착용하기

무릎을 꿇고 앉아서 두 다리를 모아 SNPE 버클형 벨트를 착용한다.

골반에 SNPE 골반 밴드를 함께 착용하면 골반 교정에 도움이 된다.

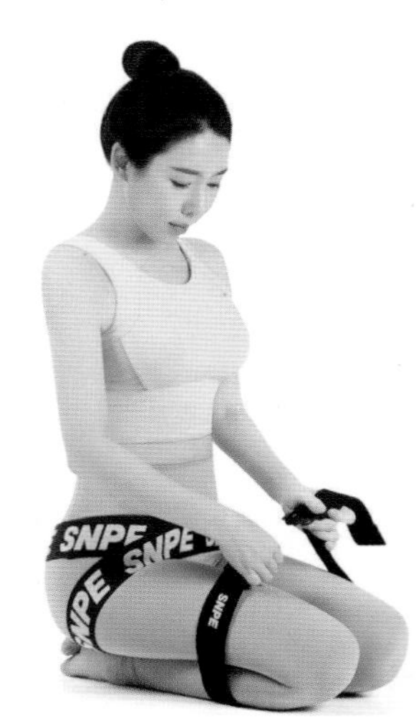

2 동작 전 스트레칭

양손으로 바닥을 짚고 무릎을 위아래로 움직여서 발등을 스트레칭한다.

SNPE 2번 동작을 하기 전 누운 고관절, 골반 수정 동작(p.120), 근육 근막 이완 동작(p.285~287)으로 워밍업을 한다.

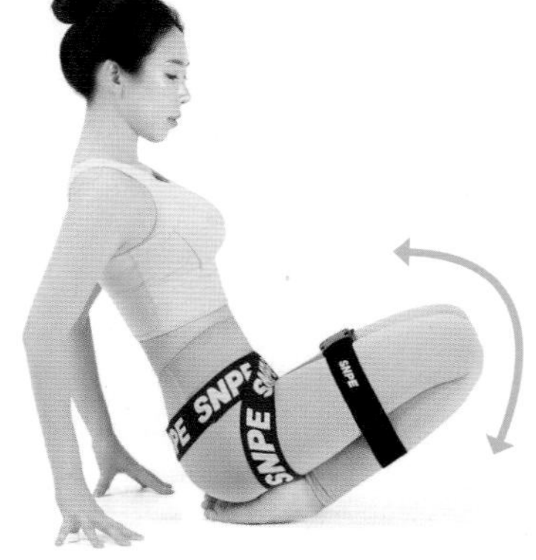

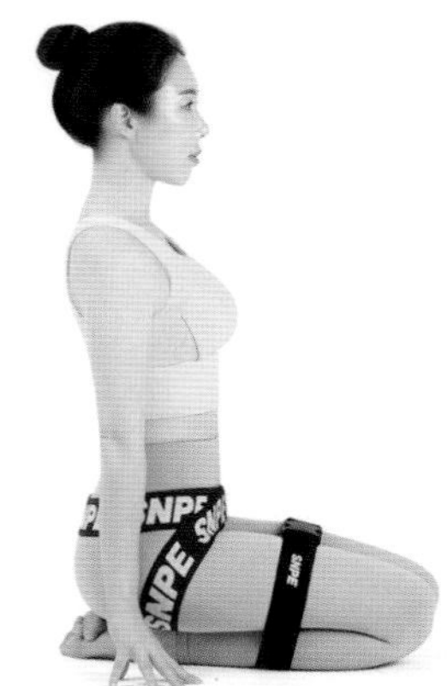

3
동작 따라하기

손으로 바닥을 짚고 천천히 뒤로 눕는다.

등을 바닥에 대고 호흡을 하며 복부와 허벅지 앞 근육을 조금씩 신전시킨다.

자세가 조금 편안해지면 양 팔을 머리 위로 깍지 끼고 무릎을 바닥으로 최대한 내린다.

호흡을 내쉴 때 상체와 하체가 서로 다른 방향으로 펴진다는 느낌으로 동작을 한다.

옆면에서 봤을 때 어깨, 발끝, 무릎이 일직선 위에 놓이도록 한다.

동작을 1~3분 정도 유지한다.

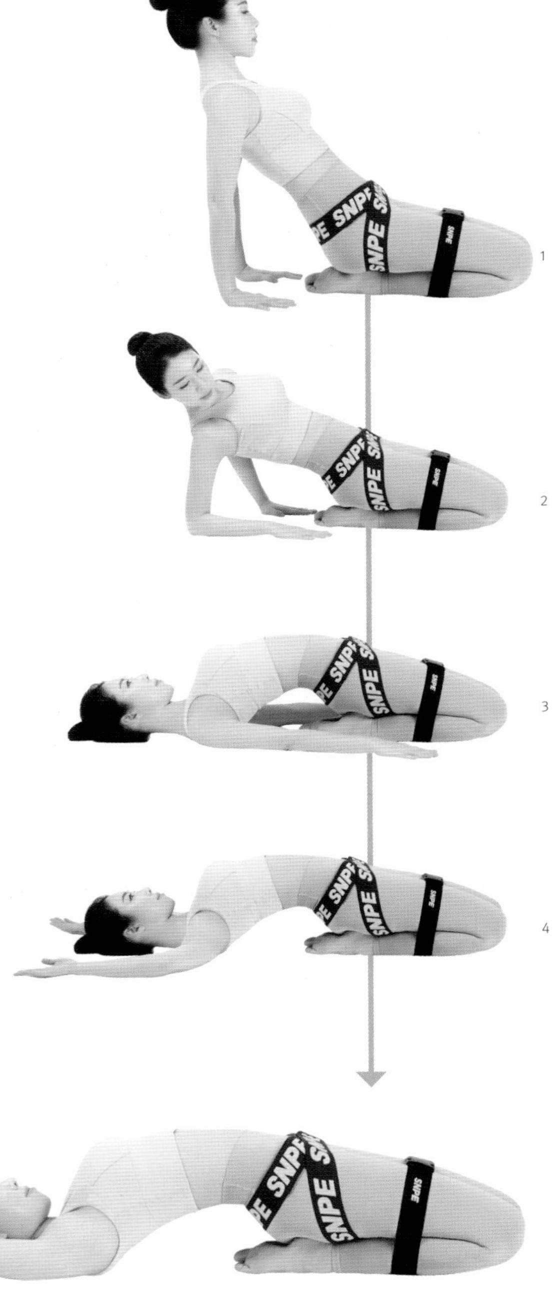

완성된 자세
1~3분 유지

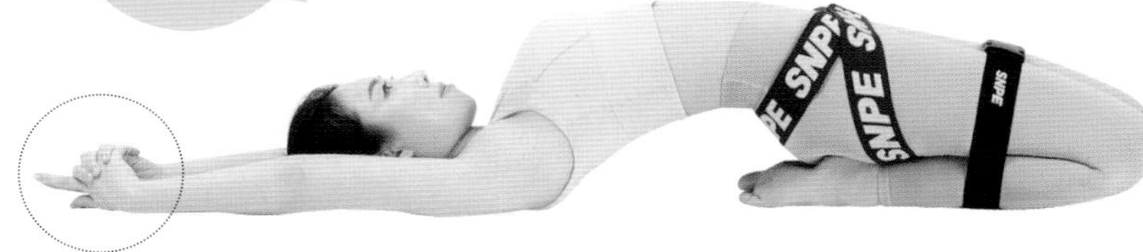

4

동작 후 일어나기

SNPE 2번 동작 후 일어날 때에는
몸을 옆으로 기울여 손으로 바닥을 짚고 올라온다.

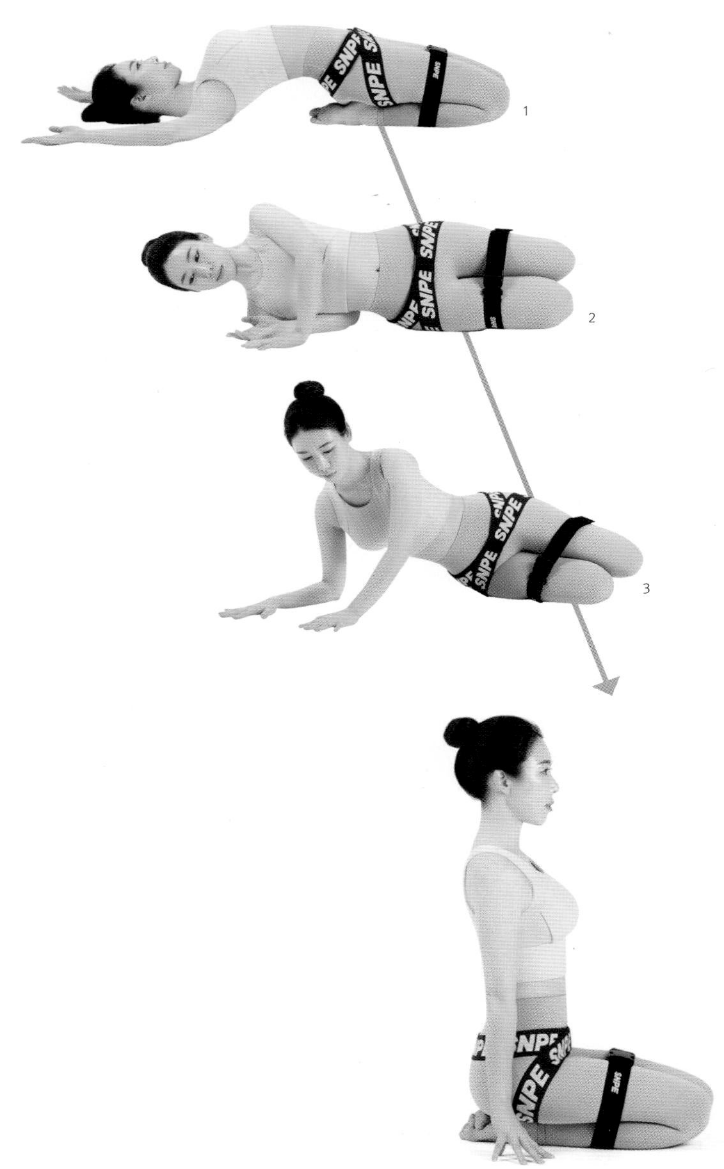

5

허리 근육 이완

SNPE 2번 동작 후 주먹을 복부 아래 두고 호흡을 내쉬며 상체를 아래로 숙인다.

수축하였던 허리 근육을 이완시켜준다.

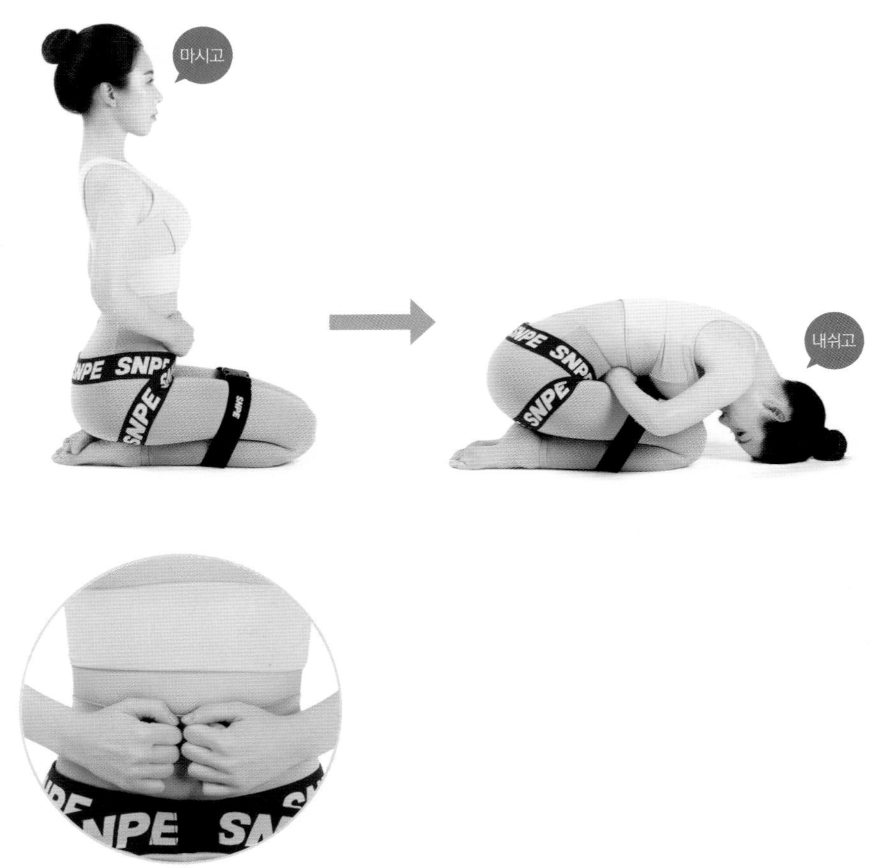

SNPE 2번 동작 초보자 동작

"뒤로 눕기 어려워요."

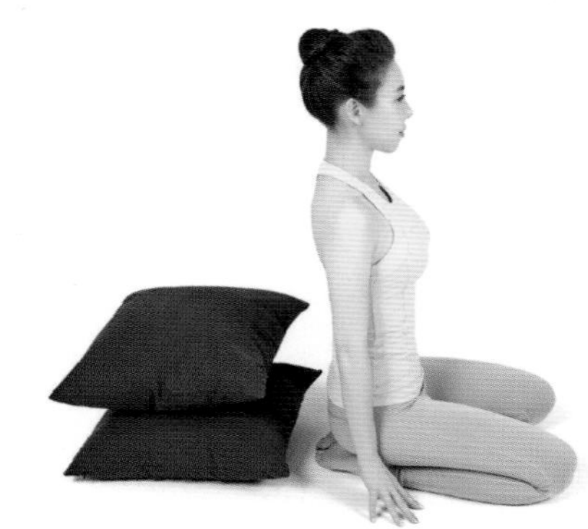

SNPE 2번 동작 시 뒤로 눕기 어려운 경우에는 등 뒤에 쿠션을 받치고 실시한다.

SNPE 벨트를 착용했을 때 무릎 주변에 통증이 있거나 뒤로 눕기 어렵다면 무릎 관절의 변위가 있는 경우가 많다.

초보자들은 무릎 사이를 어깨 너비로 벌리고 동작을 연습하고 익숙해지면 SNPE 벨트를 착용하여 무릎 관절과 주변 근육, 인대의 변위를 바로잡을 수 있도록 한다.

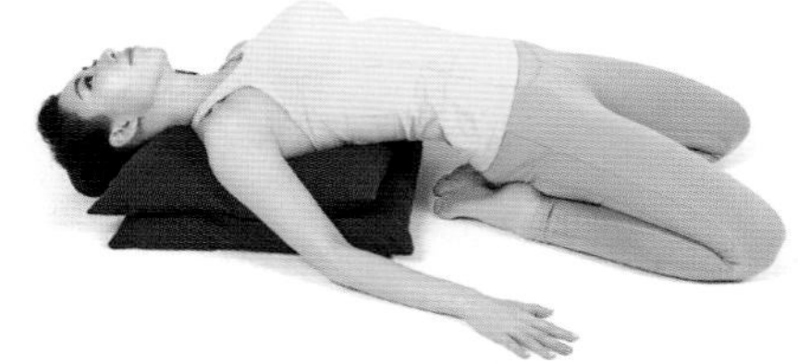

"어깨가 불편해요."

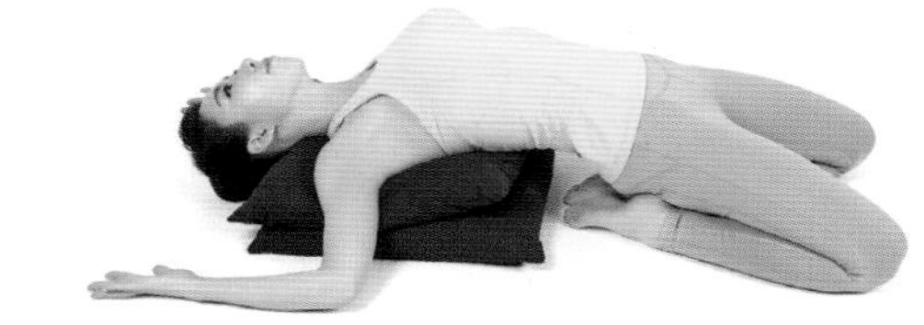

어깨가 불편할 때에는 팔을 편안하게 옆에 두고 SNPE 2번 동작을 한다.

등 뒤 쿠션을 높게 쌓고 시작을 했다가 동작이 익숙해지면 쿠션의 높이를 점차 낮추고 진행한다.

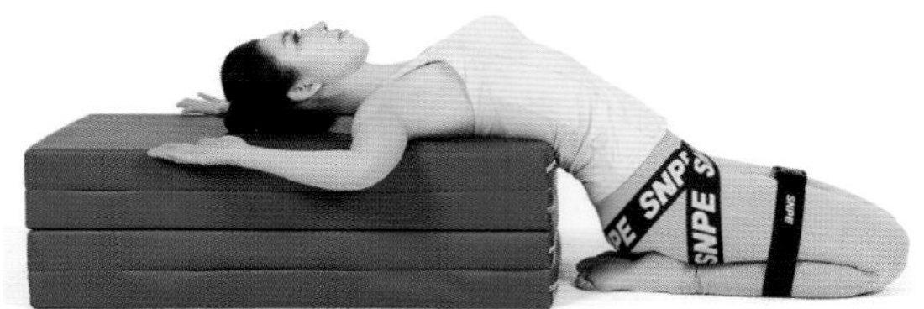

"발등이
너무 아파요."

SNPE 접이식 의자 활용

초보자나 발등, 발목이 경직되어
무릎 꿇고 앉는 자세가 안되는 경우
SNPE 접이식 의자를 활용하여
SNPE 2번 동작을 한다.

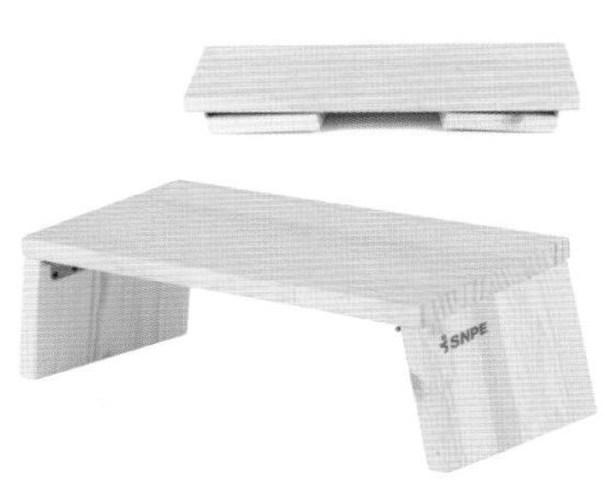

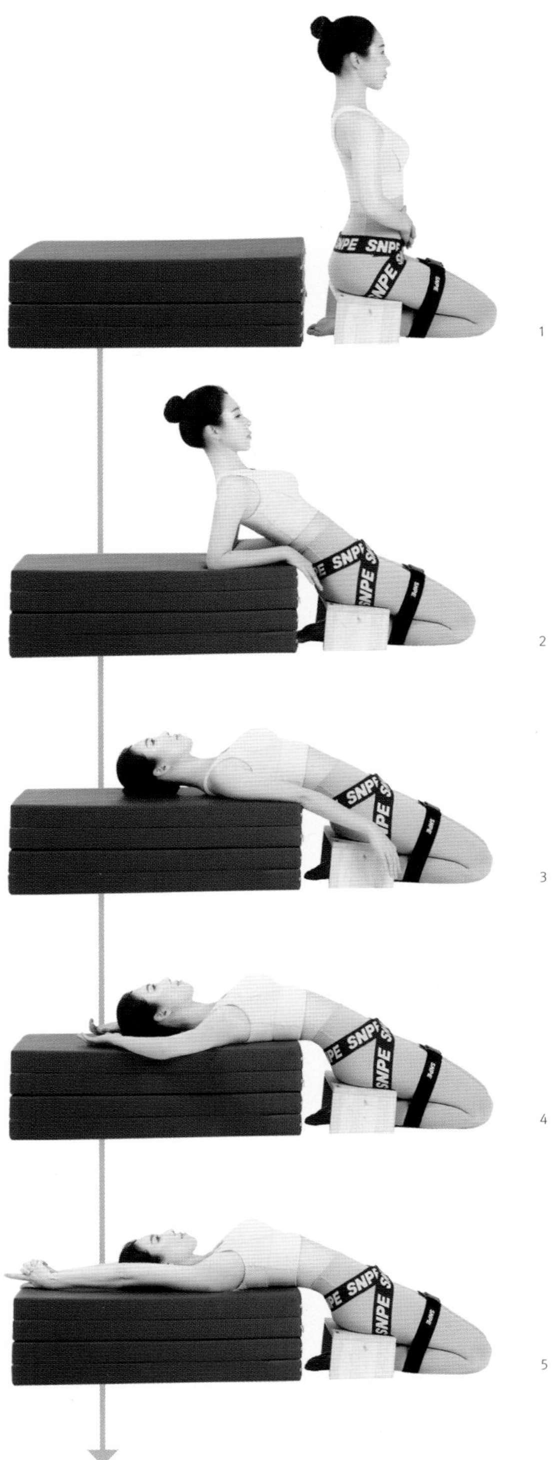

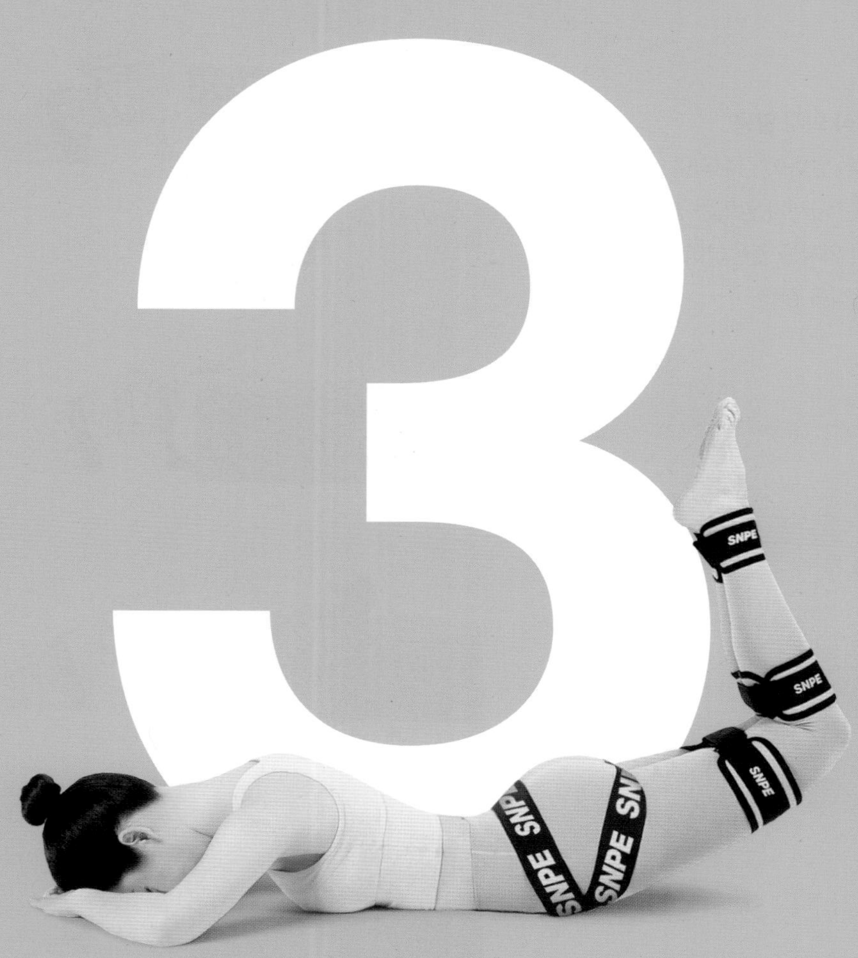
3
SNPE

SNPE 3번 동작

엎드려 무릎 굽혀 다리 들기

동작 영상보기

SNPE 3번 동작 기대효과

바른 자세로 교정

허리를 강화하며 허리의 곡선을 C자형으로 만들어주고 골반의 균형을 바로잡아준다.

체온 상승

휜 다리(O, X다리) 교정

무릎 변위 교정

허리 근육 강화
허리 통증 완화

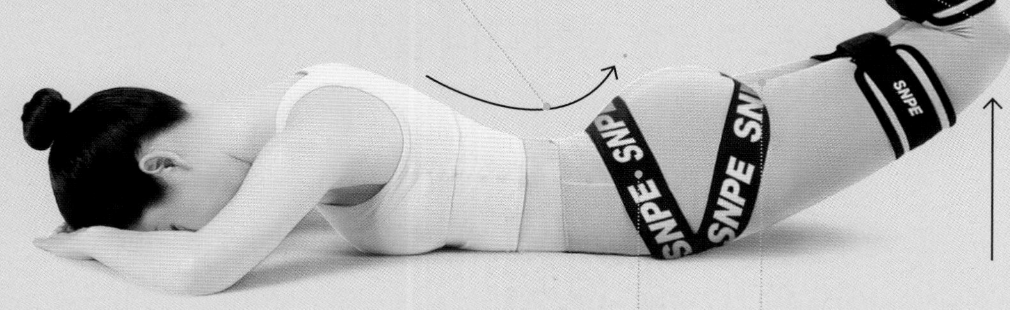

고관절, 골반 교정

힙업 효과

출산 후 탄력 회복
엉덩이 밑 군살제거

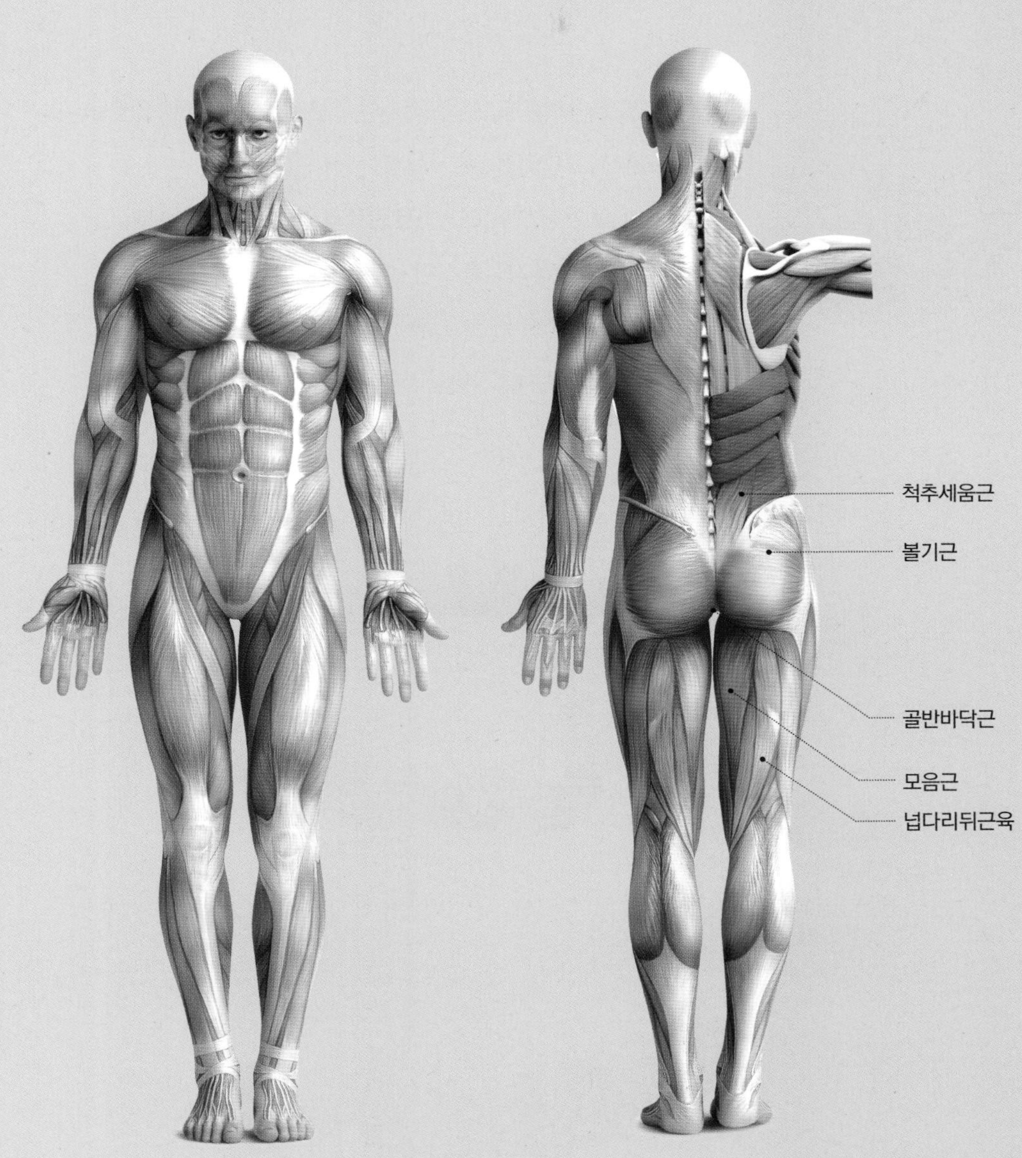

SNPE 3번 동작 시 자극되는 근육

SNPE 3번 동작 동작 따라하기

1
동작 따라하기

SNPE 벨트로 다리를 묶고 엎드려서 손등을 포개어 이마 아래에 놓는다.

무릎을 구부리고 다리를 위로 서서히 들어 올린다.

어깨에는 최대한 힘을 빼고 허벅지 안쪽과 엉덩이에 힘을 준다.

호흡을 내쉴 때 다리 사이를 모아서 조금 더 위로 들어 올린다.

허리에 힘을 주어 C자 곡선(앞굽음 형태)을 유지한다.

다리를 들어 올린 상태로 10~20초간 자세를 유지한다.
(5~10세트 반복)

1
2
10~20초
자세 유지,
하루 5~10세트
반복 실시

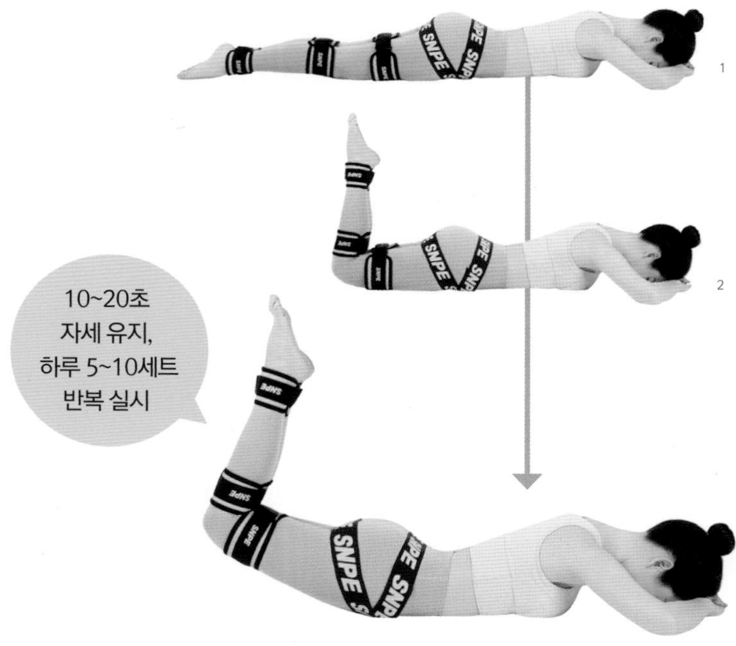

2

허리 근육 이완

SNPE 3번 동작 후 주먹을 복부 아래에 두고 발끝을 좌우로 움직여서 허리의 긴장을 풀어준다.

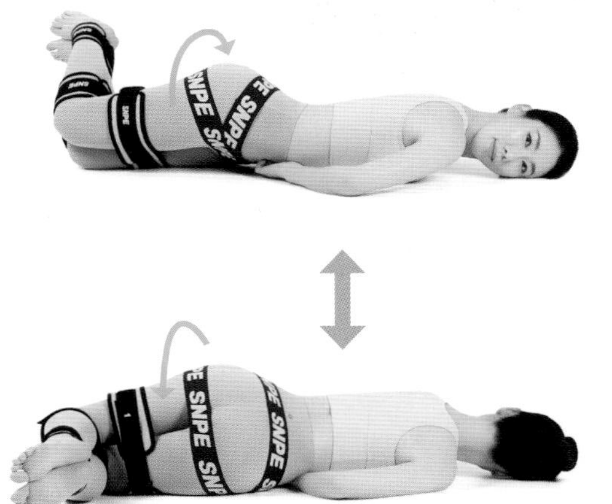

3

전·후 스트레칭

팔꿈치로 바닥을 짚고 상체를 일으켜서 복부와 허벅지 앞 근육을 스트레칭한다.

가능하다면 손바닥으로 바닥을 짚고 상체를 더 들어 올려 자세를 유지한다.

엎드려서 호흡을 정돈한다.

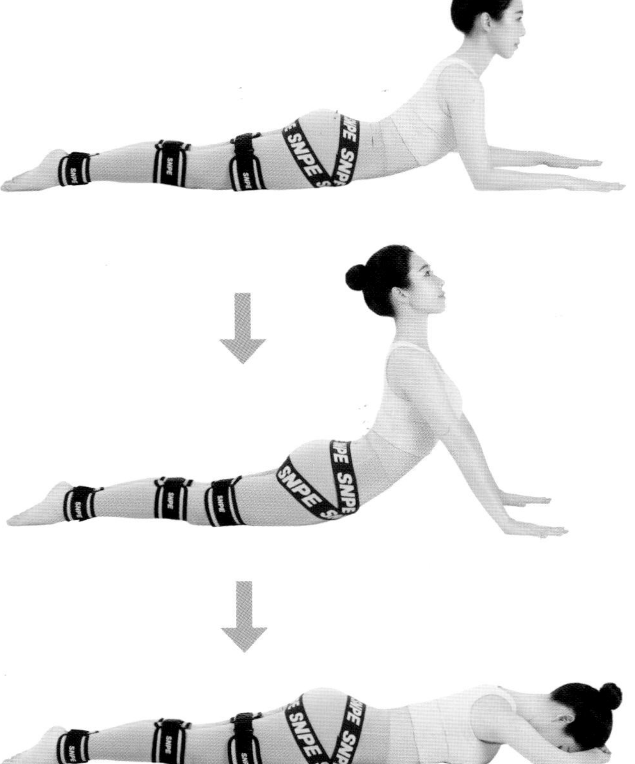

SNPE 3번 동작 초보자 동작

"다리를 위로 들어 올리기 힘들어요."

신체의 불균형, 근육의 경직, 허리 통증이 있는 경우 SNPE 3번 동작 시 다리를 위로 들어 올리기 힘들다.
골반 아래 쿠션, SNPE 웨이브베개, 블록 등을 받쳐서 연습한다.

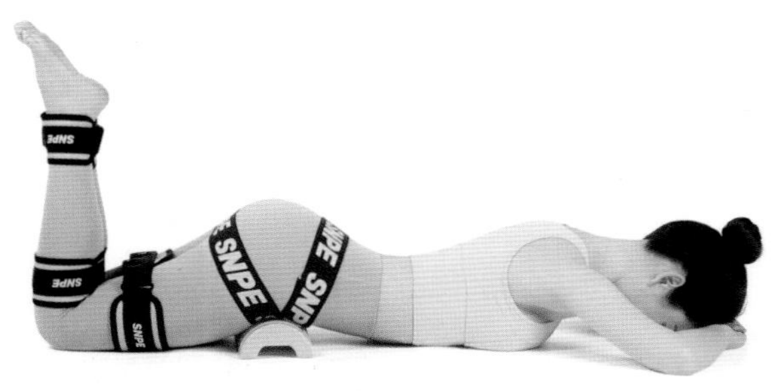

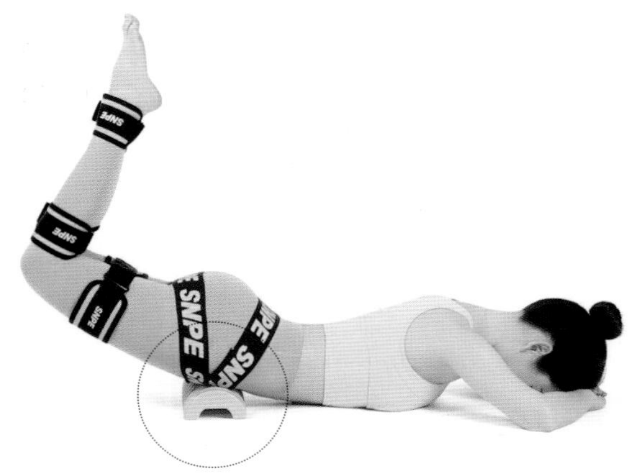

"무릎이
아파요."

휜 다리나 무릎 관절의 변위가 있을 때 무릎에 통증을 느낄 수 있다.
다리를 편 상태에서 SNPE 3번 동작을 연습한다.
SNPE 골반 밴드 착용 시 답답함을 느끼거나 불편하다면
다리에 착용하는 SNPE 바른자세 벨트만 묶고 동작을 진행한다.

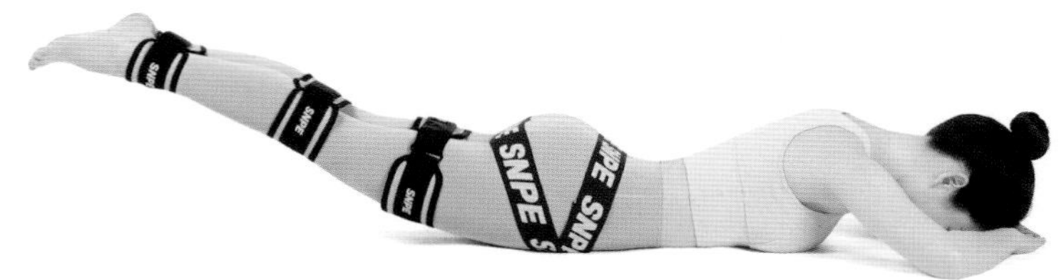

"어깨가
경직되어
불편해요."

양손을 골반 옆에 두고 SNPE 3번 동작을 진행한다.

"다리가
한쪽으로
비뚤어져요."

거울 앞에서 발끝이 머리 위로
똑바로 위치하는지 확인하며
SNPE 3번 동작을 한다.
골반 아래 수건이나 방석을
받치고 진행한다.

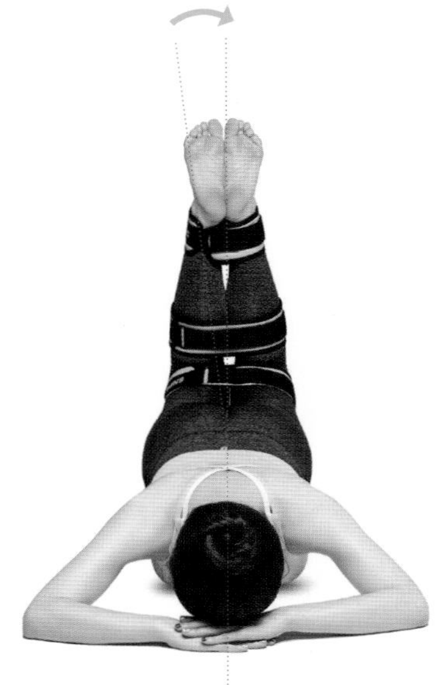

SNPE 3번 동작 응용 동작

SNPE 3번 동작 전에 배곧은근, 엉덩허리근, 넙다리네갈래근 등 인체 앞면의 근육을 스트레칭한 후 동작을 하면 좀 더 수월하게 자세를 완성할 수 있다.

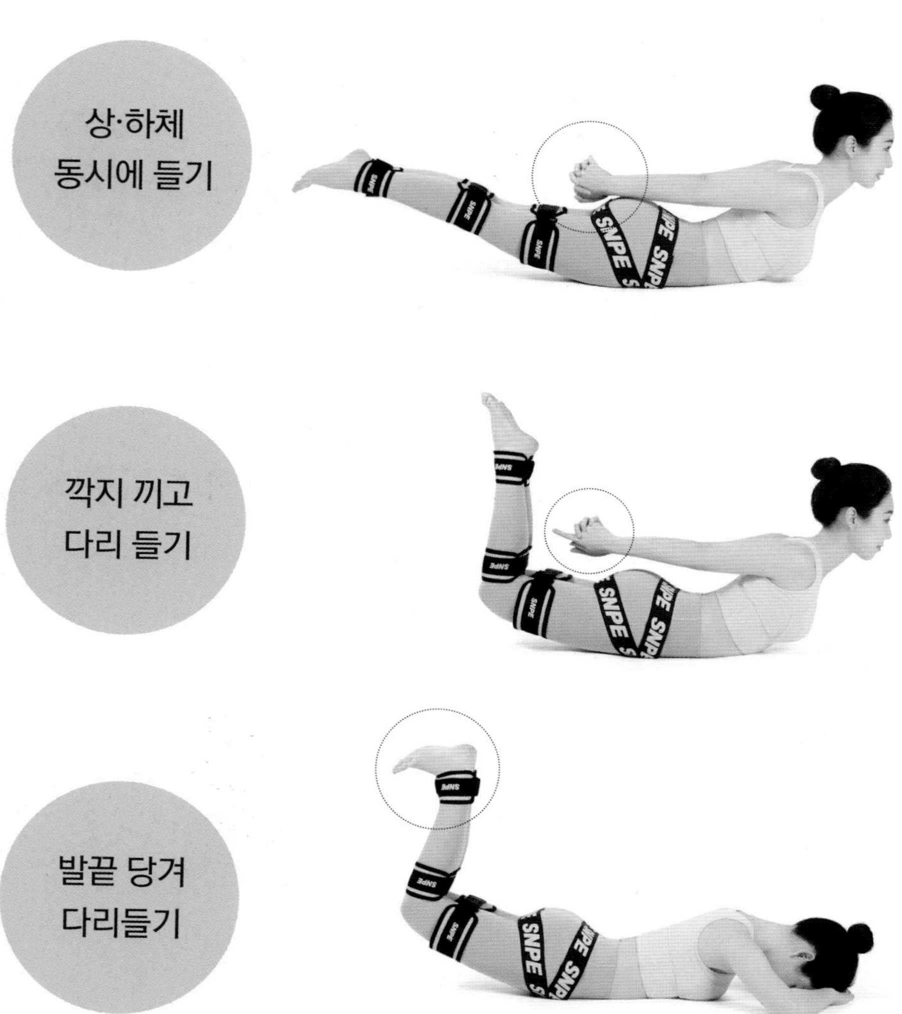

2인 1조

SNPE 3번 동작 시 스스로 다리를 들기 힘들 때는 보조자가 SNPE 버클형 벨트를 활용하여 다리를 들어준다.

중앙에 서서 벨트를 가운데로 들어 올리거나, 대상자 옆에 서서 한쪽 발로 골반을 살짝 누르며 벨트로 다리를 들어 올린다.

호흡을 내쉴 때 벨트를 위로 당겨서 들어 올리는 힘을 더해 준다.

대상자의 발끝이 한쪽으로 치우칠 때 뒤에서 가운데로 방향을 잡아주면 동작이 쉽게 수정된다.

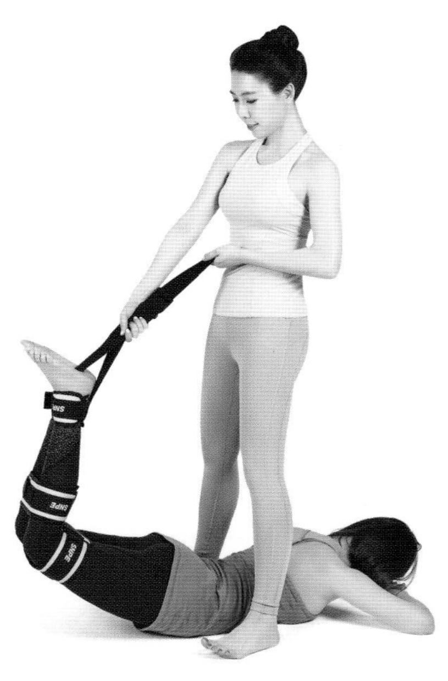

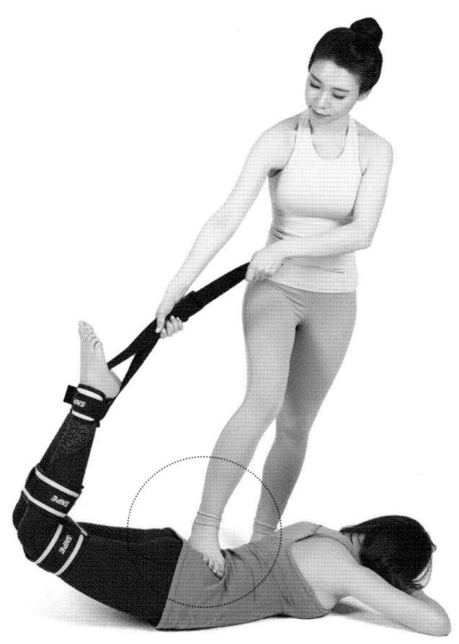

연결 동작

허리 근육이 수축과 이완되는 것에 초점을 맞춰서 천천히 아래의 연결 동작을 진행한다.

SNPE 3번 동작을 10~20초간 유지하며 두 번째 세트부터는 유지하는 시간을 늘려나간다.

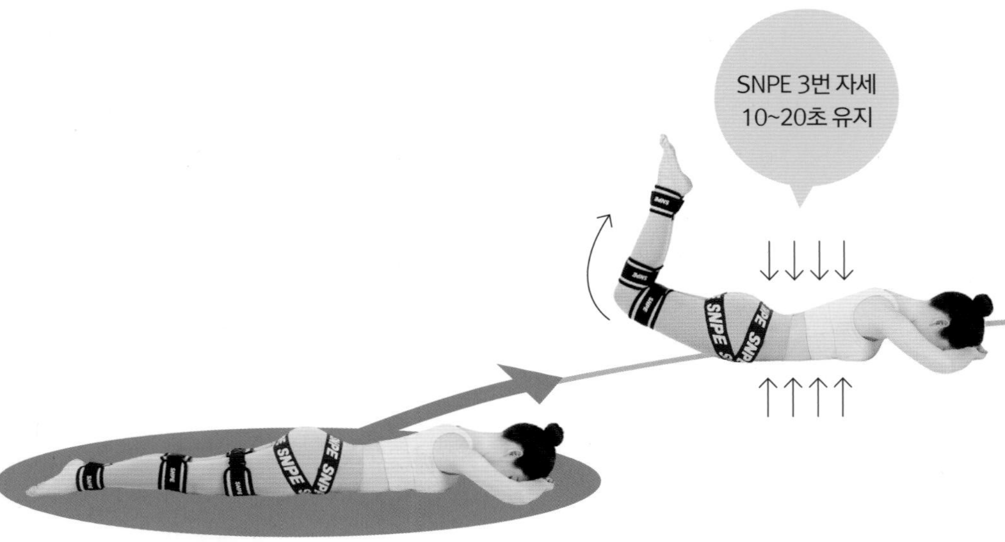

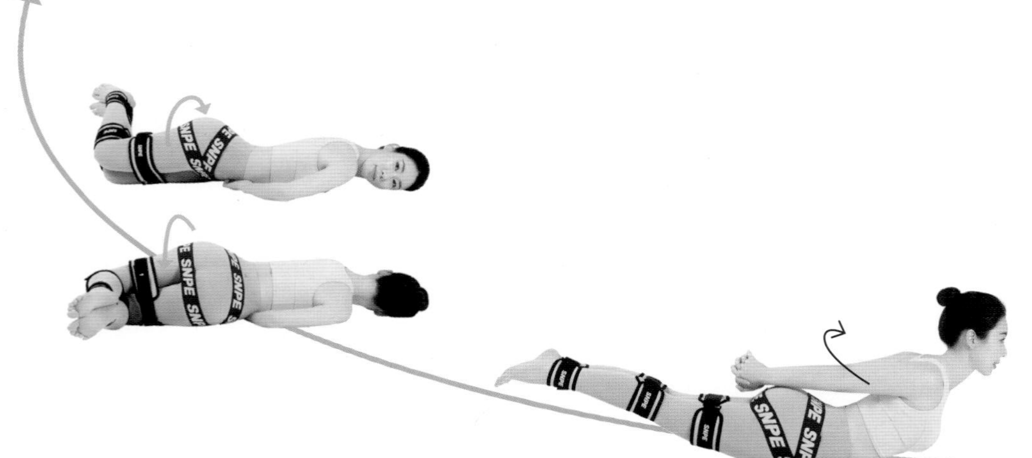

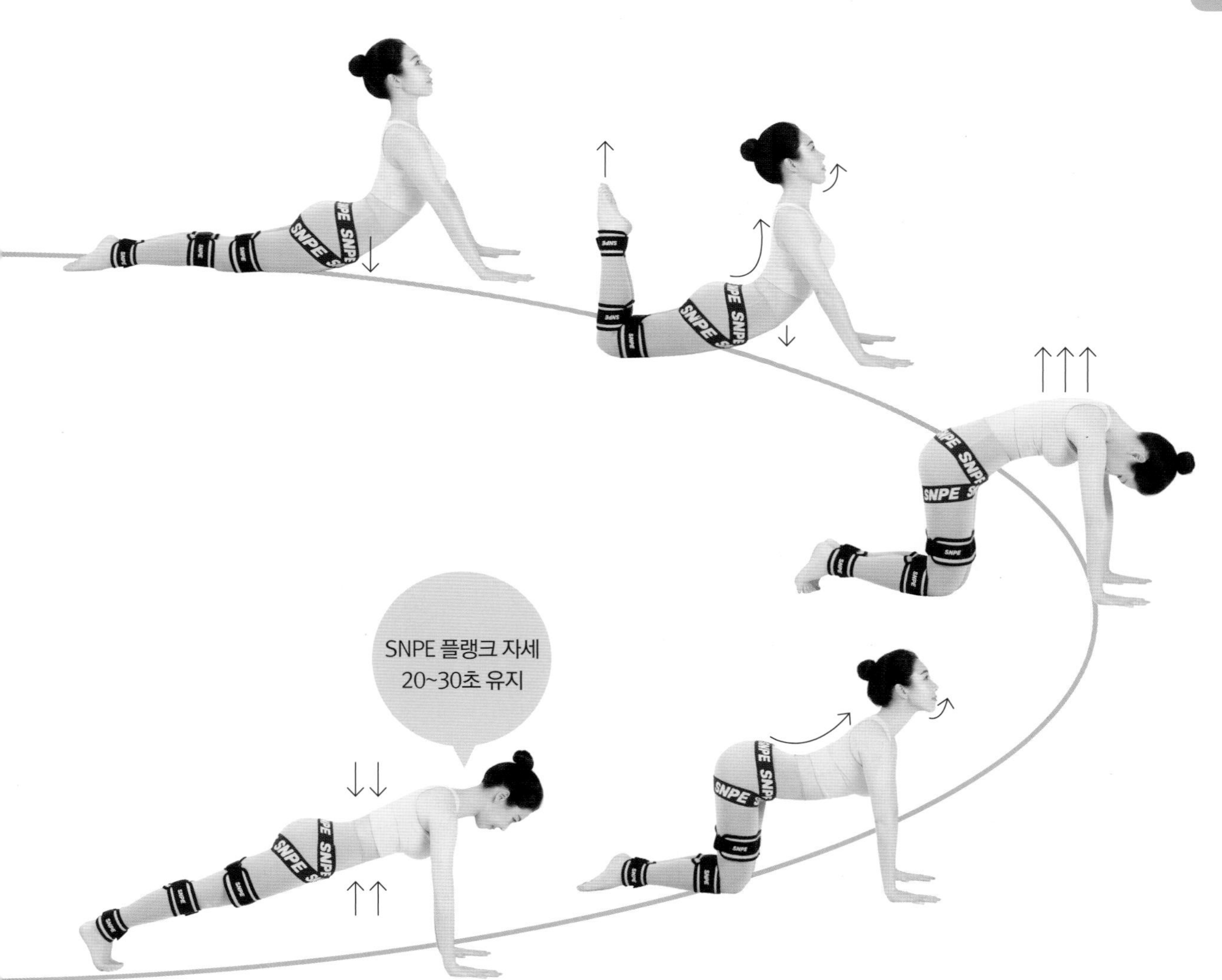
SNPE 플랭크 자세
20~30초 유지

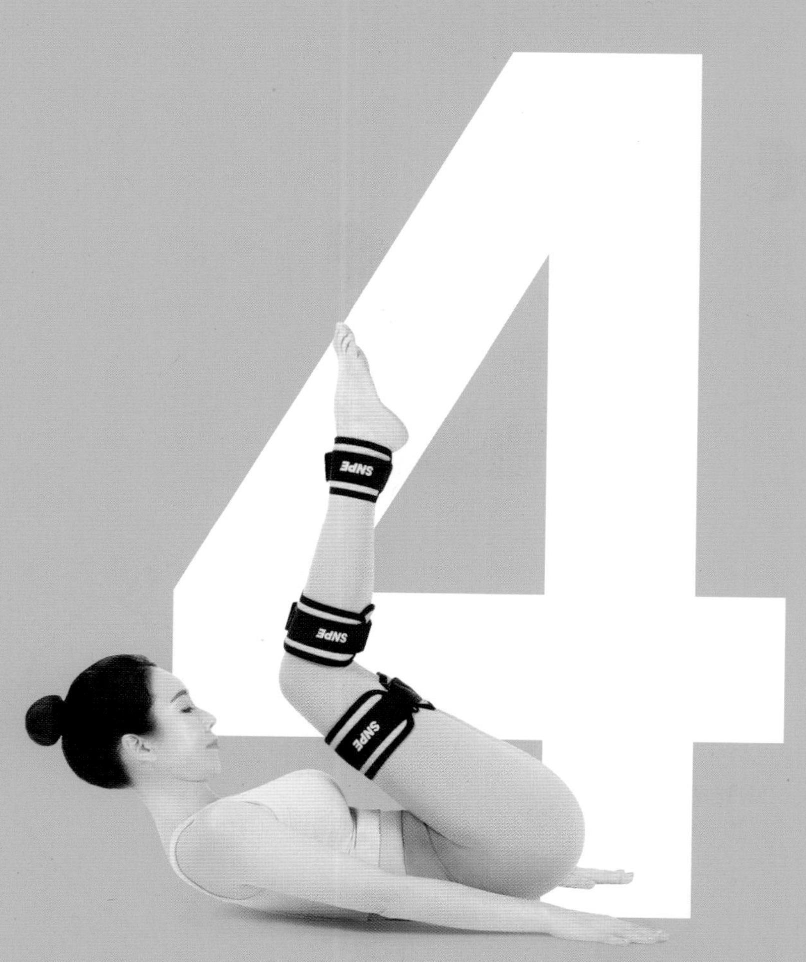

SNPE 4번 동작

척추 자극주며 구르기

동작 영상보기

SNPE 4번 동작 기대효과

통증 예방 및 완화

목, 어깨, 등, 허리 통증, 골반 통증, 근육통 예방 및 완화
만성피로, 근막통증 증후군, 척추 후관절 증후군, 척추측만증 해결에 도움
소화불량, 변비, 생리통 해소

혈액순환

수족냉증 완화
얼굴 혈색이 맑아짐

바른 자세로 교정

좌, 우 어깨 높낮이 교정
등 불균형 해소

복부 근육 강화

다이어트에 효과적

구르기 운동의 중요성

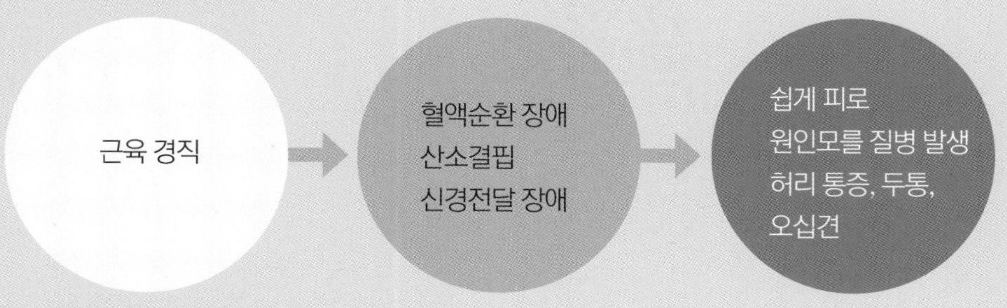

SNPE 구르기 운동을 반복하면 여러 겹으로 이루어져 있는 등 근육의 겉근육 뿐만 아니라 속근육과 근막을 부드럽게 만들어 주며, 굳어진 근육으로 인한 다양한 질병을 예방하고 완화할 수 있다.

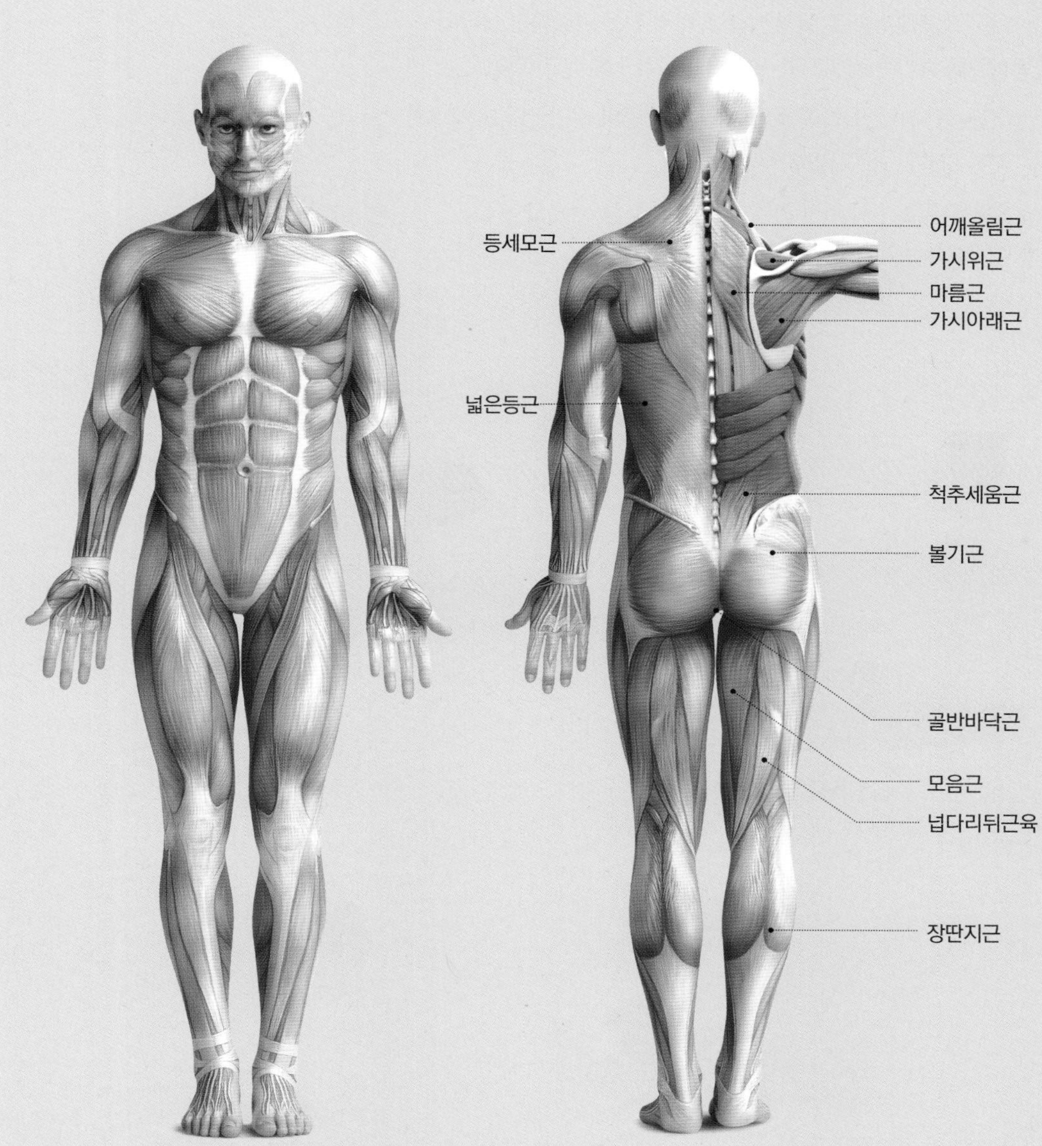

SNPE 4번 동작 시 자극되는 근육

SNPE 4번 동작 기본 구르기

앉은 자세에서 뒤로 굴러 발끝을 머리 위로 넘겼다가 올라와 상체를 숙이는 것까지를 '**SNPE 구르기 1회**'라고 한다.

어깨, 등, 허리, 골반에 통증이 있거나 몸이 많이 경직된 사람은 매일 SNPE 구르기를 자주 반복한다.

SNPE 구르기 시작 전 척추 후방 변위 측정(p.98)과 SNPE 구르기 테스트(p.102)를 실시한다.

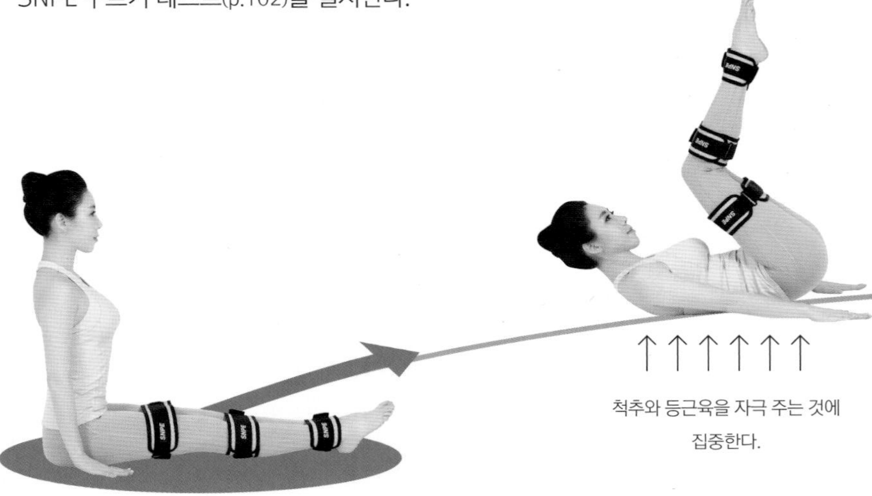

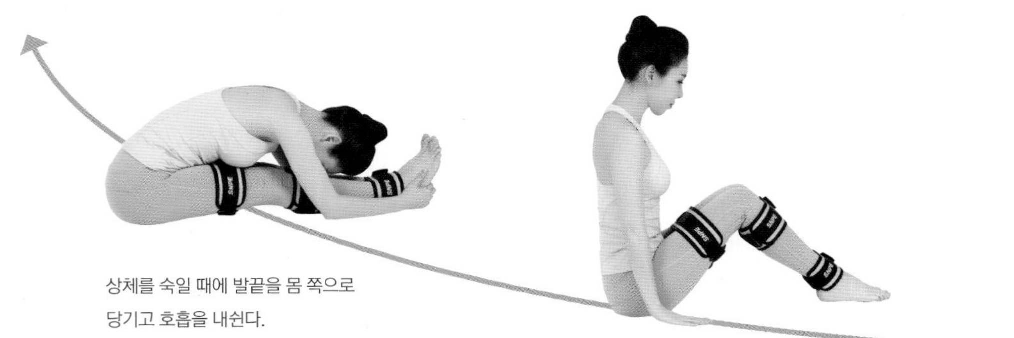

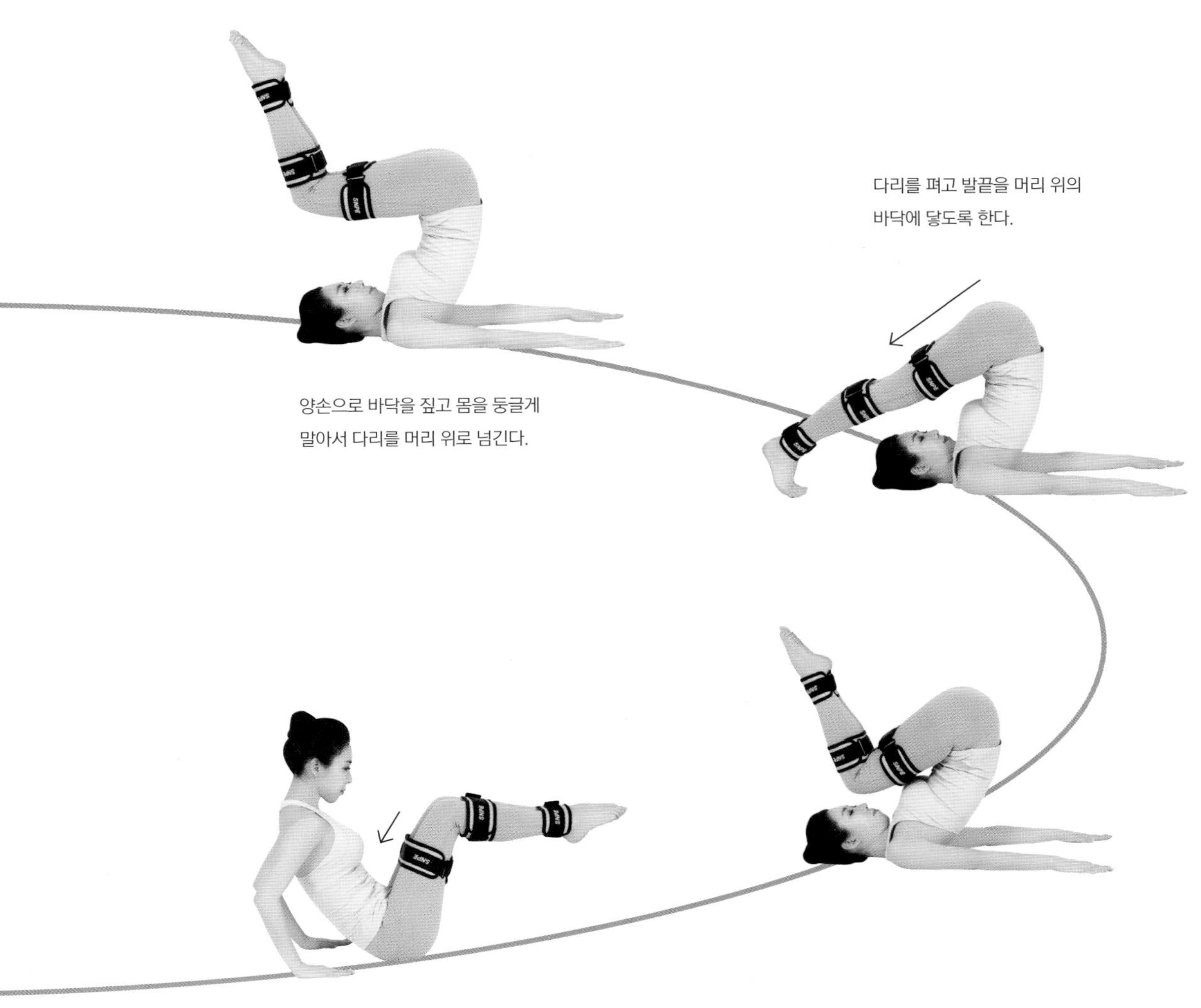

다리를 펴고 발끝을 머리 위의
바닥에 닿도록 한다.

양손으로 바닥을 짚고 몸을 둥글게
말아서 다리를 머리 위로 넘긴다.

뒤로 굴렀다가 올라올 때에는
복부의 힘으로 올라온다.

SNPE 4번 동작 초보자 동작

무릎 잡고 구르기

초보자 또는 등의 경직이 심한 경우 양손으로 허벅지 뒤에 깍지를 끼기가 힘들다. 그럴 때에는 무릎을 잡고 구르거나 벨트를 잡고 구른다.

무리해서 발끝을 머리 위 바닥에 닿도록 하지 않고 중간까지만 굴렀다가 다시 올라온다.

초보자는 부드러운 매트 위에서 시작하고 서서히 구르기 횟수를 늘려나간다.

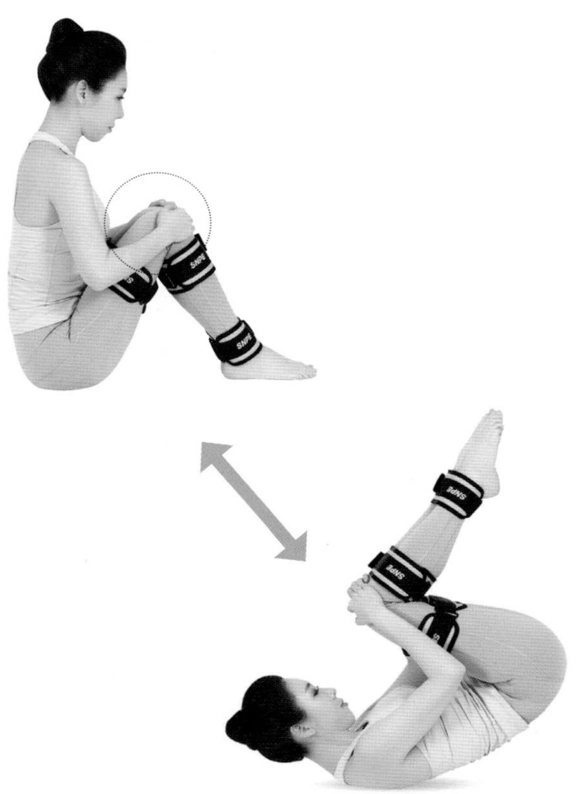

SNPE 웨이브스틱 잡고 구르기

무릎 아래에 SNPE 웨이브스틱을 두고 웨이브스틱의 양 손잡이를 잡고 구른다.

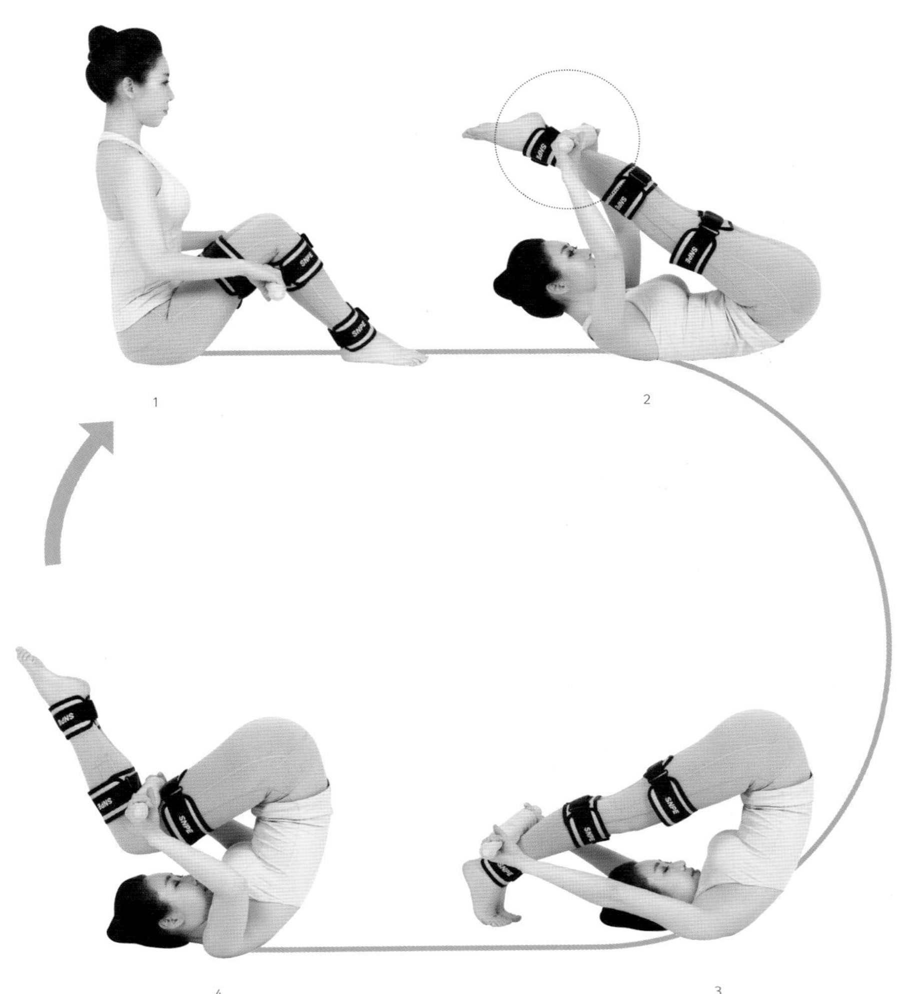

SNPE 4번 동작 응용 동작

한 쪽으로 구르기

오른쪽 또는 왼쪽으로 구르기를 반복하는 방법이다.

한쪽 어깨에 통증이 있을 때 통증이 있는 쪽으로 구르기를 한다.

등 근육이 비대칭적으로 발달되었거나 척추측만증으로 인해 양쪽 등 높이가 다를 때 높은 쪽 등을 더 많이 자극 준다.(p.86 자세분석 참고)

왼쪽 구르기

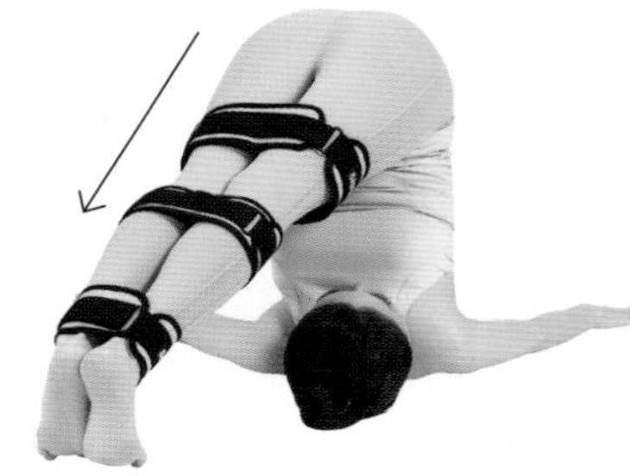

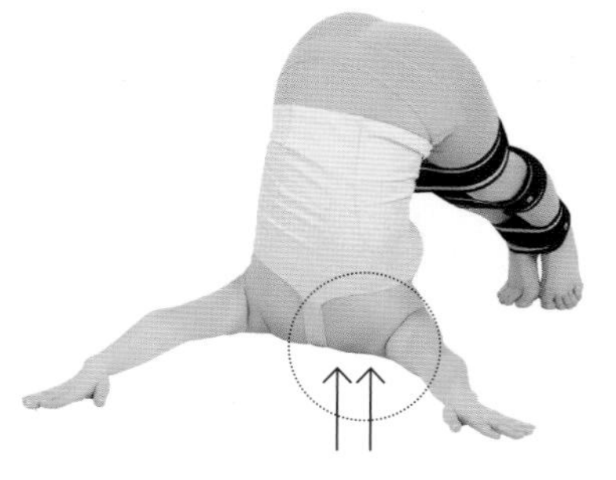

오른쪽 구르기

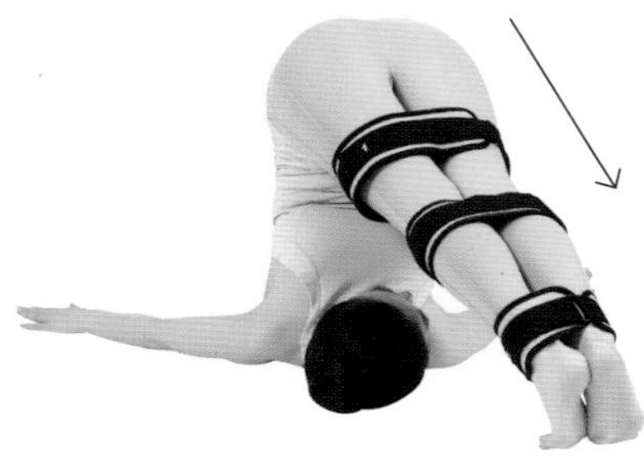

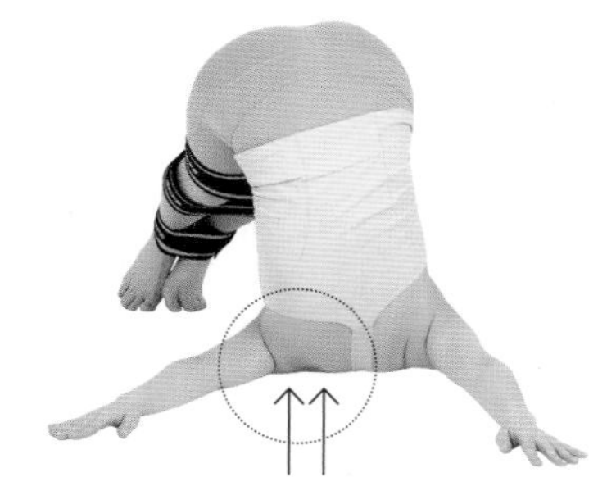

양팔 벌려 구르기

등이 바닥에 닿을 때 양팔을 옆으로 벌려 바닥을 짚고 올라와서 상체를 숙인다.

바닥을 짚을 때 손바닥 또는 손등이 바닥에 닿도록 한다.

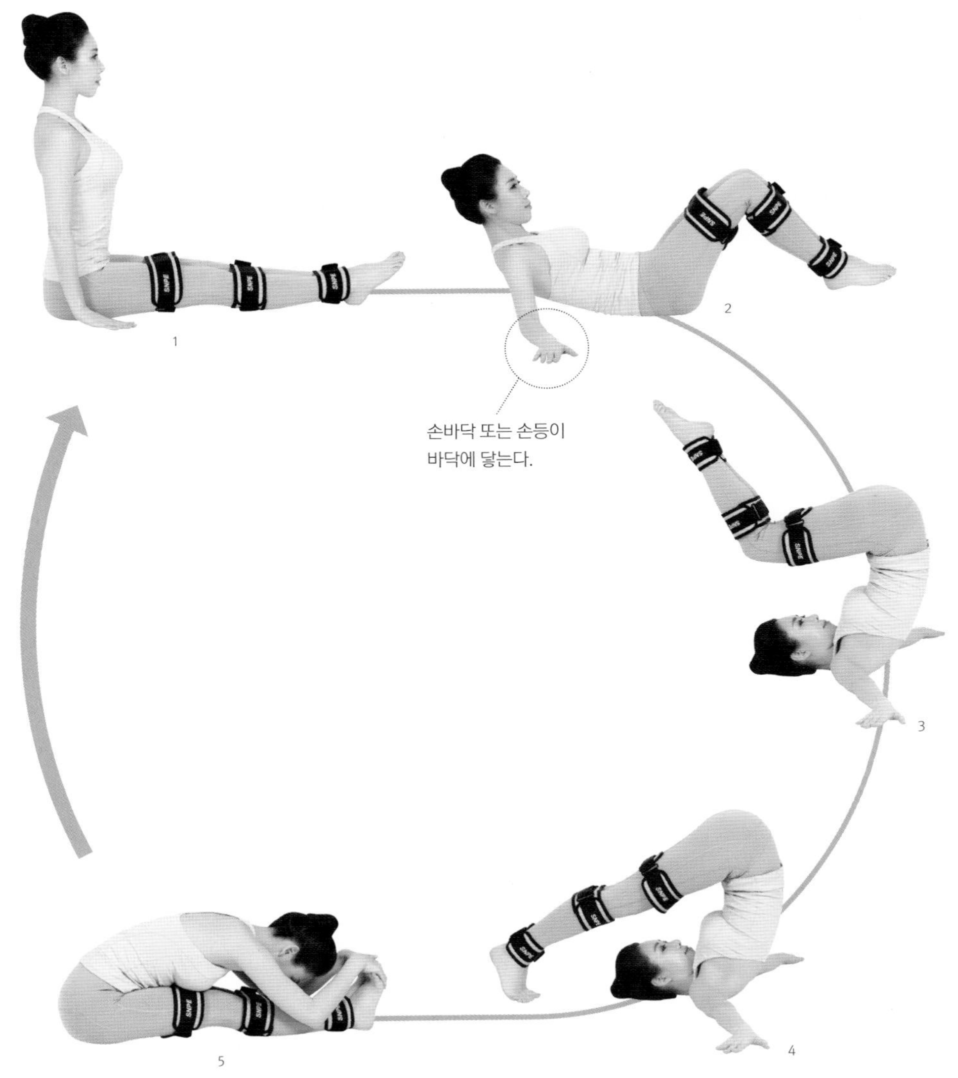

만세 구르기

등이 바닥에 닿을 때 양팔을 위로 만세하고 돌아와서 상체를 숙인다.

팔의 위치에 따라 어깨뼈가 움직이면서 구를 때 자극되는 근육이 미세하게 다른 점을 느낄 수 있다.

발끝을 넘겼다가 올라올 때 복부의 힘을 더 많이 필요로 한다.

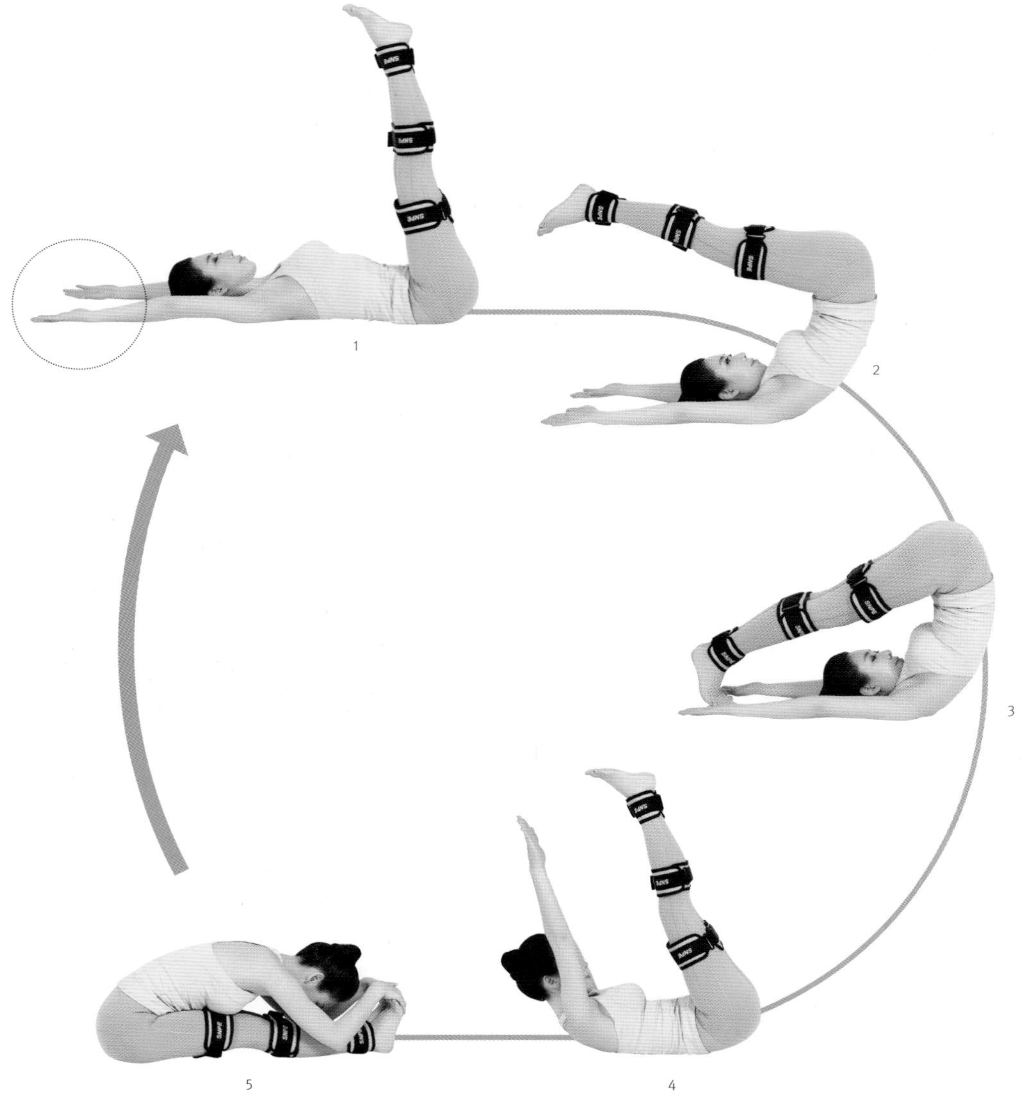

깍지 만세 구르기

양손을 깍지 끼고 중심을 잡아 구르며 등이 바닥에 닿을 때 팔을 위로 뻗는다.

발끝이 바닥에 닿고 올라와서 상체를 숙일 때 깍지 낀 손을 앞으로 뻗어 손끝부터 등 뒤를 함께 펴준다.

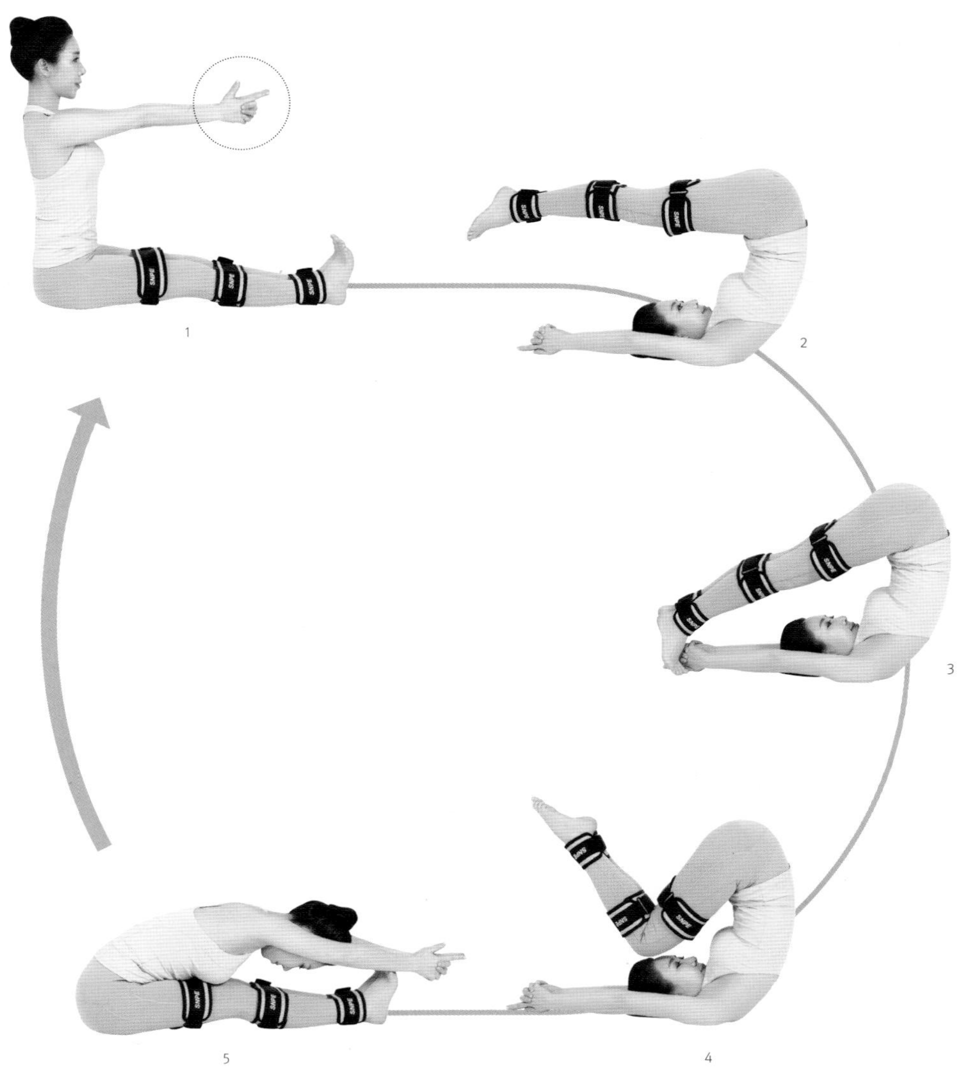

발끝 잡고 구르기

양손으로 발을 잡고 등을 둥글게 말아서 뒤로 구른다.
발끝을 머리 위로 넘겼다가 다리를 구부려서 올라온다.
척추를 한마디씩 자극할 수 있는 장점이 있다.
발을 잡기 어려우면 발목을 잡고 실시한다.

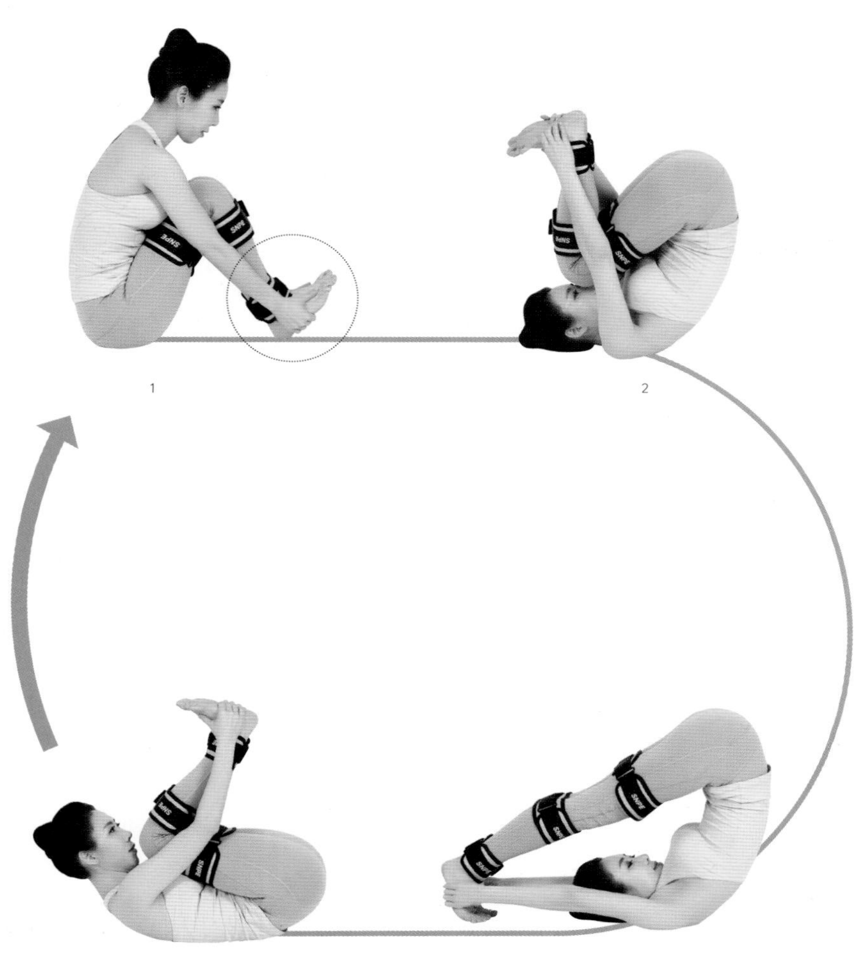

파워 구르기

다리를 마름모 모양으로 발바닥을 붙이고 앉아서 양손으로 발목을 잡는다.
등을 최대한 둥글게 말아서 뒤로 굴렀다가 올라와서 상체를 숙인다.
척추 마디마디를 조금 더 강하게 자극할 수 있다.

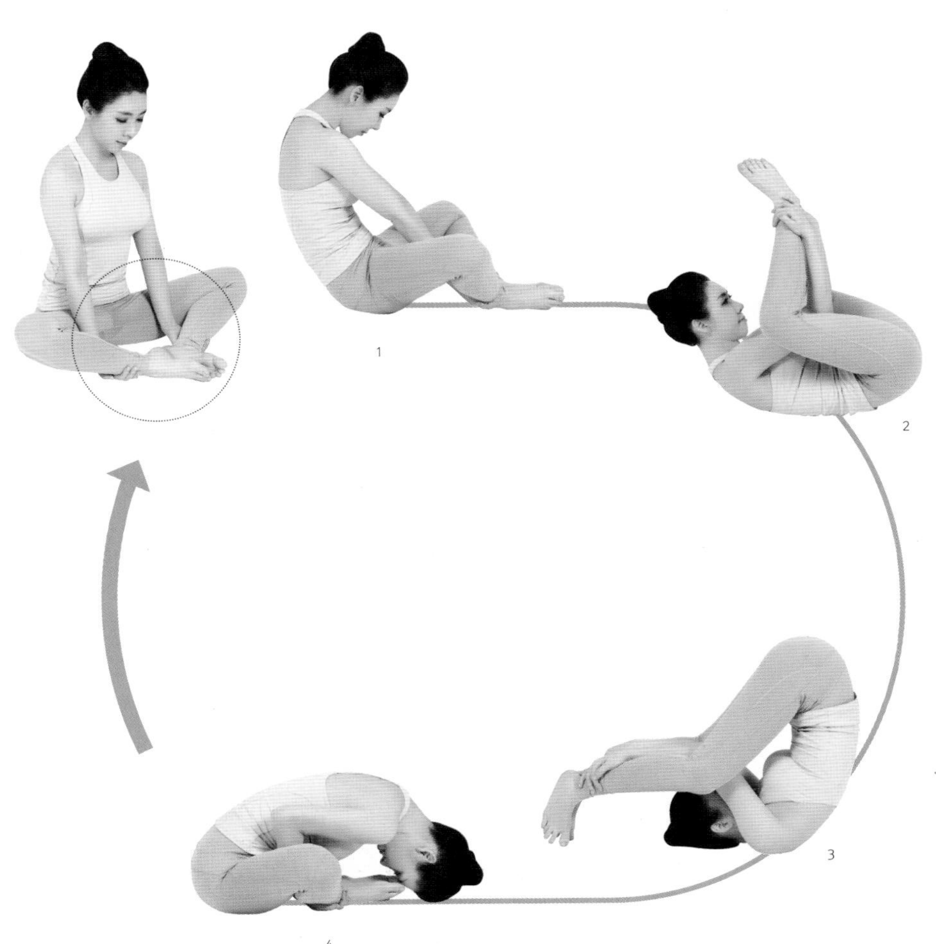

SNPE 코어 강화 동작

기대효과

코어 강화

복근 만들기 효과

허리 통증 완화

복부, 허리 군살 제거

근력 강화

자세교정

근육의 비대칭 교정

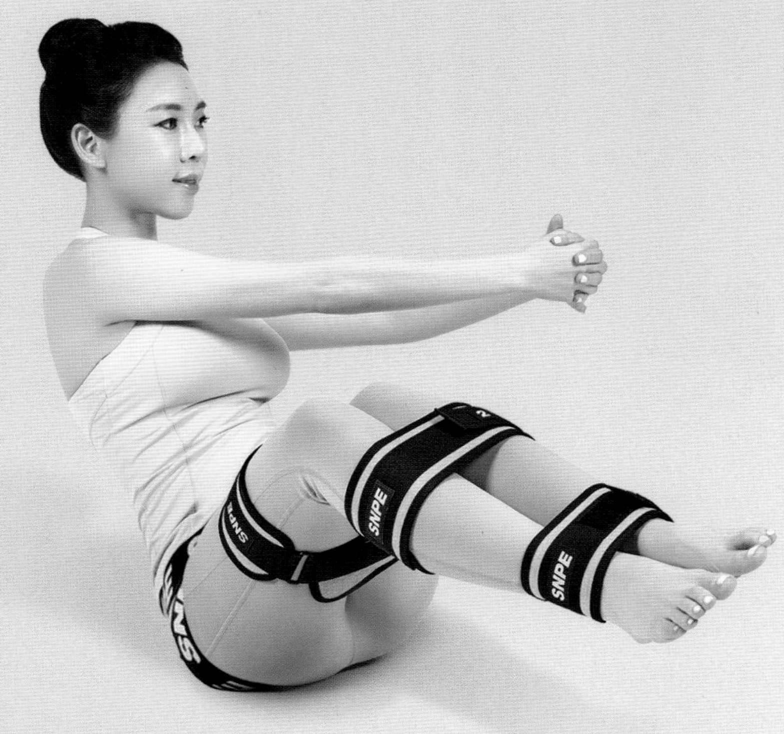
SNPE
SNPE

SNPE 벨트 운동-코어 강화

발끝으로 원 그리기

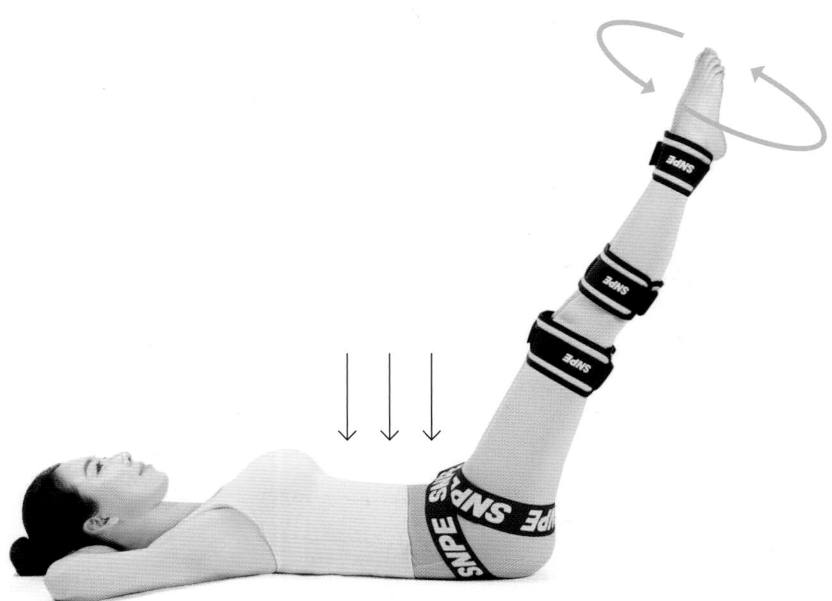

바닥에 누워서 양손을 머리 뒤로 깍지 낀다.
다리를 45°로 들어 올린다.
허리를 바닥으로 최대한 내리고 복부를 단단하게 만들어 발끝으로 원을 그린다.

(오른쪽 10회, 왼쪽 10회)

2 레그 레이즈 업

바닥에 누워서 양손을 머리 뒤로 깍지 낀다.
다리를 바닥 가까이 최대한 내렸다가 90°로 들어 올린다.
동작을 10~30회 반복한다.

90 75 60 45 30 15 0

초보자

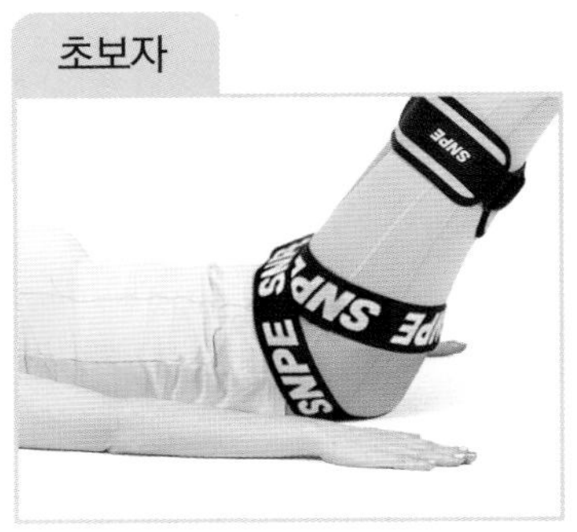

양손으로 골반 옆의 바닥을 짚고 동작을 실시한다.

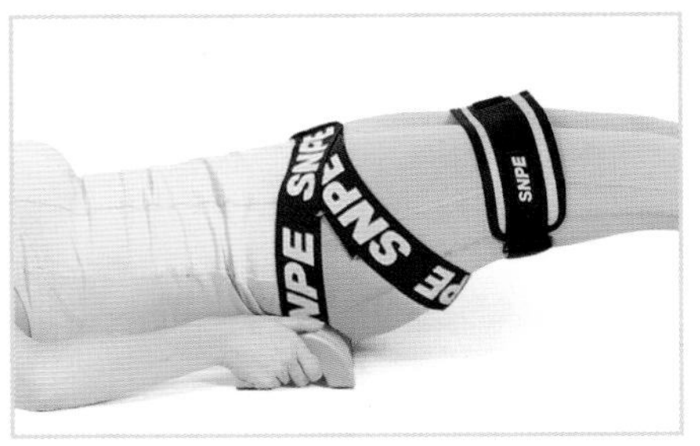

SNPE 웨이브베개를 골반아래에 받치고 동작을 하면 코어 강화와 함께 골반 교정의 효과가 있다.

SNPE 벨트 운동–코어 강화

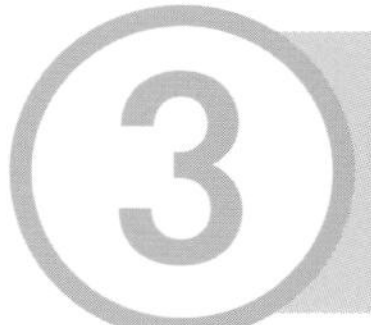

V자 만들기

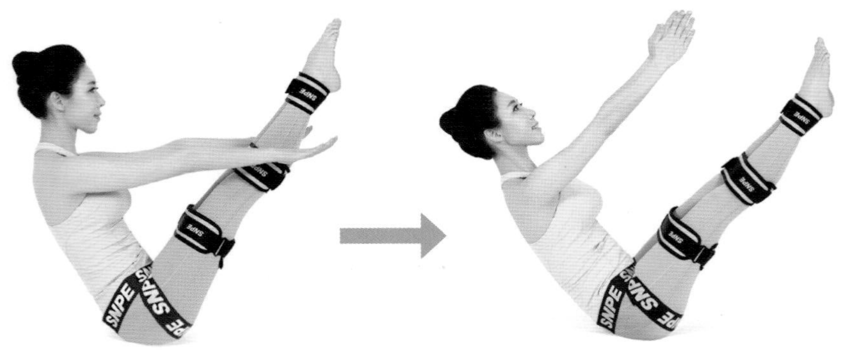

복부에 힘을 주고 다리를 들어 올린다.

양팔을 앞으로 뻗어 균형을 유지한다.

자세를 10초간 유지하며 숙련자는 30초간 유지한다.

복부에 힘을 주며 상체를 뒤로 기울이고 팔과 다리가 수평을 유지하도록 한다.
(꼬리뼈 부분이 불편하다면 방석이나 매트를 깔고 실시한다.)

V자 만들기 순서

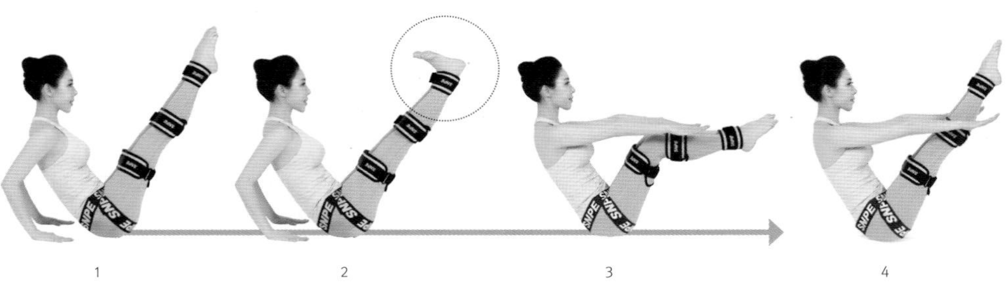

1
양손으로 바닥을 짚고 다리를 들어올린다.

2
발끝을 몸 쪽으로 당겼다가 펴기를 반복하며 다리 뒤를 스트레칭한다.

3
무릎을 구부리고 양팔을 앞으로 나란히 뻗는다.

4
다리를 펴고 V자 만들기 동작을 완성한다.

V - 싯업

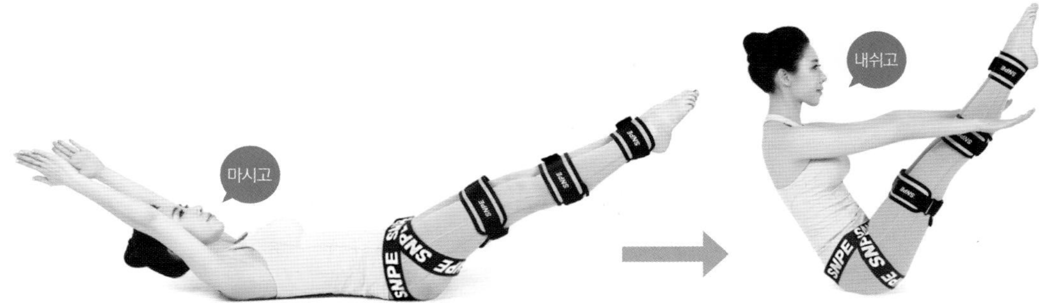

누운 상태에서 복부에 힘을 주며 허리를 바닥으로 내리고 양쪽 팔다리를 들어 올린다.
호흡을 내쉴 때 다리와 상체를 동시에 들어 V자를 만들고 10초간 유지한다. (3세트 반복)
동작이 잘 되지 않을 때에는 두꺼운 방석이나 매트를 깔고 연습한다.

초보자 (V-싯업 하프)

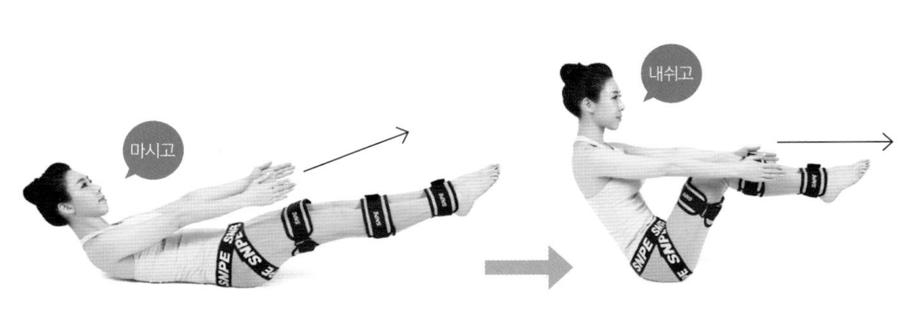

누운 상태에서 복부에 힘을 주며 허리를 바닥으로 내리고 양쪽 팔다리를 들어올린다.
호흡을 내쉴 때 무릎을 구부리고 상체를 들어올려 V자 자세로 올라온다.

SNPE 벨트 운동-코어 강화

V – 펌프

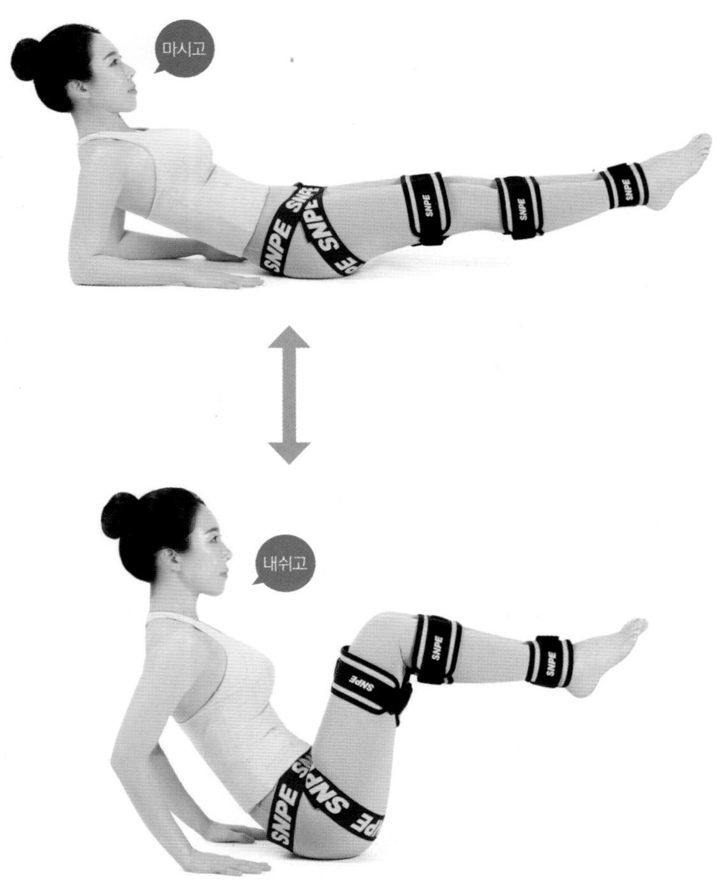

팔꿈치를 바닥에 대고 다리를 펴서 발끝을 조금 들어 올린다.

호흡을 내쉬면서 무릎과 가슴이 가까워지도록 복부를 수축하여 올라온다.

복부 근육의 자극을 느끼며 약간 빠르게 10~30회 반복한다.

6 더블 레그 스트레치

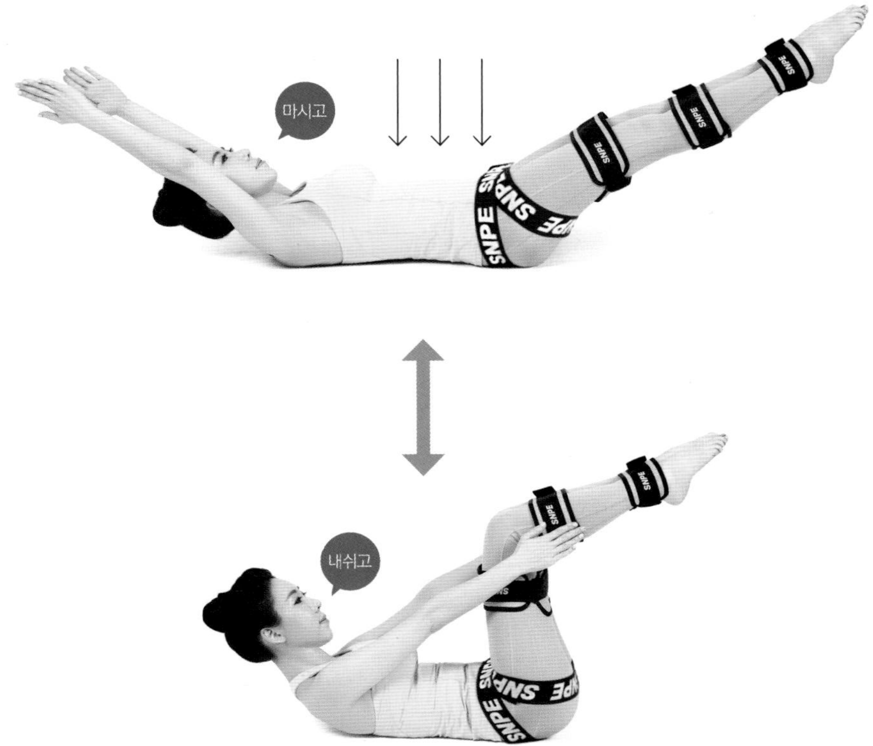

누워서 복부에 힘을 주며 허리를 바닥으로 내리고 머리와 팔다리를 들고 준비한다.

호흡을 내쉴 때 무릎을 90°로 구부리고 팔을 앞으로 뻗으며 머리와 어깨를 더 들어 올린다.

허리가 바닥에서 뜨지 않도록 복부에 힘을 주며 두 동작을 반복한다.

7 상체 올라오기

느리게

누워서 무릎을 세우고 양 팔을 머리 위로 뻗는다.

머리부터 시작하여 척추 한마디씩 바닥에서 떼고 올라오듯이 천천히 올라와 앉는다.

10초 동안 천천히 올라왔다가 다시 천천히 내려간다.

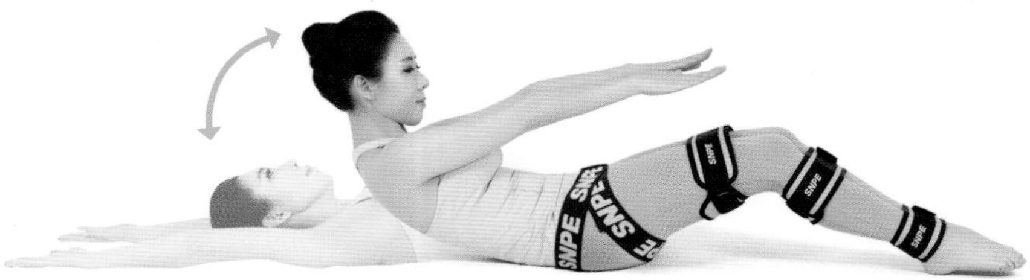

빠르게

누워서 무릎을 세우고 양팔을 옆으로 놓는다.

복부에 힘을 주며 한 호흡에 올라와 앉는다.

천천히 뒤로 누웠다가 다시 한 호흡에 올라오기를 반복한다.

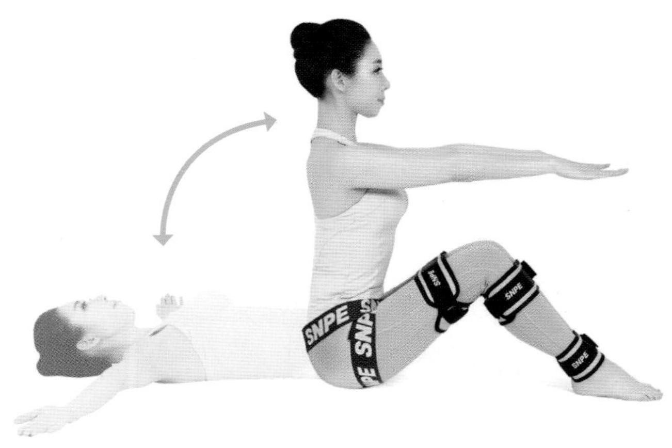

공 만들어 허리 비틀기

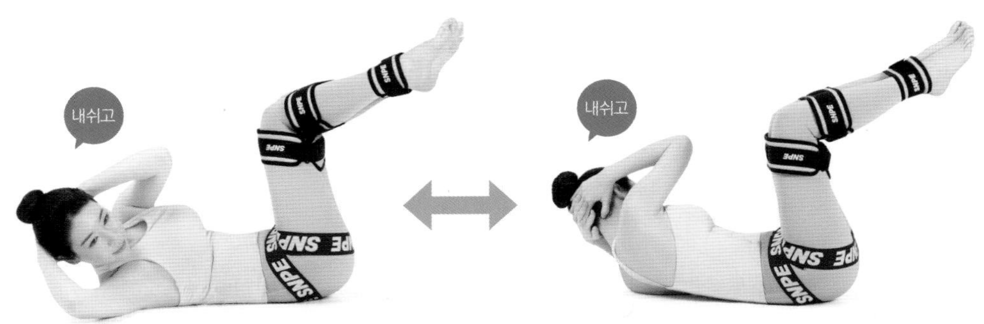

누워서 양손을 머리 뒤로 깍지 끼고 무릎을 구부려 공처럼 몸을 작게 만든다.
호흡을 내쉴 때 상체 하체를 좌우로 비틀기를 반복한다.

공 만들기 p.217 참고

누워서 양손으로 발 뒤꿈치를 잡고 몸을 공처럼 만든다.
허리 주변의 수축된 근육을 이완시킬 때 동작을 활용한다.

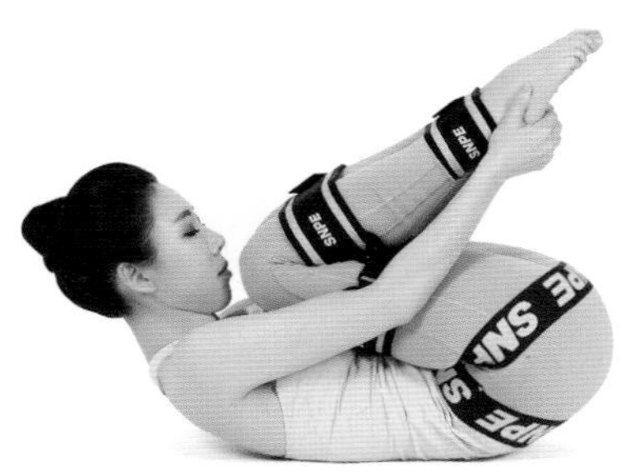

SNPE 벨트 운동–코어 강화

상체 뒤로 팔 뻗기

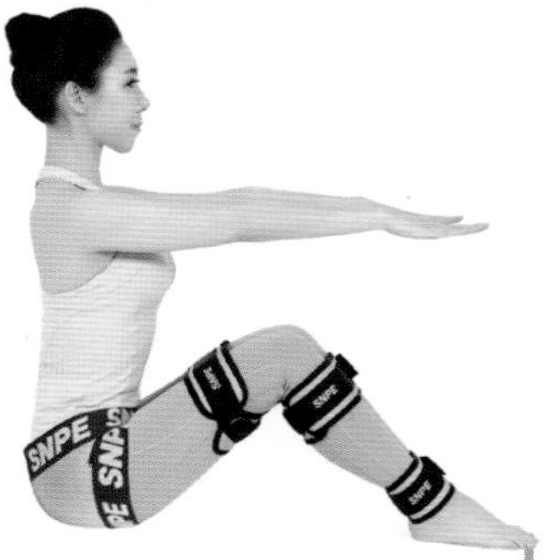

척추를 펴고 앉아서 무릎을 세우고
양팔을 앞으로 나란히 뻗는다.

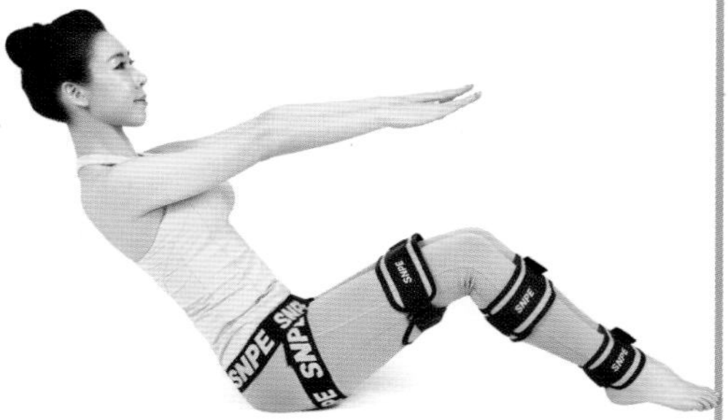

1

상체를 뒤로 45°정도 기울이
복부에 힘을 준다.

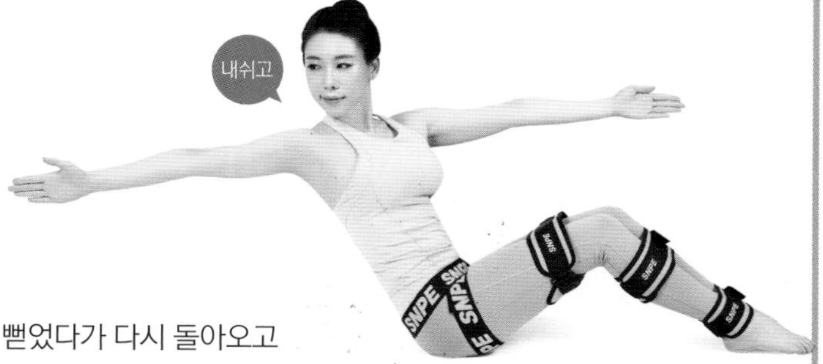

2

내쉬고

오른팔을 뒤로 뻗었다가 다시 돌아오고
왼팔을 뻗었다가 돌아오기를 반복한다.

3

10회 반복 후 한 쪽에 5~10초씩 유지한다.

10 코어 트위스트

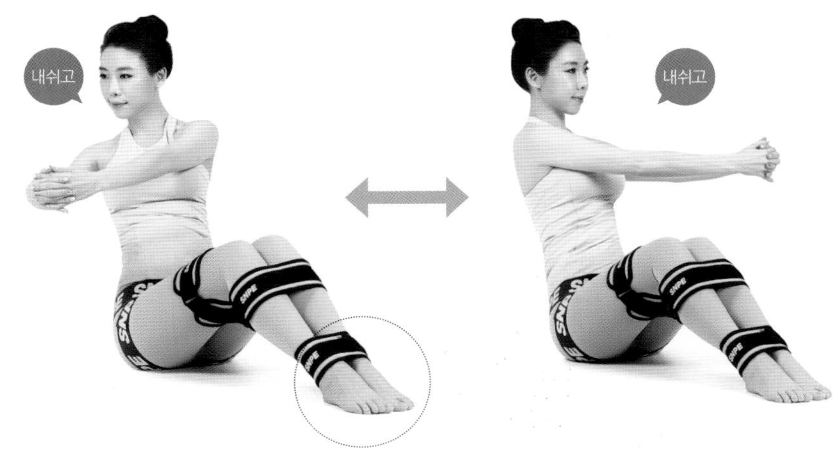

1 척추를 펴고 앉아서 무릎을 세우고 양팔로 큰 원을 만들어 깍지를 낀다.
상체를 약간 뒤로 기울여서 복부에 힘이 들어가도록 한다.
호흡을 내쉴 때 상체를 오른쪽, 왼쪽으로 비틀며 복부를 수축한다.

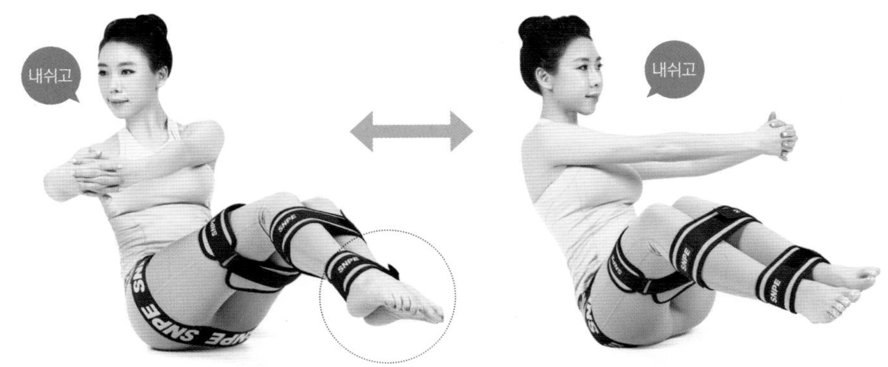

2 발을 바닥에서 들어 올려서 팔과 다리가 교차하도록 상체를 비튼다.
상체를 비틀 때 복부에 힘을 주어 수축하고 천천히 오른쪽, 왼쪽으로 비틀며
10회~30회 반복한다.

SNPE 벨트 운동–코어 강화

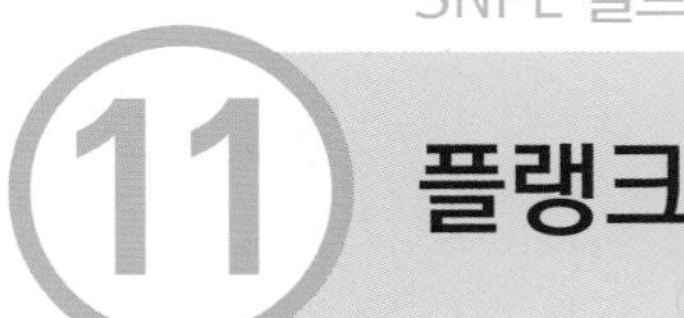

11 플랭크

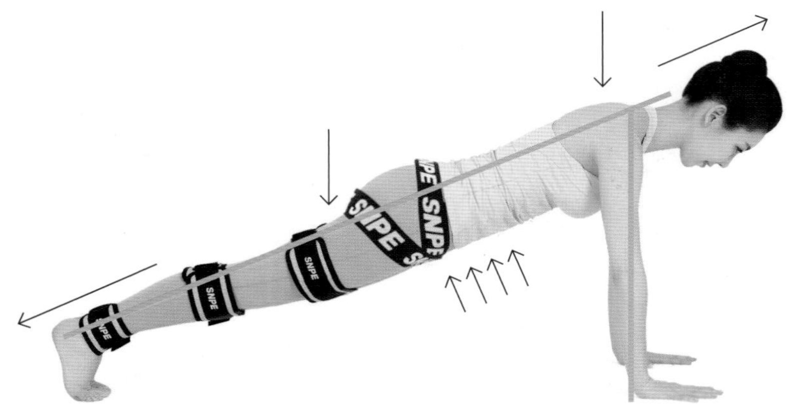

팔이 바닥과 수직이 되며 머리, 골반, 발뒤꿈치가 일직선에 오도록 유지한다.

허리가 아래로 너무 쳐지지 않도록 하며 어깨뼈가 위로 솟지 않도록 한다.

호흡을 내쉴 때 엉덩이, 복부를 수축하고 다리 사이를 최대한 붙인다.

자세를 30초 유지하며 3~5세트 반복한다.

기대효과 전신 근력 강화, 코어 강화, 체형교정

SNPE 벨트 운동-코어 강화

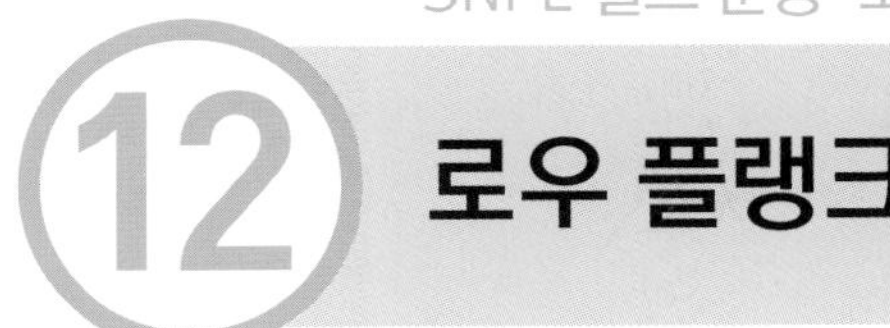

12 로우 플랭크

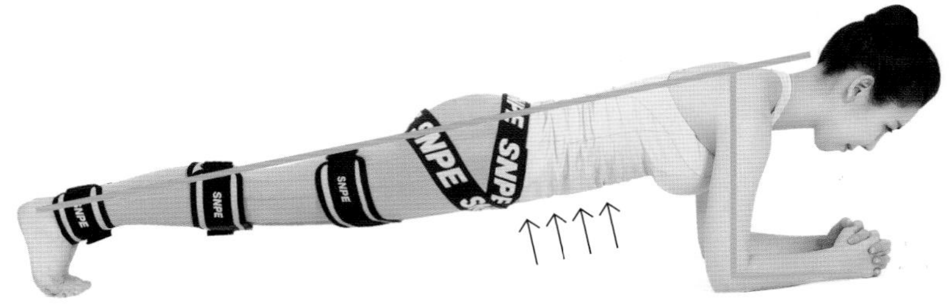

팔꿈치와 어깨를 수직으로 두고 플랭크 자세를 취한다.

양손을 깍지 끼고 자세를 30초 유지하며 3~5세트 반복한다.

SNPE 벨트 운동-코어 강화

13 사이드 플랭크

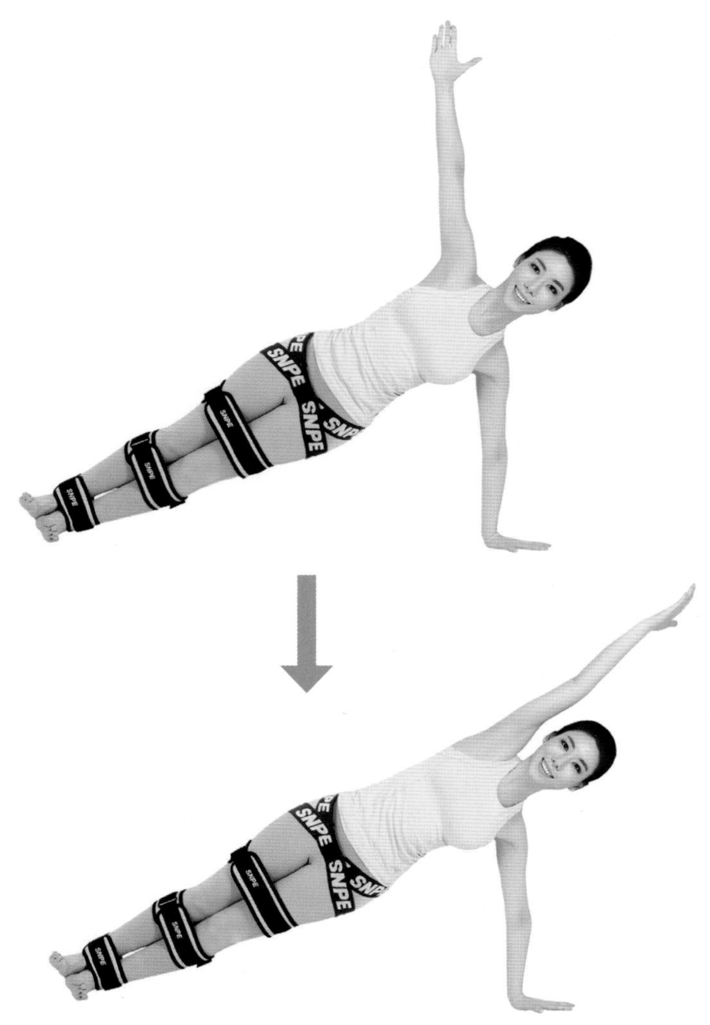

플랭크 동작에서 한쪽 팔로 중심을 이동하여 옆으로 몸의 방향을 바꾼다.

위쪽의 팔을 들어 올리고 복부에 힘을 주어 동작을 유지한다.

반대쪽도 실시한다.

14 로우 사이드 플랭크

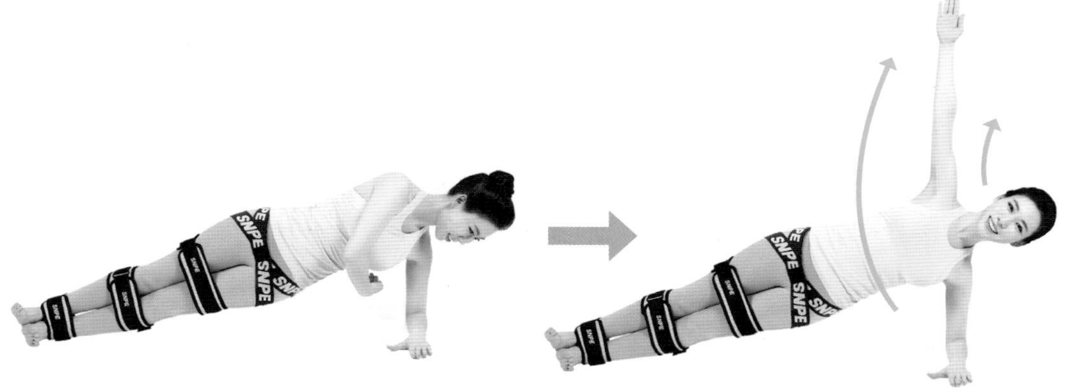

한쪽 팔꿈치를 바닥에 대고 옆으로 누운 상태에서 골반을 들어 올린다.

팔꿈치와 어깨는 수직을 이루도록 한다.

위쪽의 팔을 뻗고 복부에 힘을 주어 동작을 유지한다.

위쪽의 팔을 반대쪽 몸통 아래로 옮겼다가 다시 들어 올리기를 반복한다.

초보자

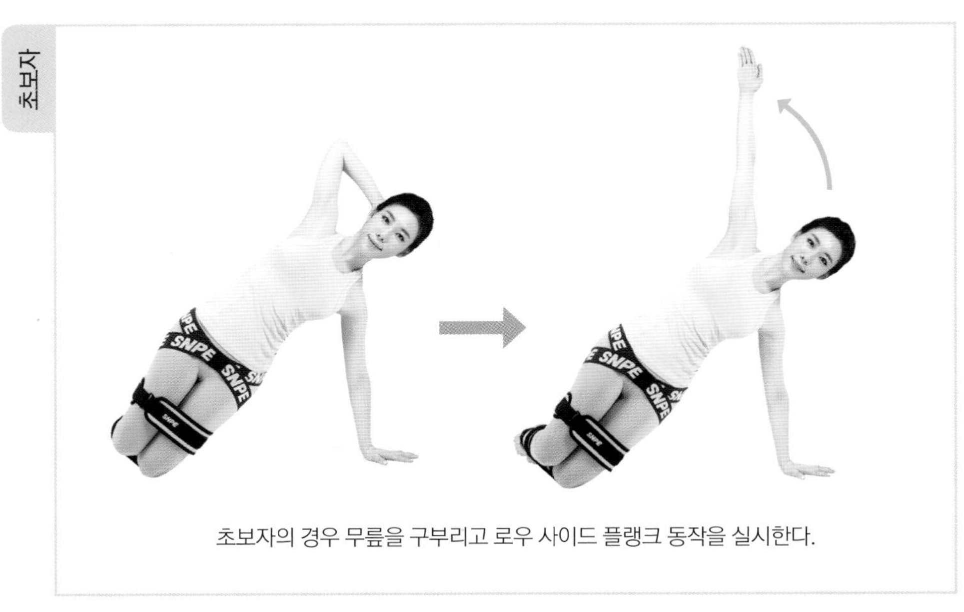

초보자의 경우 무릎을 구부리고 로우 사이드 플랭크 동작을 실시한다.

15 리버스 플랭크

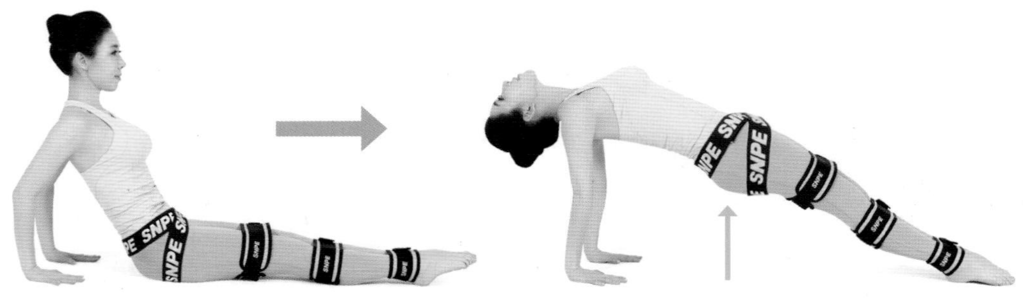

다리를 펴고 앉아서 손끝이 골반 쪽으로 향하도록 양손을 등 뒤에 둔다.

골반을 위로 들어 올리고 발바닥 전체를 바닥에 붙인다.

어깨와 손목은 바닥과 수직이 되도록 한다.

머리에 힘을 빼고 아래로 떨어뜨리며 자세를 유지한다.

초보자

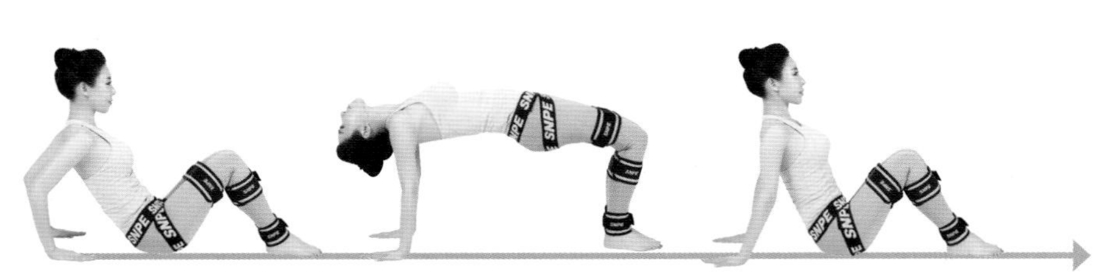

무릎을 세우고 앉아서 손끝이 골반 쪽으로 향하도록 양손을 등 뒤에 둔다.

골반을 위로 들어 올리고 어깨와 손목은 바닥과 수직이 되도록 한다.

머리에 힘을 빼고 아래로 떨어뜨리며 자세를 유지한다.

손끝의 방향을 반대로 바꿔서 동작을 할 수도 있다.

SNPE 벨트 운동-코어 강화

16 크런치

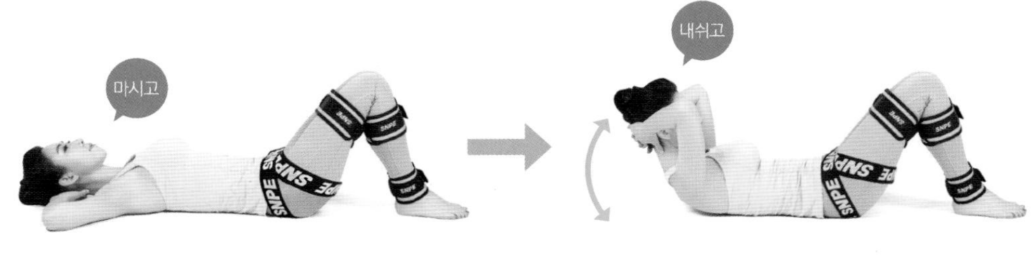

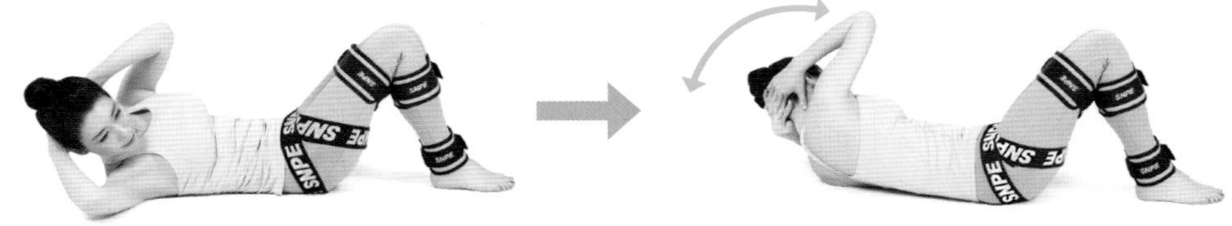

누워서 무릎을 세우고 양손을 머리 뒤로 깍지를 낀다.

호흡을 내쉴 때 어깨를 바닥에서 들어올리며 상복부의 수축을 느낀다.

머리가 완전히 바닥에 닿지 않도록 하며 동작을 반복한다.

상체를 좌우로 움직이며 동작을 반복한다.

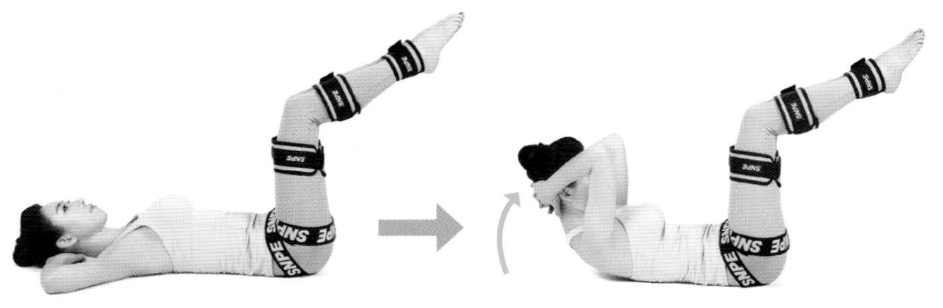

무릎을 굽혀 다리를 들어 올리고 크런치 동작을 실시한다.

SNPE 벨트 운동-코어 강화

발끝 터치 크런치

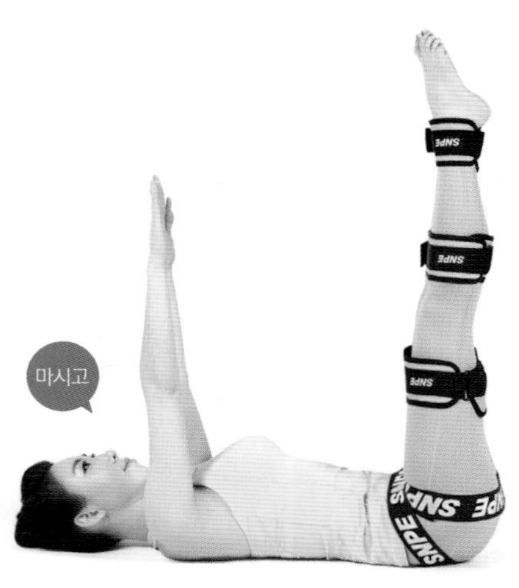

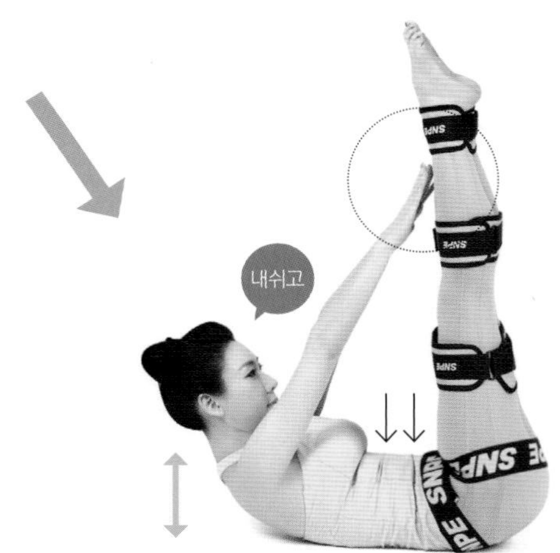

누워서 다리를 90°로 들고 양팔을 앞으로 나란히 뻗는다.

호흡을 내쉬면서 복부에 힘을 주며 손끝이 발끝을 터치하고 처음 자세로 돌아간다.

약간 빠르게 10~30회 진행한다.

SNPE 벨트 운동–코어 강화

18 리버스 크런치

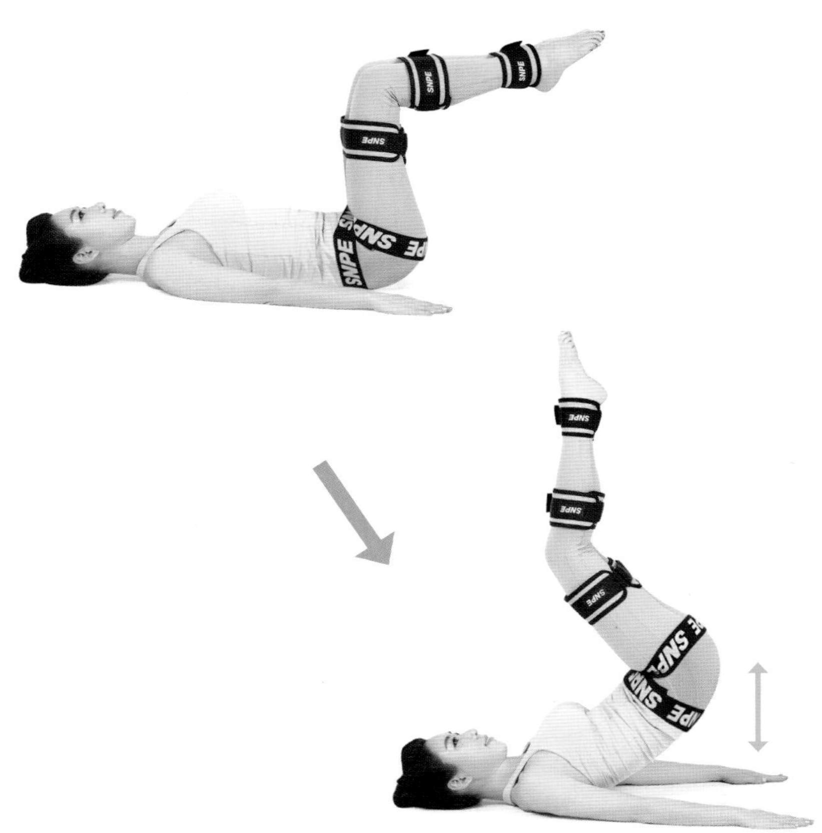

누워서 다리를 들고 무릎을 90°로 구부린다.

양손으로 골반 옆 바닥을 받치고 복부에 힘을 주며 하체를 들어 올린다.

천천히 허리, 골반 순서로 바닥에 내려놓았다가 다시 들어 올리는 동작을 반복한다.

19 사이드 레그 업

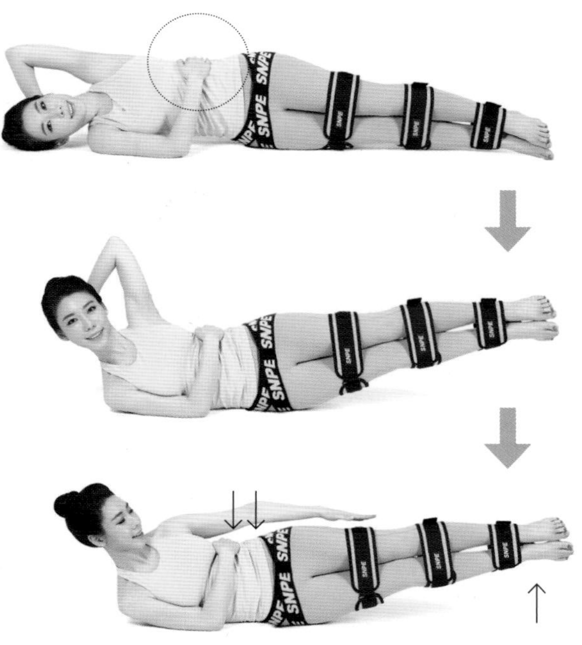

1

옆으로 누워서 아래팔은 복부에 위쪽의 팔은 머리 뒤에 놓는다.

상체를 들어 중심을 잡고 하체를 함께 들어 올린다.

위쪽의 팔을 다리 쪽으로 펴서 옆구리를 수축하고 균형을 유지한다.

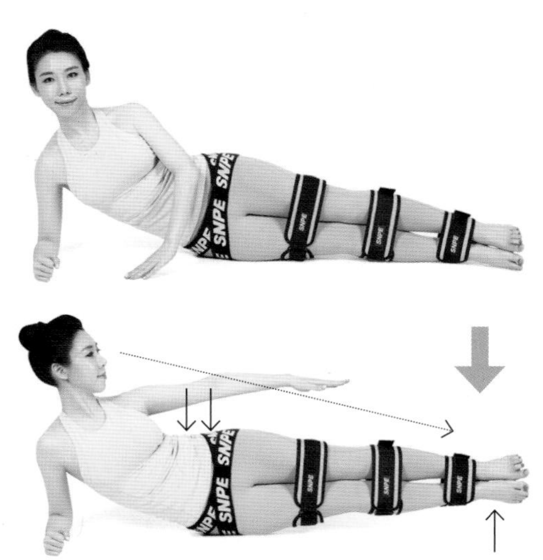

2

팔꿈치로 바닥을 짚고 동작을 취한다.

위쪽의 팔을 수평으로 뻗어 발끝을 보며 하체를 들어올리고 유지한다.

20 슈퍼맨

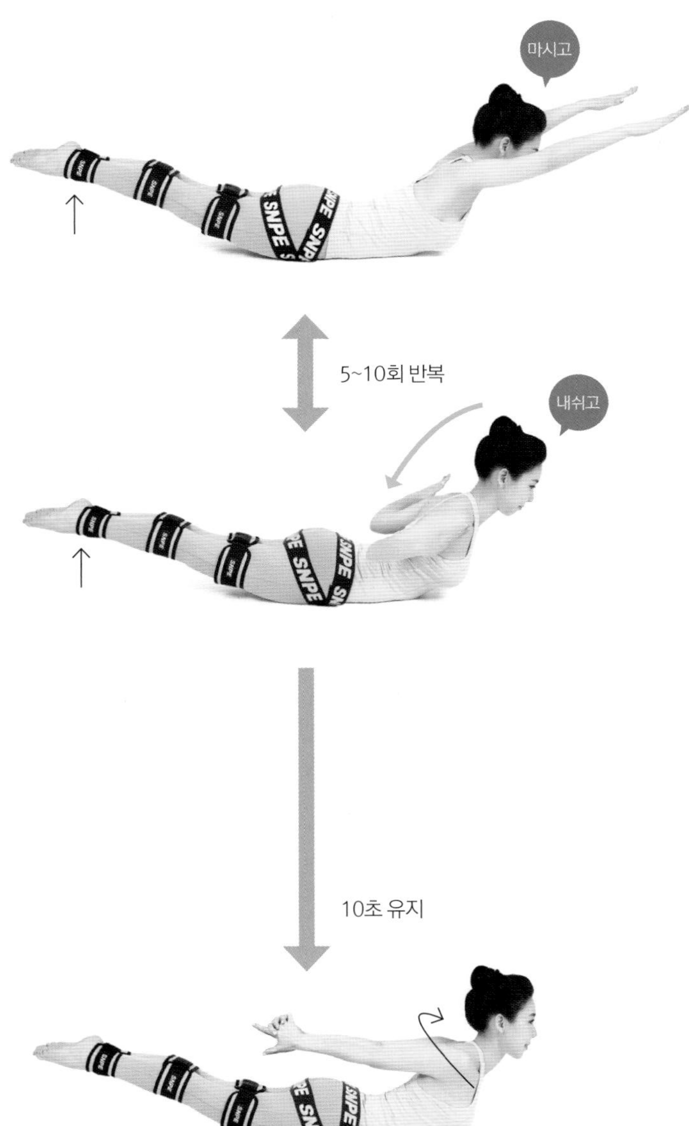

바닥에 엎드려서 양팔을 만세하고 상·하체를 동시에 들어 올린다.

등과 엉덩이에 힘을 주고 다리 사이도 최대한 모아준다.

2

호흡을 내쉴 때 팔을 W 모양으로 만들어 팔꿈치를 몸통 가까이 붙인다.

호흡을 마시면서 팔을 앞으로 뻗었다가 내쉴 때 W 모양으로 돌아와 등 근육을 수축한다.

양손을 등 뒤로 깍지 껴서 상·하체를 동시에 들어 올리고 10초 동안 유지한다.

어깨는 내리고 어깨뼈 사이가 좁아지도록 수축한다.

SNPE 스트레칭 동작

기대효과

유연성 증가

혈액순환 개선

부종 예방과 완화

근육통 예방 및 완화

바른 자세 교정

전신의 근육, 근막 이완

척추의 유연성 향상

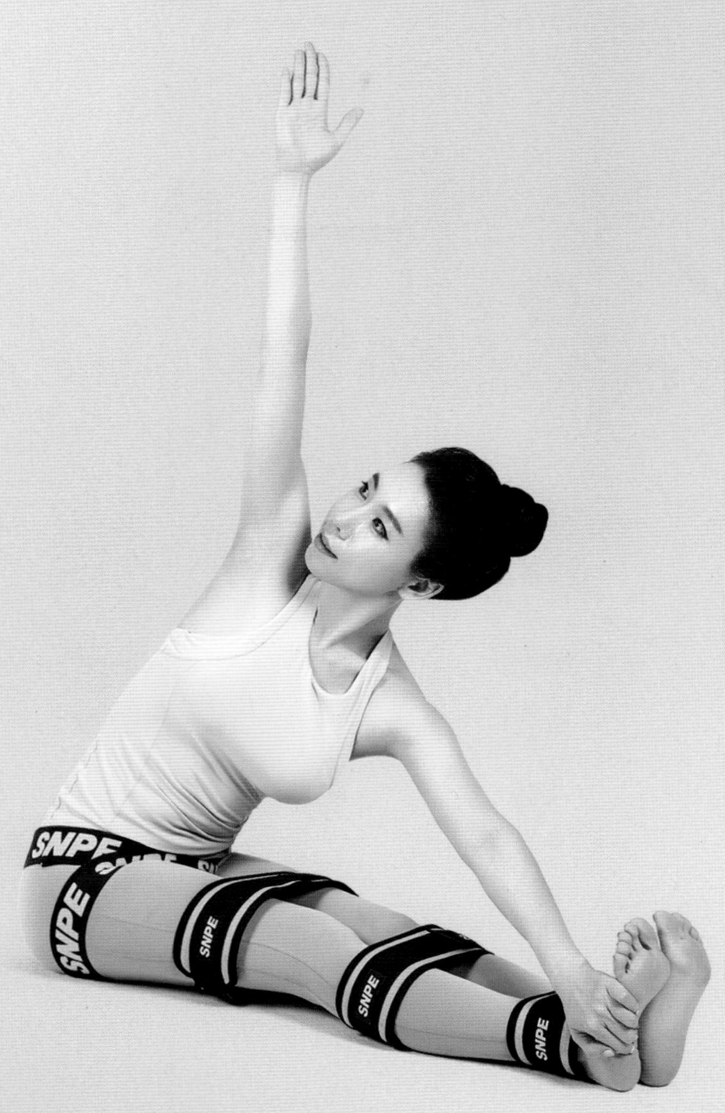
SNPE
SNPE
SNPE
SNPE
SNPE

SNPE 벨트 운동-스트레칭

서서 전신 스트레칭

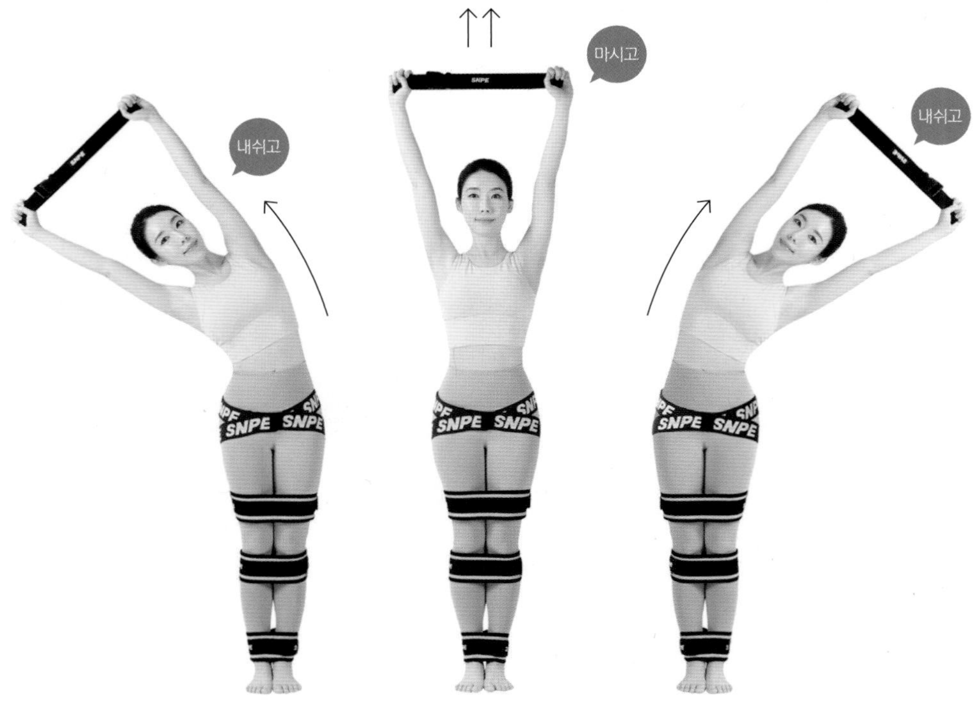

서서 SNPE 버클형 벨트를 넓게 잡고 팔을 위로 뻗는다.

호흡을 마실 때 척추를 곧게 펴고 내쉴 때 상체를 오른쪽으로 기울인다.

상체를 옆으로 기울일 때에는 다리 사이를 최대한 붙이고 복부에 힘을 준다.

가운데로 돌아왔다가 왼쪽으로 기울이고, 양쪽을 번갈아 진행한다.

기대효과 전신 스트레칭 / 휜 다리, 골반 교정 / 자세교정

서서 상체 숙이기

초보자

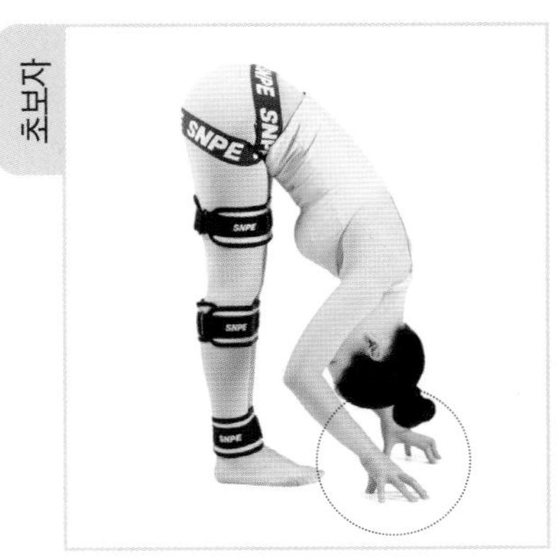

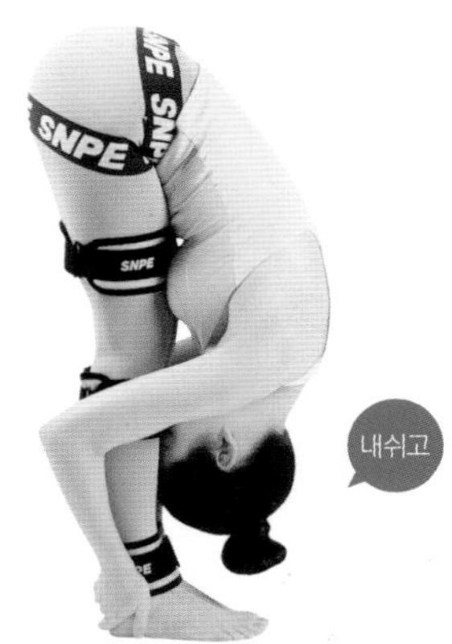

선 자세에서 무릎을 굽히고 양손으로 바닥을 짚어 상체를 아래로 숙인다.

다리를 펼 수 있는 만큼 서서히 펴고 양손으로 발목 뒤를 잡아 자세를 유지한다.

체중을 발가락 쪽으로 이동하여 다리 뒤쪽에 자극을 준다.

초보자

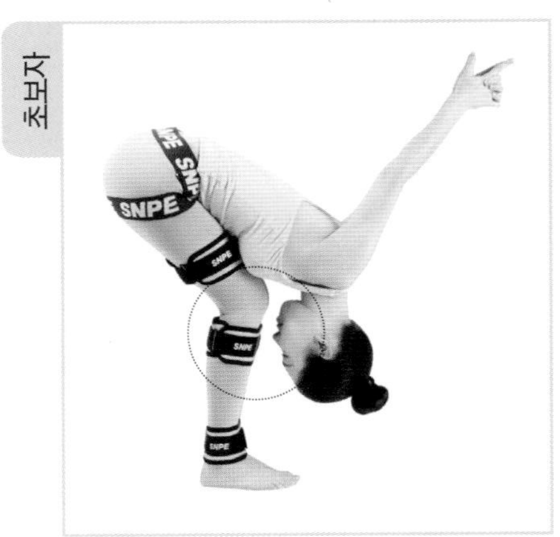

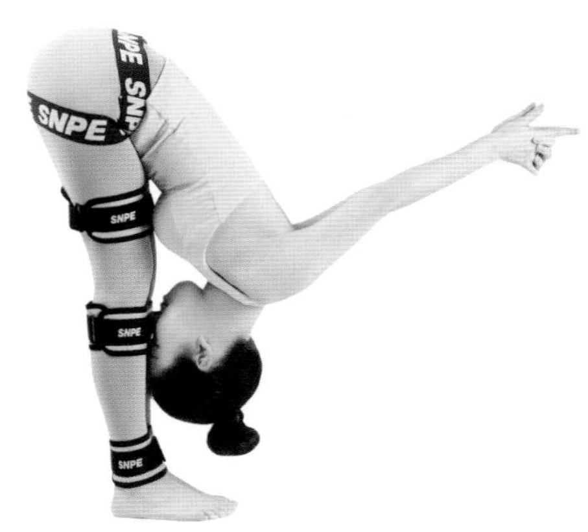

양손을 등 뒤로 깍지 껴서 무릎을 굽히고 상체를 아래로 숙인다.

다리를 펼 수 있는 만큼 서서히 펴고 동작을 유지한다.

기대효과 신체 뒷면 스트레칭 / 허리, 어깨 통증 완화

SNPE 벨트 운동-스트레칭

다리 펴고 사이드 스트레칭

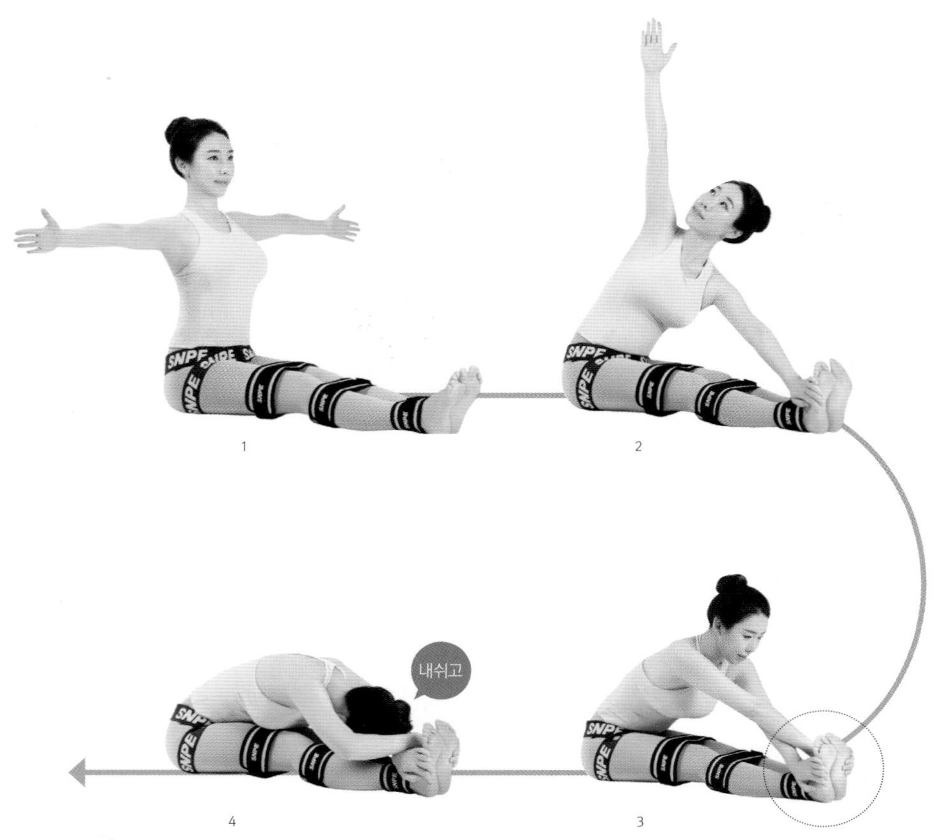

다리를 펴고 앉아서 양팔을 옆으로 벌린다.

척추를 곧게 편 상태에서 상체를 앞으로 45° 정도 숙여 왼손으로 오른발을 잡고 오른팔은 위로 뻗는다.

오른손으로 왼발을 잡고 상체를 아래로 숙인다.

반대쪽도 똑같이 시행한다.

기대효과 상체 옆면, 팔, 다리, 등 스트레칭

앉아서 상체 숙이기

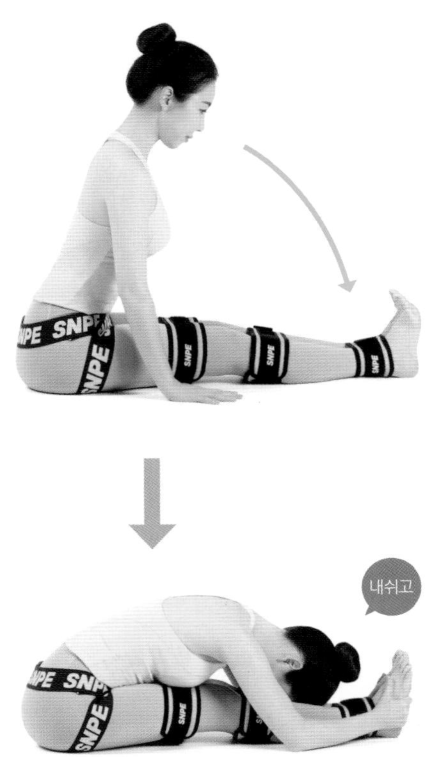

다리를 펴고 앉아서 척추를 곧게 편다.

양손으로 바닥을 짚고 호흡을 내쉴 때마다 상체를 천천히 아래로 숙인다.

양손으로 발끝을 잡고 복부가 허벅지에 닿도록 하여 동작을 유지한다.

유연성에 따라 상체를 숙이는 정도를 조절하여 시행한다.

기대효과 등, 허벅지 뒤근육, 종아리 스트레칭

5 고양이 자세

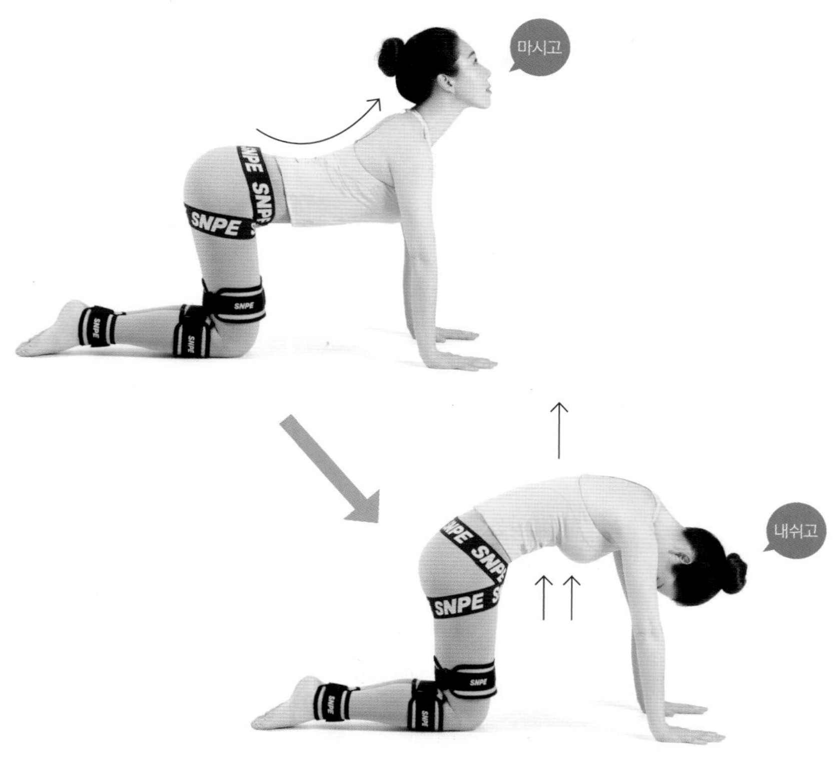

기어가는 자세에서 어깨 아래에 손목을,
골반과 무릎은 바닥과 수직이 되도록 정렬을 맞춘다.
숨을 마시면서 고개를 들고 허리가 쏙 들어가도록 한다.
숨을 내쉴 때 등을 둥글게 말아 고개를 숙여 배꼽을 본다.
천천히 동작을 반복하며 척추를 부드럽게 이완시켜준다.

기대효과 뭉친 등, 허리 근육 이완 / 척추의 유연성 증가

고양이 어깨 풀기

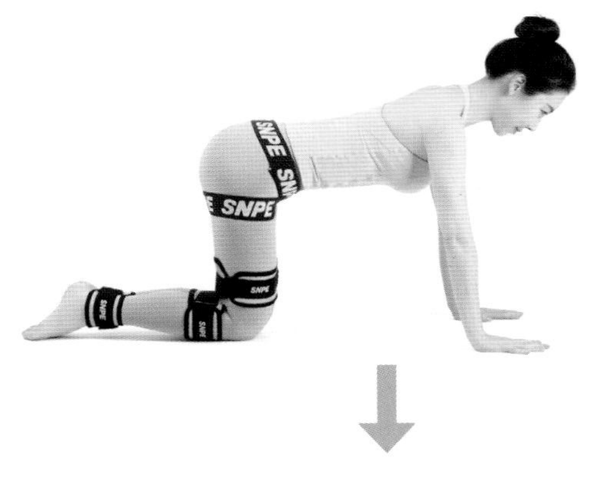

기어가는 자세에서 양팔을 앞으로 뻗어 가슴을 바닥으로 낮춘다.

무릎은 직각이 되도록 하고 어깨에 힘을 뺀다.

숨을 내쉴 때 복부를 수축하며 30초간 동작을 유지한다.

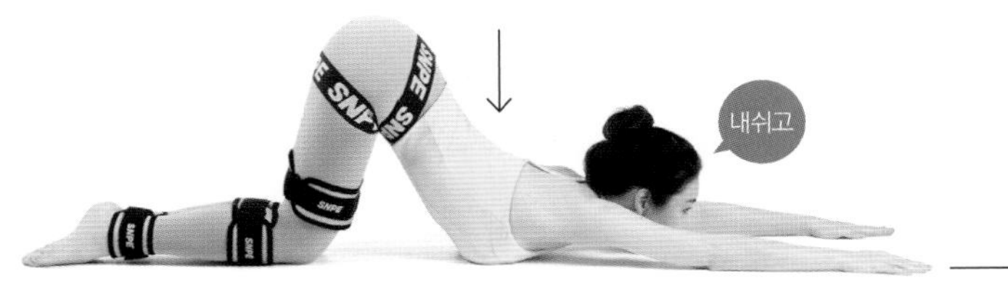

초보자

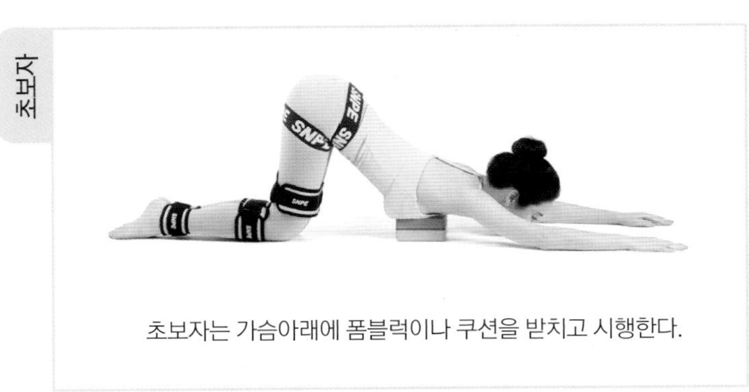

초보자는 가슴아래에 폼블럭이나 쿠션을 받치고 시행한다.

기대효과 어깨 통증 완화 / 변비 해소 / 장의 운동을 활성화

7 고양이 어깨 스트레칭

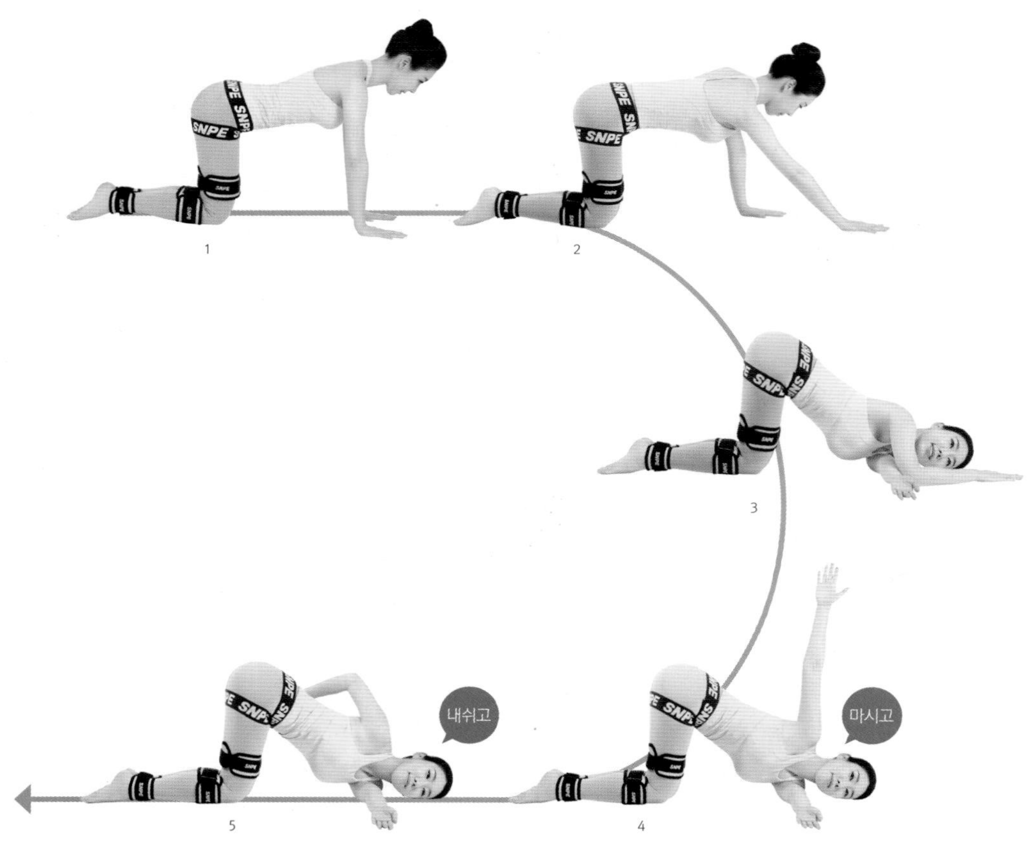

기어가는 자세에서 오른손을 앞으로 짚고 왼팔을 오른팔 아래에 깊숙하게 넣은 상태로 왼쪽 어깨를 바닥에 내려놓는다.

왼쪽 어깨는 가슴 앞으로 두고 오른팔을 위로 올려 가슴 뒤로 활짝 열어준다.

오른팔을 등 뒤로 돌려 유지하며 어깨를 스트레칭한다.

기대효과 뭉친 어깨 근육 이완 / 장의 운동을 활성화

SNPE 벨트 운동-스트레칭

개구리 어깨 풀기

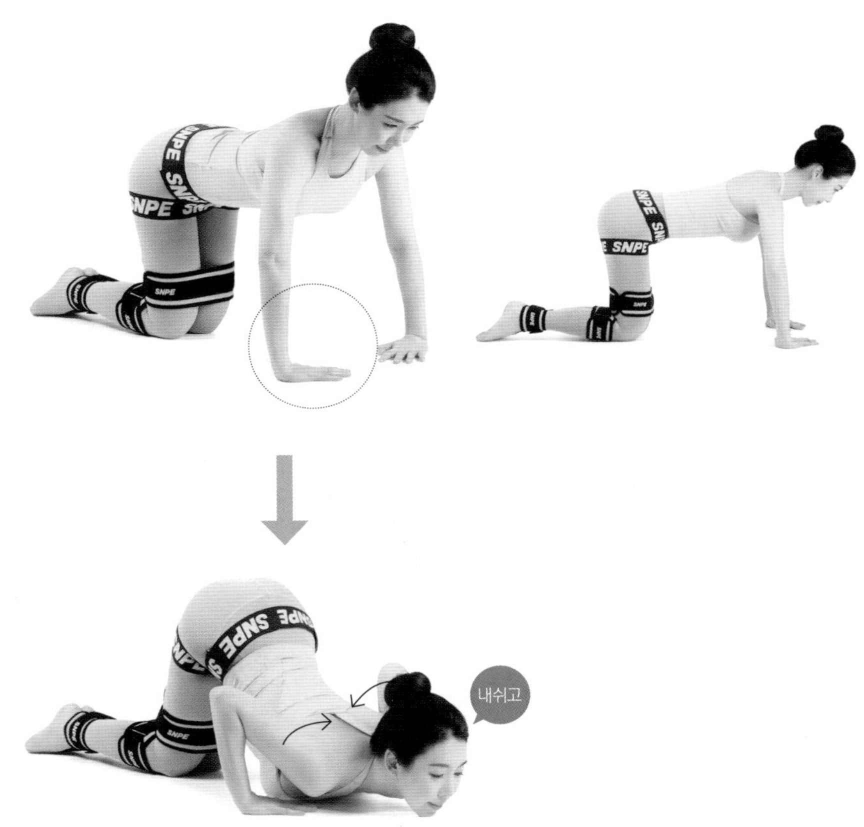

기어가는 자세에서 양손 끝을 마주 보도록 한다.

가슴과 턱을 바닥에 내려놓고 양쪽 어깨뼈 사이를 수축한다.

동작이 잘 되지 않을 때에는 가슴 아래 쿠션을 받치고 실시한다.

기대효과 어깨뼈 사이, 뭉친 어깨 근육 이완 / 장의 운동을 활성화

9 무릎 굽혀 사이드 스트레칭

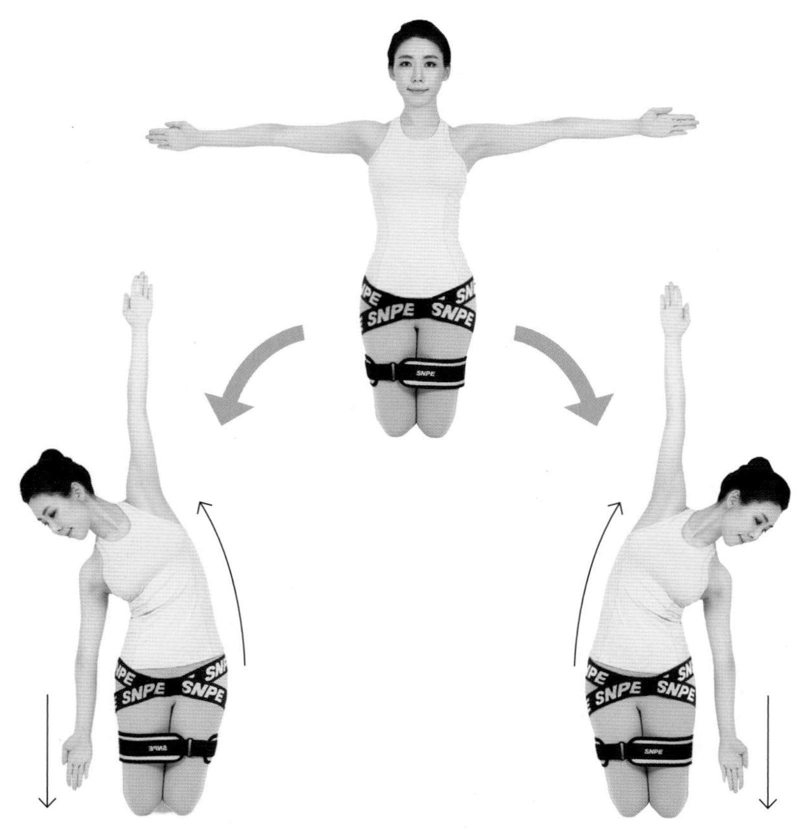

무릎을 바닥에 대고 서서 양팔을 옆으로 나란히 뻗는다.

양팔을 나란하게 한 상태에서 좌우로 기울여 신체 옆면을 스트레칭한다.

옆에서 봤을 때 골반이 뒤로 빠지지 않도록 척추를 바르게 세우고 진행한다.

기대효과 신체 옆면 스트레칭 / 신체의 좌우 균형 / 어깨 근육 이완

10 ㅁ자 만들기

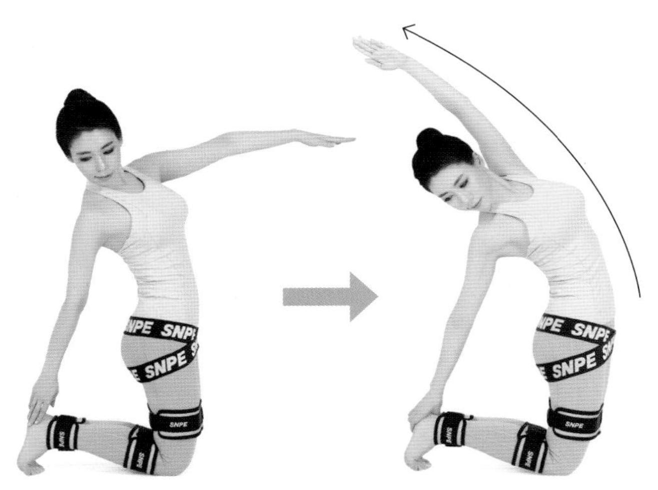

무릎으로 서서 발끝을 세운다.

오른손으로 발뒤꿈치를 잡고 왼팔을 위로 뻗는다.

머리를 오른쪽으로 떨구고 왼팔을 귀 옆으로 붙여서 신체 왼쪽의 옆면과 앞면을 스트레칭한다.

반대쪽도 똑같이 실시한다.

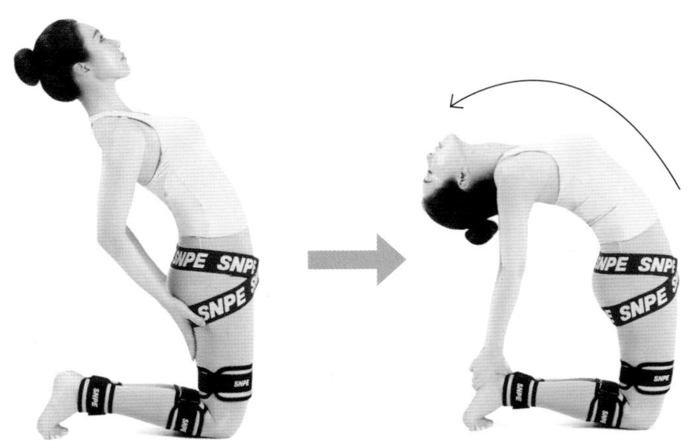

2

양손을 골반 아랫부분에 받치고 골반을 앞쪽으로 밀어준다.
고개를 들어 위를 바라보며 신체 앞면을 천천히 스트레칭한다.
양손을 발뒤꿈치로 옮겨서 **ㅁ자 만들기** 동작을 완성한다.

기대효과 신체 앞쪽 근육 이완 / 가로막의 긴장 이완 / 가슴의 답답함 해소

SNPE 벨트 운동-스트레칭

등 뒤 깍지 상체 숙이기

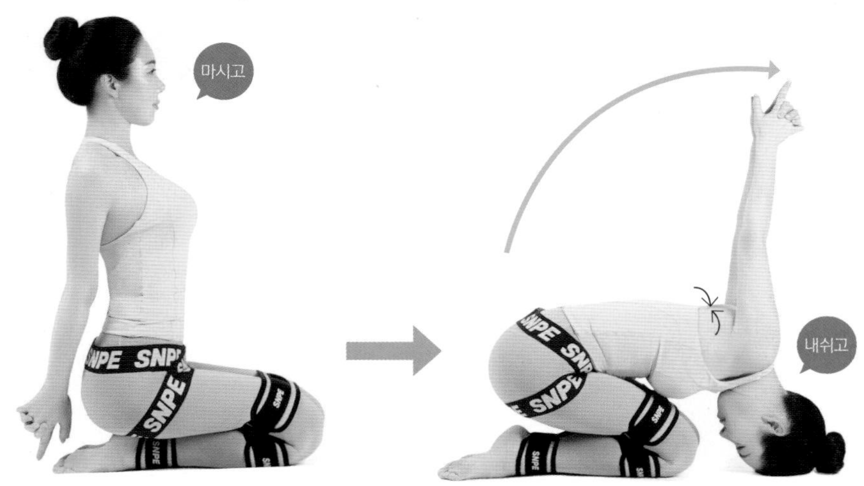

무릎을 꿇고 앉아서 양손을 등 뒤로 깍지 낀다.

숨을 들이마셨다가 내쉬면서 상체를 앞으로 기울인다.

팔을 위로 들어 올리고 어깨뼈 사이를 수축한다.

기대효과 뭉친 어깨 근육 이완

12 ㅅ자 만들기

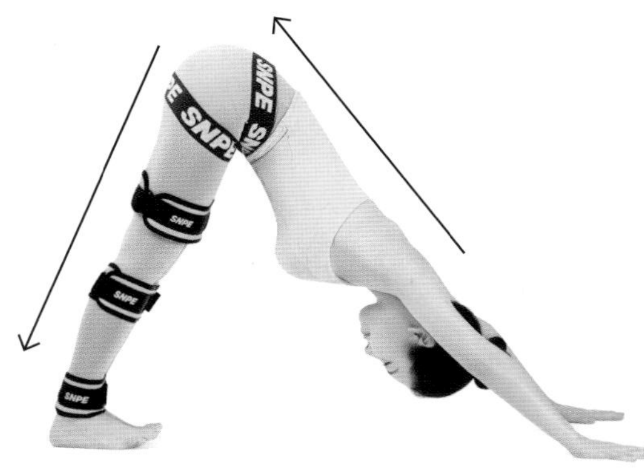

기어가는 자세에서 팔과 다리를 펴고 ㅅ자 모양을 만든다.

꼬리뼈를 최대한 위로 끌어올려서 척추 전체를 편다는 느낌으로 실행한다.

발뒤꿈치를 바닥으로 낮추고 허리가 굽지 않도록 허리뼈 부분을 펴준다.

초보자

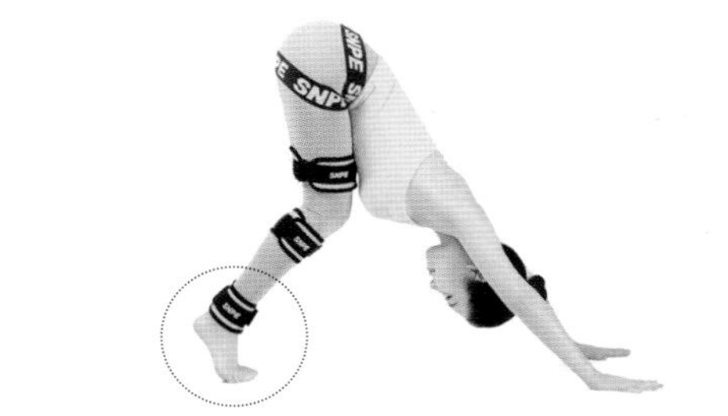

허리가 잘 펴지지 않는다면 발뒤꿈치를 들고 무릎을 굽혀서 척추 전체를 펴는 것에 집중한다.

응용 동작

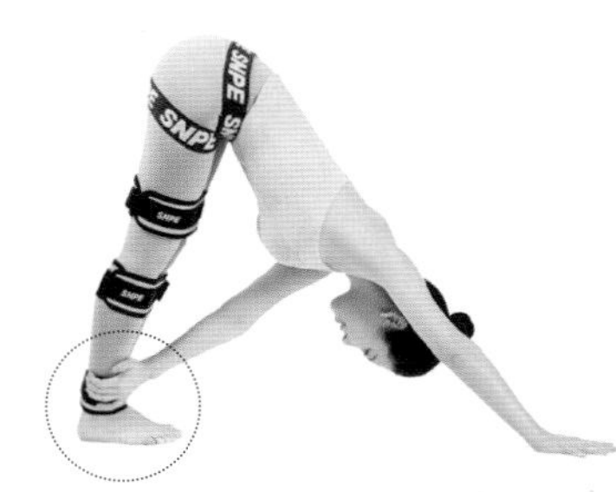

ㅅ자를 만든 상태에서 왼손으로 오른쪽 발목을 잡고 동작을 유지한다. 반대쪽도 시행한다.

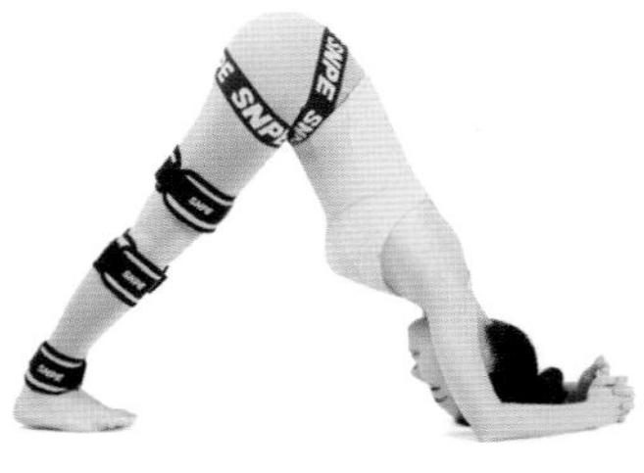

양팔꿈치를 바닥에 낮추면 다리 뒤쪽 근육에 더 강한 자극을 느낄 수 있다.

기대효과 척추기립근, 등, 허리 스트레칭 / 다리 뒤쪽 근육, 근막 스트레칭

13 코브라

엎드려서 팔꿈치를 바닥에 대고 상체를 일으킨다.
팔꿈치는 바닥과 수직이 되도록 한다.
어깨를 내리고 가슴을 확장한다.

팔을 펴고 턱 끝을 위로 살짝 들어 올려 동작을 유지한다.

무릎을 굽혀서 골반과 허벅지 앞부분까지 스트레칭이 되도록 한다.
숨을 마실 때 가슴을 확장하고 내쉴 때 허리와 엉덩이 부분을 수축한다.

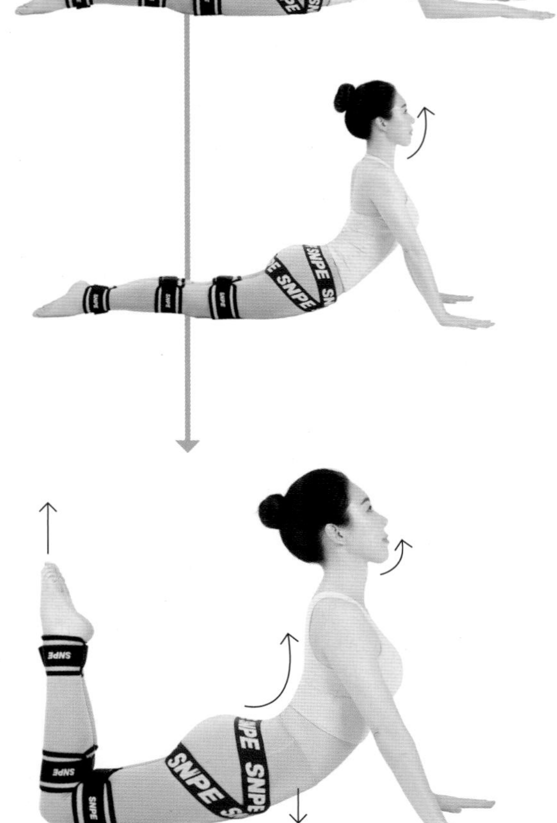

기대효과 상체 앞면 근육, 근막 스트레칭 / 배곧은근, 넙다리네갈래근, 엉덩허리근 스트레칭 / 허리 통증 완화

14 시소

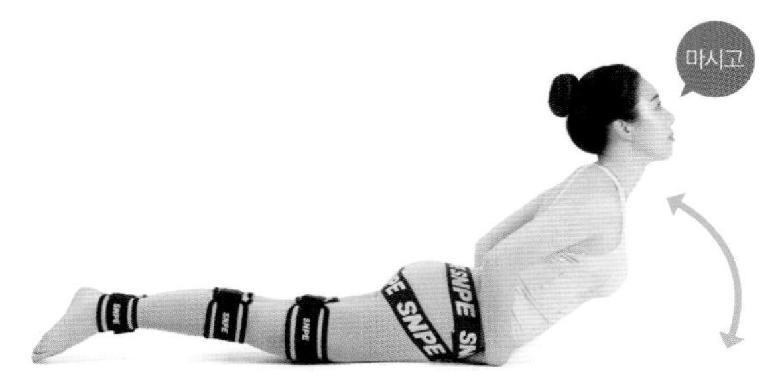

엎드려서 양손으로 주먹을 가볍게 쥐어 복부 아래에 놓는다.

숨을 마실 때 상체를 들고 내쉴 때 하체를 들어 올린다.

허리의 곡선을 유지하면서 앞뒤로 10~30회 반복한다.

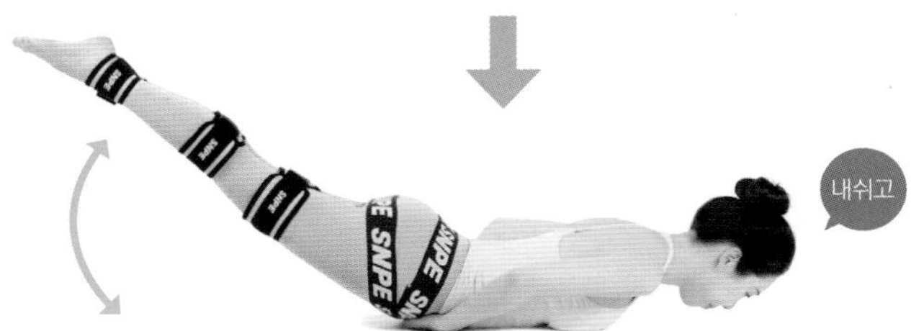

초보자

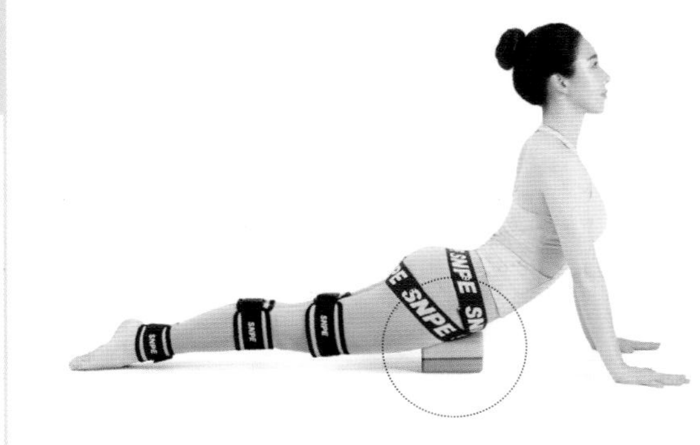

초보자는 골반 아래에 쿠션이나 블록을 받치고 실시한다.

기대효과 장의 운동 활성화 / 전신 혈액순환 / 소화불량 개선 / 변비, 생리통 완화 / 복부 속근육 스트레칭

15 누워서 다리 스트레칭

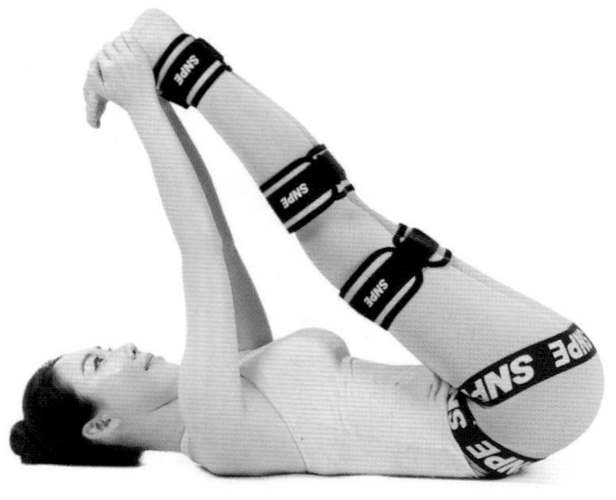

누워서 다리를 들어 올린다.

허리와 골반을 바닥에 그대로 둔 상태에서 진행한다.

손이 발끝에 닿는다면 양손으로 발을 잡고 실시한다.

초보자

SNPE 버클형 벨트를
발바닥에 걸고 양손으로 당겨
다리 뒤쪽을 스트레칭한다.

기대효과 다리 뒤쪽 근육, 근막 스트레칭 / 하체부종 해소 / 다리 혈액순환

SNPE 벨트 운동-스트레칭

16 누워서 비틀기

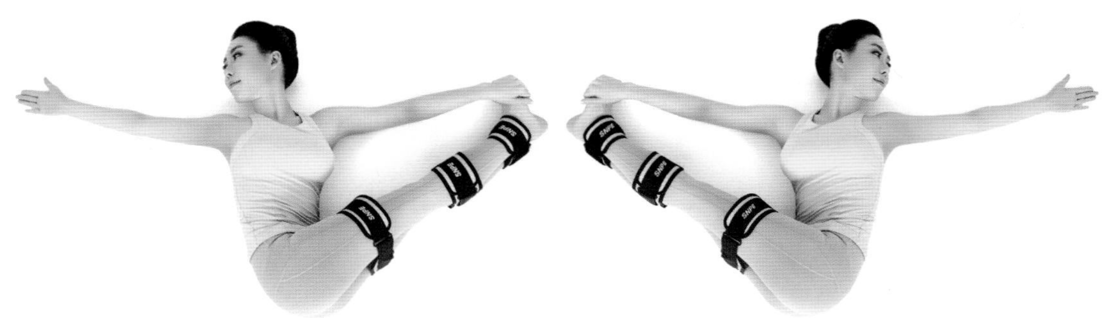

누워서 양팔을 옆으로 나란히 하고 다리를 위로 들어 올린다.

숨을 내쉴 때 다리를 왼쪽 바닥 가까이 내렸다가 마실 때 가운데로 돌아오고 다시 내쉴 때 오른쪽으로 내리기를 천천히 반복한다.

왼쪽에 다리를 내려놓고 왼손으로 발끝을 잡으며 고개는 오른쪽으로 두고 자세를 유지한다.

반대쪽도 똑같이 실행한다.

양쪽 어깨를 최대한 바닥으로 낮추고 호흡을 내쉴 때 복부를 수축하며 최대한 비튼다.

초보자

초보자는 무릎을 굽히고 동작을 실시한다.

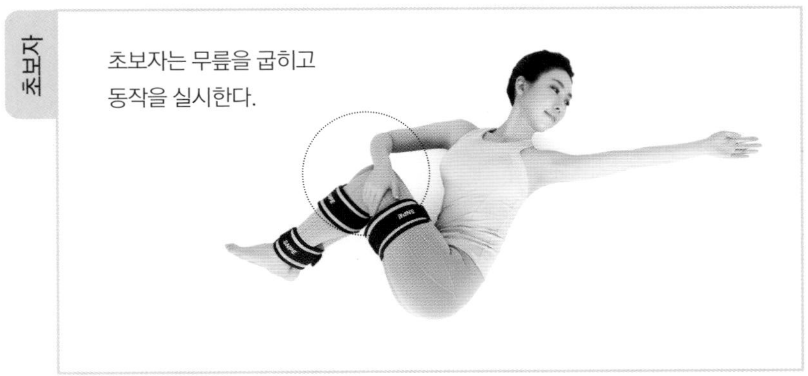

기대효과 복부, 옆구리 스트레칭 / 허리 통증 완화 / 다리 혈액순환

17 아치 만들기

기본동작

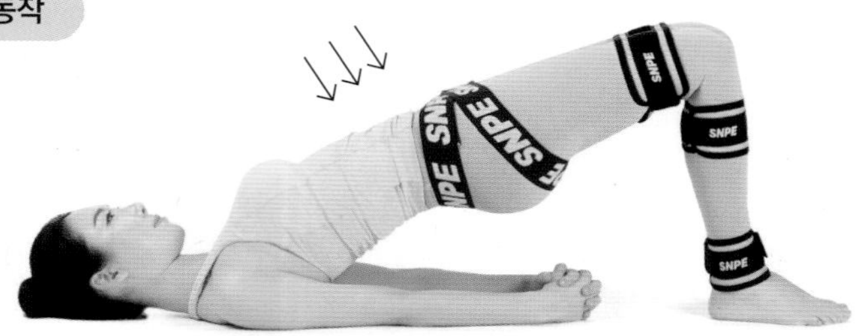

누워서 양손으로 골반 옆 바닥을 받치고 골반-허리-등 순서로 바닥에서 천천히 들어 올린다.

어깨-골반-무릎이 일직선이 되도록 정렬을 맞춘다.

양손을 골반 아래에서 깍지를 끼고 어깨를 등 뒤쪽으로 모아준다.

호흡을 내쉴 때 복부, 엉덩이, 허벅지 사이를 수축하며 자세를 유지한다.

응용동작

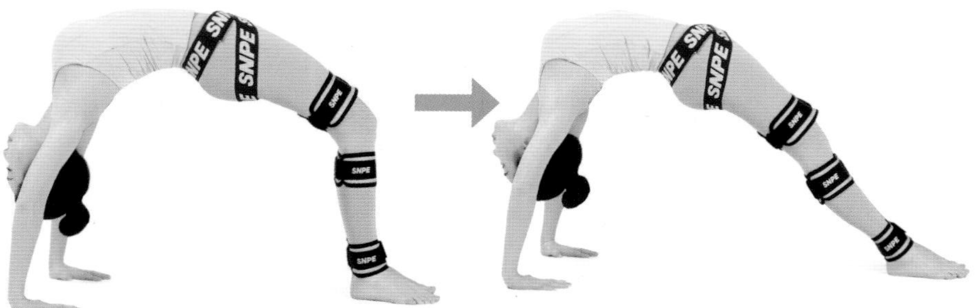

양손으로 머리 옆 바닥을 받치고 골반과 상체를 동시에 들어 올린다.

서서히 무릎을 펴고 응용 동작을 유지한다.

기대효과 골반 교정 / 어깨 근육 긴장 완화 / 신체 앞쪽 근육, 근막 스트레칭

18 공 만들기

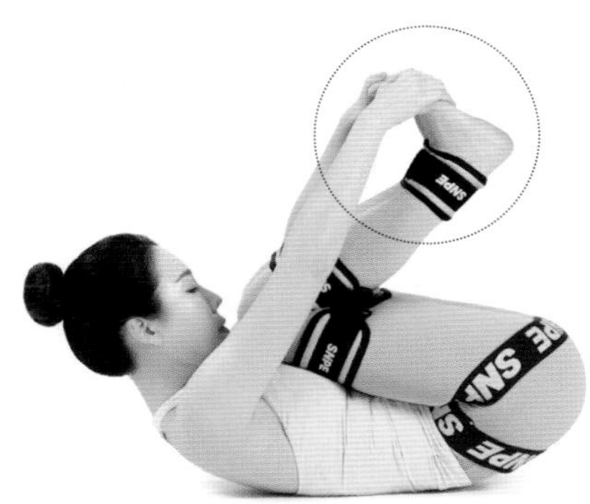

누운 상태에서 무릎을 구부려서 몸을 공처럼 작게 만들고 양손으로 발끝을 잡는다.

고개를 들어 턱을 무릎에 붙인다.

허리 뒤쪽의 수축된 부분을 가볍게 이완시켜준다.

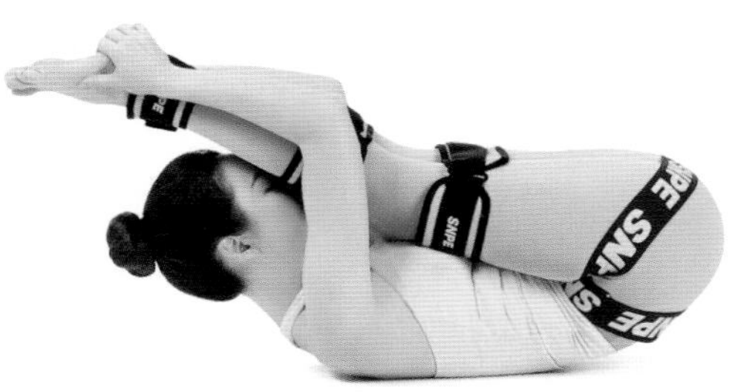

다리를 펴서 이마를 다리에 붙이고 동작을 유지한다.
다리 뒷면 스트레칭을 함께 할 수 있다.

기대효과 등, 허리 스트레칭 / 다리 뒷면 근육, 근막 스트레칭

SNPE 벨트 운동-스트레칭

19 뱀머리 들기

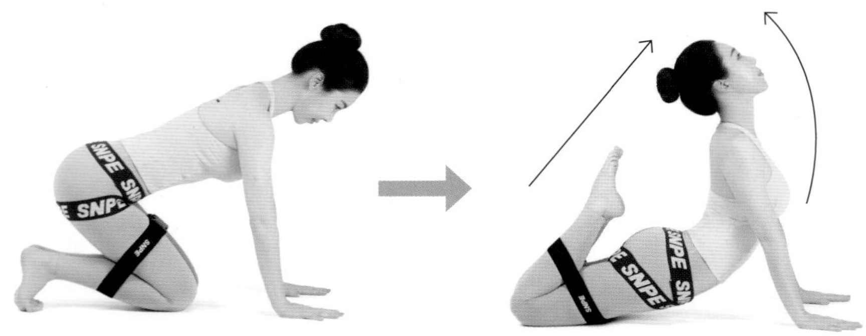

무릎을 꿇고 앉아서 SNPE 버클형 벨트를 착용한다.

천천히 엎드려서 팔꿈치로 바닥을 짚고 상체를 일으킨다.

팔을 펴서 가슴을 더 확장하고 발끝과 정수리가 가까워지도록 한다.

골반 밴드를 함께 착용하고 실시하면 골반을 바르게 정렬해주는 효과가 있다.

동작 후 일어나기

동작 후에는 옆으로 굴러서 일어난다.

기대효과	신체 앞면 근육, 근막 이완 / 허벅지, 복부 근육 스트레칭 / 목 주름 예방 가로막 이완, 깊은 호흡 유지 / 허리 통증 예방 및 완화

20 복부에 주먹대고 앞으로 숙이기

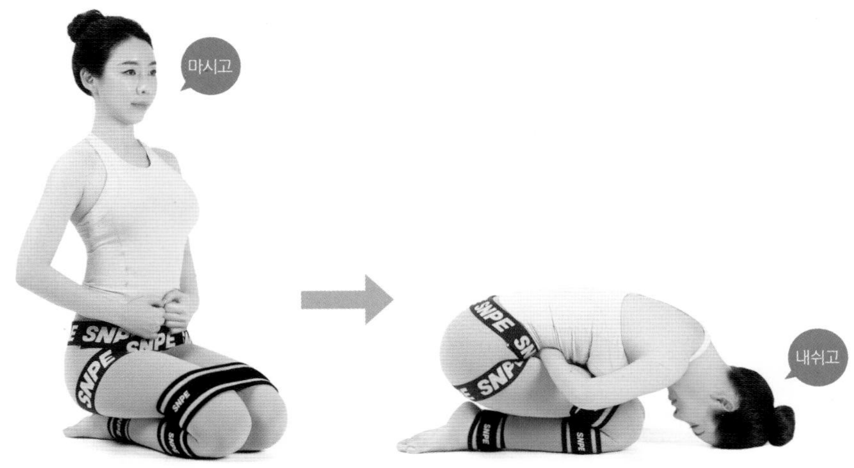

무릎을 꿇고 앉아서 주먹을 복부 아래에 둔다.

호흡을 마실 때 척추를 곧게 펴고 내쉬면서 상체를 아래로 숙인다.

주먹으로 복부를 자극 주며 동작을 유지한다.

'뱀머리 들기' 동작 후 연결해서 진행하여 수축된 허리 부분을 이완시켜준다.

기대효과 등, 허리 통증 완화 / 등, 허리 스트레칭 / 장내 가스 배출 / 장 운동 촉진

SNPE
도구
운동하기

01. SNPE 도구 운동 준비물

02. SNPE 도구 운동

- C무브 운동
- T무브 운동
- L무브 운동
- SC무브 운동

SNPE 도구 운동 준비물

기본 도구

SNPE 도구 운동(C,T,L,SC 무브)에 필수적인 기본 도구이다.

1

SNPE 웨이브베개

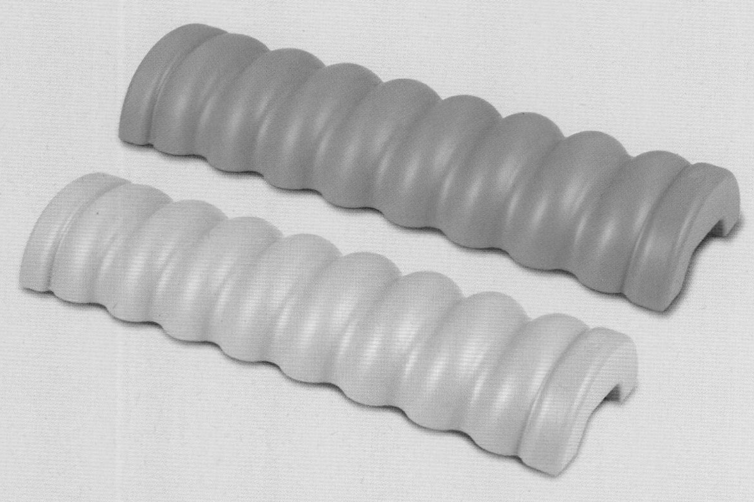

2

SNPE 다나손

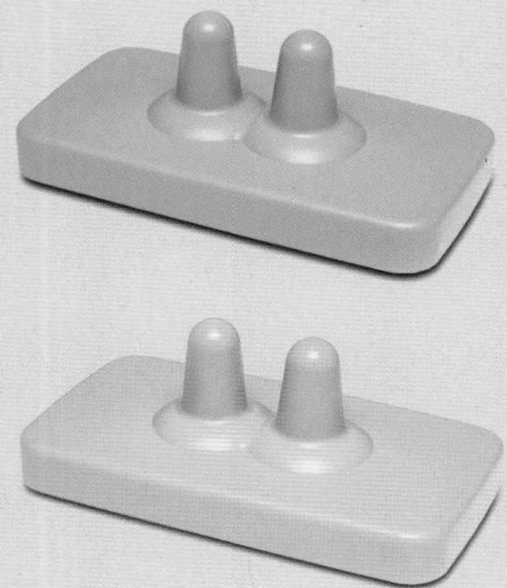

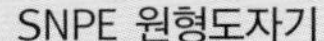

그 외 다양한 도구

SNPE 타원도자기

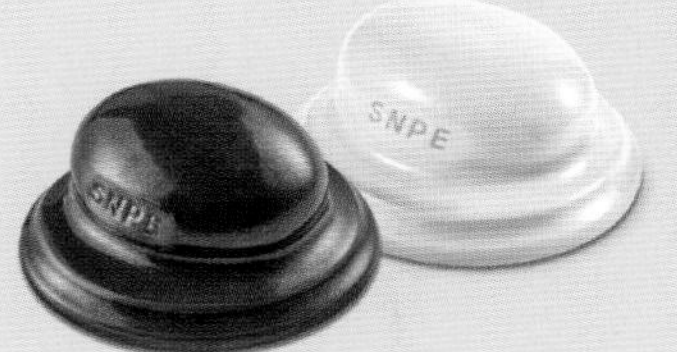

SNPE 원형도자기

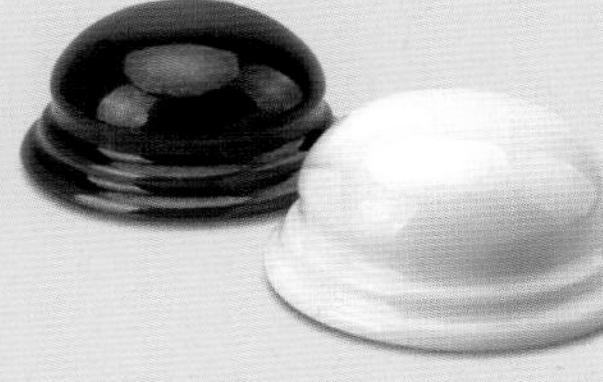

SNPE 미니 다나볼

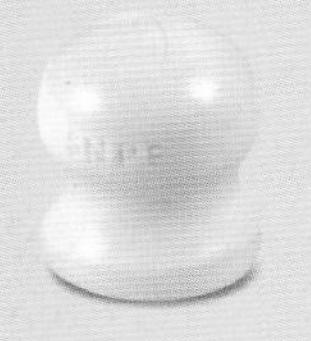

SNPE 투레일

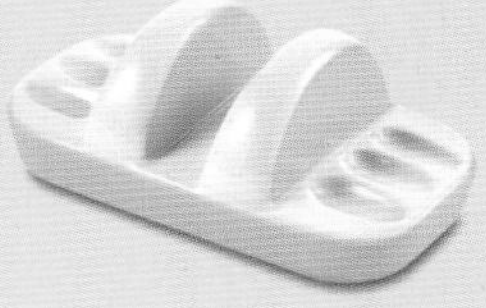

SNPE 도깨비손

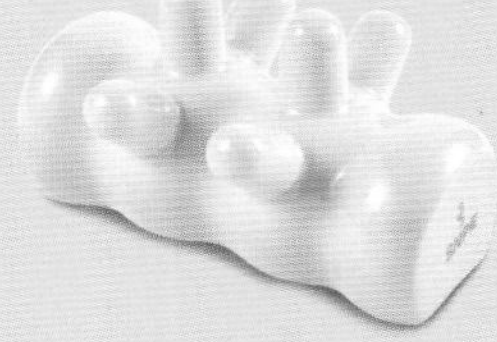

SNPE 왕도깨비손

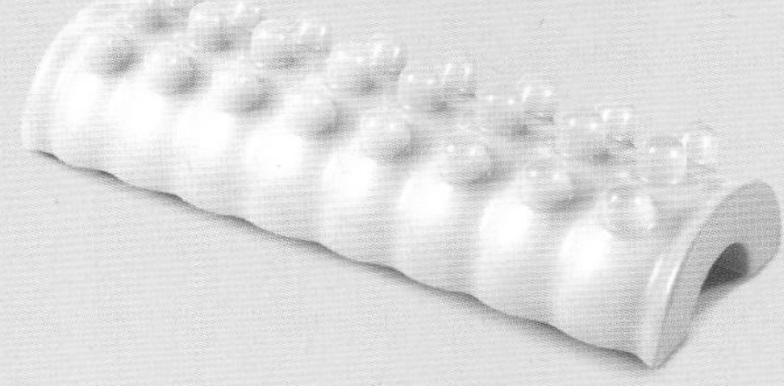

SNPE 나무손

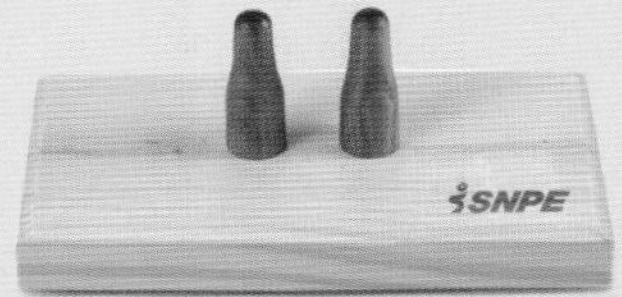

SNPE 웨이브베개

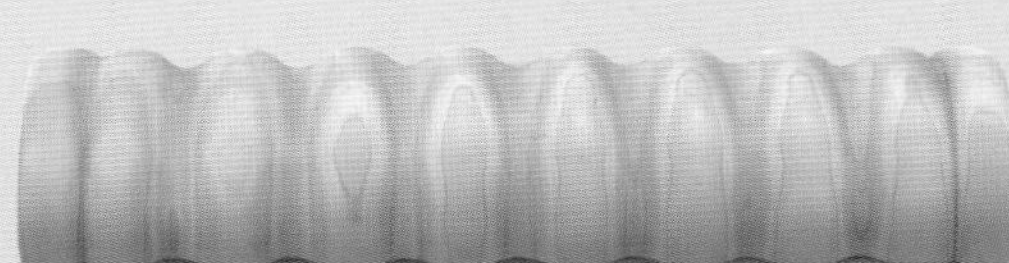

SNPE 웨이브롤러

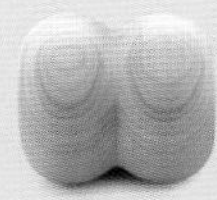

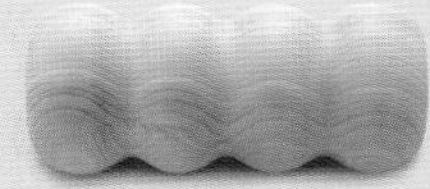

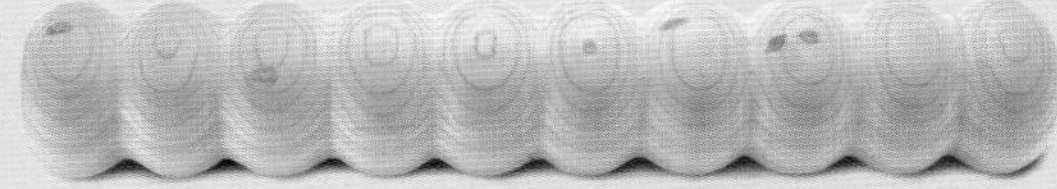

SNPE 웨이브스틱

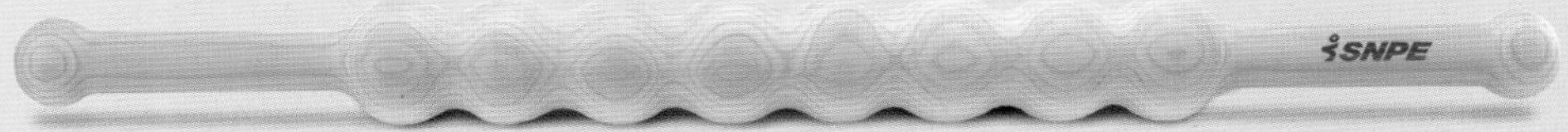

SNPE 벨트운동의 준비물은 p.106참고

SNPE Tip

SNPE 도구의 3 대 원리

1 손가락 형태의 설계

다나손 개발 배경

다나손은 카이로프랙틱(척추교정)의 한계를 뛰어넘는 "NP 정밀 척추교정 요법"을 바탕으로 타인에 의존하지 않고 스스로(Self) 척추를 교정하여 통증을 완화할 수 있도록 개발된 척추운동 도구이다.

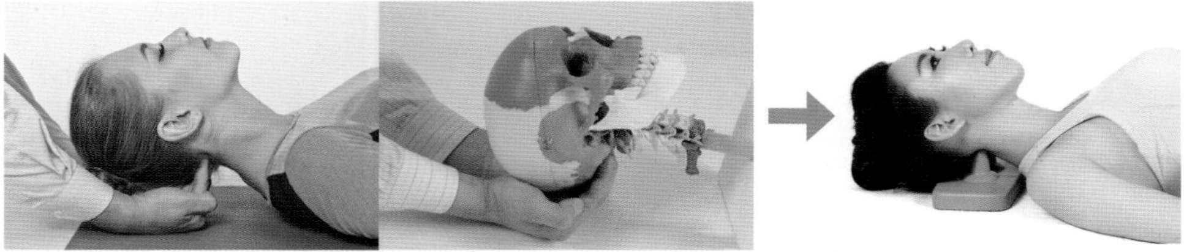

타인에 의한 척추 교정　　SNPE 다나손을 사용한 셀프 교정

NP 정밀 척추교정 요법

자세 교정과 만성적인 허리 통증 개선을 위해서는 자가 운동이 최선이다. 그러나 심각한 근골격계 통증 때문에 원하는 운동을 전혀 할 수 없는 경우가 있다. 이런 경우 타인에 의해 신속하게 통증을 없애주어 스스로 운동을 할 수 있도록 도와주는 방법이 NP 정밀 척추교정 요법이다. 이것은 카이로프랙틱, 추나요법 등의 척추교정 테크닉의 단점을 보완한 교정법으로 척추교정 시술 시 흔히 발생하는 '우두둑'소리를 내지 않는다.

즉, NP 정밀 척추교정은 상대방의 호흡을 이용하여 인체의 깊은 곳에 변위된 척추를 섬세한 감각으로 찾아 **굳어진 곳을 부드럽게** 변화시키고 **바른 자세(Natural Posture, 인간 본연의 자세)로의 회복**을 도와 근본적인 근골격계 통증을 없애는 자연치유 방법이다.

이 NP 정밀 척추교정 요법을 자기 스스로(Self) 할 수 있도록 개발한 것이 바로 **SNPE 도구**이다.

NP Point

NP Point란 다나손 등의 SNPE 도구로 자극을 주며 풀어 주어야 하는 국소부위이다.
즉, 교정을 필요로 하는 뼈, 근육의 부위를 NP Point(엔피 포인트)라고 표현한다.

2 웨이브(Wave) 형태의 설계

웨이브베개, 웨이브스틱, 웨이브롤러 등의 도구는 웨이브(Wave, 물결) 형태로 특수 설계되어 척추의 가시돌기에 부담을 주지 않고 가로돌기를 안정적으로 교정해주는 역할을 한다.

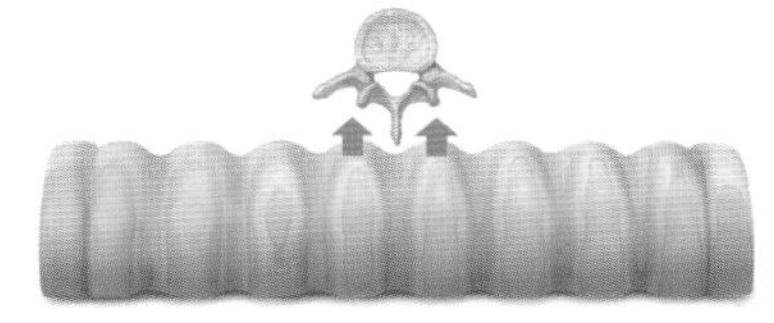

목과 허리를 C자 형의 앞굽음으로 만들어주며 전신의 속근육, 근막을 이완할 수 있는 도구로 활용한다.

웨이브베개는 목의 바른 구조(NP)를 위한 교정용 베개로 수면 시에도 활용할 수 있다.

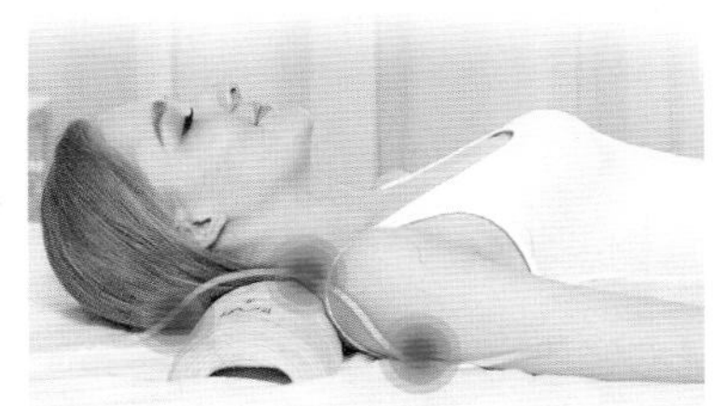

3 작용·반작용 법칙의 단단한 교정 도구

SNPE 도구를 사용한 척추 교정 운동은 뉴턴의 제 3법칙인 작용·반작용의 법칙이 적용된다.

변형된 척추(뼈) 부위에 SNPE 도구(다나손, 나무손, 도깨비손 등)를 받쳐 두고 자신의 체중을 실어서 눌러주면 이 힘에 의하여 미세한 움직임(Specific Movement)이 일어나 교정이 되는 원리이다.

등을 숙이고 뒤에서 관찰했을 때 척추의 가시돌기가 한쪽으로 치우친 경우에는 치아교정의 원리로 SNPE 다나손을 사용하여 바른 방향으로 꾸준히 눌러준다.

후방 변위된 자리는 가시돌기를 직접적으로 눌러줄 수 있는 윗부분이 편평한 타원도자기를 사용한다.

셀프 체형교정 및 척추교정의 목표를 달성하기 위해서는 몇 가지 도구를 함께 사용하는 것이 효과적이다.

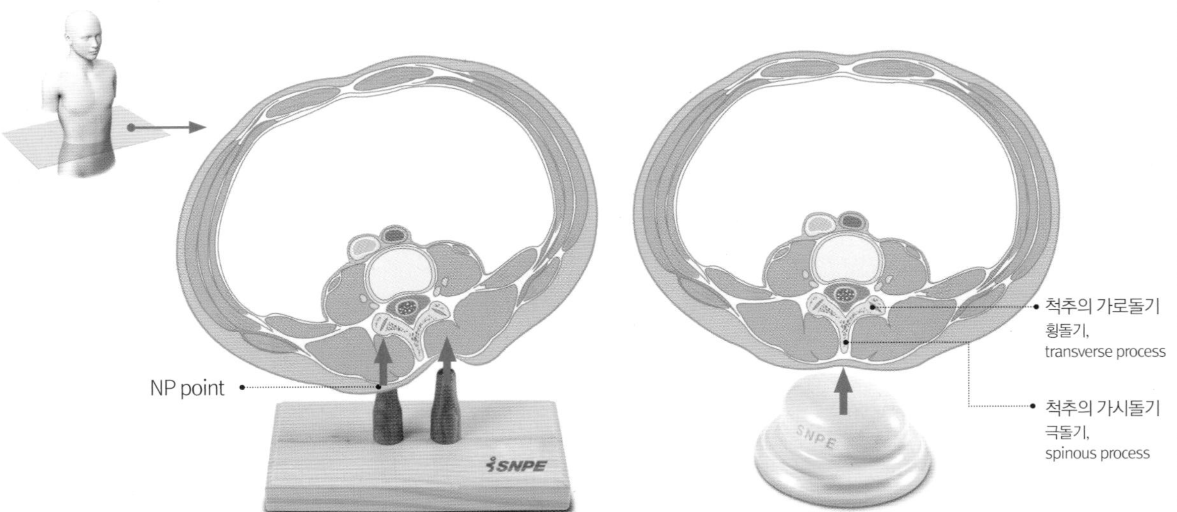

SNPE 도구 운동

다양한 SNPE 도구를 활용하여 속근육을 풀어주고 척추에 움직임을 주어 바른 자세로 회복하는 셀프 자연치유 운동

목뼈

C

C-MOVE

C무브, Cervical movement

일자목, 거북목 교정,
목 통증 완화 운동

등뼈

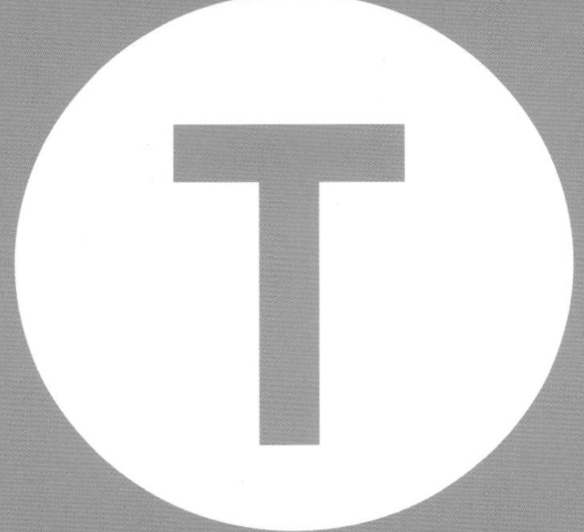

T-MOVE

T무브, Thoracic movement

척추측만증 예방,
등, 어깨 통증 완화 운동

허리뼈

L

L-MOVE

L무브, Lumbar movement

일자 허리, 허리디스크,
허리 통증 완화 운동

엉치뼈, 꼬리뼈

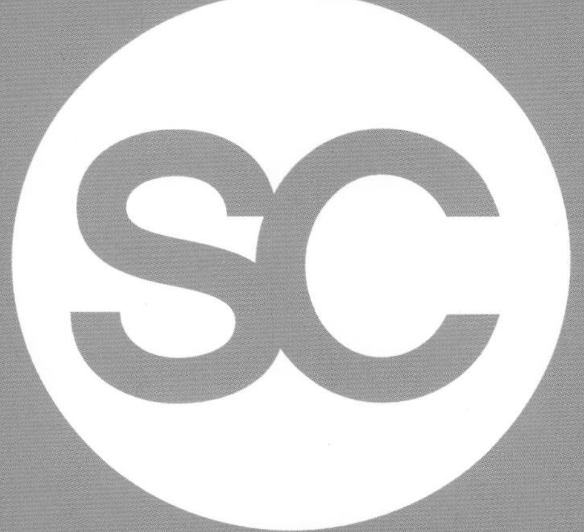

SC-MOVE

SC무브 Sacrum-Coccygeal movement

엉치뼈, 꼬리뼈 변형 교정,
골반 통증 완화 운동

SNPE 무브 운동은 올바른 척추의 곡선을 회복하기 위한 SNPE 도구 운동이다.

치아교정의 원리
점진적 교정
셀프 통증 완화
경직된 속근육 이완

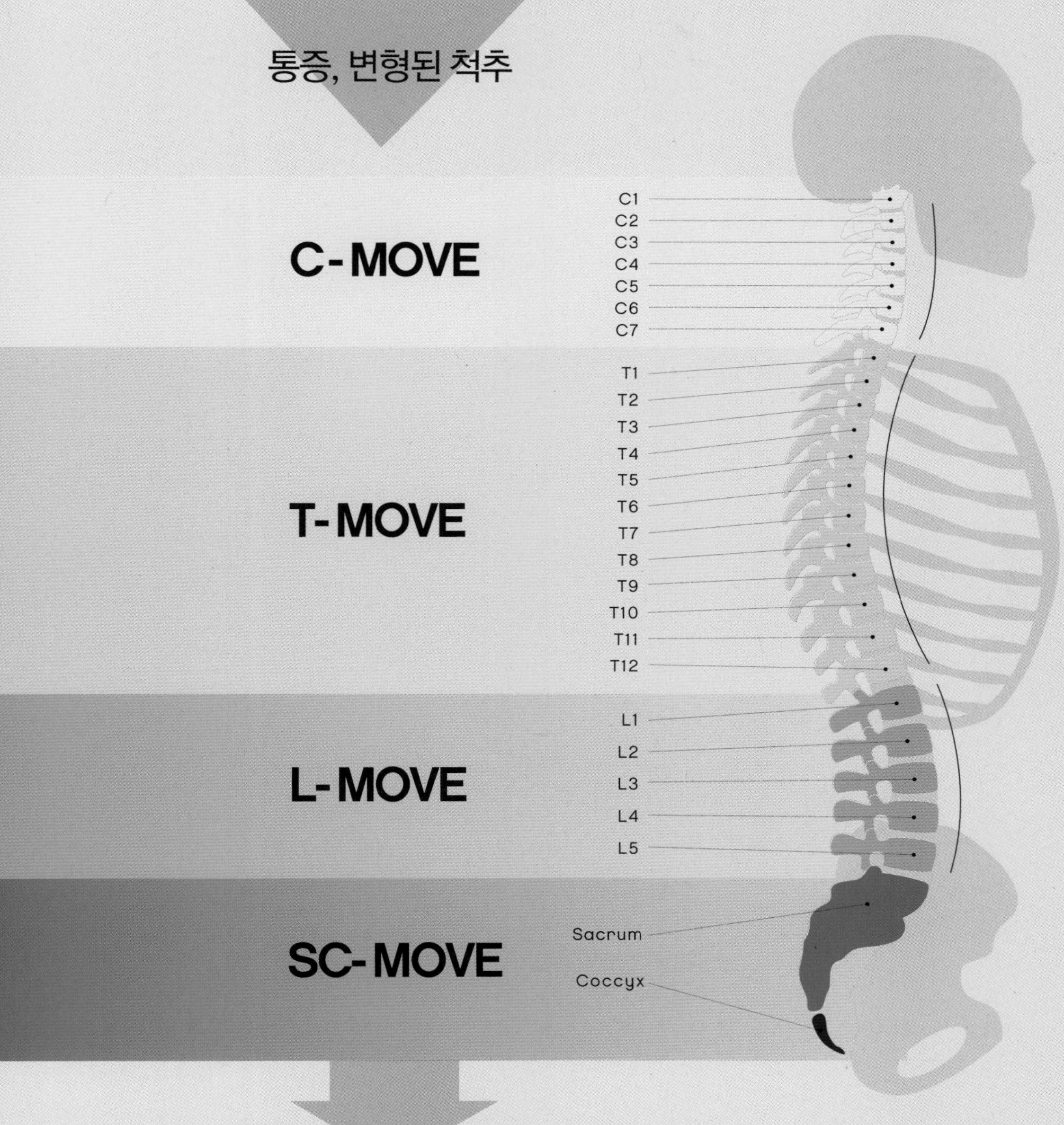
통증, 변형된 척추
C-MOVE
C1
C2
C3
C4
C5
C6
C7
T-MOVE
T1
T2
T3
T4
T5
T6
T7
T8
T9
T10
T11
T12
L-MOVE
L1
L2
L3
L4
L5
SC-MOVE
Sacrum
Coccyx

목, 등, 허리, 골반 구조 회복

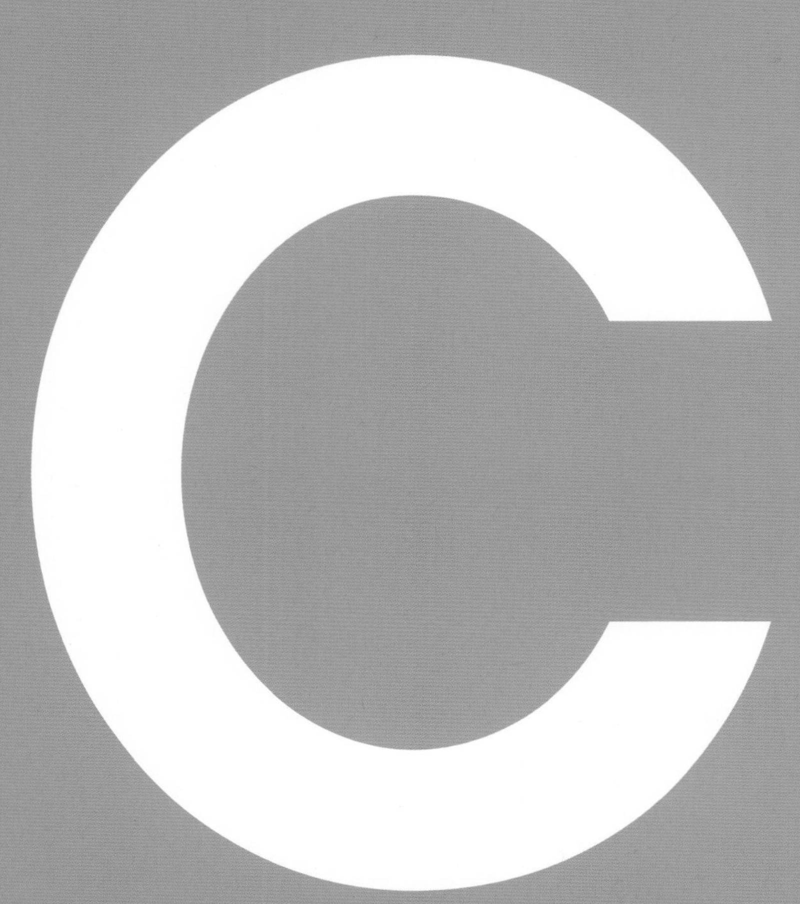

SNPE
C무브 운동

"일자목, 거북목 교정을 위한
셀프(Self) 운동 테라피"

동작 영상보기

기대효과

일자목, 거북목을 본래의 자세(C자 앞굽음 형태)로 회복
목디스크, 목, 어깨 통증 예방 및 완화
자세 교정, 목 주름 예방
두통, 만성피로, 어지럼증, 불면증에 도움

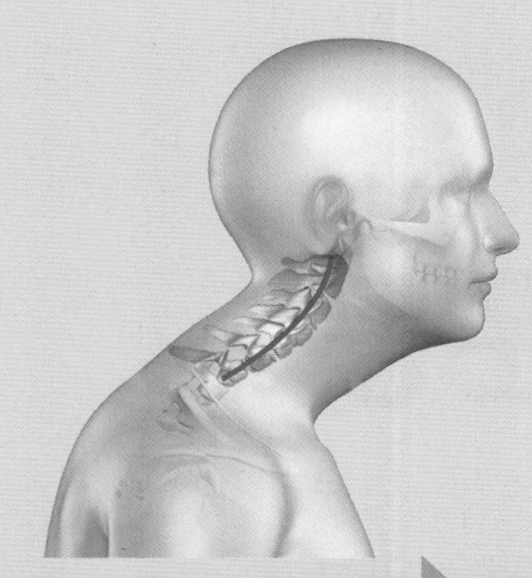

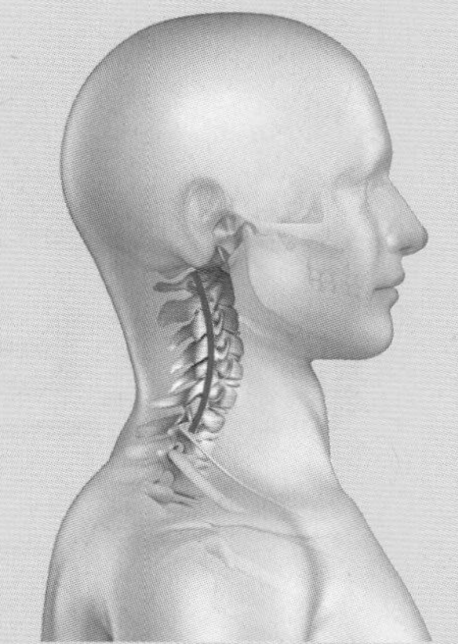

"정상적인 목의 구조를 만들자."

SNPE C무브 운동은 딱딱하게 굳은 목과 뒤통수뼈 주변의 근육을 부드럽게 이완시켜서 근육의 탄성을 회복하고 변위된 목뼈(경추, Cervical vertebra)를 바르게 교정하여 **정상적인 목의 구조를 만드는 운동**이다.

목에 대한 이해 목뼈

목뼈 (경추, Cervical vertebra)

목뼈는 머리뼈(두개골)와 등뼈(흉추) 사이에 7개의 척추뼈로 이루어져 있다.

목뼈 1번은 지구를 어깨에 올리고 있는 신화 속의 거인 이름에서 유래되어 '아틀라스(Atlas)'라고 한다.

목뼈 1번은 다른 목뼈의 모양과는 달리 가시돌기가 없으며 고리 모양으로 두개골을 지탱한다.

고개를 끄덕일 때 두개골은 목뼈 1번에서 앞뒤로 흔들바위처럼 흔들린다.

목뼈 2번에는 치아돌기라 부르는 큰 치아 모양의 뼈가 위로 돋아나 있는데, 이것은 목뼈 1번에 붙어 머리를 좌우로 돌릴 때 회전하도록 도와준다.

목뼈 1,2번은 동맥과 신경이 통과하는 곳으로 뇌와 인체 다른 부위를 연결하는 핵심 통로이다.

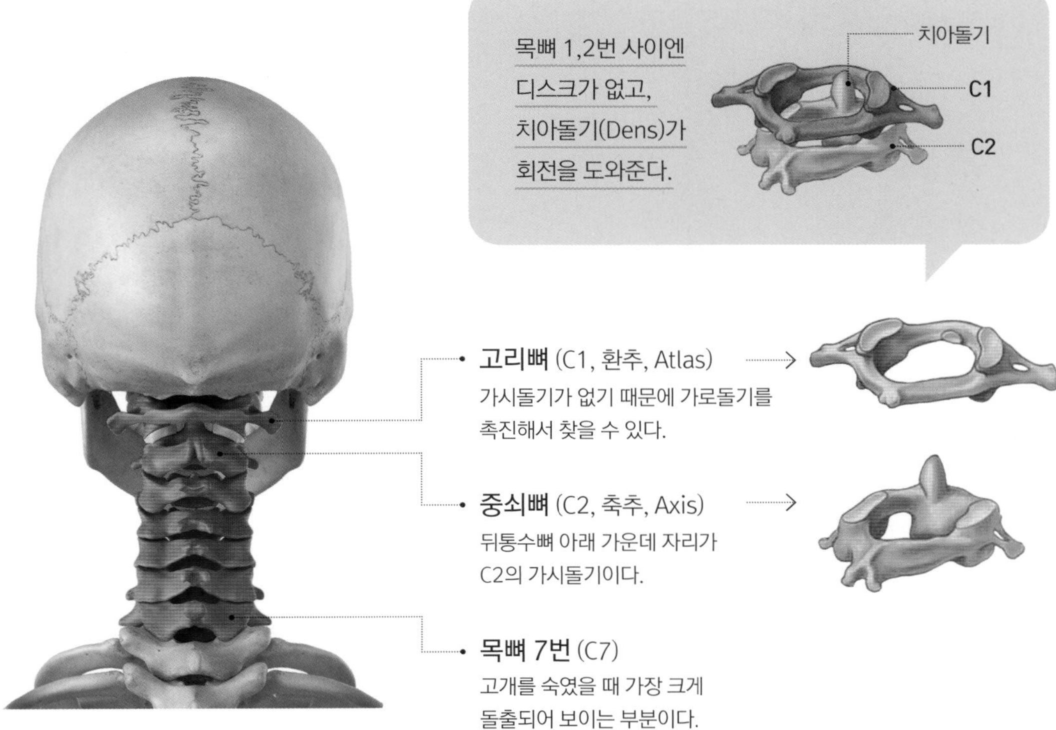

목에 대한 이해 목 근육

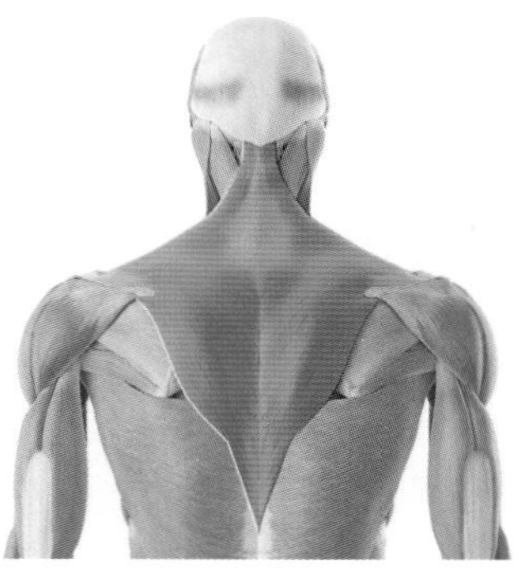

등세모근

승모근, Trapezius

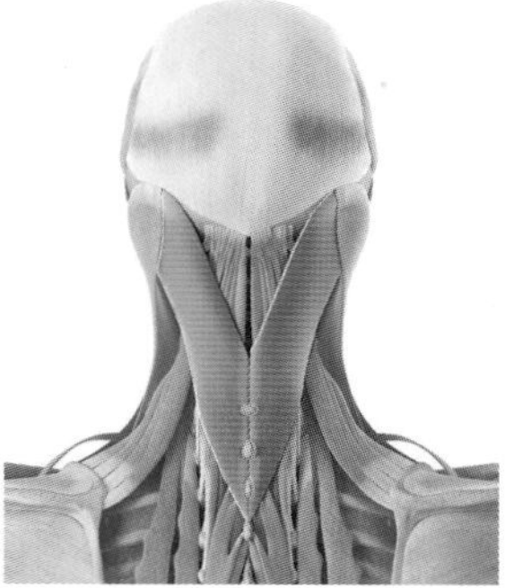

머리널판근

두판상근, Splenius Capitis

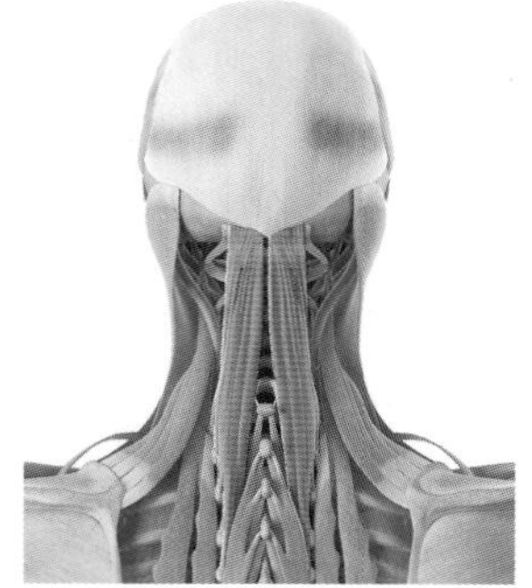

머리반가시근

두반극근, Semi Spinalis Capitis

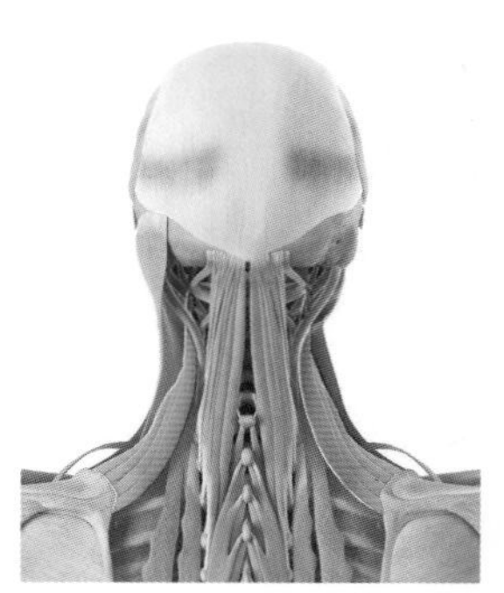

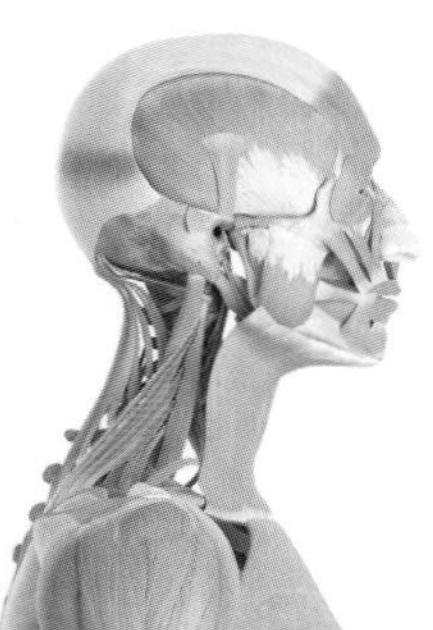

어깨올림근

견갑거근, Levator Scapula

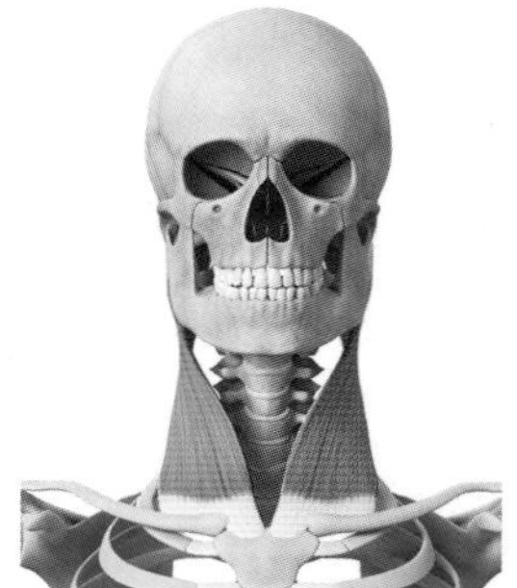

목빗근

흉쇄유돌근, Sternocleidomastoid

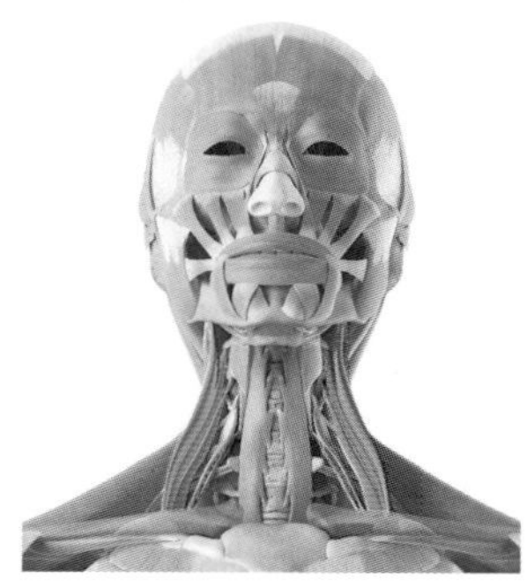

목갈비근

사각근, Scalene

앞목갈비근 (전사각근, Anterior Scalene)

중간목갈비근 (중사각근, Middle Scalene)

뒷목갈비근 (후사각근, Posterior Scalene)

뒤통수밑근육군 (후두하근군, Suboccipitals)

뒤통수밑근은 머리의 안정화에 가장 큰 영향을 미치는 근육으로 이 근육이 경직되면 두통, 혈압, 뇌 질환의 원인이 될 수 있다.

작은뒤머리곧은근(Rectus capitis posterior minor)
큰뒤머리곧은근(Rectus capitis posterior major)
위머리빗근(Obliquus capitis superior)
아래머리빗근(Obliquus capitis inferior)

위머리빗근 (상두사근)
아래머리빗근 (하두사근)
큰뒤머리곧은근 (대후두직근)
작은뒤머리곧은근 (소후두직근)
뒤통수밑삼각 (후두하삼각)
척추동맥

❶ 뒤통수밑삼각 (Suboccipital Triangle)

뒤통수밑삼각에 변위가 발생되면 뇌로 가는 신경의 흐름과 혈액의 공급을 방해할 수 있고, 머리뼈와 목뼈의 안정성에 영향을 미친다.

❷ 척추동맥 (Vertebral Artery)

일자목, 거북목(역 C자형), 목뼈의 변형은 목뼈 구멍을 통과하는 척추동맥(추골동맥)의 순환을 방해할 수 있다.
이것은 뇌세포로 전달되는 산소와 영양소의 공급을 차단하여 머리가 무겁고 어지럽거나 눈의 피로, 두통, 만성피로, 집중력 저하의 원인이 될 수 있다.

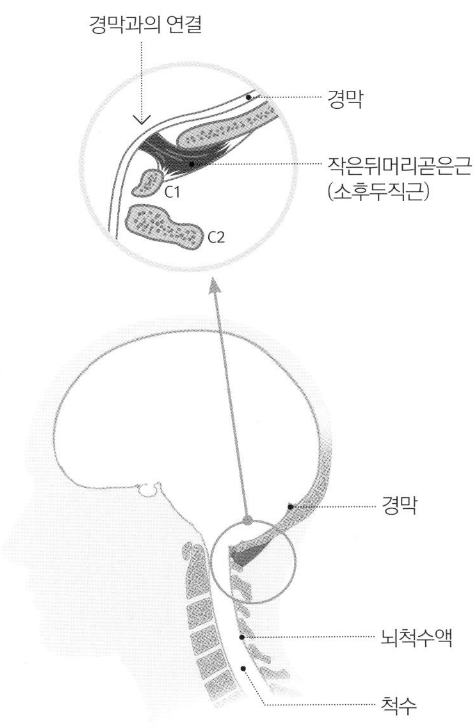

❸ 경막 (Dura Mater)

작은뒤머리곧은근의 근막은 뇌와 척수를 둘러싸고 있는 가장 바깥쪽의 강한 막인 경막(Dura Mater)과 서로 연결되어 있으며 이 구조에 변형이 발생되면 경막의 긴장을 초래할 수 있다.

경막의 긴장은 척수 신경 전체에 영향을 주어 편두통, 만성두통, 만성피로의 원인이 될 수 있기 때문에 SNPE 다나손과 웨이브베개로 뒤통수뼈와 C1 사이, C1과 C2 사이를 이완시켜주는 것이 필요하다.

❹ 뇌척수액 (CSF, Cerebrospinal Fluid)

뇌에서 생성되는 무색투명한 액체로 외부 충격에 대한 완충작용을 하고 거미막 밑 공간에서 뇌와 척수 주위를 순환하면서 호르몬, 노폐물 등의 물질을 운반하는 역할을 한다.

뇌척수액의 흐름이 원활하지 않으면 여러 가지 질병 및 통증의 원인이 될 수 있다.

C무브 다나손 활용

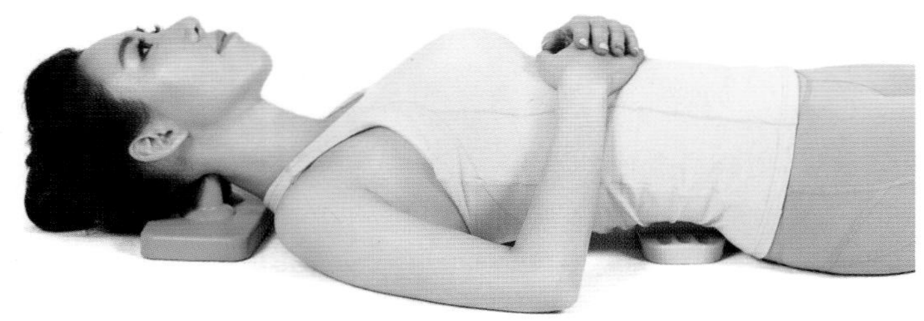

운동 방법

누운 상태에서 다나손을 머리카락과 목의 경계선 부위에 받친다.

머리를 오른쪽, 왼쪽으로 천천히 움직이며 목뼈 주변의 경직된 부분을 풀어준다.

목뼈 1번부터 7번까지 한마디씩 내려가며 머리 무게를 실어 눌러준다.
(한 자리에 1분~3분 정도 사용)

나무손도 같은 방법으로 활용할 수 있다.

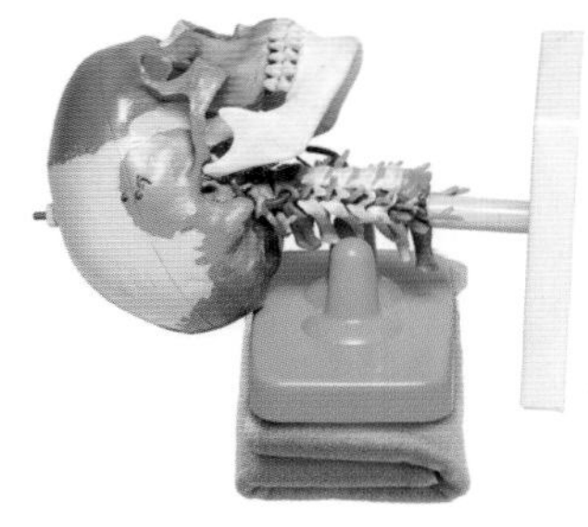

목의 중간 부분(C4, 5)에 사용할 때에는 다나손 아래 수건을 받쳐서 다나손의 높이를 더 높여준다.

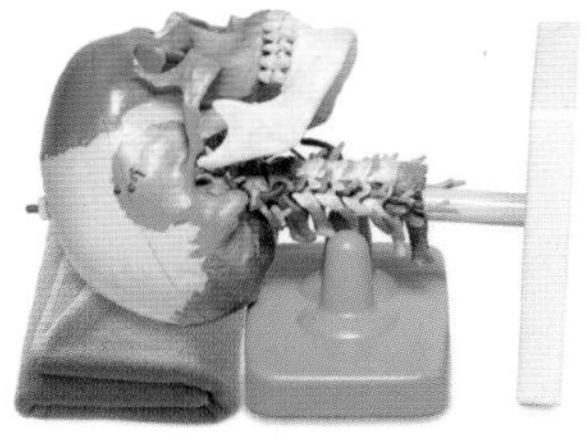

누웠을 때 뒤통수가 바닥에 닿지 않아 불편할 때에는 수건을 머리 아래에 받치고 사용한다.

SNPE Tip

SNPE 셀프 목 교정법

머리와 목이 중앙선에서 벗어나 비뚤어지고 그대로 고착화되면 목의 속근육은 단축 또는 신장된 상태로 굳어지게 된다.

아래 그림과 같이 위쪽 목뼈와 아래쪽 목뼈의 회전(Rotation) 변위가 반대 방향으로 일어나는 경우가 실제 임상에서 많이 발견된다. 이런 경우 양쪽 가로돌기를 만져보면 대부분 회전 변위된 쪽의 근육이 더 딱딱하게 느껴진다.

엎드려서 혹은 옆으로 잠을 자는 습관이 있다면 목뼈의 변위가 발생될 수 있다.

변위된 목뼈 주변의 굳어진 근육과 인대 때문에 도수치료, 카이로프랙틱에서 시술하는 순간적인 목뼈 교정 방법으로는 근원적인 교정이 되지 않고 통증이 재발되는 사례가 많다.

도수치료, 카이로프랙틱 교정 시술을 받거나 목을 스트레칭을 하여도 목뼈의 변위가 쉽게 교정되지 않는 이유가 바로 이와 같은 회전 변위 때문이다.

가시돌기가 일직선으로 맞지 않는 것은
일부 목뼈가 좌우로 회전 변위되었을 때 발견된다.

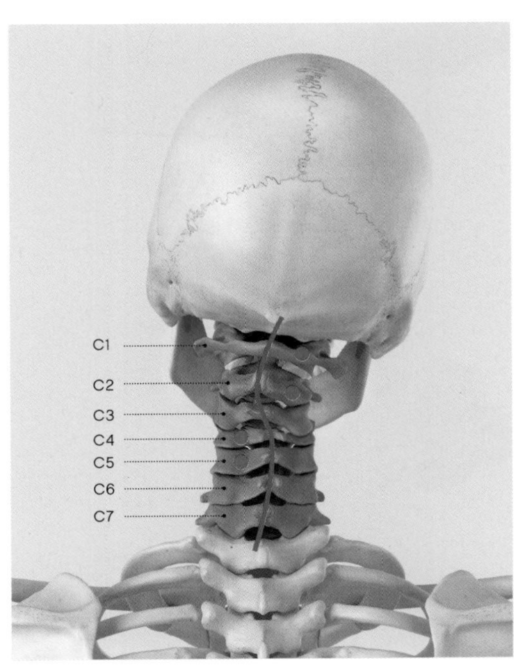

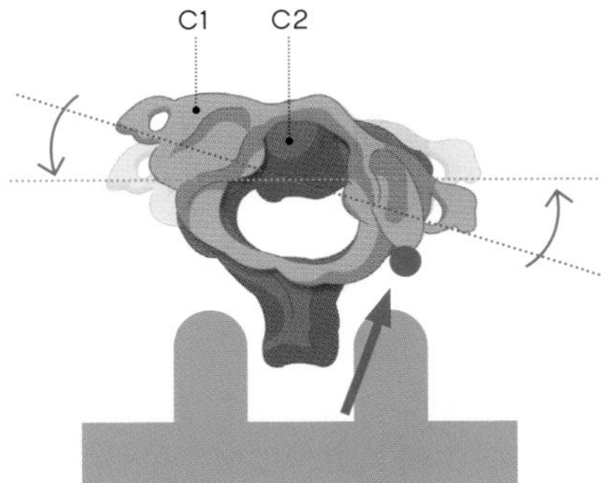

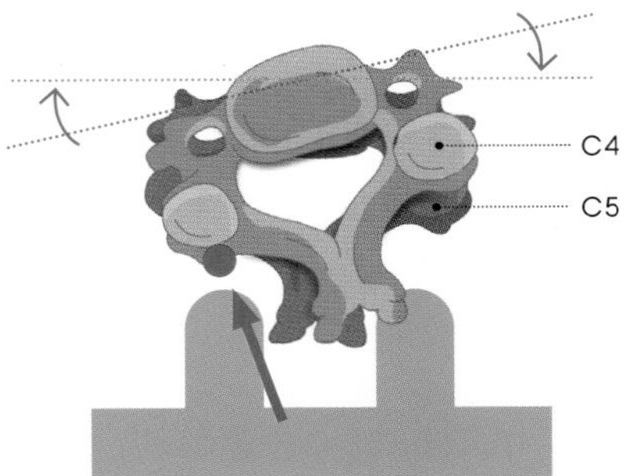

● NP 포인트

C무브 웨이브베개 활용

1

누워서 웨이브베개를 목 아래 받쳐준다. 머리를 좌우로 움직이며 뒷목 전체를 부드럽게 풀어준다.

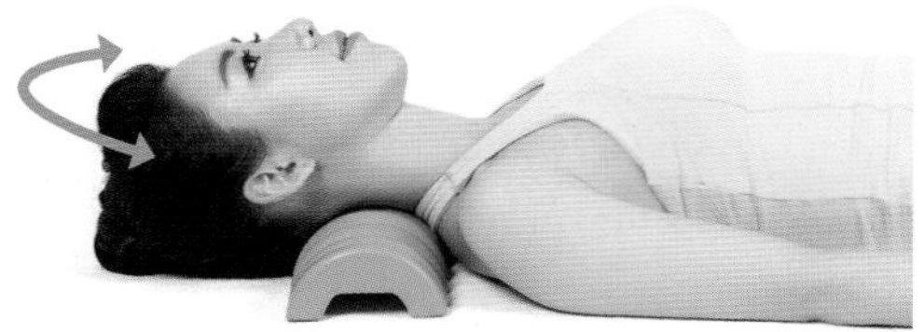

2

웨이브베개를 세워서 목과 머리카락 경계선 부분에 대고 머리를 좌우로 움직여서 뒤통수뼈와 목주변의 경직된 부분을 이완시킨다.

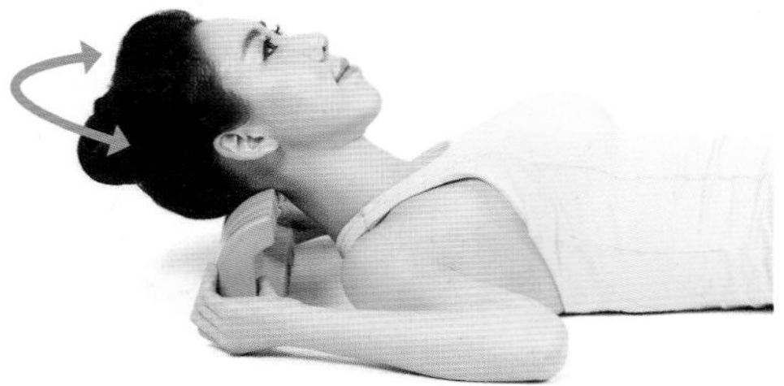

3

웨이브베개의 둥근 부분이 머리 위로 향하도록 하거나 어깨 쪽으로 향하도록 놓는 2가지 방법으로 모두 활용할 수 있다.

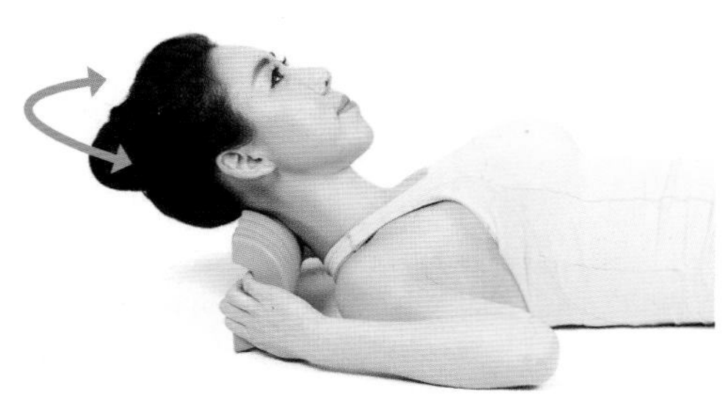

SNPE Tip

뒤통수뼈 SNPE 셀프 마사지

뒤통수뼈(후두골, Occipital bone)에는 목뼈, 등뼈로 연결된 많은 근육들이 부착되어 있다. 목덜미와 머리카락 경계선 주변의 굳어진 곳을 잘 이완시켜 주어야 목의 구조를 바로잡을 수 있다. 웨이브베개 모서리로 뒤통수뼈 아랫부분을 이완시켜주는 것은 목, 어깨, 등 통증을 완화할 수 있는 좋은 방법이다. 또한 다나손을 사용하면 뒤통수뼈 주변 속근육의 경직을 섬세하게 풀어줄 수 있다.

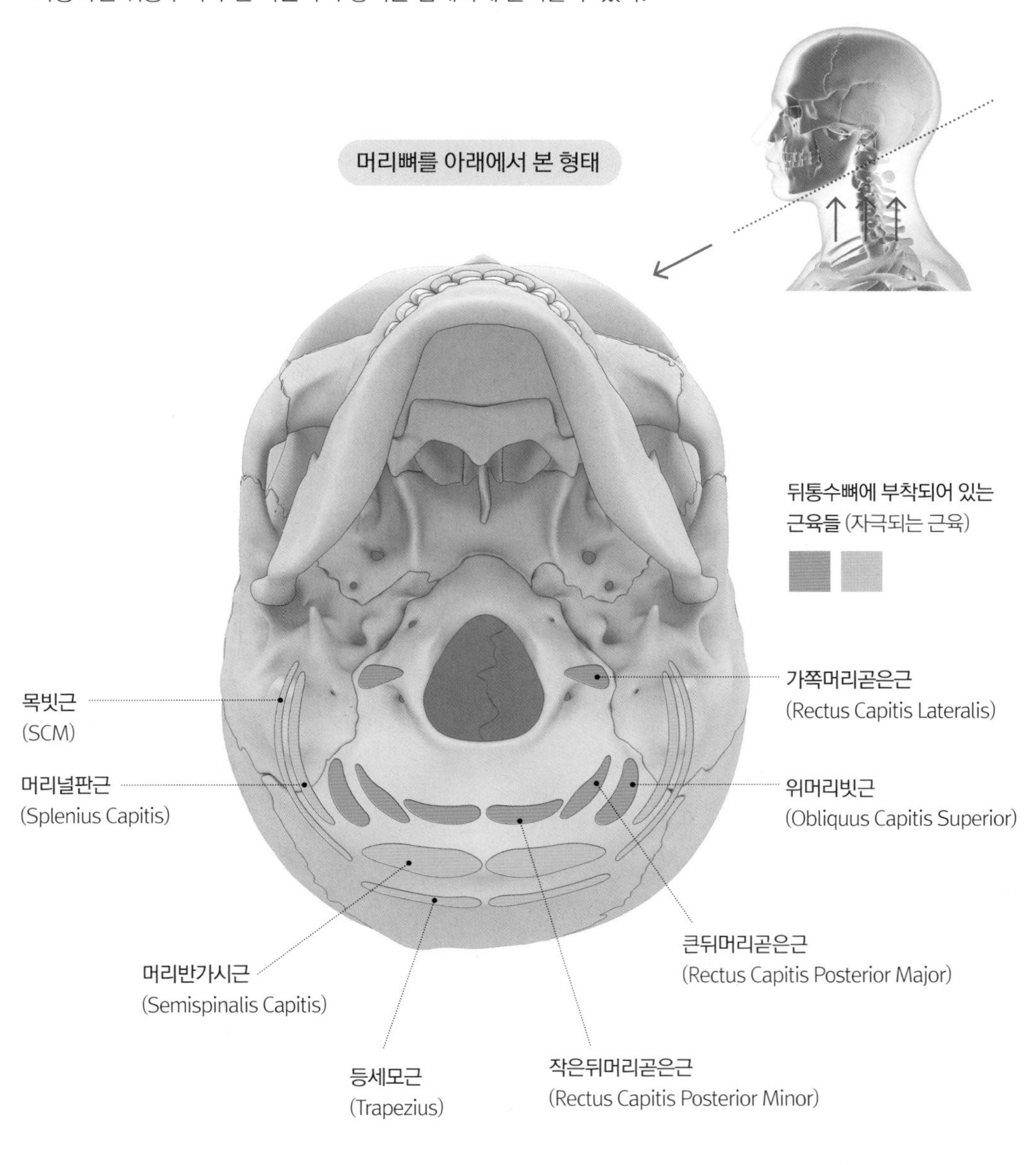

C무브 웨이브베개와 다나손의 활용

1 위 목뼈 이완

목뼈 1번(C1)과 뒤통수뼈 사이의 긴장을 이완시켜주기 위해
웨이브베개 한쪽 면에 다나손을 비스듬히 얹어서 그 위에 눕는다.

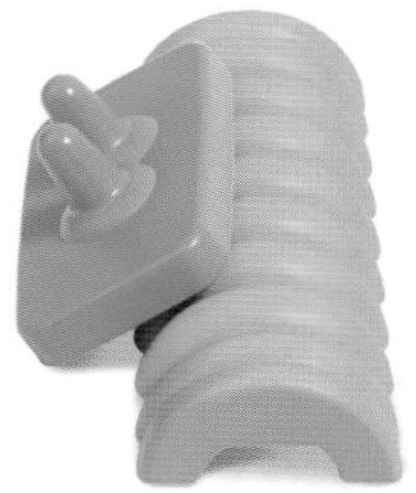

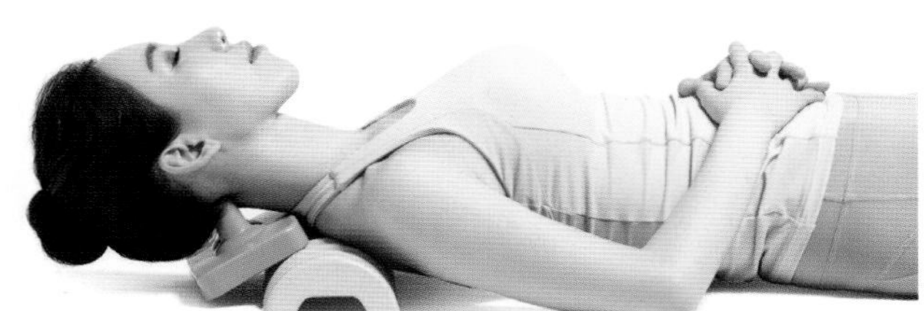

2 목뼈 7번(C7)~위 등뼈(T1, 2) 이완

목뼈 7번(C7)과 등뼈 1번(T1) 사이, 위 등뼈의 긴장을 이완시켜주기 위해
웨이브베개에 다나손을 어깨쪽으로 걸쳐 놓고 그 위에 눕는다.

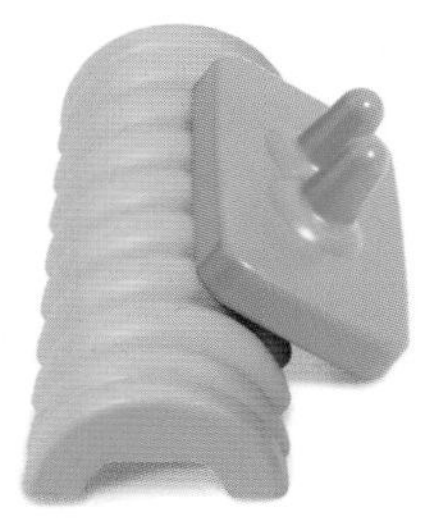

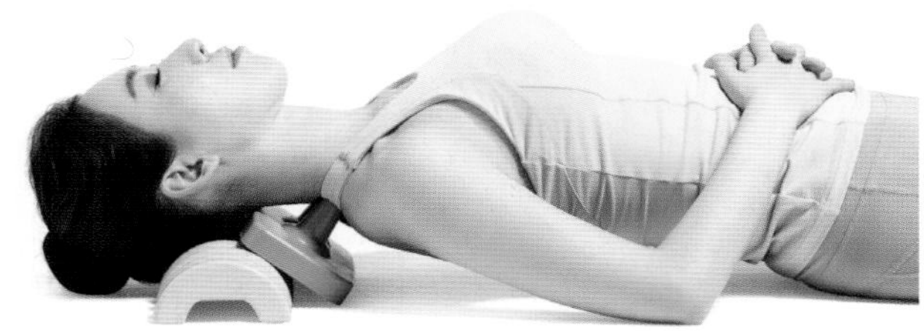

3 중간 목뼈(C4, 5, 6) 이완

목뼈의 중간 부분을 자극주기 위해 웨이브베개를 뒤집어서 그 위에 다나손을 올려놓고 사용한다. 높이가 너무 높으면 웨이브베개 대신 수건을 접어서 다나손 아래에 받쳐두고 높이를 조절하여 사용한다.

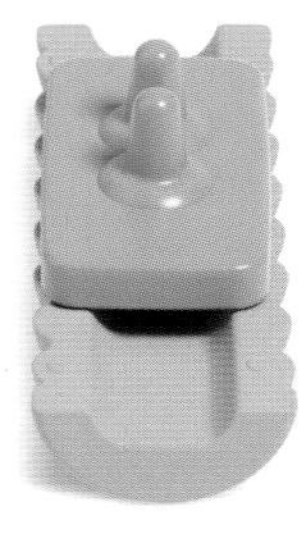

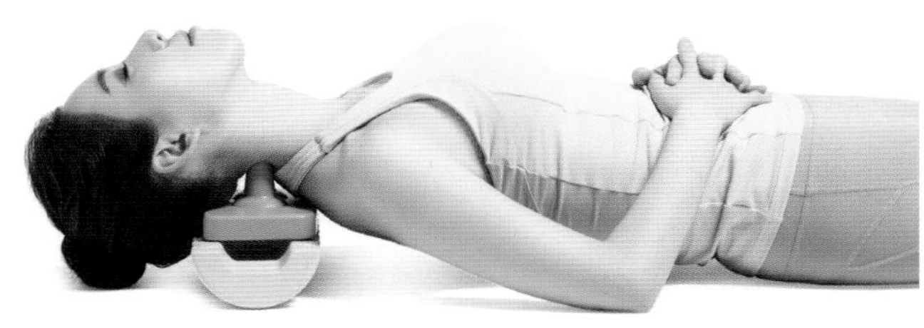

목 신경 지배 부위

목뼈는 7개이지만 목 신경은 8번까지 있다.
C6~C8 신경 장애로 인해 손가락의 이상 감각과 손 저림 현상이 나타날 수 있다.

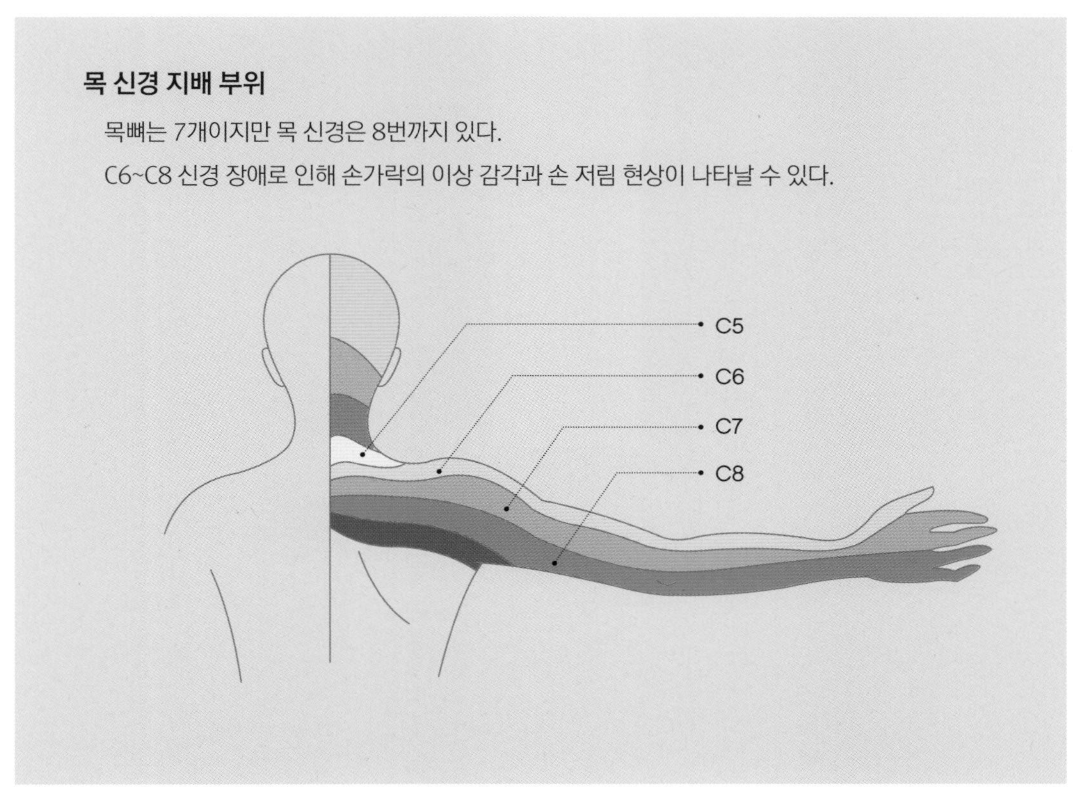

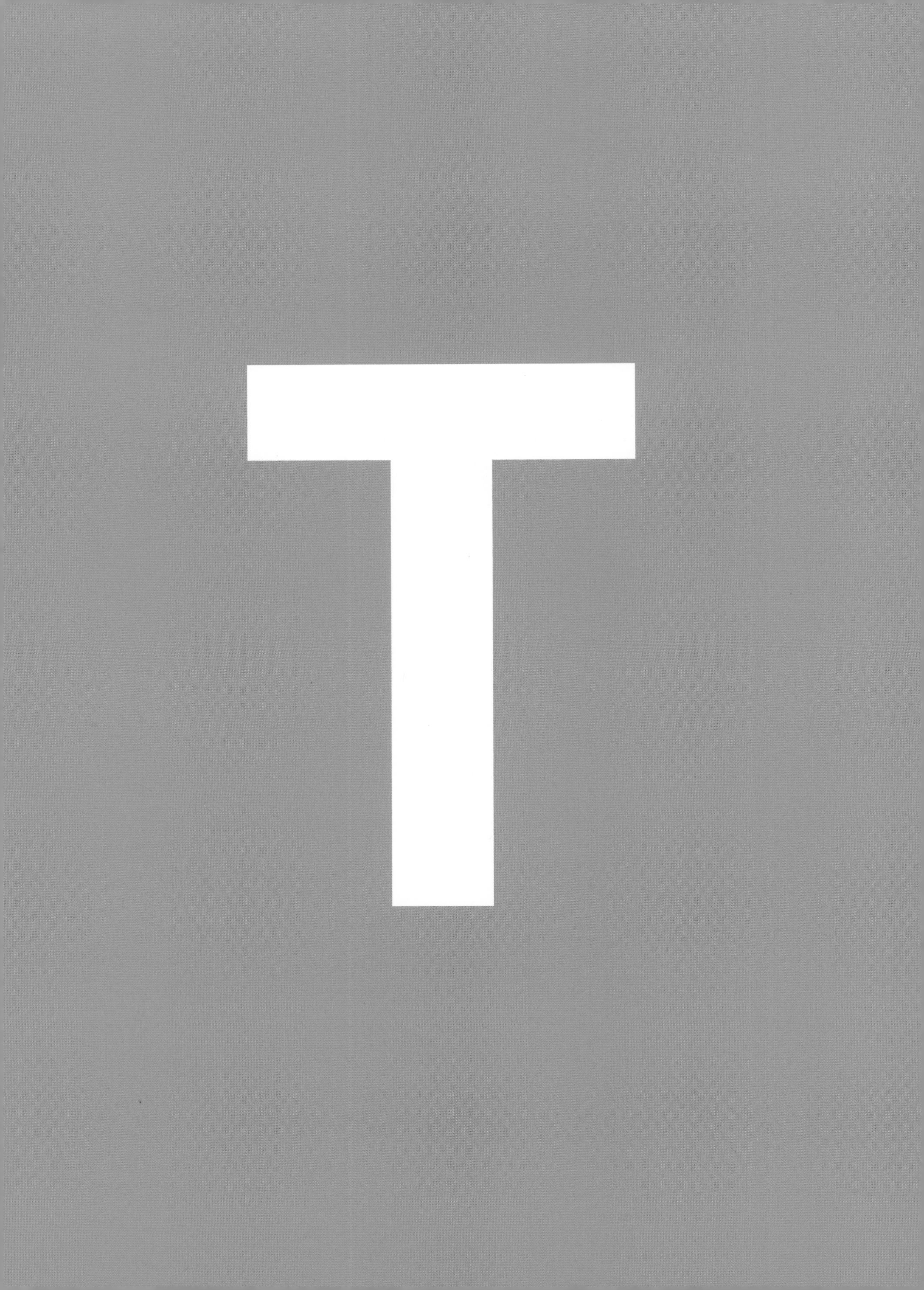

SNPE
T무브 운동

"척추측만증 예방, 등, 어깨 통증 완화를 위한 셀프(Self) 운동 테라피"

동작 영상보기

기대효과

굽은 등, 굽은 어깨 예방과 자세교정
오십견, 회전근개 이상에 도움
거북목, 일자목, 목디스크 증상, 척추측만증 예방 및 완화
자율신경 평형에 도움
혈액순환 장애, 소화불량, 호흡 곤란에 도움

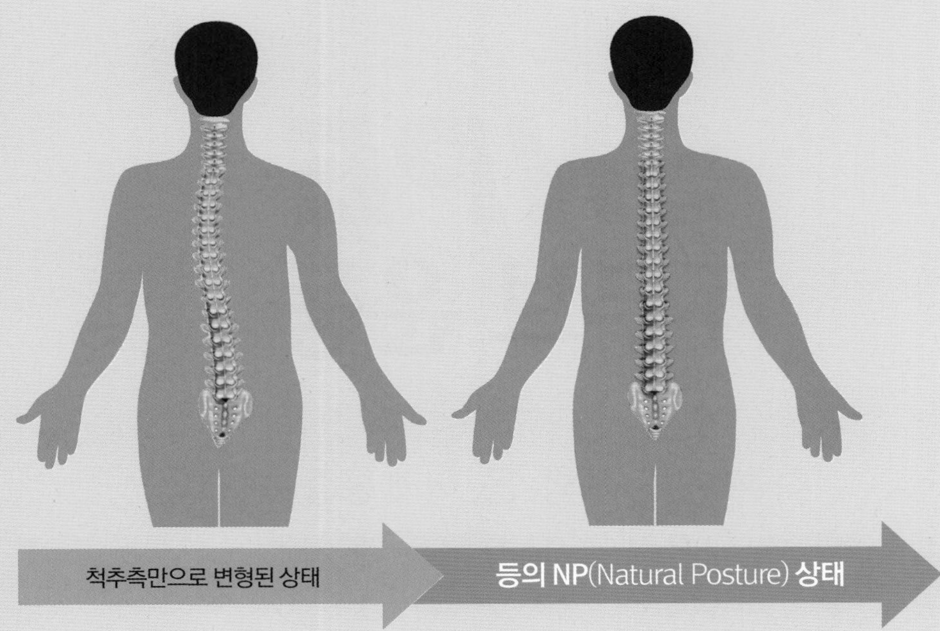

"정상적인 등의 구조를 만들자."

SNPE T무브 운동은 딱딱하게 굳은 등과 어깨 주변의 근육을 부드럽게 이완시켜서 근육의 탄성을 회복하고 변위된 등뼈(흉추, Thoracic vertebra)를 바르게 교정하여 **정상적인 척추의 구조를 만드는 운동**이다.

등에 대한 이해 등뼈

등뼈(흉추, Thoracic vertebra)

등뼈는 목뼈와 허리뼈 사이에 12개의 뼈로 이루어져 있으며 각 등뼈에는 한 쌍의 갈비뼈가 양쪽으로 각각 연결되어 있다.

T1~T7과 연결되어 있는 갈비뼈는 움직임이 거의 없는 연골 조각을 통해 복장뼈에 직접 연결되므로 '참 갈비뼈'라고 한다.

T8~T10과 연결되어 있는 갈비뼈는 복장뼈에 직접 연결되지 않고, 긴 갈비뼈 연골을 통해 7번 갈비뼈 연골에 부착되기 때문에 '거짓 갈비뼈'라고 한다.

T11, T12 갈비뼈는 앞쪽에 고정되는 부위가 전혀 없으므로 '뜬 갈비뼈'라 부르며 등뼈 중 운동성이 가장 크다.

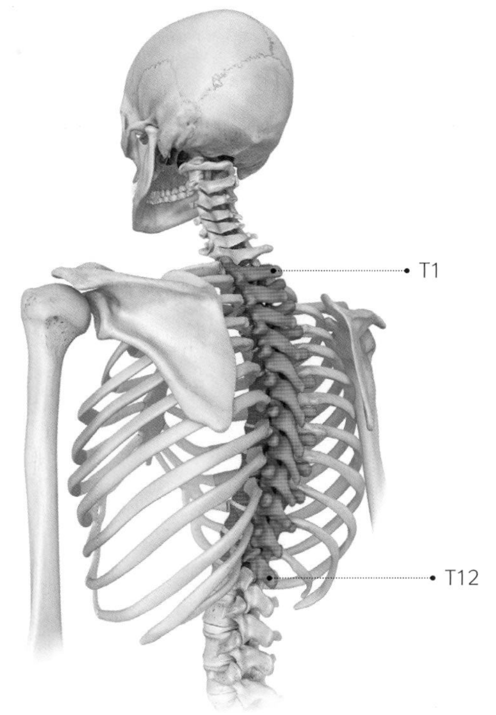

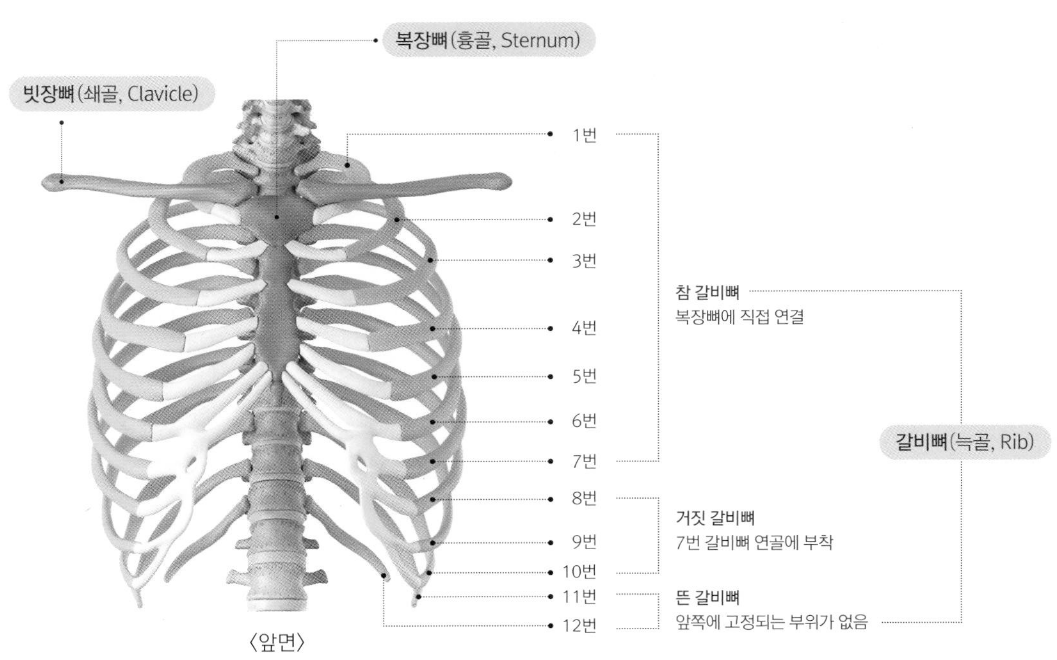

〈앞면〉

등에 대한 이해 등 근육

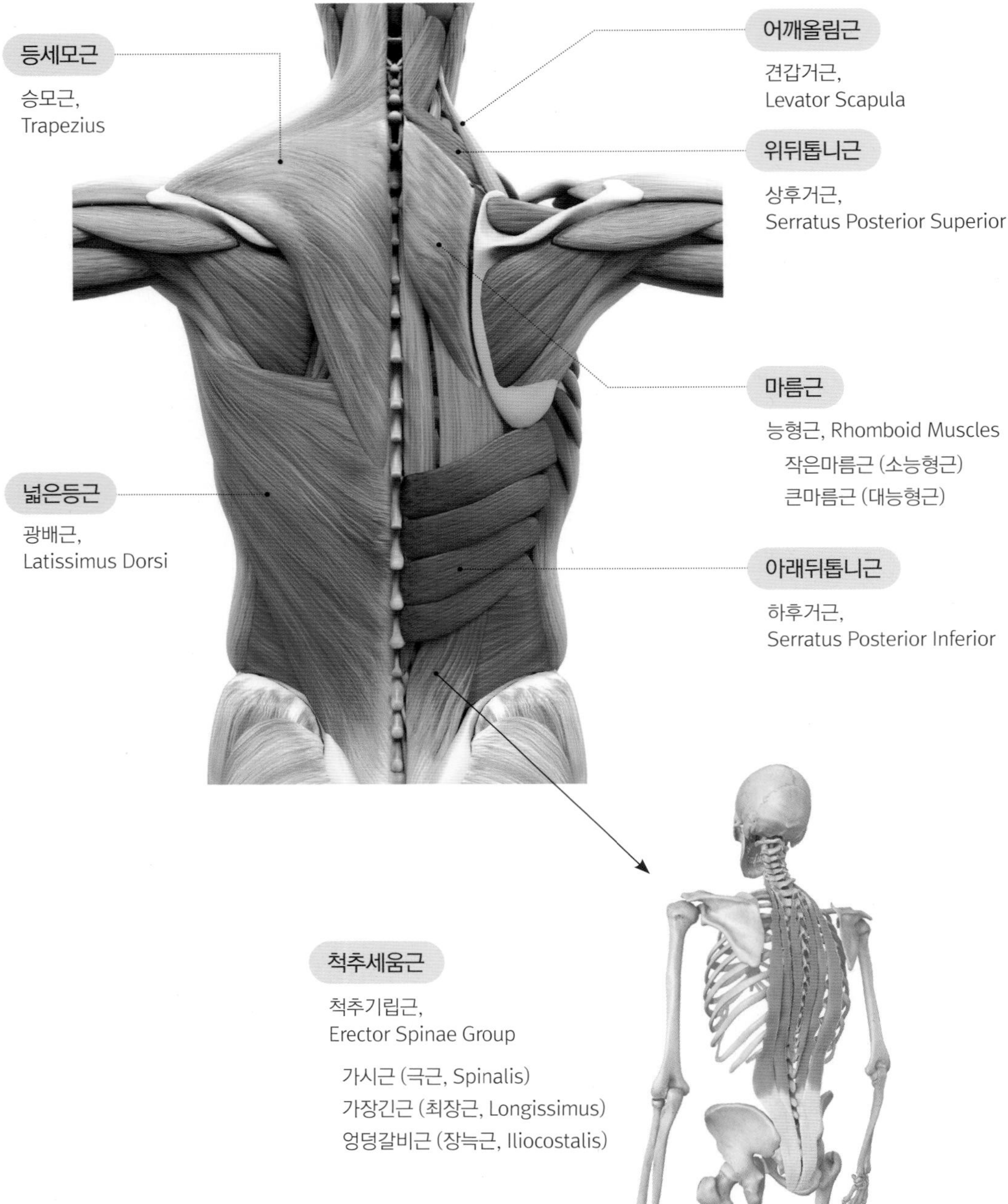
등세모근
승모근,
Trapezius
어깨올림근
견갑거근,
Levator Scapula
위뒤톱니근
상후거근,
Serratus Posterior Superior
마름근
능형근, Rhomboid Muscles
작은마름근 (소능형근)
큰마름근 (대능형근)
넓은등근
광배근,
Latissimus Dorsi
아래뒤톱니근
하후거근,
Serratus Posterior Inferior
척추세움근
척추기립근,
Erector Spinae Group
가시근 (극근, Spinalis)
가장긴근 (최장근, Longissimus)
엉덩갈비근 (장늑근, Iliocostalis)

돌림근띠 (회전근개, Rotator Cuff)

어깨를 감싸고 있는 근육, 힘줄 구조로써 위팔뼈를 어깨뼈에 안정시키는 4가지 근육을 가리킨다. 이 근육들은 어깨 관절의 운동성과 안정성을 유지하는 역할을 하며 돌림근띠의 손상은 어깨 통증의 원인이 된다.

가시위근 (극상근, Supraspinatus)

가시밑근 (극하근, Infraspinatus)

작은원근 (소원근, Teres Minor)

어깨밑근 (견갑하근, Subscapularis)

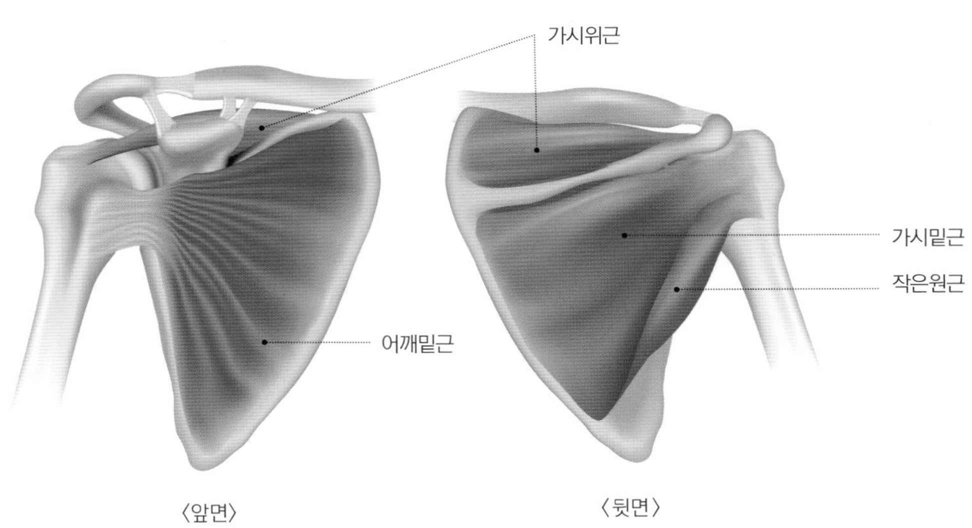

회전근개 파열 (Rotator Cuff Tear)

어깨 관절 주변을 덮고 있는 4개의 근육 중 하나 이상이 파열되어 통증이 생기는 것이다. 어깨 관절 운동에 제한이 생기며 팔을 수평으로 들어 올리기 힘들다.
회전근개 파열 진단 후 SNPE 바른 자세 척추운동을 하여 통증이 사라지고 자연치유된 사례들이 있다.
T무브 운동으로 딱딱하게 뭉친 등 근육을 부드럽게 풀어주면 어깨뼈 주변의 긴장이 완화되고 회전근개의 움직임이 부드러워지며 어깨 관절의 가동 범위가 회복된 사례가 많았다.

T무브 웨이브베개 활용

1 기본 (세로)

웨이브베개를 등 아래에 세로로 놓고 두 무릎을 세워 발 사이를 골반 너비로 한다.

양손을 머리 뒤로 깍지 끼고 골반을 올렸다가 바닥 가까이 내릴 때 상체를 들어 올린다.

두 동작을 1회로 하여 30회 반복 실시한다.

웨이브베개를 오른쪽, 왼쪽, 가운데 등에 각각 놓고 동작을 진행한다.
(각 30회씩 실시)

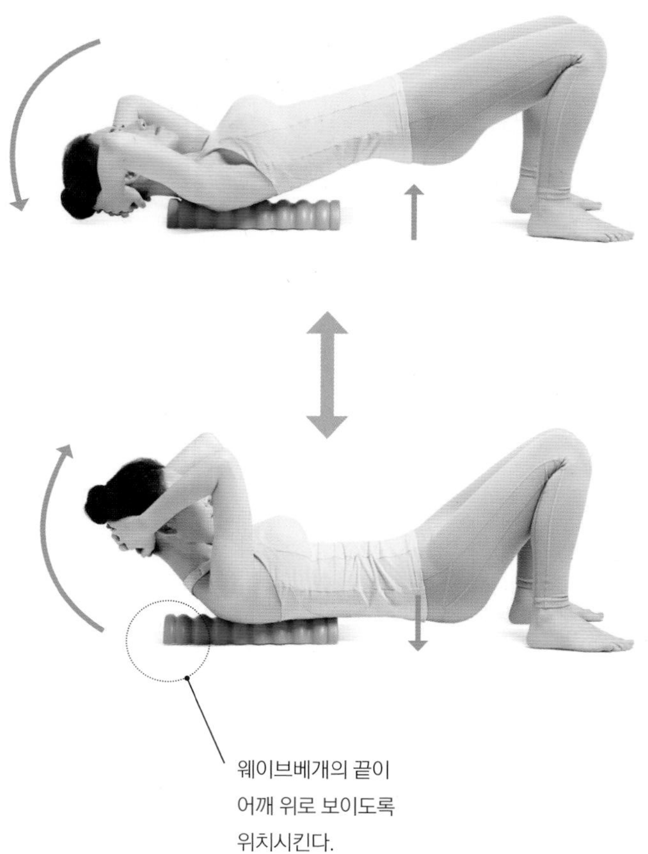

웨이브베개의 끝이
어깨 위로 보이도록
위치시킨다.

SNPE Tip

SNPE 셀프 등 교정법

통증 부위에 따른 운동 위치

(웨이브베개 위치)

등뼈의 왼쪽 자극

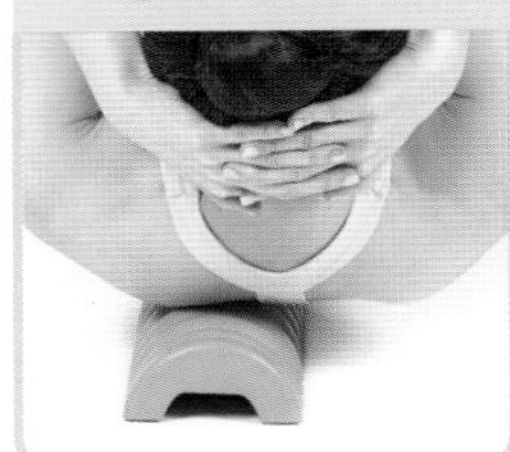

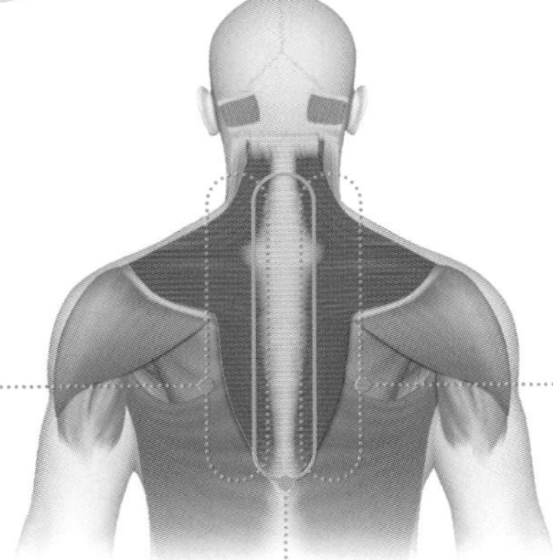

등뼈의 오른쪽 자극

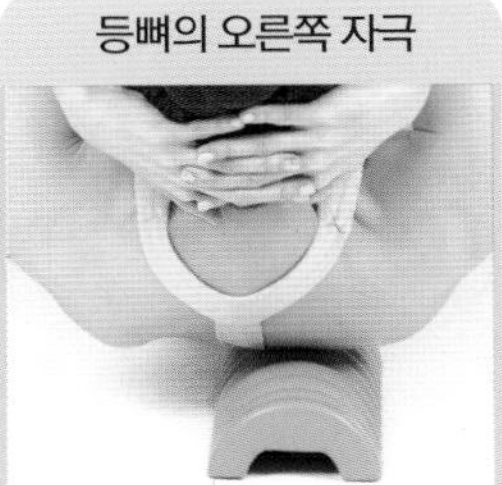

등뼈 중앙 자극

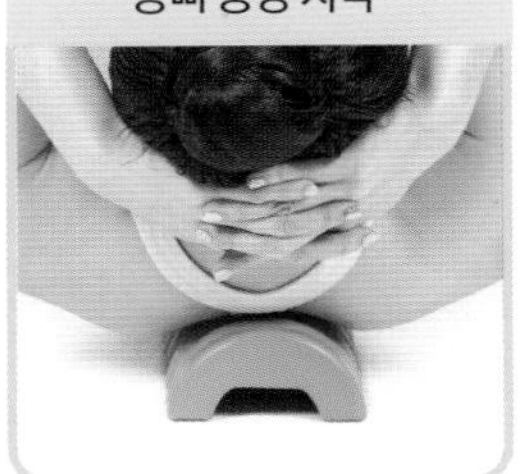

T무브 운동 시 자극되는 근육

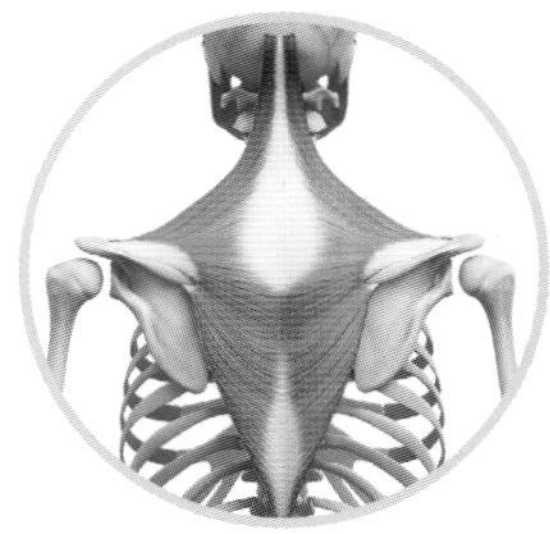

등세모근 (승모근)

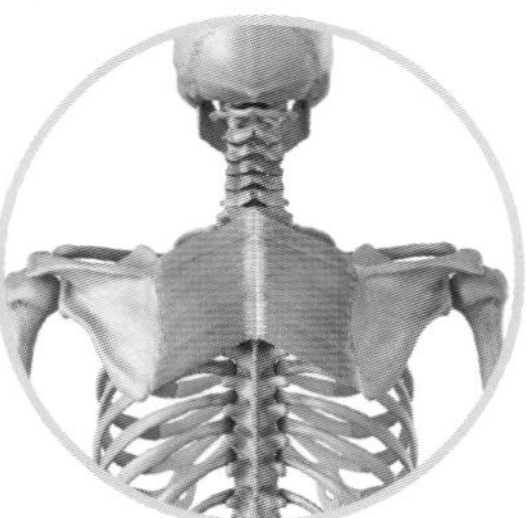

마름근

작은마름근 (소능형근)

큰마름근 (대능형근)

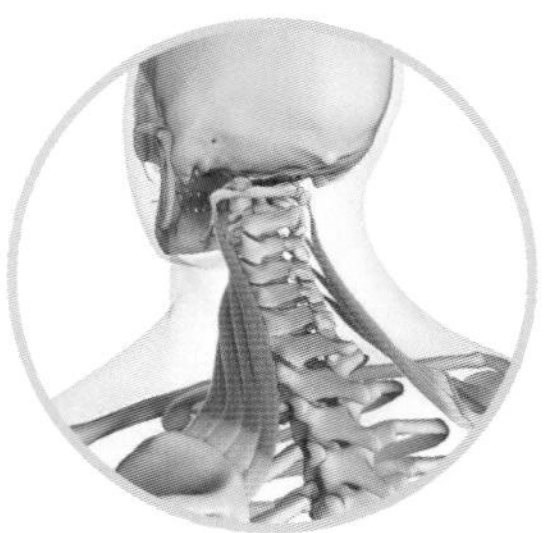

어깨올림근 (견갑거근)

2 문지르며 풀어주기 (가로)

양손을 머리 뒤로 깍지 끼고 골반을 바닥에서 들어 올린 상태로 등을 좌우로 움직인다.

등이 굳어져서 통증이 심한 경우 처음에는 골반을 바닥에 내리고 동작을 하며
등의 경직이 조금씩 풀리면 골반을 들고 진행한다.

체중을 실어서 등 근육의 깊은 층까지 자극한다.

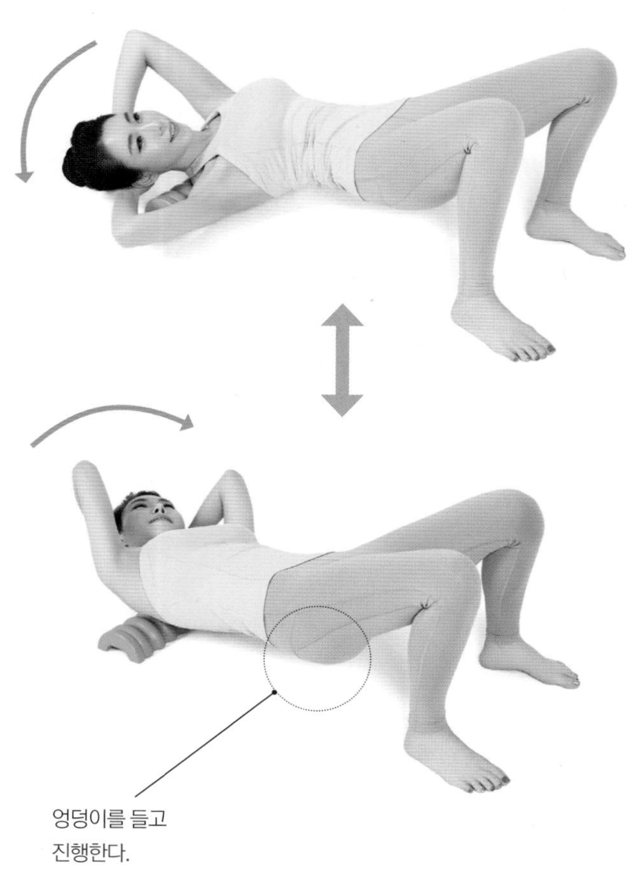

3 초보자 동작

웨이브베개를 등 아래에 가로로 놓고 두 무릎을 세워 발 사이를 골반 너비로 놓는다. 양손을 머리 뒤로 깍지 껴서 머리를 들어 올리고 좌우로 움직이며 등 뒤를 마사지하듯 자극 준다.

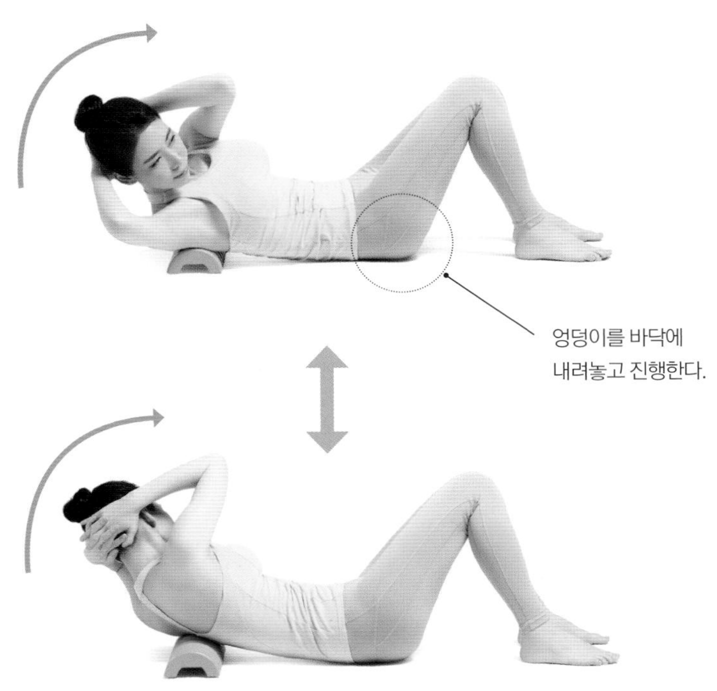

등에 통증이 심하다면 골반과 머리를 바닥에 닿게 하고 양손을 교차해 어깨 위에 올리고 좌우로 몸을 흔들어준다.

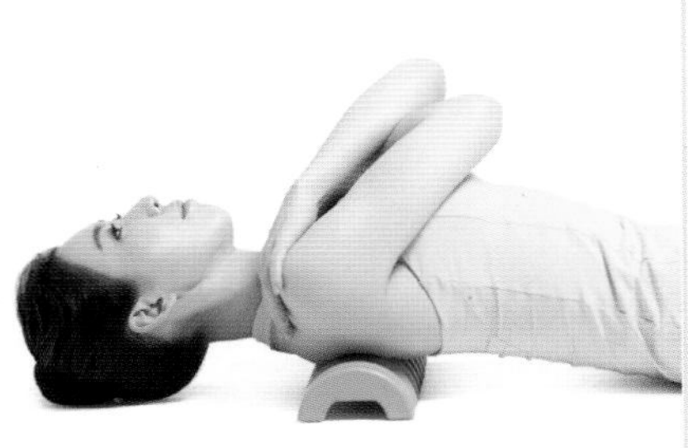

T무브 다나손 활용

1 다나손을 등에 대고 등뼈 1번부터 12번까지 전체를 한 마디씩 자극해준다.

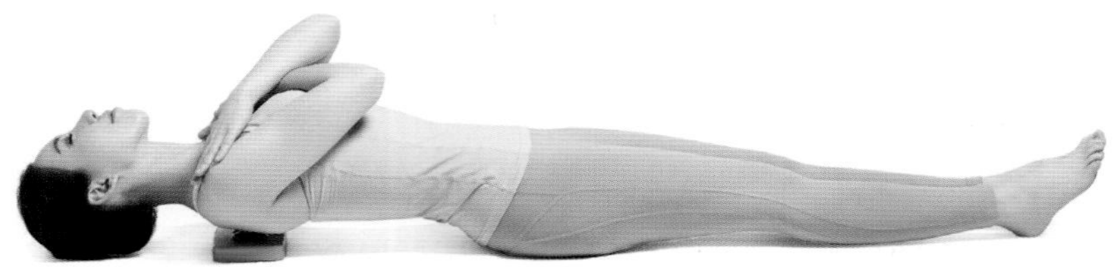

2 한 자리에 1분 정도 사용하며 몸을 좌우로 움직여서 자극을 주어도 좋다. 초보자는 다나손 위에 수건을 덮고 한 자리에 10초 정도로 사용하며 적응해 나가도록 한다.

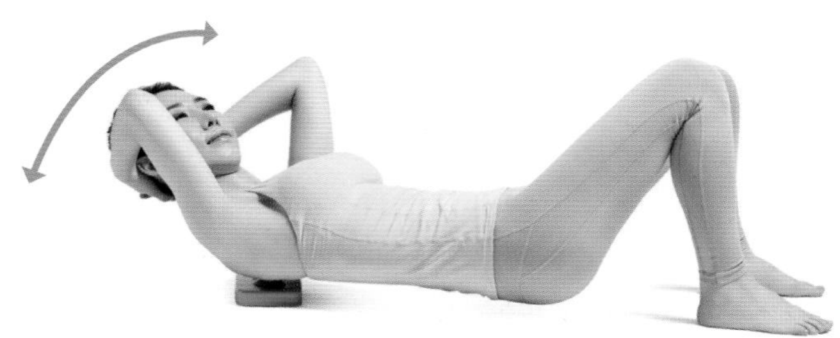

● NP 포인트

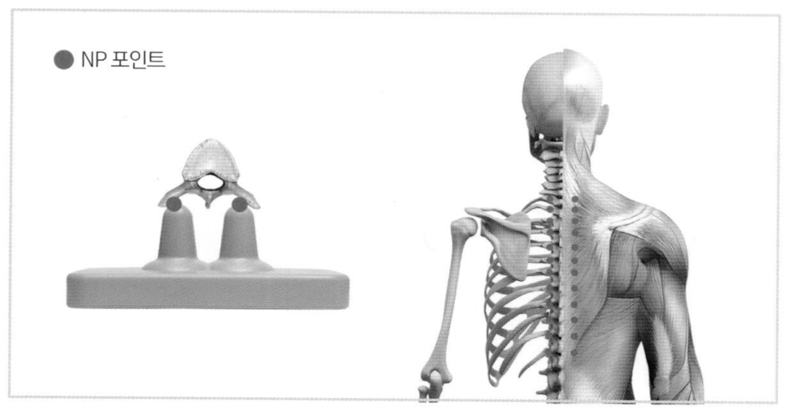

SNPE Tip

척추측만증에 대한 SNPE 운동처방

SNPE 벨트를 착용하고 SNPE 1,2,3번 기본 동작을 하여 좌우 근육의 비대칭을 바로잡아준다.

SNPE 4번 구르기로 딱딱하게 경직된 등 근육을 이완시킨다.

웨이브베개를 활용한 T무브 운동으로 굳어진 속근육을 부드럽게 풀어준다.

등을 숙였을 때 더 높은 쪽의 근육을 많이 풀어준다. (SNPE 자세분석 앱 활용)

누워서 다나손을 등 아래에 받치고 척추를 한마디씩 눌러주며 T무브 운동을 한다. (자전거 체인 이론)

장시간 본인의 체중을 실어 등뼈를 바른 방향으로 밀어준다. (치아교정의 원리, 호스와 철사 이론)

후상장골극(P.S.I.S.)에 웨이브베개를 받쳐서 L무브 운동을 하여 골반의 변형을 바로잡아준다.

무게중심을 바로잡기 위해 족궁보조구를 신발에 넣고 바른 자세 걷기를 실시한다.

누운 상태에서 척추가 휜 자리에 타원도자기를 대고 반대 방향으로 자신의 체중을 실어서 밀어준다.

투레일, 도깨비손, 왕도깨비손, 웨이브스틱, 웨이브롤러 등의 SNPE 도구를 활용하여 척추의 변위가 있는 곳을 자주 자극한다.

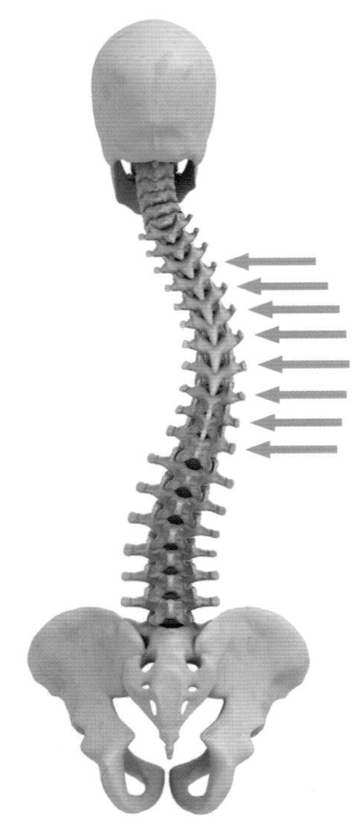

T무브 웨이브베개와 다나손의 활용

1 어깨뼈 이완

다나손을 세로로 바닥에 놓고 어깨뼈와 등뼈 사이에 위치시킨다.

어깨뼈 주변의 경직된 부분을 자신의 체중을 이용하여 다나손으로 이완한다.

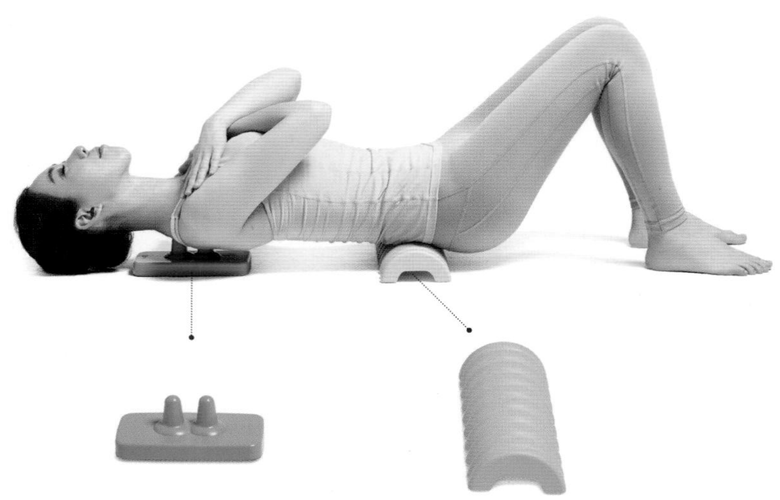

골반에 웨이브베개를 받쳐주면 조금 더 편안하게 진행할 수 있다.

다나손을 받쳐 놓은 쪽 팔을 천천히 뒤로 원을 그리듯 움직인다.

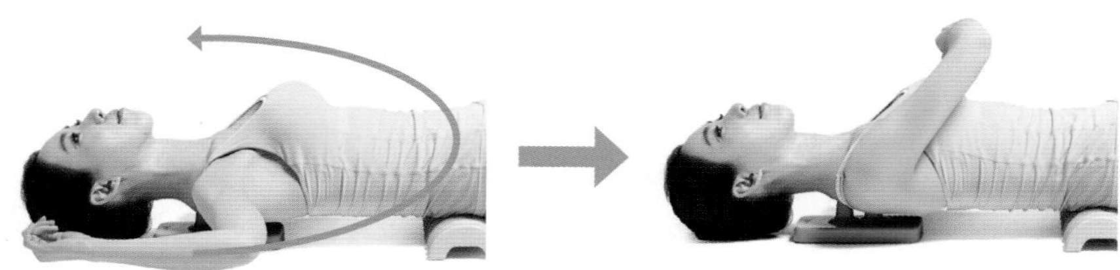

2 등뼈 이완

등에 다나손을 사용할 때 골반에 웨이브베개를 받쳐주면 조금 더 편안하게 진행할 수 있다.

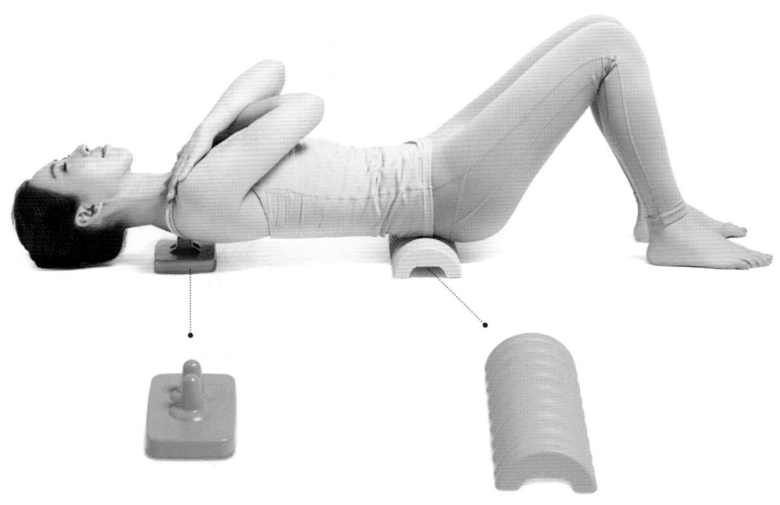

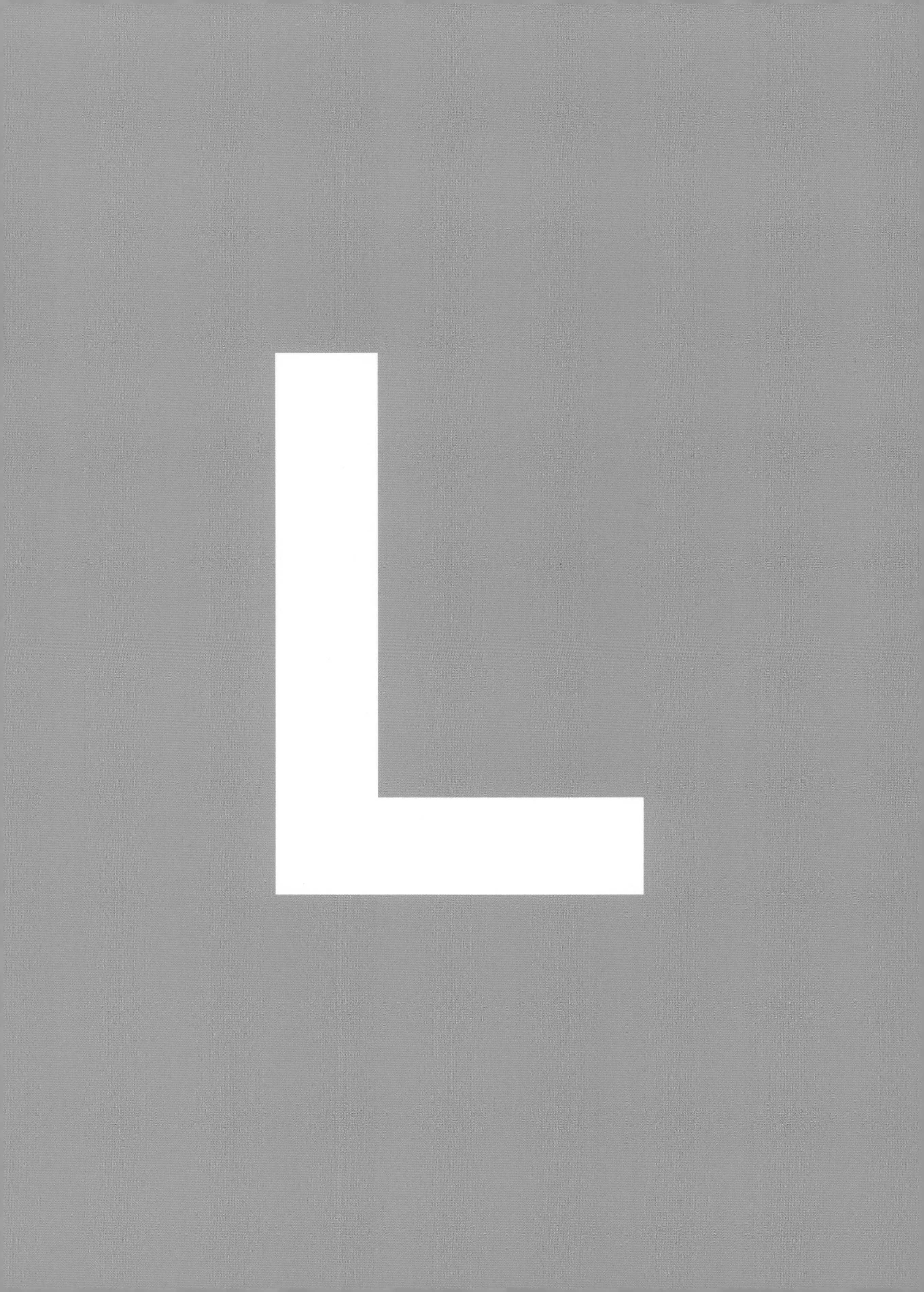

SNPE
L무브 운동

"일자 허리, 허리디스크, 허리 통증 완화를 위한 셀프(Self) 운동 테라피"

동작 영상보기

기대효과

일자 허리 교정(C자형 곡선 형성)
허리, 골반 통증, 허리디스크 완화
허리의 경직된 속근육 이완
복부 심부 근육 강화, 척추 안정화
허리, 복부 군살 제거

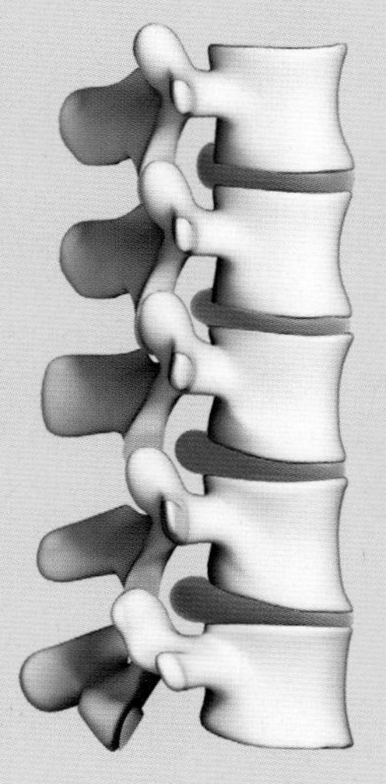

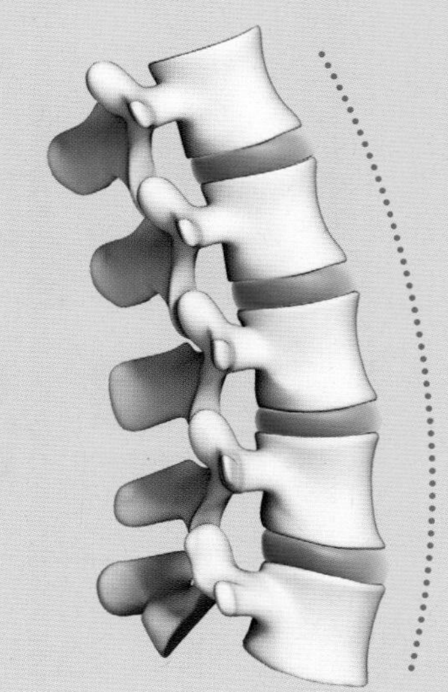

일자 허리, 변형된 디스크의 상태 → **허리의 NP**(Natural Posture) **상태**

"정상적인 허리의 구조를 만들자."

SNPE L무브 운동은 딱딱하게 굳은 허리 주변의 근육을 부드럽게 이완시켜서 근육의 탄성을 회복하고 변위된 허리뼈(요추, Lumbar vertebra)를 바르게 교정하여 **정상적인 허리의 구조를 만드는 운동**이다.

허리에 대한 이해 허리뼈

허리뼈(요추, Lumbar vertebra)

허리뼈는 5개의 척추뼈로 구성되어 위로는 등뼈, 아래로는 엉치뼈와 연결되어 있다.

척추뼈 중 가장 큰 뼈로 체중의 대부분을 지탱해주며 몸통의 움직임에 중요한 역할을 한다.

정상적인 허리뼈는 시상면에서 C자 앞굽음 형태를 유지한다.

척추사이원반(추간판, Intervertebral Disc)은 척추뼈 사이를 연결하는 원반 형태의 섬유성 연골 구조물로 척추뼈 사이의 충격을 흡수하고 척추의 움직임이 가능하도록 하는 역할을 한다.

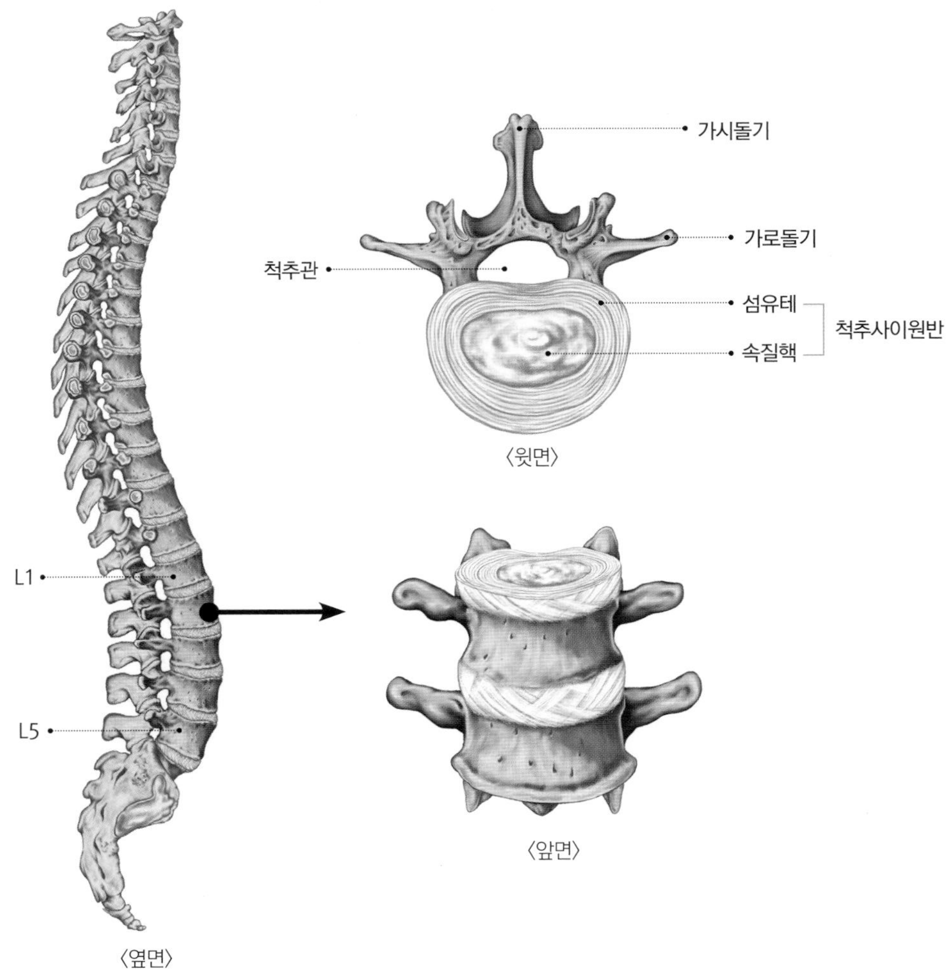

〈윗면〉

〈앞면〉

〈옆면〉

허리에 대한 이해 | 허리 근육

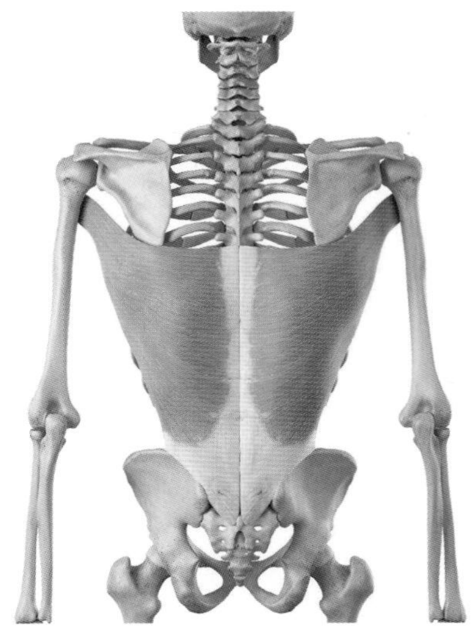

넓은등근

광배근, Latissimus Dorsi

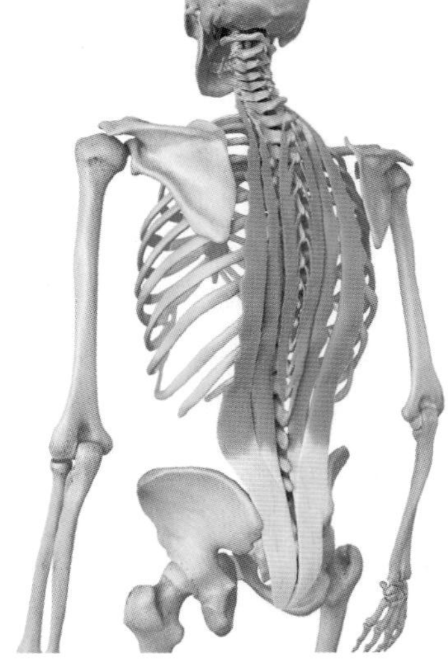

척추세움근

척추기립근, Erector Spinae Group

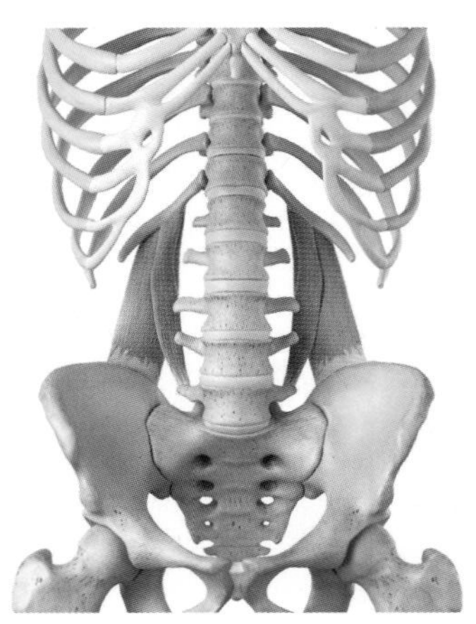

허리네모근

요방형근, Quadratus Lumborum

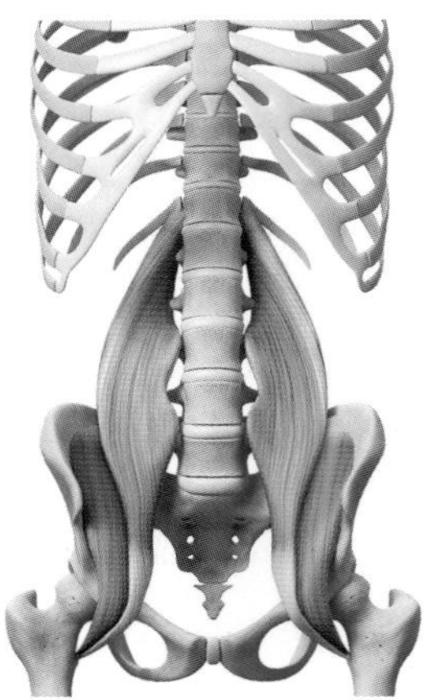

허리엉덩근

장요근, Iliopsoas

대요근(큰허리근, Psoas Major)
장골근(엉덩근, Iliacus)

원반탈출증 (추간판 탈출증, Herniated Disc)

디스크(척추사이원반)가 어떤 원인에 의해 손상을 입으면서 섬유테(섬유륜)로 둘러싸여 있는 속질핵(수핵)이 돌출(Protrusion) 또는 탈출(Prolapse)되어 신경근을 자극하고 다리에 감각 이상을 일으키는 증상

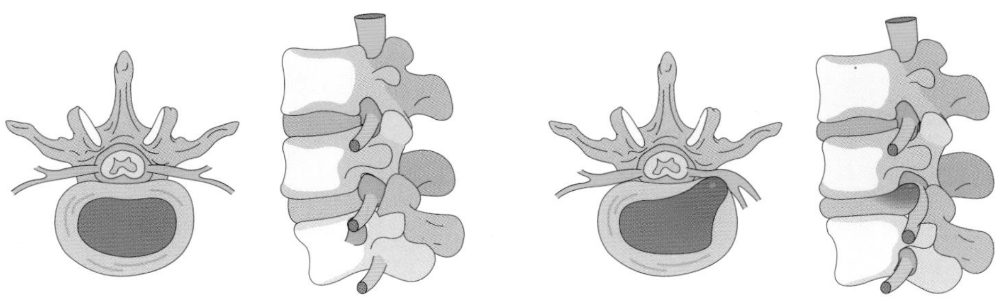

정상적인 디스크　　　　디스크가 탈출되어 신경을 누르고 있는 상태

디스크에 의해 눌린 신경의 위치에 따른 증상

- **허리뼈 1** : 허리 통증, 사타구니 통증, 엉덩이 위쪽 통증
- **허리뼈 2~4** : 허리 통증, 옆구리 통증, 무릎뼈 주변과 무릎 통증, 엉덩이 위쪽 통증, 고관절 부위 통증
- **허리뼈 5** : 허리 통증, 다리 가쪽과 엄지발가락 통증, 발등 굽힘 근력 약화, 발바닥 통증, 고관절 부위 통증
- **엉치뼈 1** : 허리 통증, 발바닥 통증, 발목을 가쪽으로 벌리는 근육 약화, 종아리 통증, 새끼발가락 가쪽 통증
- **엉치뼈 2** : 종아리 안쪽 통증
- **엉치뼈 3~5, 꼬리뼈** : 엉치뼈와 꼬리뼈 통증

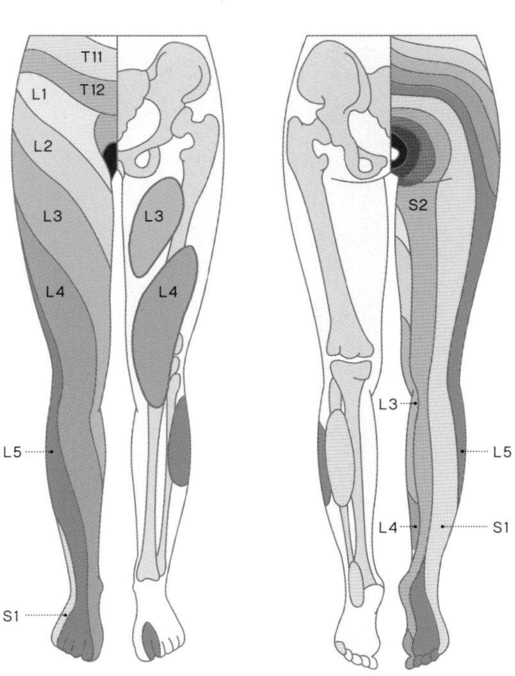

L 무브 웨이브베개 활용

1 기본 (다리 마름모 모양)

웨이브베개를 후상장골극(P.S.I.S.) 또는 허리 부분에 놓고 다리를 마름모 모양으로 만든다.

양손으로 베개 끝을 잡고 발끝을 바닥 가까이 내렸다가 다시 들어 올리기를 반복한다.

20~30회씩 3~5세트 반복한다.

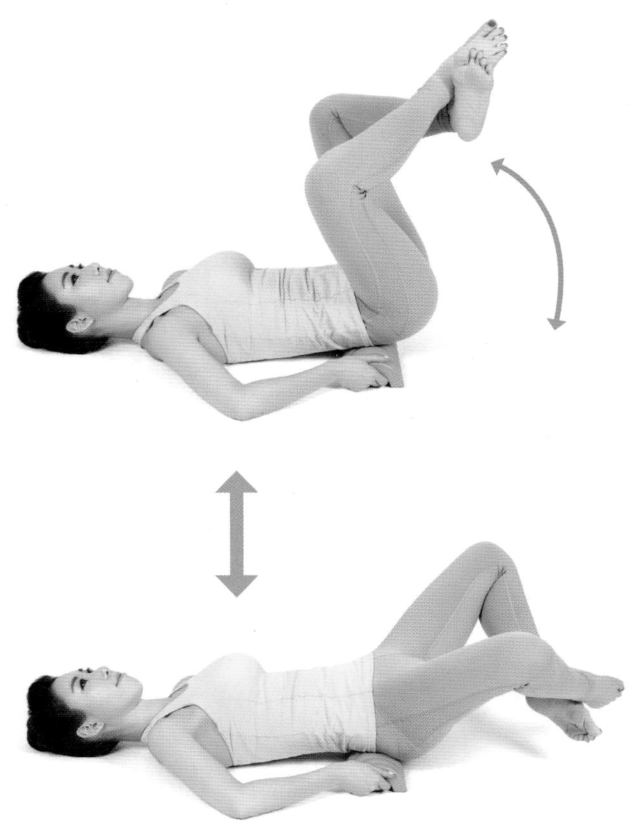

2 바른자세 벨트 착용

허리 운동과 동시에 골반 교정, 휜 다리 교정을 위해서 바른자세 벨트와 골반 밴드를 착용하고 L무브 운동을 진행한다.

무릎을 90°로 구부려서 발끝을 바닥 가까이 내렸다가 들어 올린다.

발끝이 내려올 때에는 복부와 엉덩이 근육에 힘을 주고 다리 사이를 최대한 붙이며 허리를 C자 형태로 만들어준다.

발끝을 들어 올릴 때에는 복부를 수축하고 갈비뼈를 내린다.

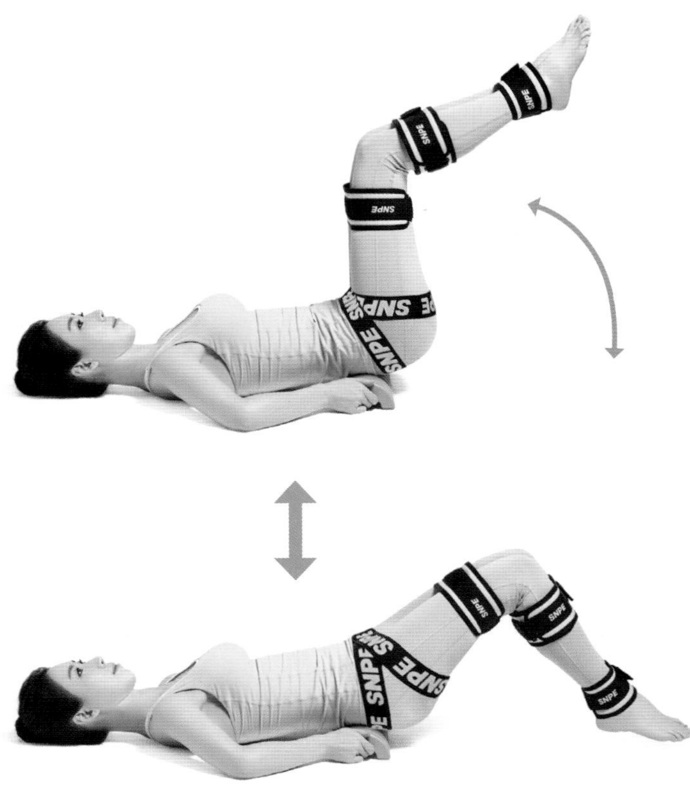

골반 밴드가 불편하다면 다리에 바른자세 벨트만 착용하고 진행한다.

L무브 동작을 할 때 고관절에서 '뚜둑'하는 소리가 난다면 골반 밴드를 착용하고 진행한다.

3 원 그리기

양손으로 웨이브베개 끝을 잡고 다리를 모아 오른쪽, 왼쪽으로 크게 원을 그린다.

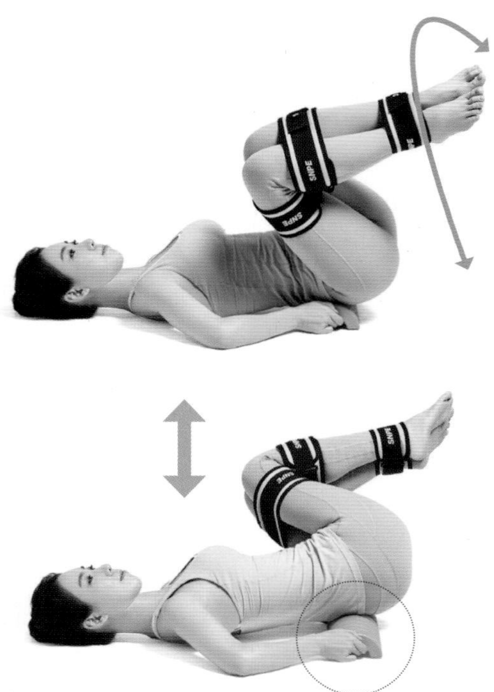

4 초보자 동작

무릎을 구부린 상태에서 발을 바닥에 놓고 다리를 좌우로 움직인다.

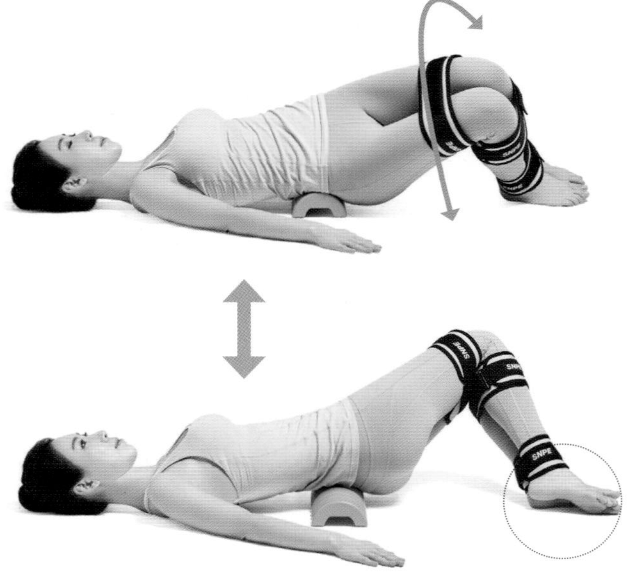

SNPE Tip

SNPE 셀프 허리 교정법

L무브 운동 시 웨이브베개를 놓는 위치는 아래 그림과 같이 3가지로 나눌 수 있다.
웨이브베개를 허리의 윗부분이나 아랫부분에 놓고 L무브 운동을 하면 허리의 근육, 근막을 이완시키고, 일자허리를 C자 형태로 교정하는 효과가 있다.
그러나 허리의 과다앞굽음(과전만) 형태를 교정할 때에는 웨이브베개의 위치를 이동하여 엉치뼈 아랫부분에 놓고 L무브 운동을 실시한다.

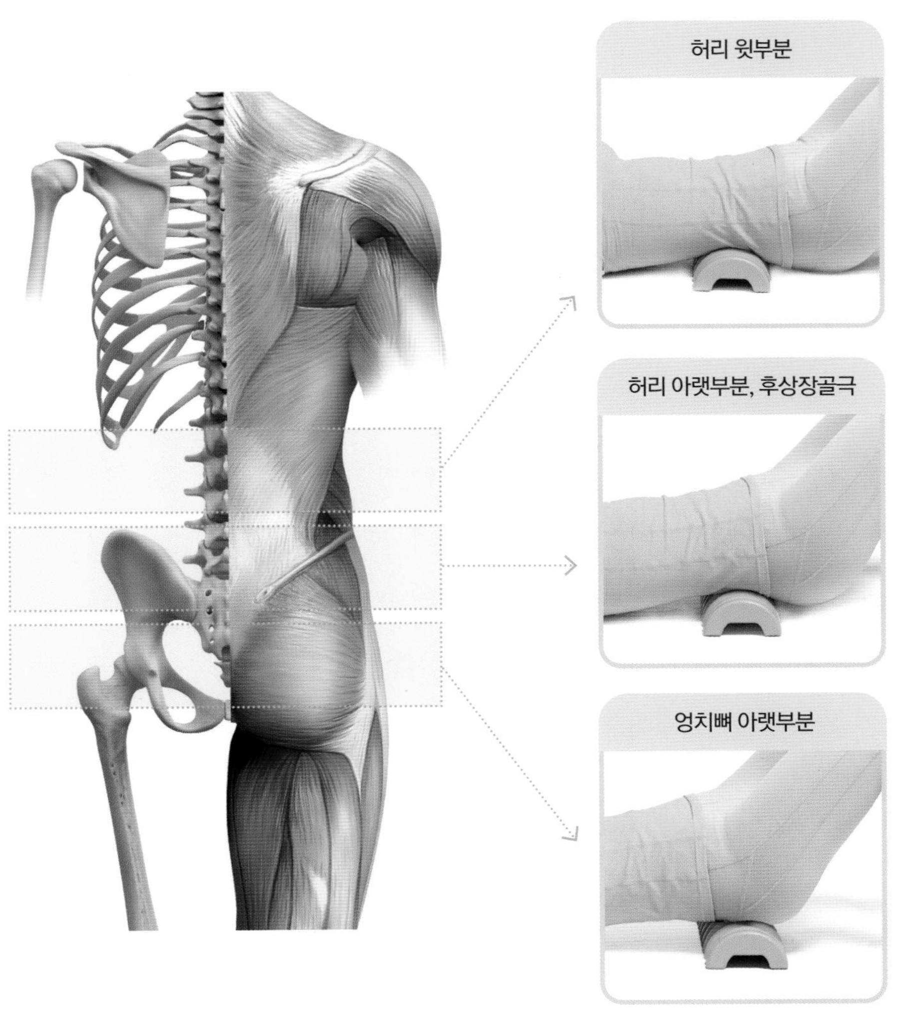

L 무브 다나손 활용

1 무릎을 세우고 허리 아래에 다나손을 받쳐서 체중으로 허리 부분을 눌러준다.
다리를 좌우로 움직이며 왼쪽, 오른쪽 허리 주변을 풀어준다.

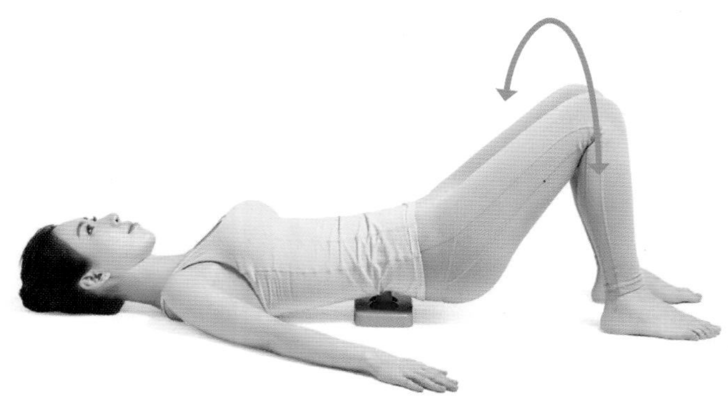

2 오른쪽 무릎을 세우고 왼쪽으로 몸을 기울이며 왼쪽 허리를 이완시킨다.
(반대쪽도 같은 방법으로 시행한다.)

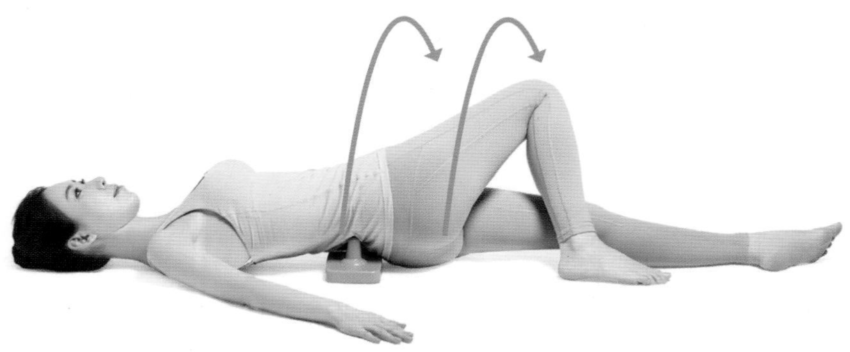

웨이브베개와 다나손 활용

1 허리 + 골반 이완

다나손과 웨이브베개를 가로로 나란히 놓고 누워서 골반과 허리 부분을 이완시킨다.

다리를 좌우로 움직이며 허리와 골반 주변을 함께 풀어준다.

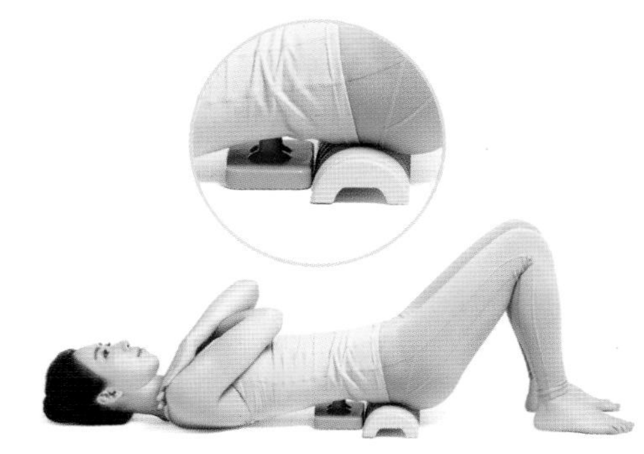

2 허리뼈 5번 + 엉치뼈 이완

웨이브베개에 다나손을 걸쳐 놓고 허리와 엉치뼈 사이의 경직된 부분을 이완시킨다.

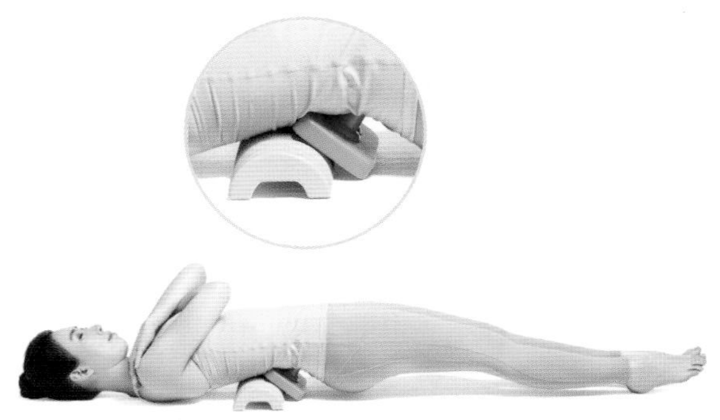

3 P.S.I.S. + 꼬리뼈 이완

후상장골극(P.S.I.S.)과 꼬리뼈 주변의 굳은 근육을 동시에 풀어줄 수 있다.

두 개의 도구가 체중을 분산시켜 강하지 않은 자극을 줄 수 있다.

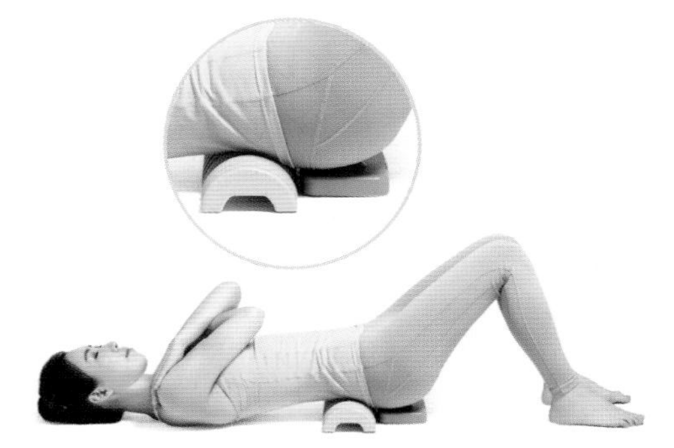

SC

SNPE SC무브 운동

“골반 교정, 엉치뼈·꼬리뼈 통증 완화를 위한
셀프(Self) 운동 테라피”

동작 영상보기

기대효과

골반 교정, 골반 통증 완화
꼬리뼈 주변 경직된 속근육 이완
허리 통증, 엉치뼈, 꼬리뼈 통증, 고관절 통증 완화
부교감 신경 활성화

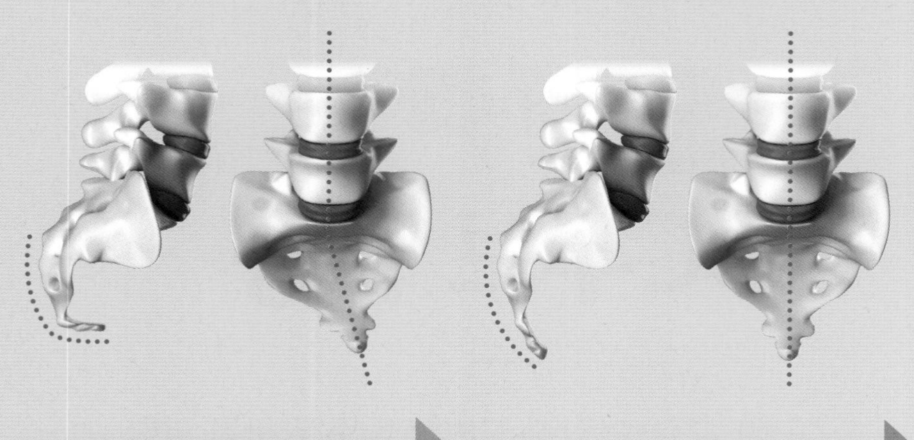

“정상적인 골반의 구조를 만들자.”

SNPE SC무브 운동은 외부 충격, 잘못된 자세 습관에 의하여 변형된 엉치뼈(Sacrum)와 꼬리뼈(Coccyx)를 SNPE 셀프 도구 운동으로 바르게 교정하여 **정상적인 골반의 구조를 만드는 운동**이다.

골반에 대한 이해 골반뼈

엉치뼈 (천골, Sacrum)

엉치뼈는 골반을 구성하고 있는 뼈로 양쪽의 엉덩뼈 사이에 있다.

5개의 엉치뼈가 융합되어 형성된 척추 중의 가장 큰 뼈이며 위로는 허리뼈 5번, 아래로는 꼬리뼈로 이어진다.

꼬리뼈 (미골, Coccyx)

꼬리뼈는 척추의 가장 끝부분에 있으며 꼬리의 흔적 기관으로 4~5개의 척추 분절로 이루어져 있다.

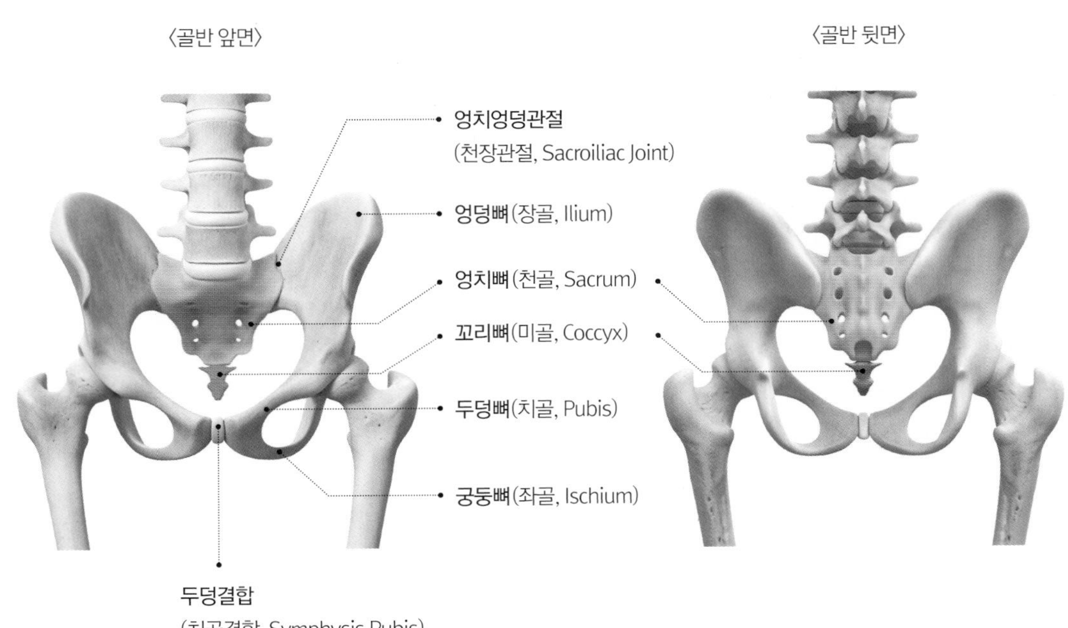

골반에 대한 이해 골반 근육

큰볼기근

대둔근, Gluteus Maximus

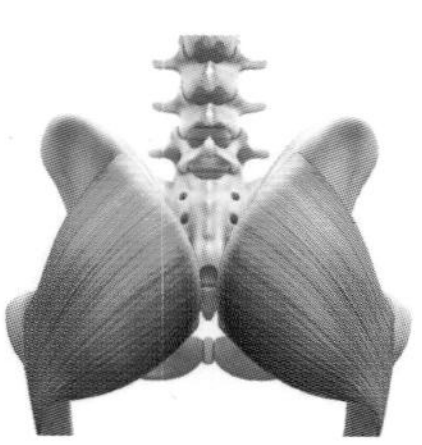

중간볼기근

중둔근, Gluteus Medius

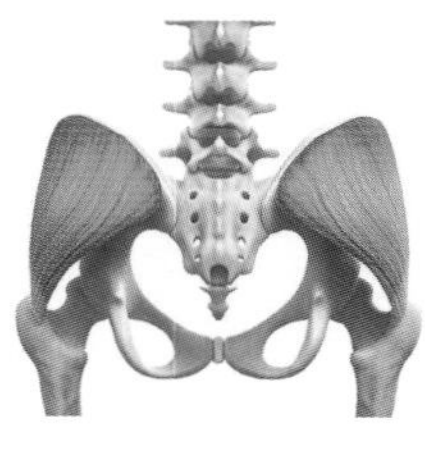

작은볼기근

소둔근, Gluteus Minimus

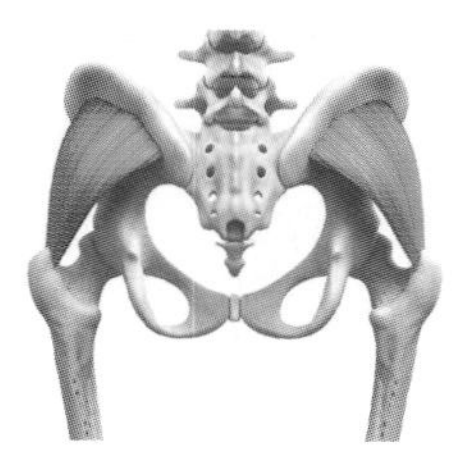

궁둥구멍근

이상근,
Piriformis

위쌍둥이근

상쌍자근,
Gemellus Superior

속폐쇄근

내폐쇄근,
Obturator Internus

아래쌍둥이근

하쌍자근,
Gemellus Inferior

넙다리네모근

대퇴방형근,
Quadratus Femoris

바깥폐쇄근

외폐쇄근,
Obturator Externus

엉치뼈, 꼬리뼈가 비뚤어지는 원인

스케이트, 스키, 보드를 타다가 넘어져서 엉덩방아를 찧는 경우와 같이 외부 충격이나 출산 후에 엉치뼈와 꼬리뼈가 동시에 비뚤어지는 경우가 많다. 그리고 긴 시간 잘못된 자세로 앉아서 생활하는 학생, 직장인들의 경우에도 엉치뼈와 꼬리뼈가 변위되거나 주변의 근육이 경직될 수 있다.

엉치뼈, 꼬리뼈가 비뚤어졌을 때 신체에 발생되는 주요 증상

엉치뼈와 꼬리뼈에는 부교감 신경이 분포되어 있고, 경막이 머리뼈에서 엉치뼈, 꼬리뼈까지 연결되어 있으므로 꼬리뼈와 엉치뼈에 충격이 가해지거나 변형이 생길 경우 신체에 다양한 질병을 초래할 수 있다.

부교감 계통, 생식기 관련 질병과 성 기능 저하
피로감, 두통
앉을 때 꼬리뼈 부분에 통증 발생
소화불량, 생리통, 생리 불순, 생리 중단
종아리가 자주 붓거나 발뒤꿈치 통증
피부에 탄력 저하, 꼬리뼈 부분이 검게 변색
꼬리뼈 부분에 가려운 증세 호소, 치질

등의 증상이 나타날 수 있다.

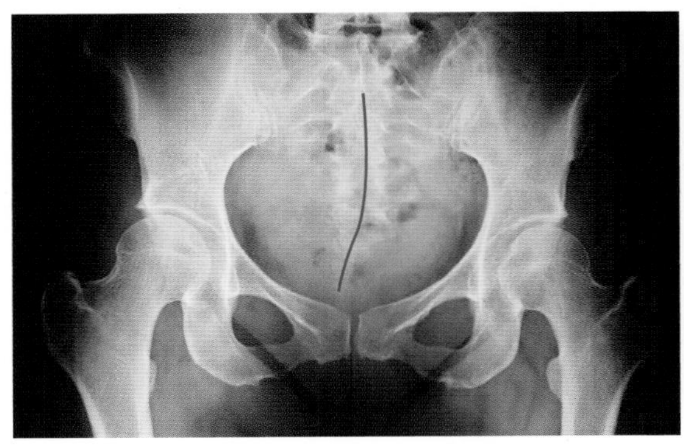
꼬리뼈가 옆으로 변형된 경우

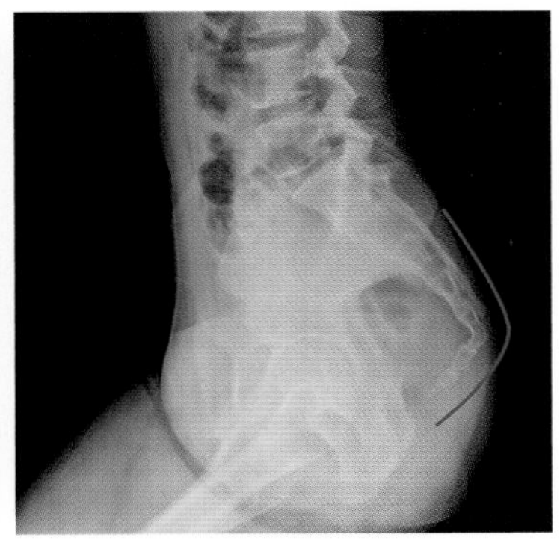
꼬리뼈가 안쪽으로 꺾인 경우

SC무브 웨이브베개 활용

1 누운 자세

누운 상태에서 웨이브베개를 골반 아래 놓고 엉덩이를 좌우로 움직이며 엉치뼈, 꼬리뼈 주변의 근육을 풀어준다.

왼쪽 무릎을 세우고 오른쪽으로 골반을 기울여서 오른쪽 엉덩이를 풀어준다.

반대쪽으로도 시행한다.

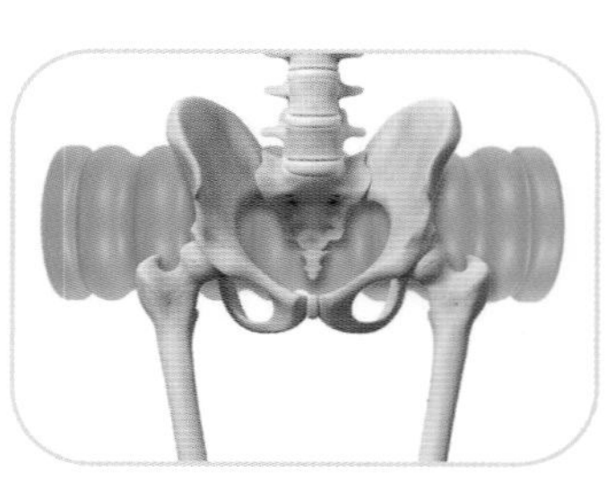

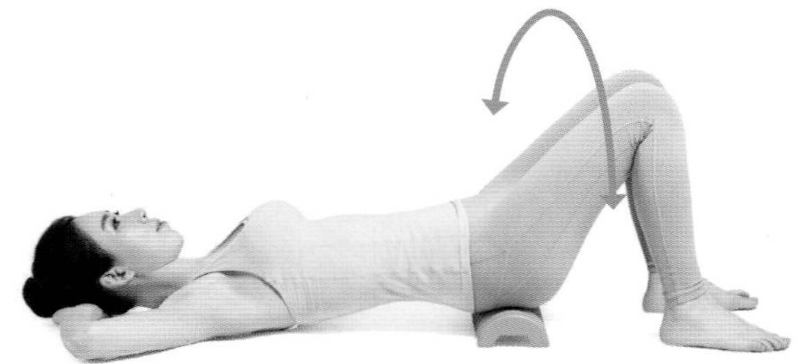

2 앉은 자세

웨이브베개를 골반 아래 놓고 앉아서 한쪽 무릎을 세우고 그 위에 반대쪽 발목을 올려놓는다.

다리를 올려놓은 쪽 골반 아래(궁둥뼈) 부분을 이완시킨다.

자신의 체중을 실어 자극을 주며 통증이 있고 굳어진 곳 주변을 더 많이 풀어준다.

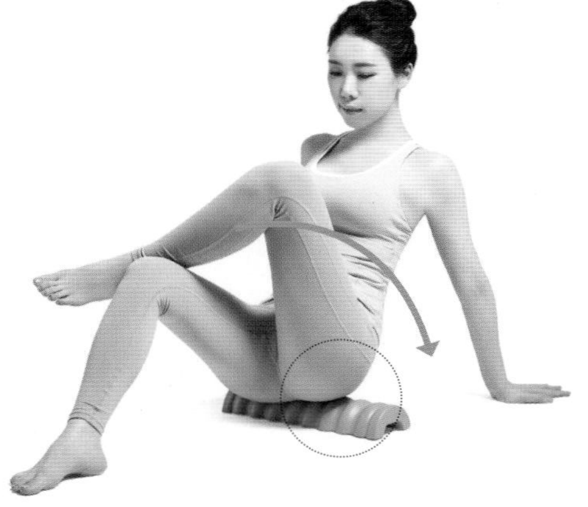

SNPE Tip

좌골신경통에 대한 SNPE 운동처방

좌골신경통(Sciatica, 궁둥신경통)

좌골신경(Sciatic Nerve) 압박에 의한 복합적인 통증과 감각이상 증상.

이상근 증후군(Piriformis Syndrome, 궁둥구멍근 증후군)

좌골신경통의 주요 원인 중 하나로 이상근이 뭉치거나 단축되어 좌골신경을 압박하는 증상. 다리 저림과 당김, 감각이상, 엉덩이 통증 등을 발생시키며 허리디스크로 오인될 수 있다.

원인 : 골반이 비뚤어진 경우, 엉덩이 외상, 장시간 앉아서 일하거나 운전을 오래 하는 경우, 잘못된 걸음걸이(팔자걸음), 엉덩이 근육의 약화, 무리한 다리 찢기 스트레칭

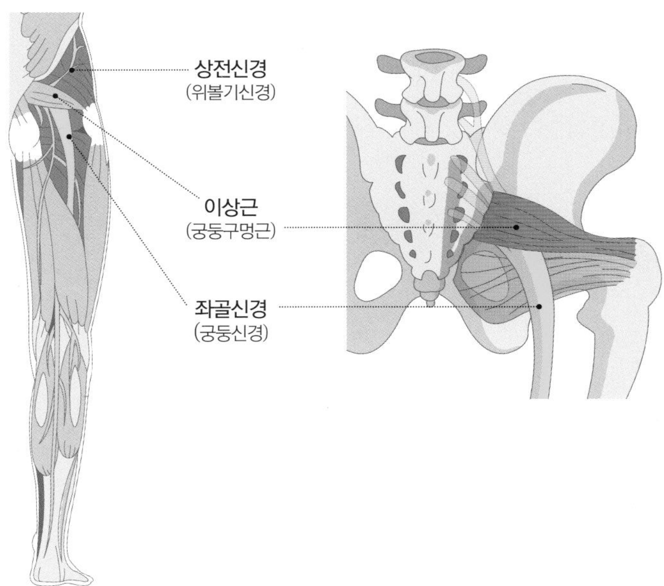

SNPE 운동처방

1. 웨이브베개, 다나손을 활용한 SC무브 운동으로 엉덩이 속근육을 섬세하게 풀어준다.
2. SNPE 벨트 운동을 꾸준히 실시하여 골반, 고관절의 변위를 바로잡아준다.
3. 웨이브베개를 활용한 L무브 운동으로 바른 허리의 구조를 만든다.
4. 타원도자기를 따뜻하게 데워서 통증이 있는 부위를 자극한다.
5. 상전신경을 자극하여 풀어주면 오래된 허리 통증을 해결하는데 도움이 된다.

SC무브 다나손 활용

1 엉치뼈

누운 상태에서 다나손을 엉치뼈 아래에 놓고 체중으로 눌러준다.

엉덩이를 좌우로 움직이며 엉치뼈 부위를 섬세하게 풀어준다.

속근육이 경직된 부분에서 통증이 느껴질 수 있다.

통증이 있는 부분은 1분 정도 더 지그시 누르며 풀어준다.

● NP 포인트

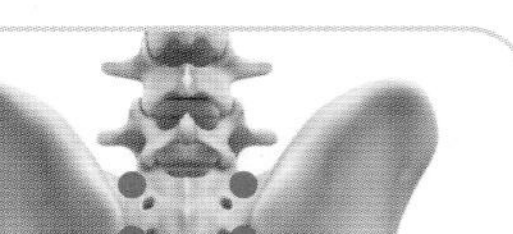

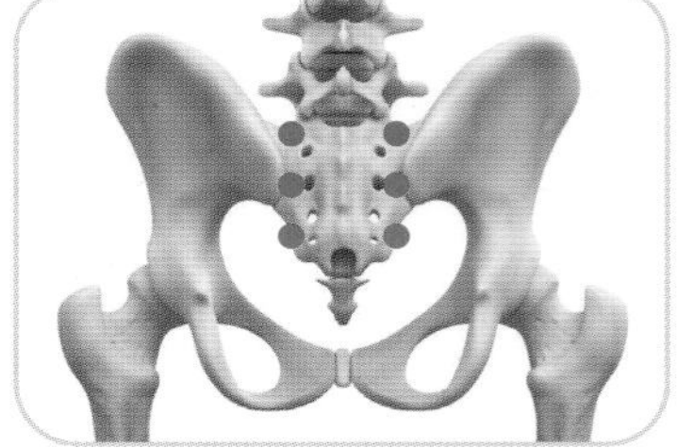

〈골반의 뒷면〉

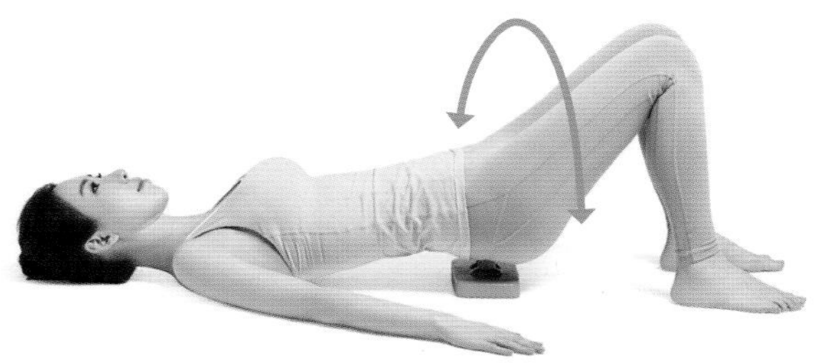

2 꼬리뼈

누워서 꼬리뼈 주변의 굳어진 근육을 풀어준다.

꼬리뼈가 왼쪽으로 비뚤어졌다면 다나손으로 왼쪽에서 오른쪽으로 밀어주며 SC무브 운동을 한다.

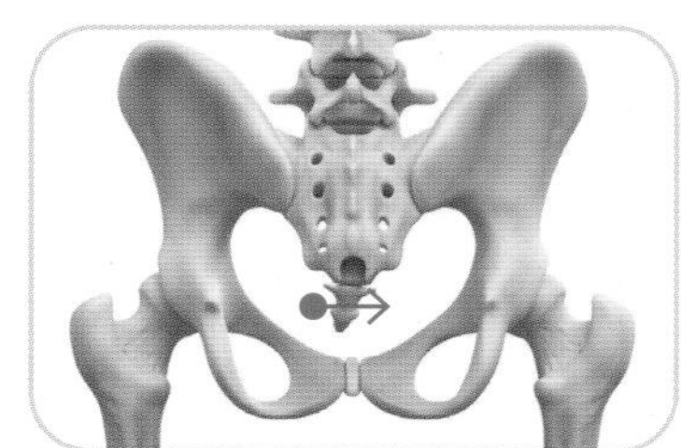

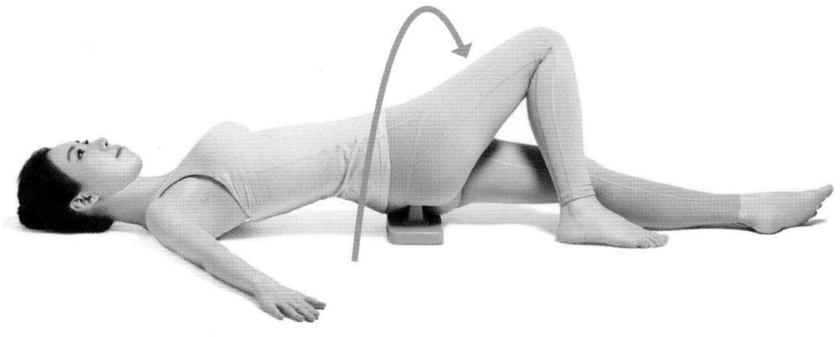

SNPE Tip

SNPE 셀프 골반 교정법

1 골반 옆쪽 기울임(Lateral Pelvic Tilt, 골반 측방 경사)

골반의 중심이 오른쪽 또는 왼쪽으로 기울어서 양쪽 엉덩뼈(장골)의 높이가 다른 골반의 변형이다. 다리 길이에 차이가 나고 허리뼈가 한쪽으로 휘어질 수 있다.

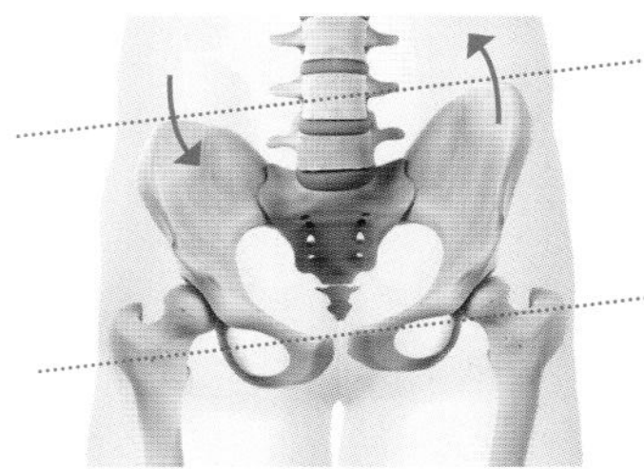
골반이 왼쪽으로 기울어짐

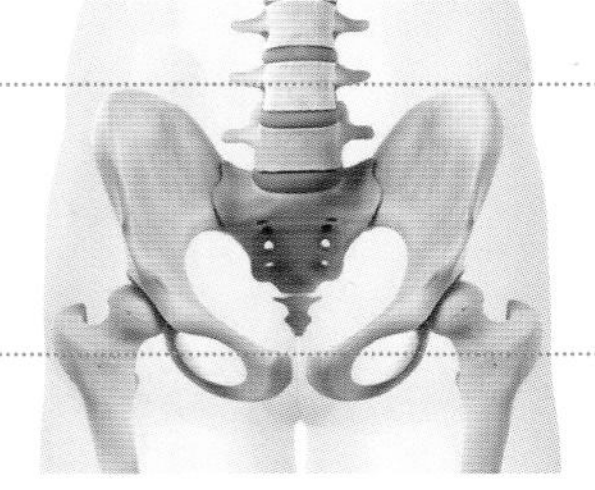
정상적인 골반 형태

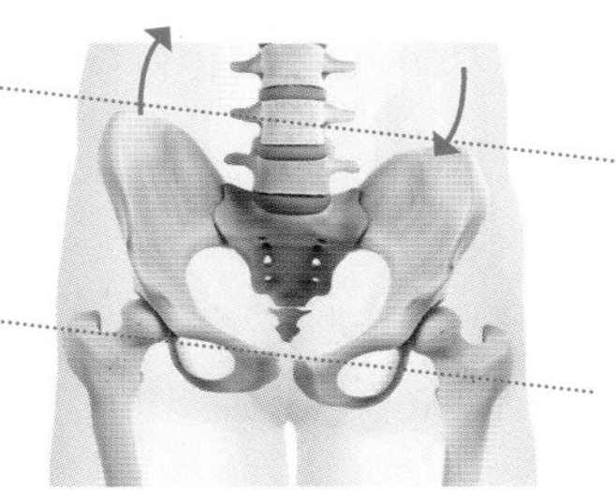
골반이 오른쪽으로 기울어짐

SNPE 벨트 운동 처방 (골반의 앞쪽, 옆쪽, 뒤쪽 기울임 공통 사항)

SNPE 수련 시 SNPE 바른자세 벨트, 골반 밴드, 족궁보조구를 착용한다.

SNPE 1번 동작 : 허벅지, 엉덩이 근육을 강화시키고 전신의 균형을 바로잡는다.

SNPE 2번 동작 : 비대칭인 신체 앞면의 좌우 근육을 바르게 교정하고 경직된 허벅지, 복부, 가슴 근육을 신전시켜주며 골반을 중심으로 상체와 하체의 균형을 맞춰준다.

SNPE 3번 동작 : 좌우 허리, 골반의 근육을 균형있게 발달시켜준다.

SNPE 4번 동작 : 전신 뒷면의 상체, 하체의 근육과 근막의 밸런스를 맞춰준다.

바른자세 걷기 : 골반 주변의 균형잡힌 근육을 형성하여 골반의 변위를 바로잡아준다.

SNPE 도구 운동 처방

웨이브베개로 L무브 시 NP 포인트를 후상장골극(P.S.I.S.)과 허리 아랫부분으로 하여 변위된 엉치뼈와 엉덩뼈의 위치를 바로잡아준다.

다나손으로 L무브를 시행하여 한쪽으로 휘어진 허리뼈와 근육의 비대칭을 바로잡아준다.

경직되어 있는 허리와 골반 주변, 허벅지 부분을 SNPE 도구로 이완시켜준다.

SC무브로 엉치뼈와 꼬리뼈의 변형을 바로잡아준다.

SNPE Tip

2 골반 앞쪽 기울임(Anterior Pelvic Tilt, 골반 전방경사)

골반의 중심이 앞으로 기울어지고 허리앞굽음 형태(Lordosis)가 된다.

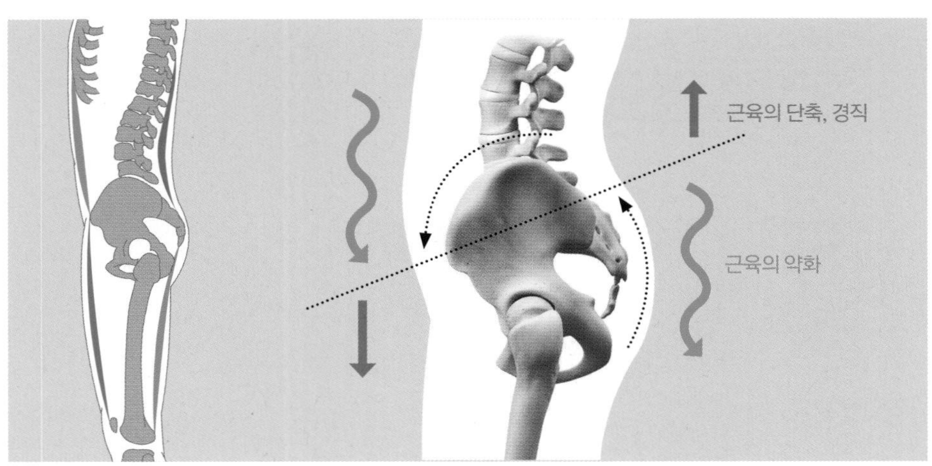

SNPE 도구 운동 처방

L무브 시 NP 포인트를 엉치뼈의 아랫부분으로 하여 변위된 골반의 위치를 바로잡아준다.

엉치뼈 아래쪽에 웨이브베개를 받치고 L무브를 하여 복근을 단련시킨다.

단축되고 경직된 허벅지 앞을 웨이브베개로 풀어준다.(또는 근육·근막 이완 동작 활용)

다나손을 활용하여 허리뼈 L1~L5, 엉치뼈 S1~S4의 경직된 부분을 이완시킨다.

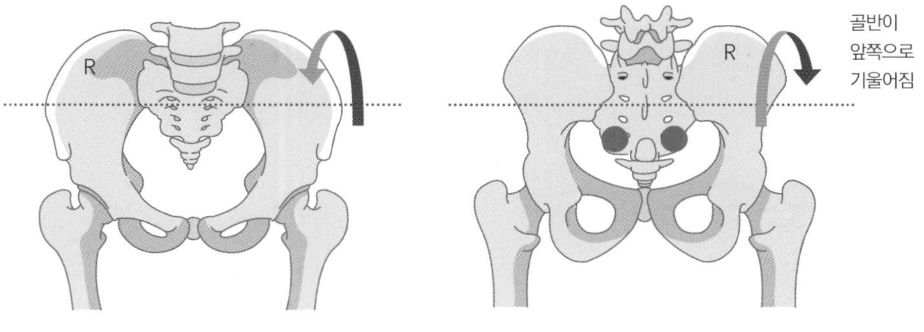

〈골반의 앞면〉 〈골반의 뒷면〉

3 골반 뒤쪽 기울임(Posterior Pelvic Tilt, 골반 후방경사)

골반의 중심이 뒤로 기울어지고 허리뼈는 일자 허리가 된다.

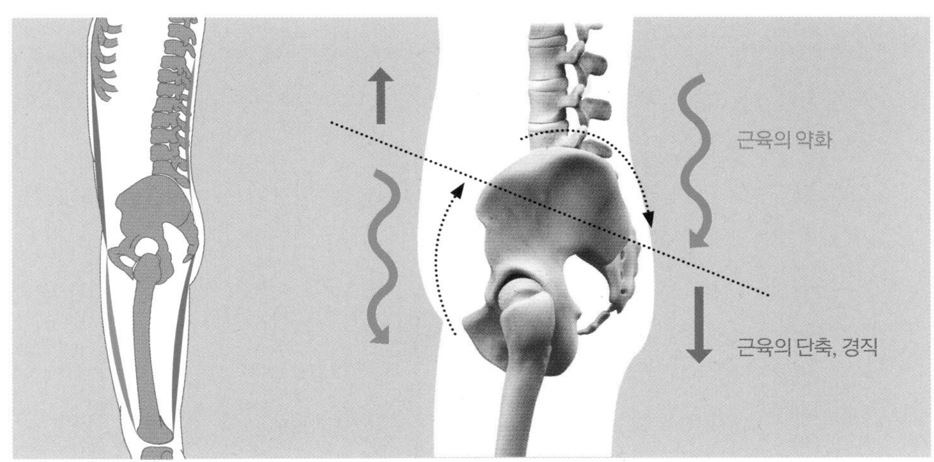

SNPE 도구 운동 처방

웨이브베개로 L무브 시 NP 포인트를 후상장골극(P.S.I.S.)으로 하여 변위된 골반의 위치를 바로잡아주고 허리에 C자 형태(허리앞굽음)의 커브를 만들어준다.

경직되어 있는 엉치뼈, 꼬리뼈 주변과 허벅지 뒷면을 SNPE 도구로 이완시켜준다.

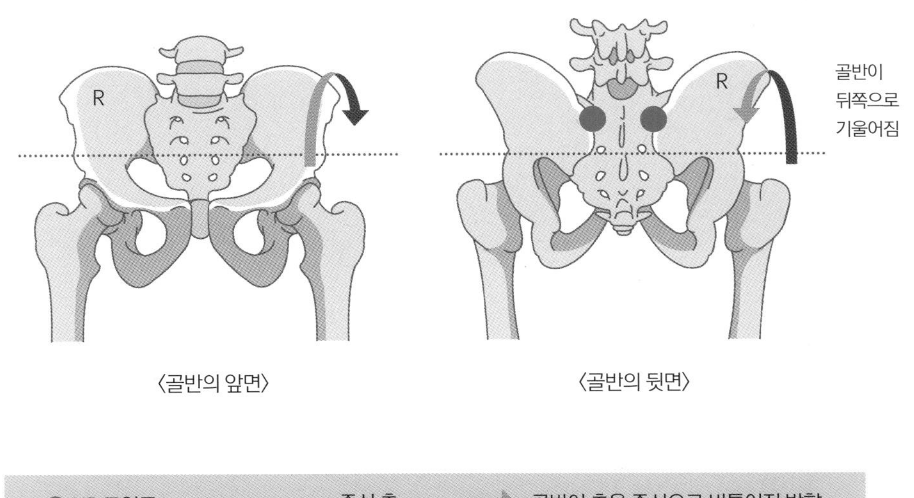

〈골반의 앞면〉 〈골반의 뒷면〉

● NP 포인트 ……… 중심 축 ➡ 골반이 축을 중심으로 비틀어진 방향

SNPE Tip

4 골반 비틀림(Pelvic Torsion)

골반의 변위는 다양하고 복합적인 형태로 나타난다. 골반 구조의 특성상 여러 방향으로 비틀리는 변형이 발생될 수 있다.

구르기 시 인체의 굳어져 있는 자리나 변위가 있는 자리에서 상처, 혹이 일시적으로 발생할 수 있는데 골반 부분에서 상처, 통증이 생긴다면 그 부분이 엉치뼈의 변위 부분(후방으로 나와있는 부분)임을 확인할 수 있다.

아래 그림과 같이 골반이 축을 기준으로 변위되었을 때 그에 따른 SNPE 척추운동 도구를 활용한 SC무브 운동으로 섬세한 교정을 할 수 있다.

누운 상태에서 다나손 또는 타원도자기를 골반 아래 NP 포인트에 놓고 치아교정 원리와 같이 자신의 체중을 실어서 눌러주며 점진적으로 교정할 수 있다.

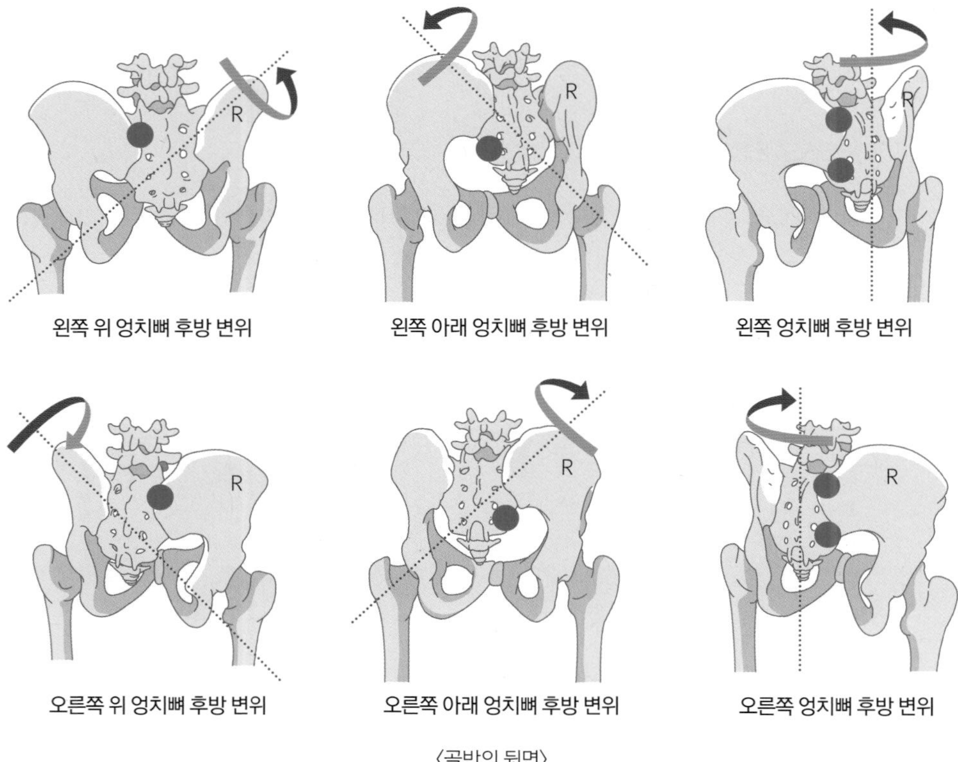

〈골반의 뒷면〉

● NP 포인트 ··········· 중심 축 ➡ 골반이 축을 중심으로 비틀어진 방향

SNPE 셀프 골반 교정 체험사례

아래 사례자는 30대 직장 여성으로 SNPE 바른자세 척추운동을 열심히 하였고 평소에 SNPE 족궁 보조구와 SNPE 골반 밴드를 꾸준히 착용하며 생활 속의 바른 자세를 유지하였다. 그 결과 3년 후 변형되었던 골반의 형태가 **정상적인 골반의 형태로 변화하면서 오랜 세월 괴롭혔던 허리 통증과 생리통이 동시에 사라졌다.** 바른 자세를 회복하는 SNPE 운동을 지도하면서 원인모를 통증이 해결되는 사례를 자주 경험할 수 있었다.

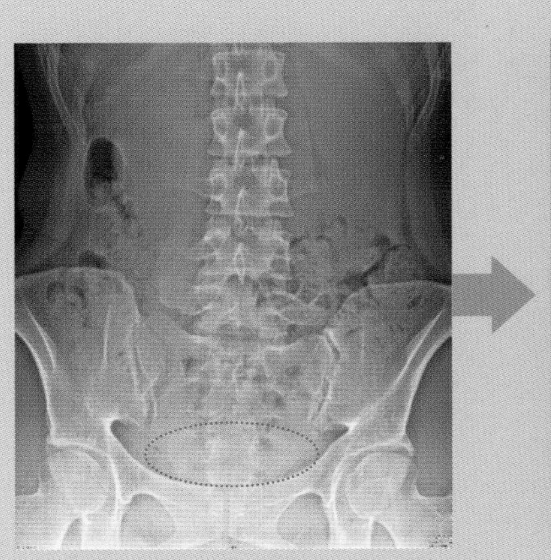

2012년 X-ray 자료 (SNPE수련 전)
골반 뒤쪽 기울임으로 골반안이 좁게 보이는 형태

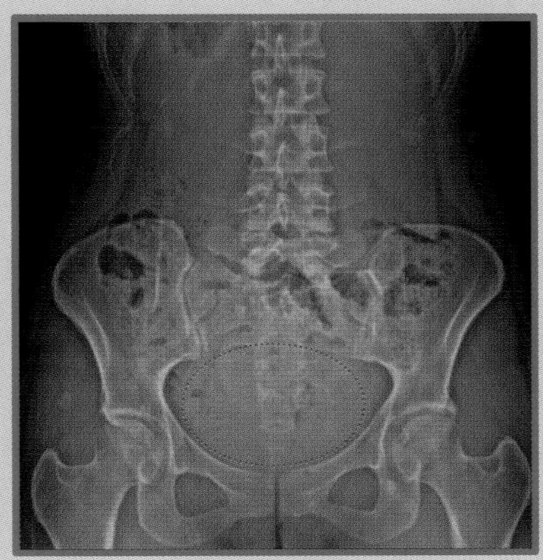

2015년 X-ray 자료 (SNPE수련 후)
골반이 정상적인 형태로 개선됨

SNPE 도구 활용하기

기대효과

인체의 근육, 신경과 혈관을 둘러싸고 있는 근막을 이완시켜준다.

속근육의 경직과 근막의 유착으로 발생되는 신체 각 부위의 통증을 완화시켜준다.

타인에 의존하는 방법이 아닌 스스로(Self) 척추교정을 하고 바른 자세를 만들어 준다.

군살을 제거하고 예쁜 신체 라인을 만들어 준다.

혈액순환을 원활하게 하여 하체 부종을 예방하고 전신의 림프 순환에 도움을 준다.

근막통증 증후군, 섬유 근육통 완화에 도움을 준다.

주의사항

초보자의 경우 자극이 강하게 느껴질 수 있으므로 도구 위에 수건이나 매트를 덮고 사용한다.

SNPE 웨이브베개, 웨이브스틱 등 단단한 도구를 사용했을 때 통증이 있는 부분은 몸의 굳어진 부분으로 인지하고 약한 강도부터 시작한다.

신체의 단축되고 굳어진 근육층, 근막, 인대 등이 부드러워지면 통증이 점차 사라지므로 사용자에 따라 도구 사용 시간과 강도를 조절해서 사용한다.

01. SNPE 웨이브베개 활용

02. SNPE 다나손 활용

03. SNPE 웨이브스틱 활용

04. SNPE 기타 도구 활용

SNPE 웨이브베개 활용

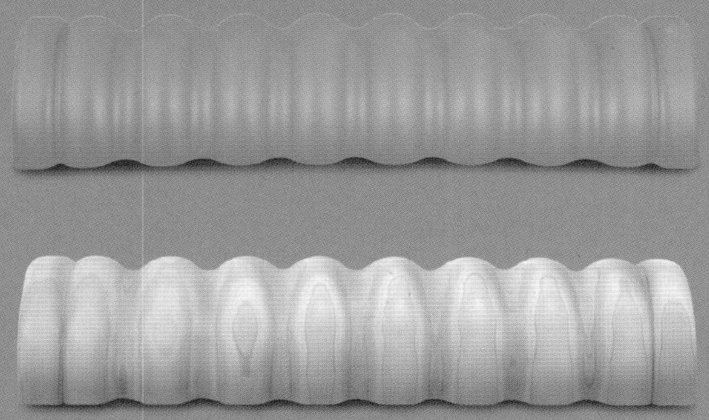

1 종아리, 발목, 허벅지 뒤

무릎을 꿇고 앉아서 웨이브베개를 종아리와 허벅지 사이에 놓고 골반을 좌우로 움직인다.
자신의 체중을 실어서 종아리 근육을 부드럽게 풀어준다.
초보자이거나 종아리 경직이 심한 경우에는 양손으로 바닥을 짚고 실시한다.
앉아서 발목이나 종아리 아래에 웨이브베개를 놓고 발끝을 좌우로 흔들어서 뭉쳐 있는 부분을 가볍게 풀어준다.

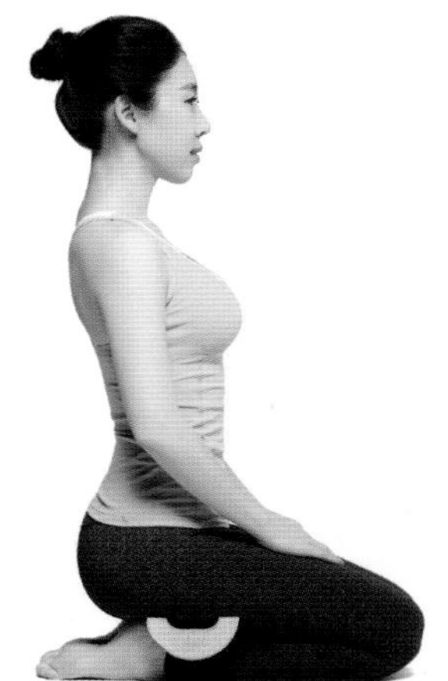

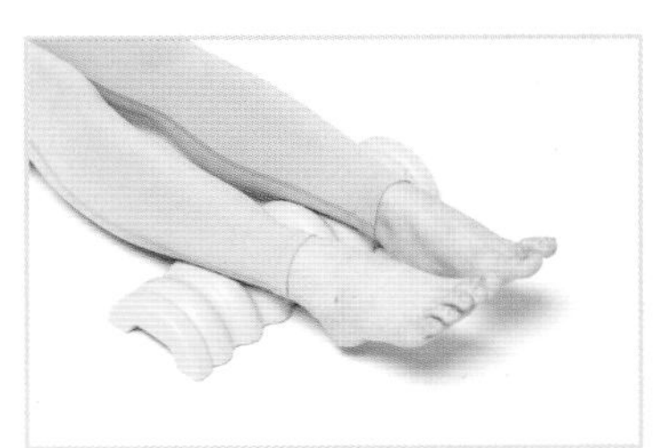

종아리 이완 – 상체 스트레칭

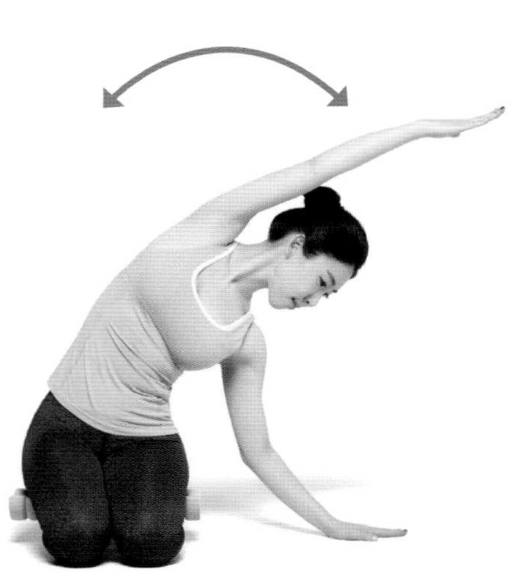

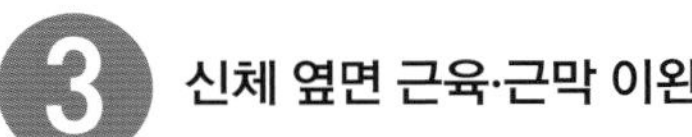

신체 옆면 근육·근막 이완

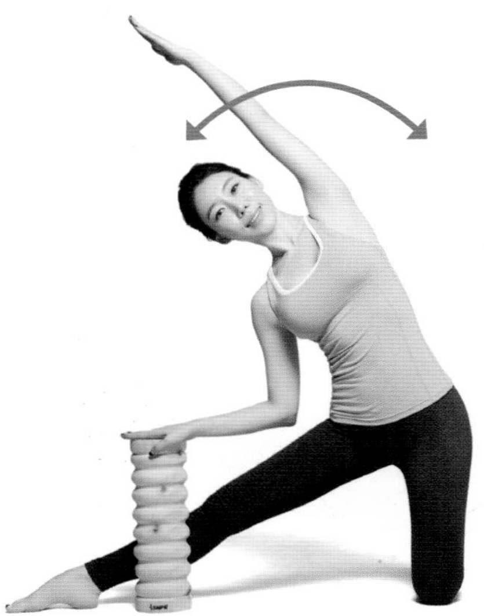

4 등과 다리 뒷면 근육·근막 이완

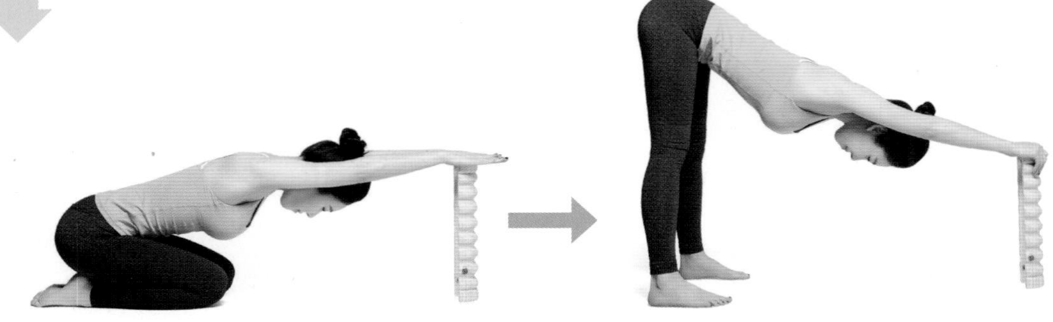

5 허벅지 앞, 상체 앞면 근육·근막 이완

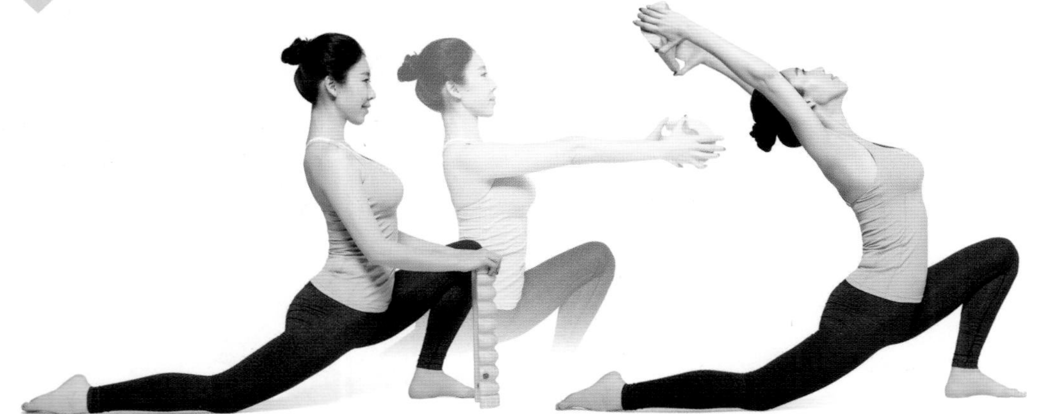

6 다리 뒷면 근육·근막 이완

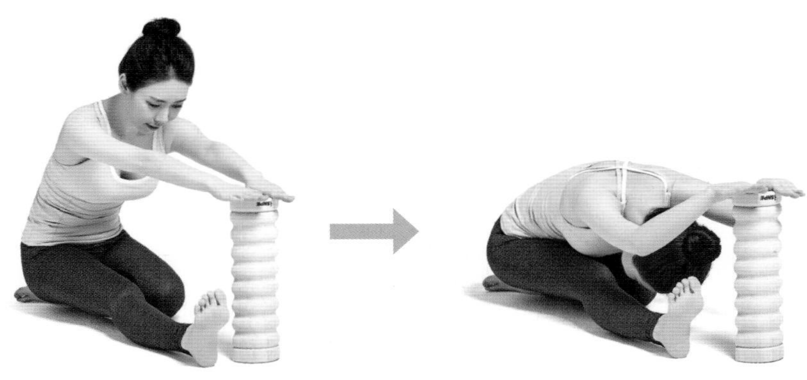

7 상체 옆면 근육·근막 이완

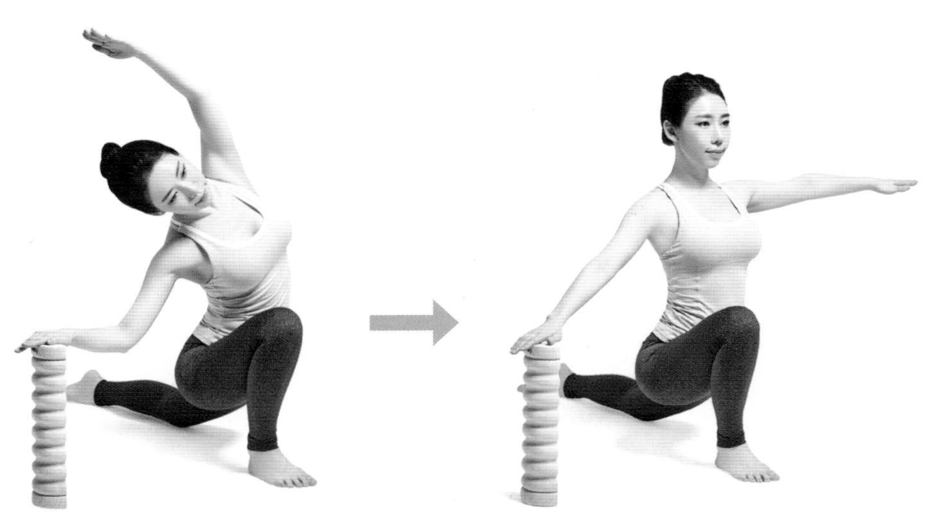

8 균형잡기 & 전신 근육·근막 이완

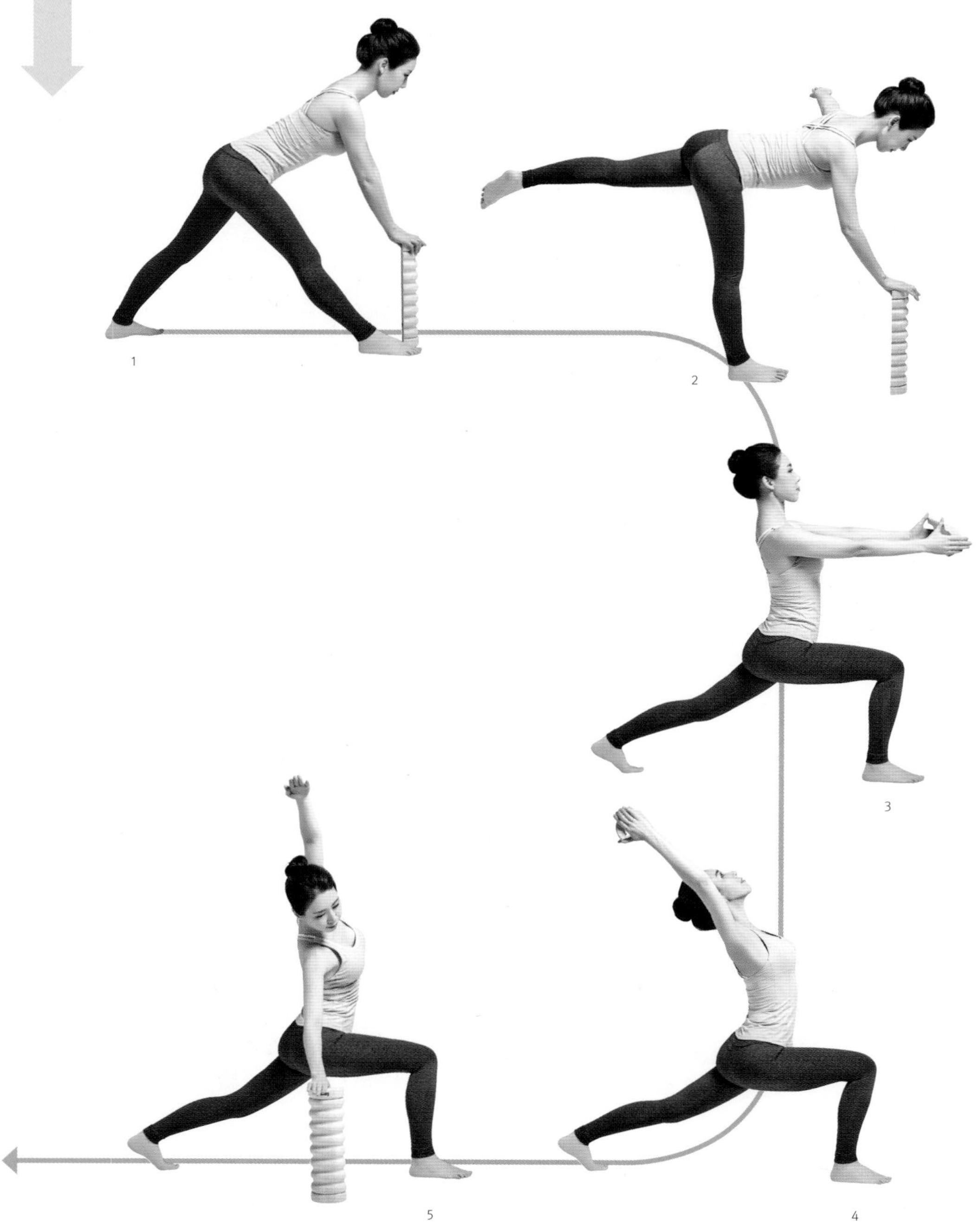

9 종아리 – 허벅지

한쪽 다리를 앞으로 구부리고 다른쪽 다리는 뒤로 뻗고 앉는다.

종아리 아래 웨이브베개를 놓고 앞뒤, 좌우로 움직여 딱딱하게 굳어진 근육을 찾아 풀어준다.

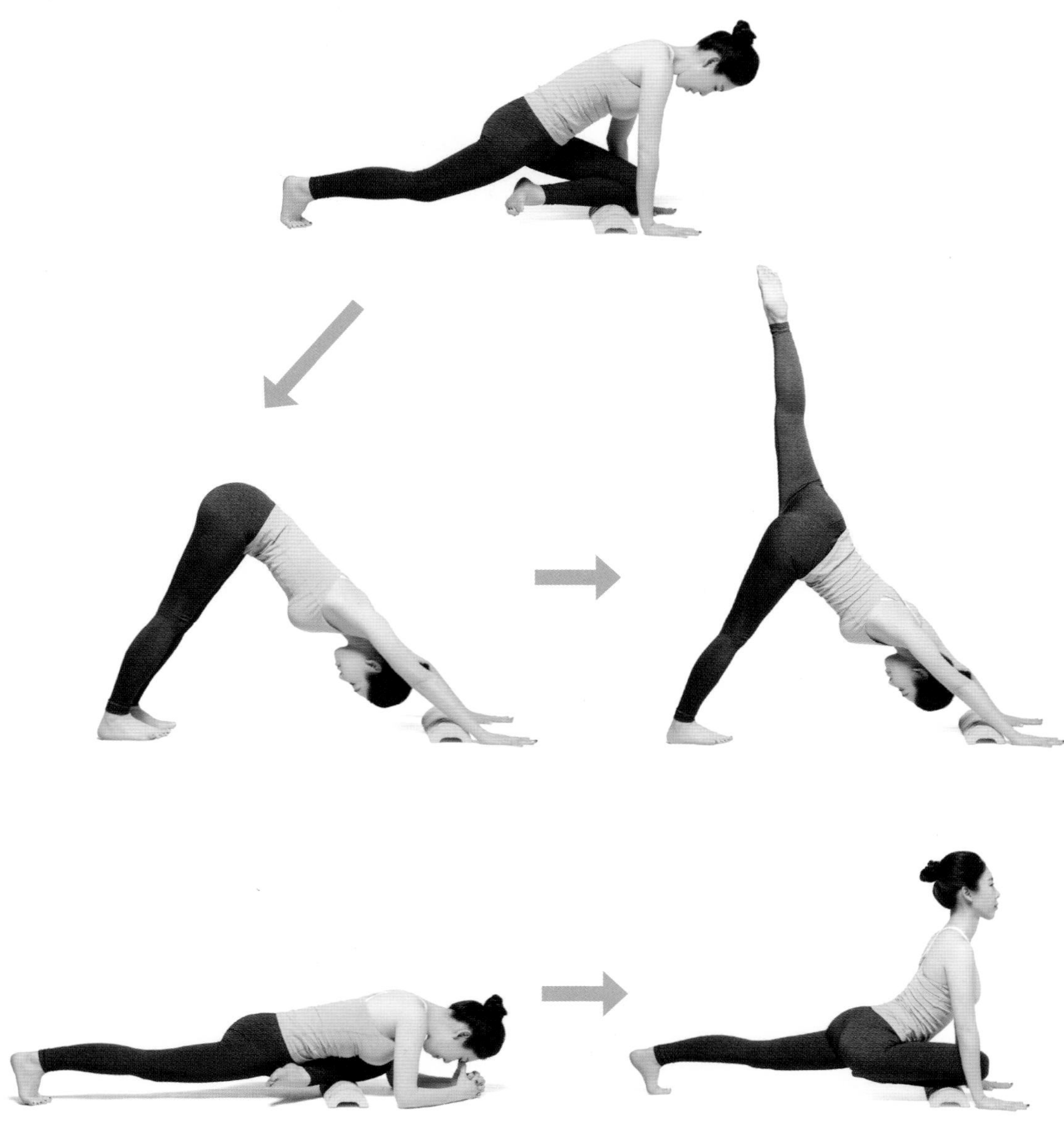

10 허벅지 옆 (가쪽넓은근, 넙다리근막긴장근, 엉덩정강근막띠)

옆으로 누워서 허벅지 아래에 웨이브베개를 받치고 팔꿈치로 바닥을 짚는다.

위쪽 다리를 아래쪽 다리 앞에 놓고 좌우로 움직이며 허벅지 옆 부분과 앞 부분을 풀어준다. 다리를 뒤로 놓고 허벅지 뒷 부분도 풀어준다.

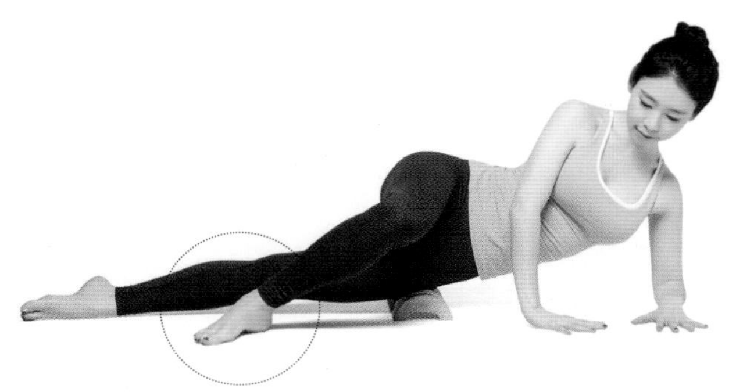

11 허벅지 앞 (넙다리네갈래근 : 넙다리곧은근, 안쪽넓은근, 가쪽넓은근, 중간넓은근)

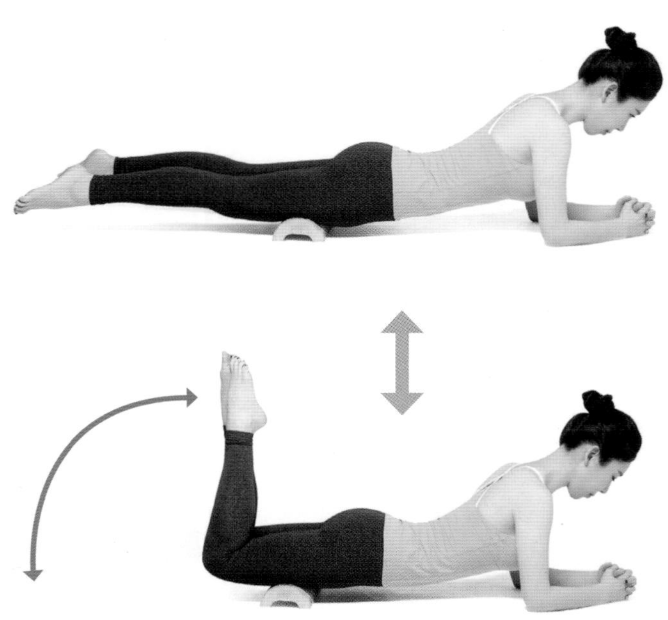

서혜부, 허벅지 안쪽, 복부 (배곧은근, 배바깥빗근, 배속빗근, 모음근)

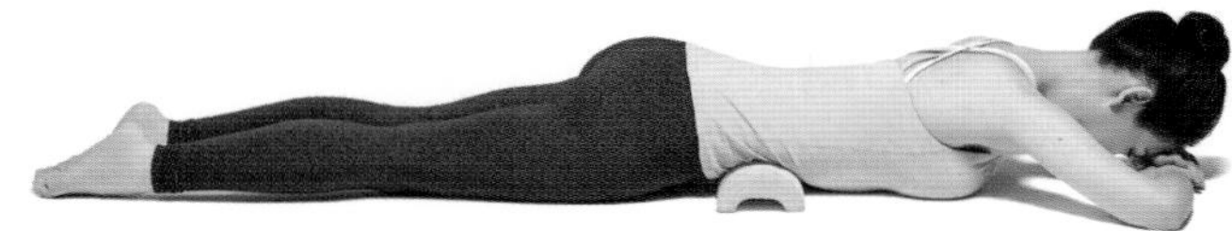

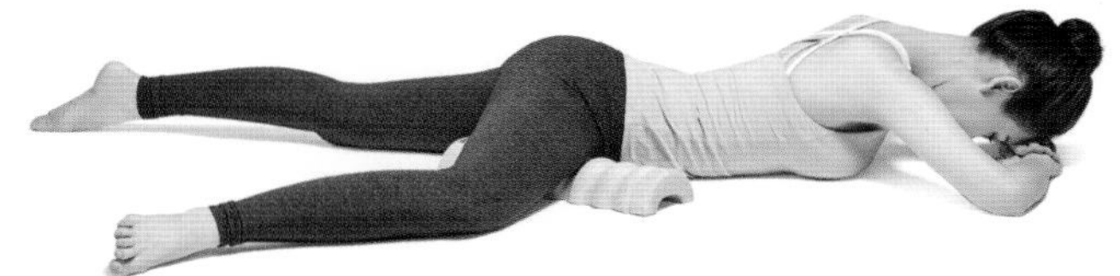

13 **골반 전체** (큰볼기근, 중간볼기근, 작은볼기근, 후상장골극), SC무브

궁둥신경, 위볼기신경, 궁둥구멍근을 포함한 골반의 속근육, 근막을 모두 풀어준다.

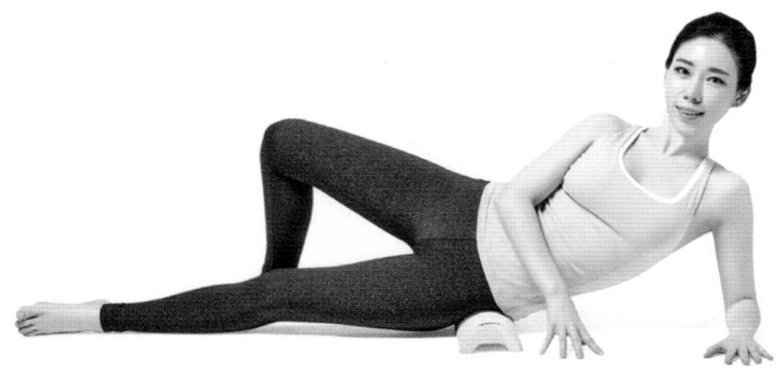

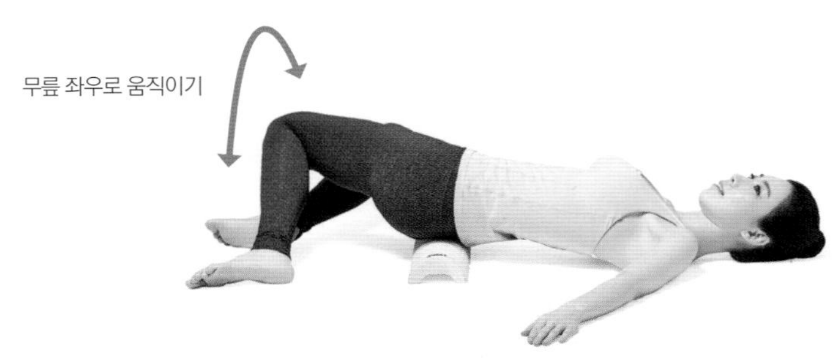

가슴 (큰가슴근, 작은가슴근), **겨드랑이**

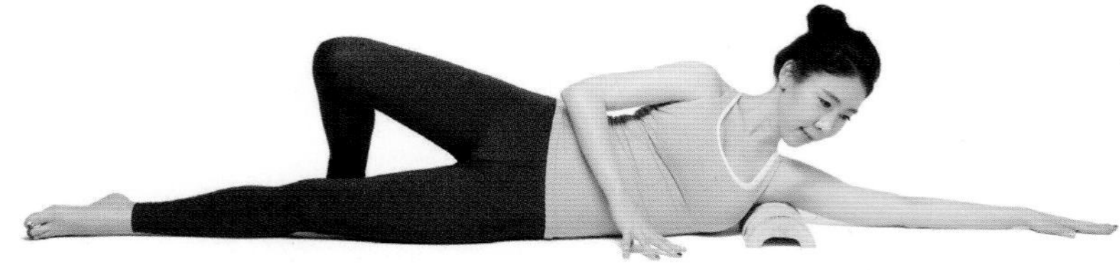

15 **팔** (위팔두갈래근, 위팔세갈래근)

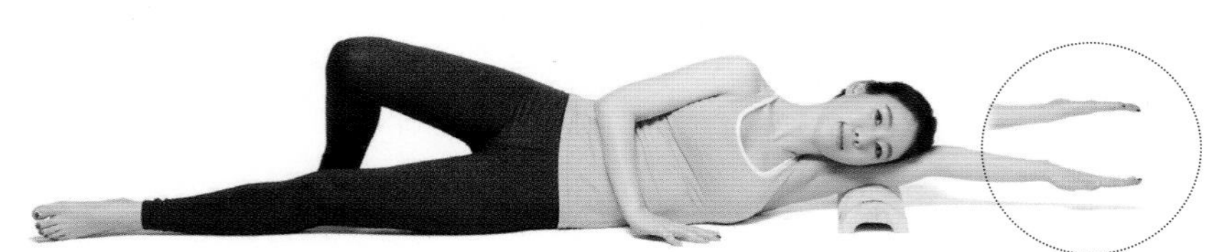

손바닥, 손등을 아래로
하여 팔 이완하기

16 **허리** (넓은등근, 척추세움근, 허리네모근), L무브

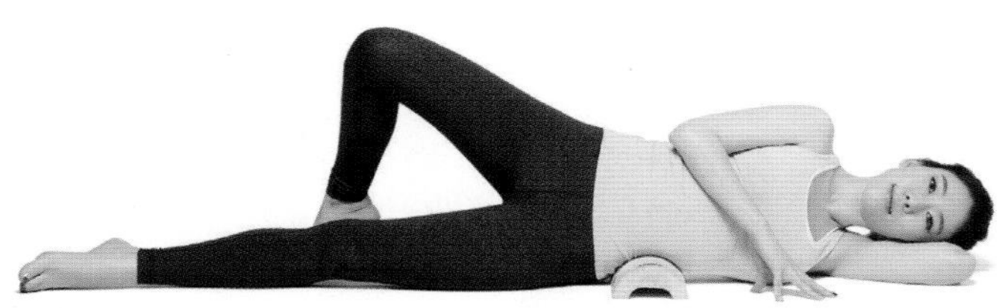

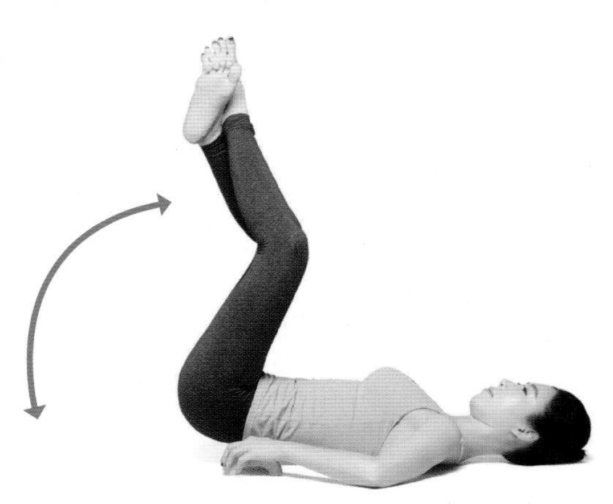

17 허리 비틀기 – 다리 스트레칭

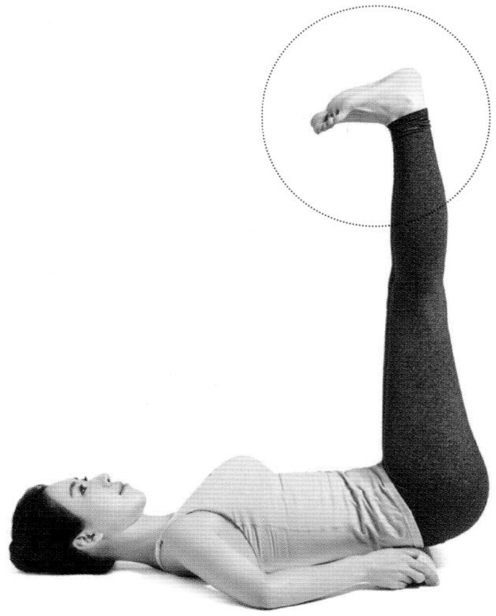

다리 들어 발끝 당기기

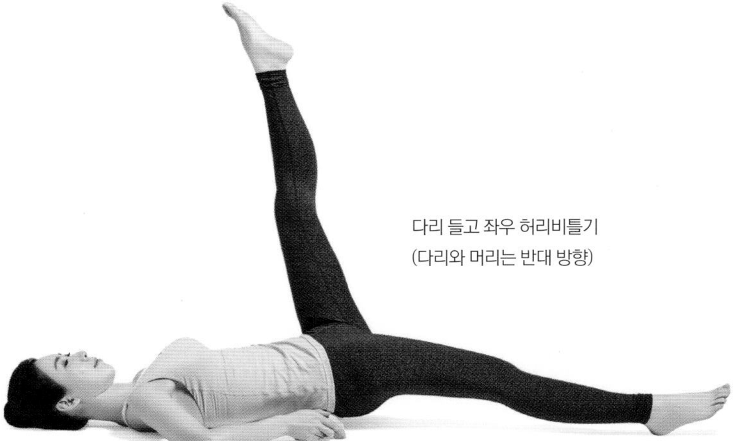

다리 들고 좌우 허리비틀기
(다리와 머리는 반대 방향)

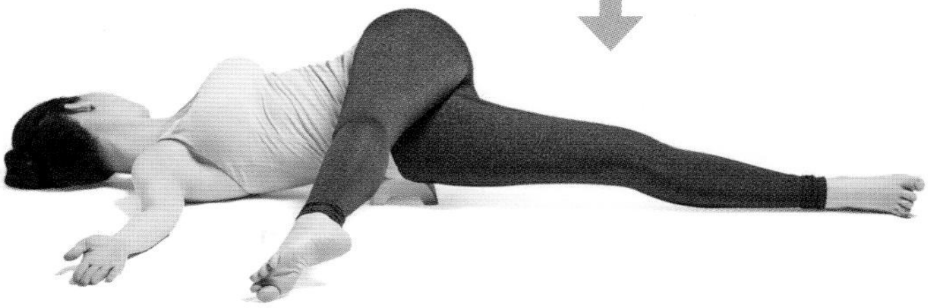

18 **등** (넓은등근, 등세모근, 마름근, 어깨올림근, 척추세움근, 등허리근막, 가시위근, 가시아래근, 작은원근, 큰원근 등), T 무브

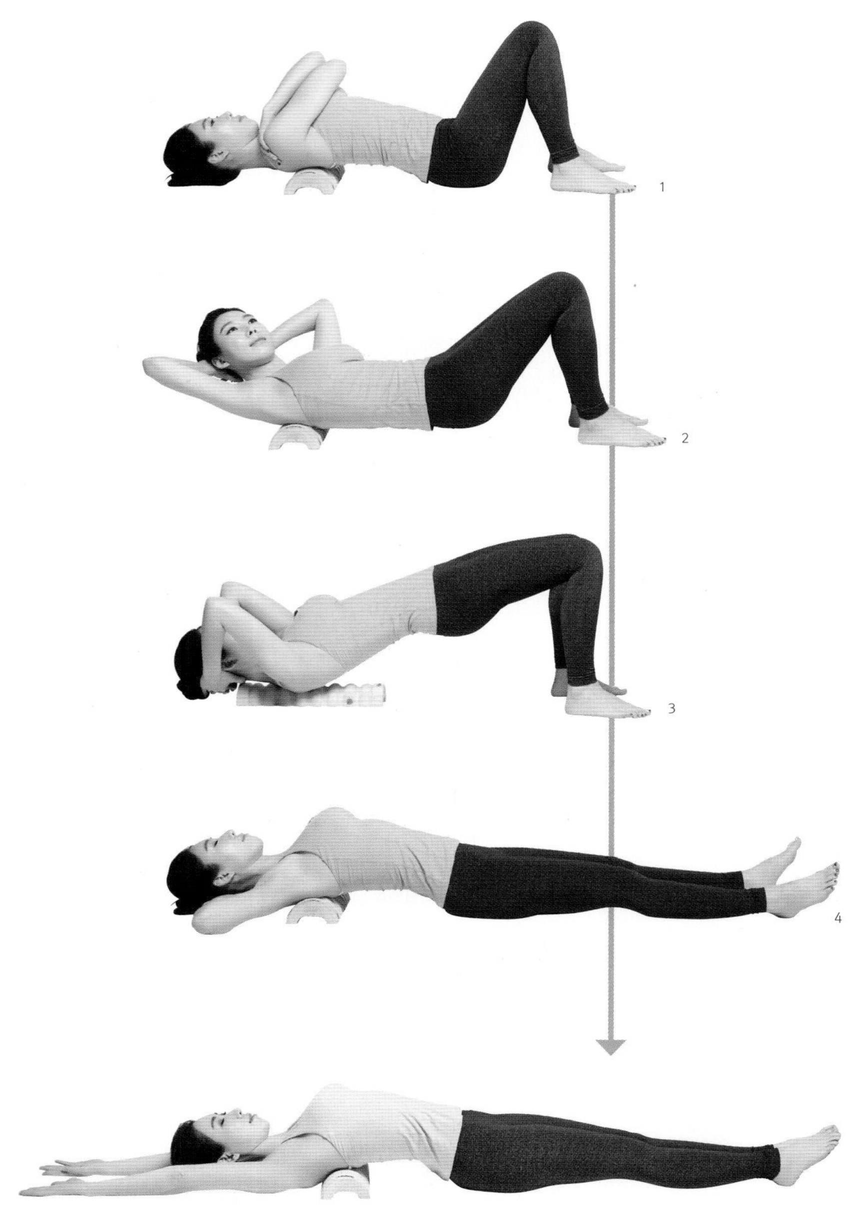

19 목 (위등세모근, 머리널판근, 머리반가시근, 어깨올림근), C 무브

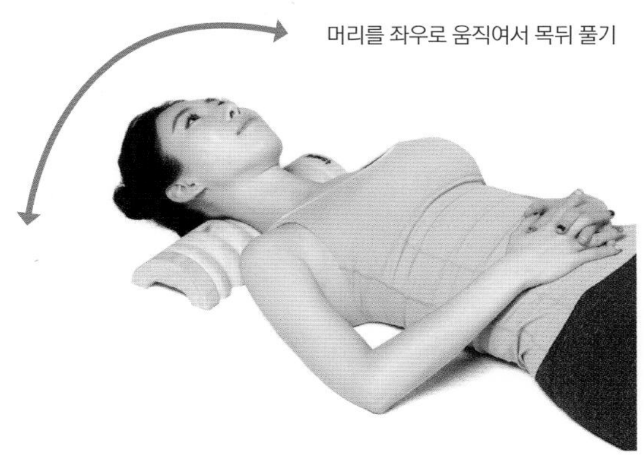

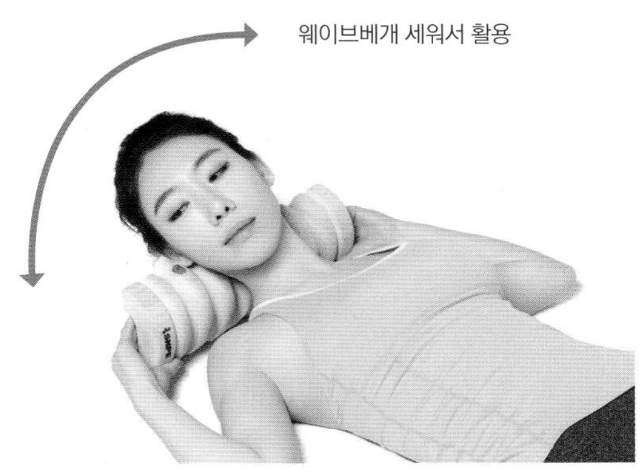

SNPE 웨이브스틱 활용

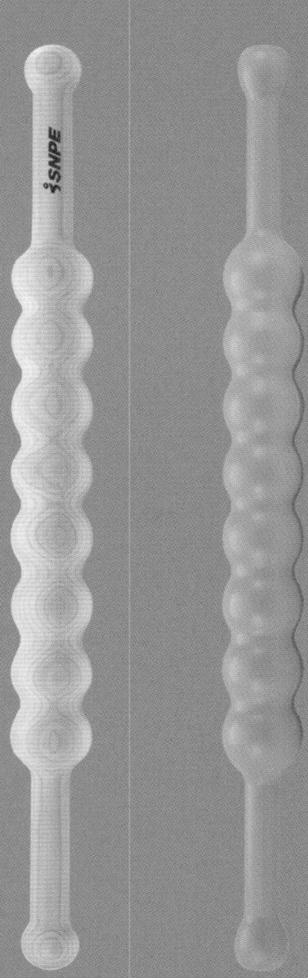

유산소 스텝 (전신 스트레칭, 족저근막 이완)

발바닥을 자극하면 족저근막염 예방, 피로 회복, 발의 아치 형성에 도움이 된다.
음악에 맞추어 웨이브베개 밟기를 하면 전신 스트레칭과 유산소 운동의 효과를 볼 수 있다.

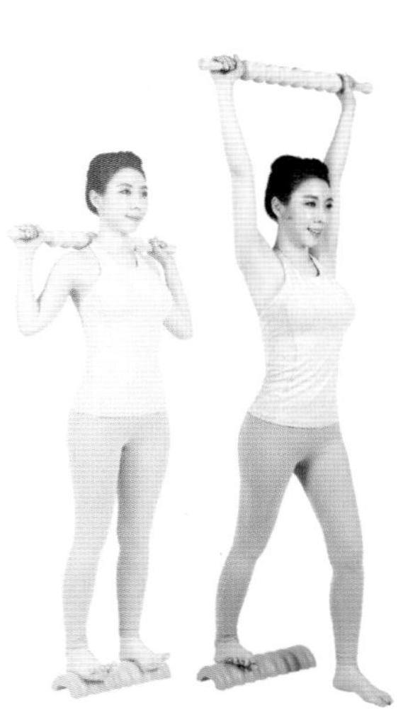

종아리, 어깨 스트레칭

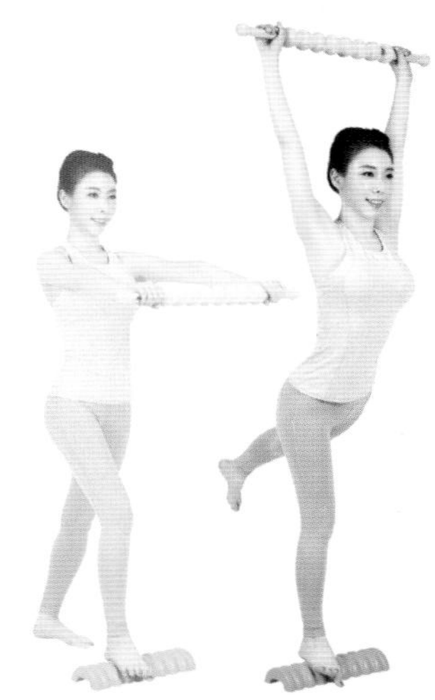

힙업 동작

3D 복부 운동

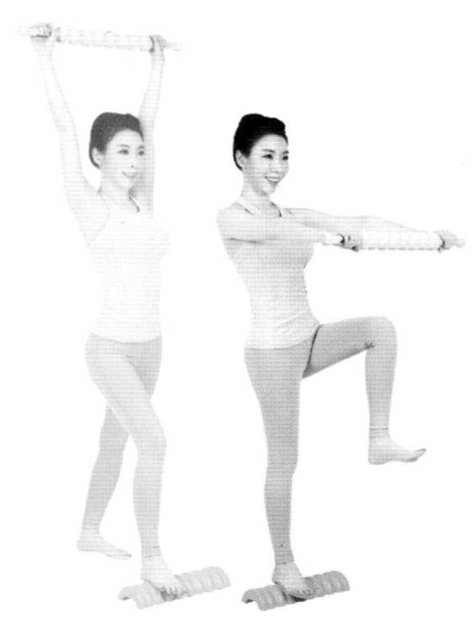

복부 앞

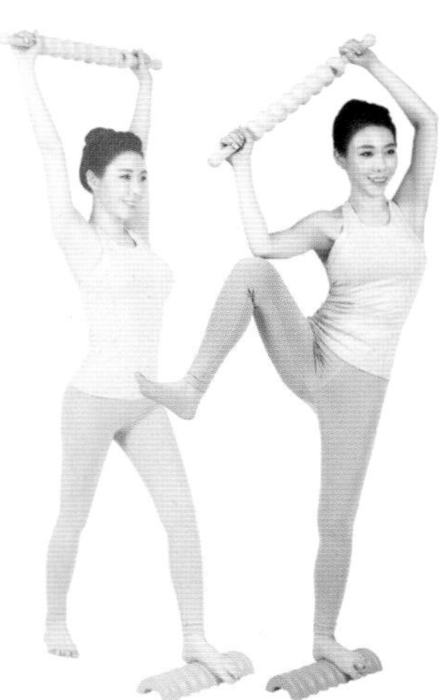

복부 옆
허리 옆 자극

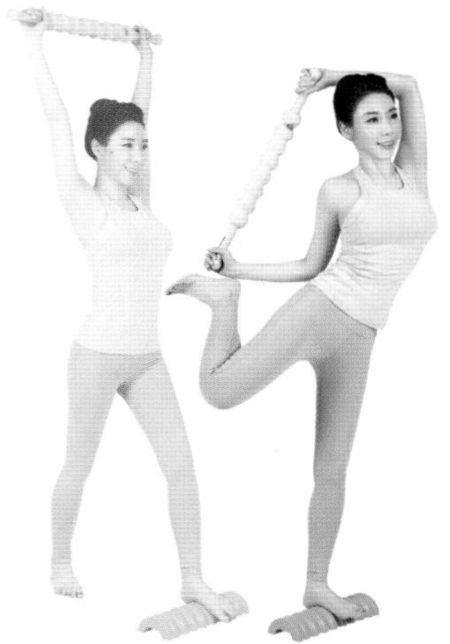

복부 뒤
허리 뒤 자극

2 기본 스텝 4박자

한 발씩 웨이브베개 위에 올라갔다 내려오기를 반복한다.
웨이브스틱을 들고 상체 스트레칭 동작과 함께 연습한다.

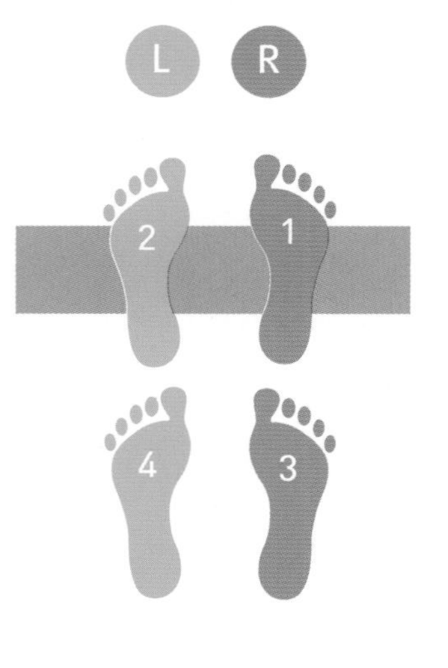

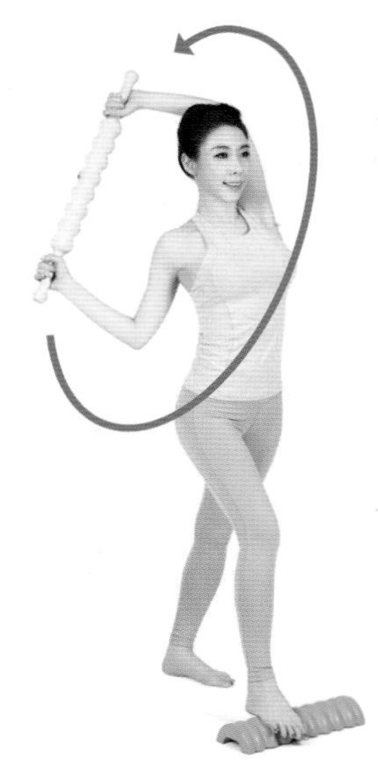

원을 그리듯
어깨 돌리기

3 응용 스텝 8박자

아래 그림과 같이 오른발 먼저 시작하는 응용 스텝 순서에 따라 연습한다.
왼발 먼저 하는 스텝으로 바꿔서 해보고 양쪽 모두 번갈아 진행한다.

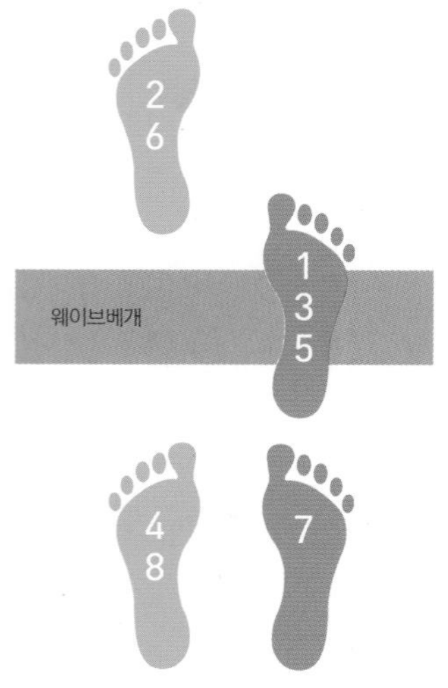

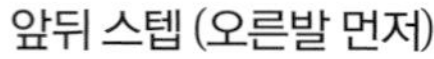

앞뒤 스텝 (오른발 먼저)

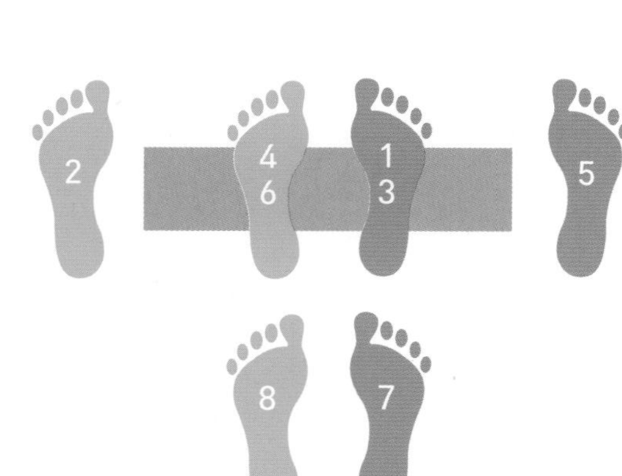

사이드 스텝 (오른발 먼저)

SNPE Tip

발바닥 풀어주기

발바닥은 인체의 경혈이 모두 집중된 축소판이라고 할 수 있다. 머리, 눈, 코, 심장, 오장육부 등 거의 모든 신체 기관과 연결되어 있기 때문에 눌렀을 때 아픈 부위를 자극하여 건강 관리에 도움이 되도록 한다.

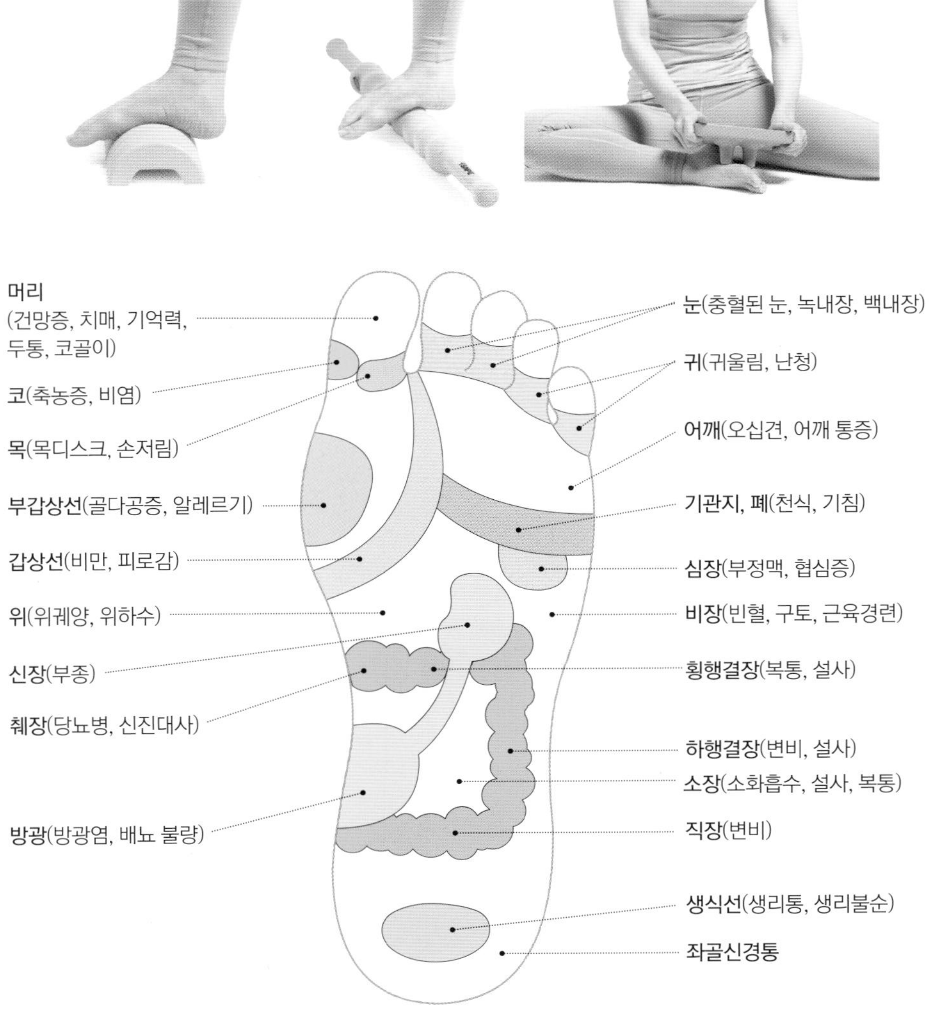

기대효과 피로 회복 / 불면증 완화 / 수족냉증 완화 / 노화 방지 및 치매 예방
소화불량 및 변비 해소 / 혈액순환 촉진 및 노폐물 배출

4 어깨, 팔 스트레칭

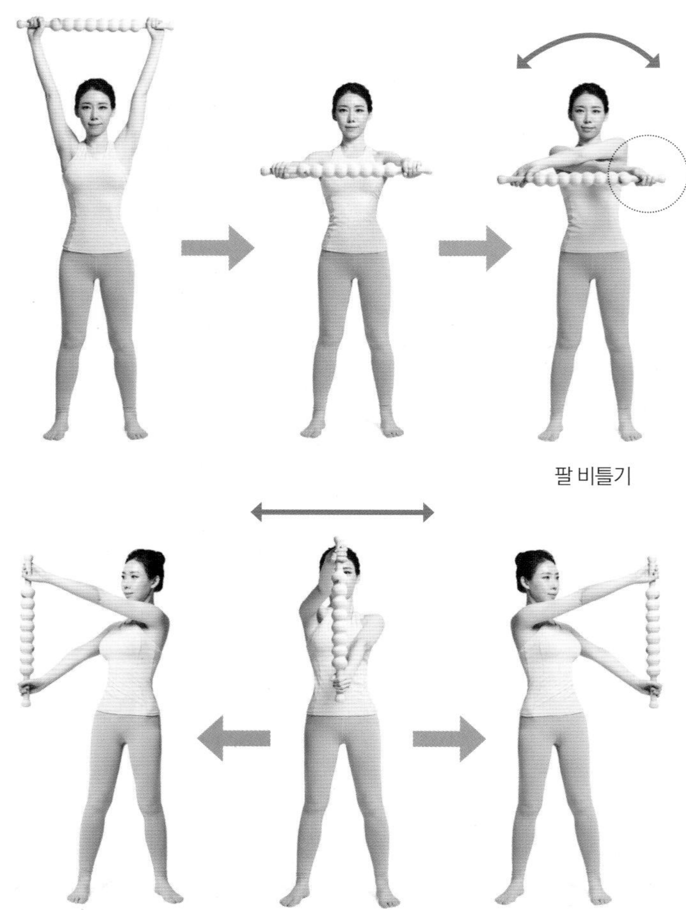

팔 비틀기

팔 좌우 돌리기

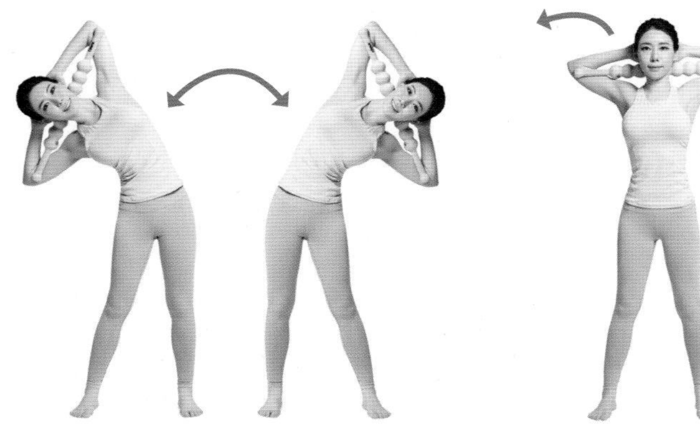

상체 좌우 스트레칭

상체 비틀기

5 전신 스트레칭 – 균형잡기

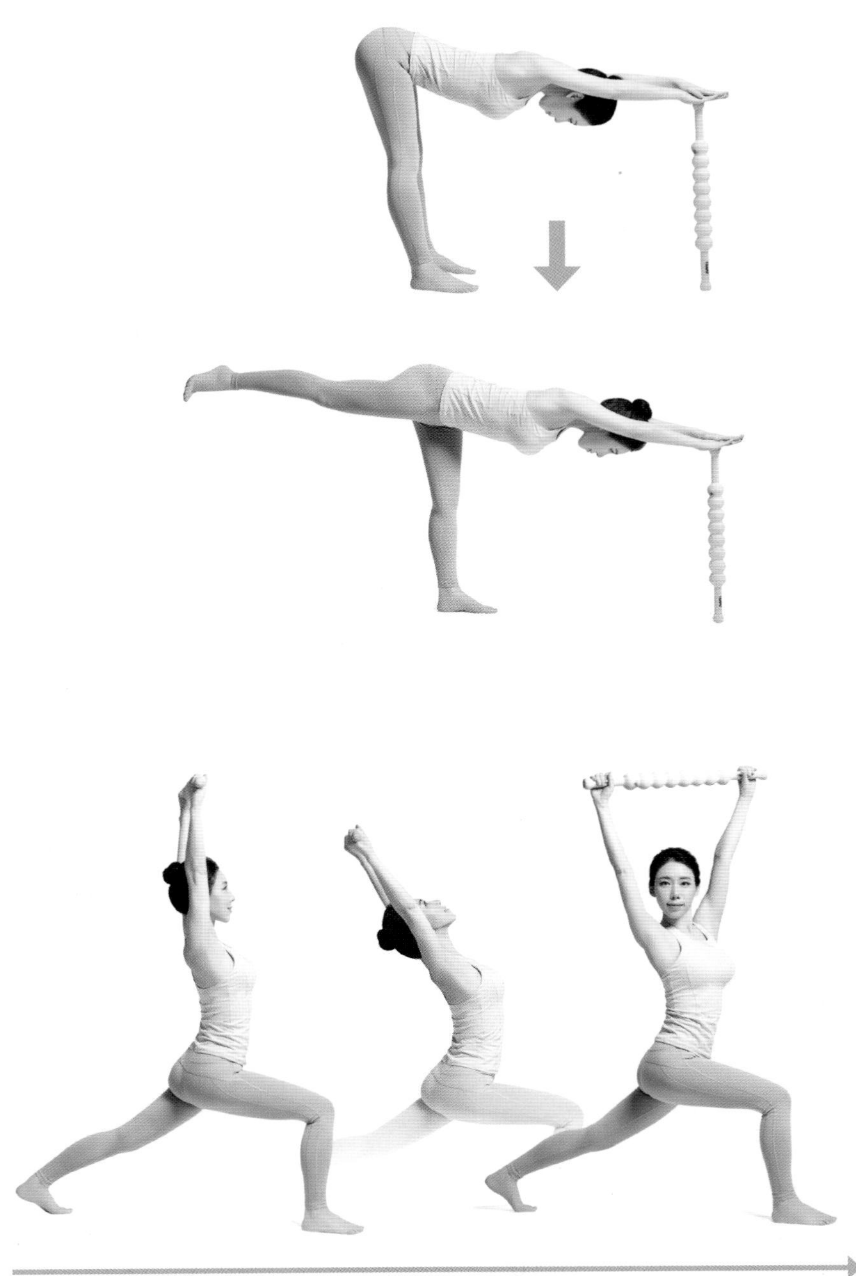

종아리 이완

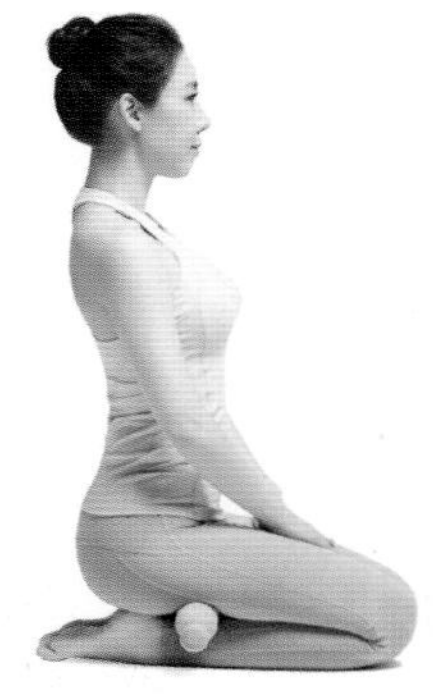

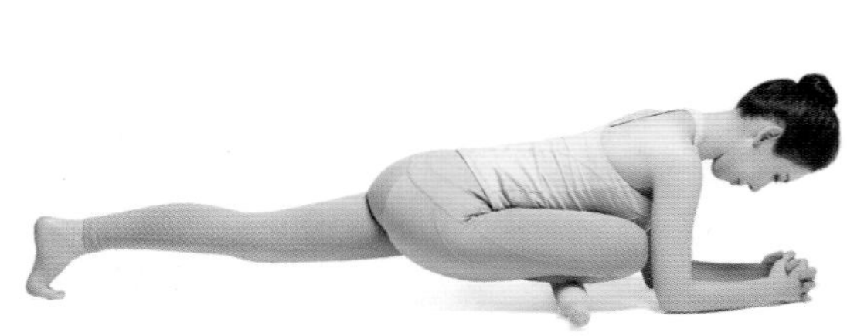

허벅지 이완

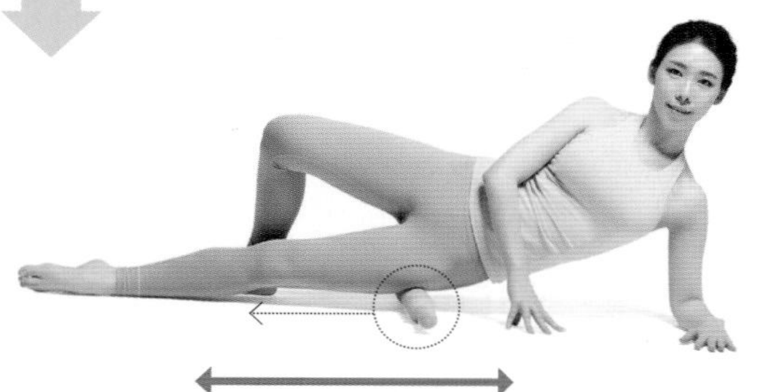

웨이브스틱 위아래로 굴리기

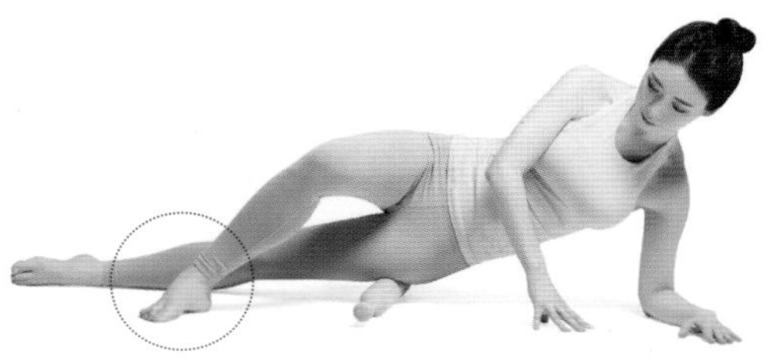

뻗은 다리의 앞, 뒤에 발을 놓고
허벅지 옆부분 이완

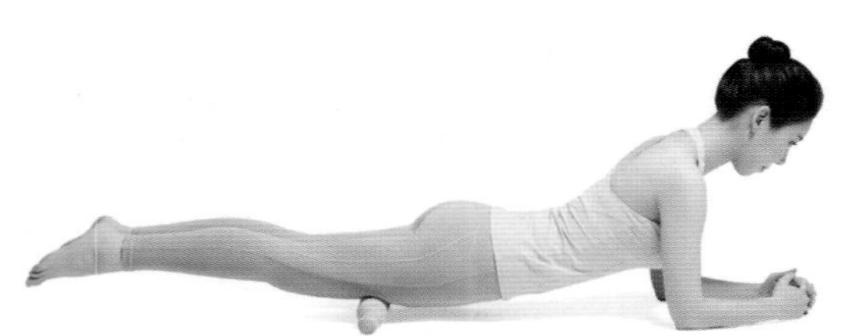

허벅지 앞쪽, 안쪽 이완

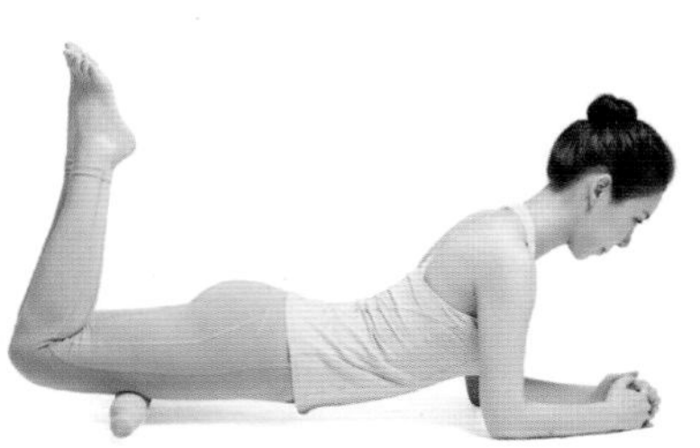

무릎 굽히고 굴리기

8 T 무브

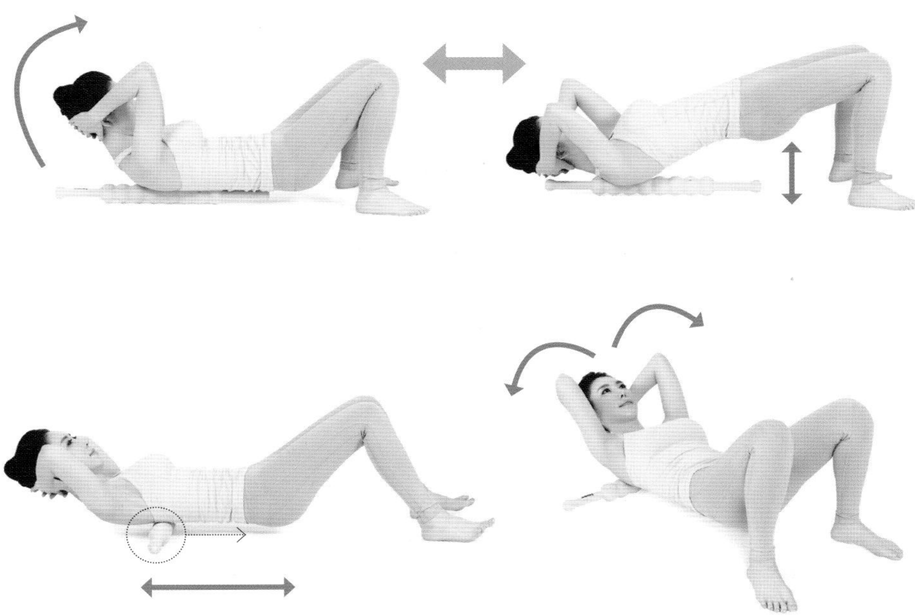

웨이브스틱 위아래로 굴리기

좌우로 상체 움직이기

9 L 무브

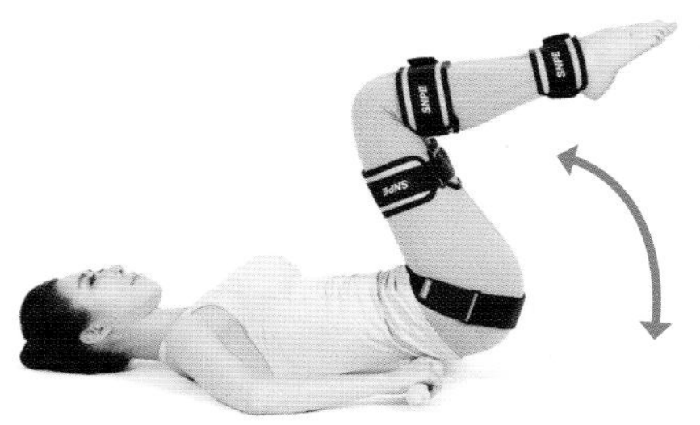

위아래 다리 움직이기

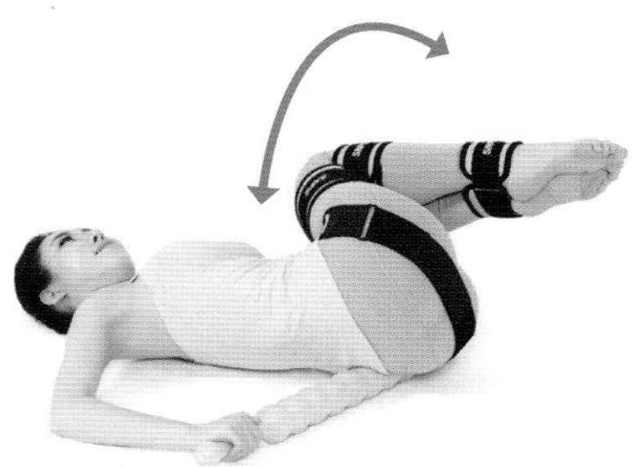

좌우로 다리 움직이기

10 C 무브

웨이브스틱 끝을 양손으로 잡고 목뒤에서 앞쪽으로 가볍게 당겨준다.

머리를 뒤로 젖히고 좌우로 천천히 움직이며 목뒤를 부드럽게 이완시킨다.

웨이브스틱을 활용하여 바른 목 구조인 C자 형태가 되도록 동작을 자주 시행한다.

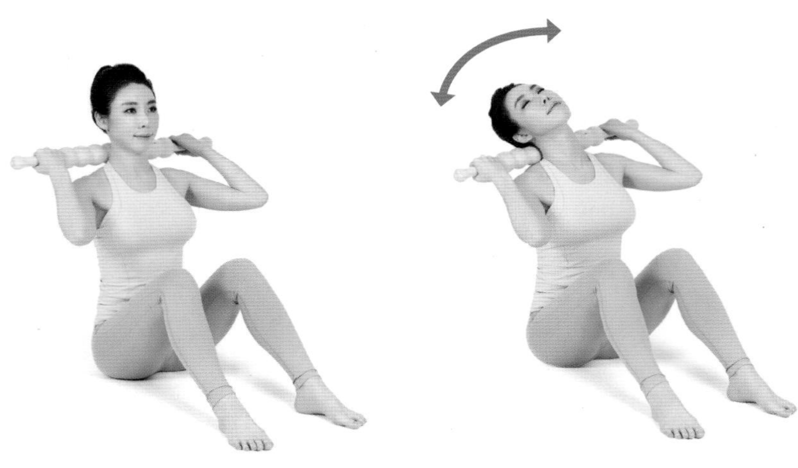

11 머리, 얼굴

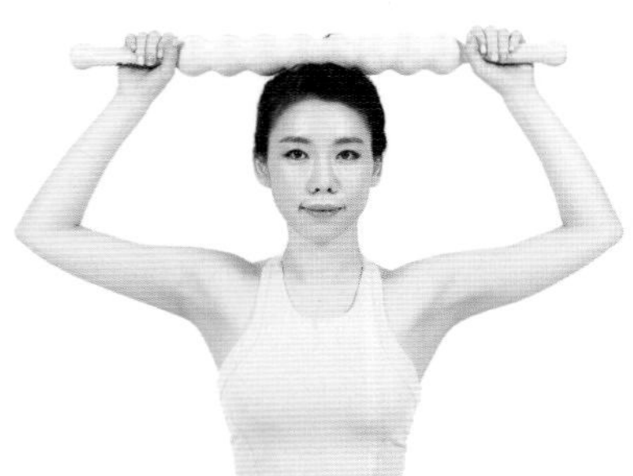

두개근막, 시상봉합선

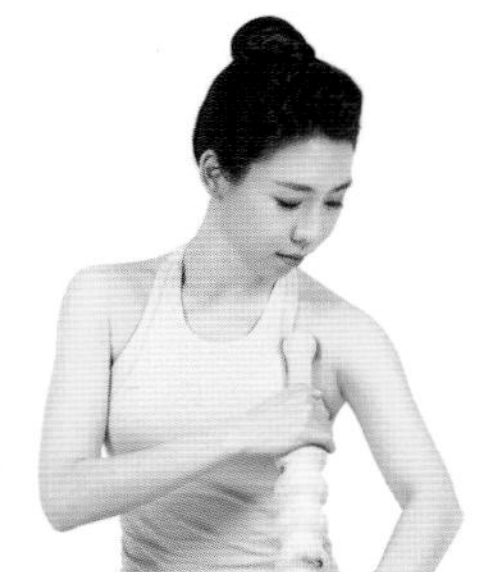

굽은 어깨 근육·근막이완 –가슴근

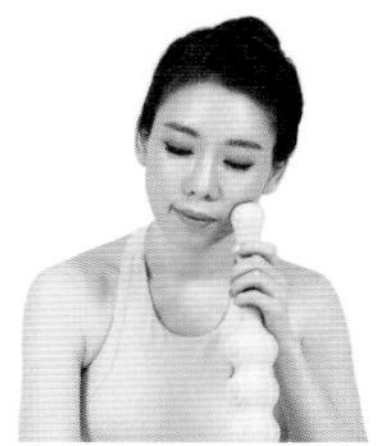

얼굴 비대칭 근육이완 –깨물근

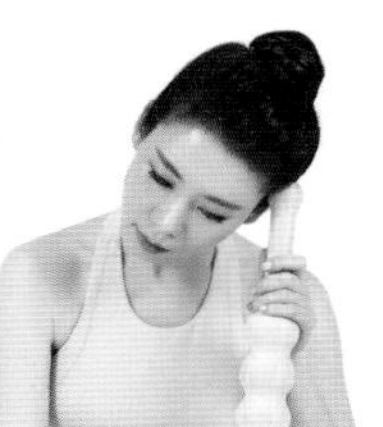

관자근

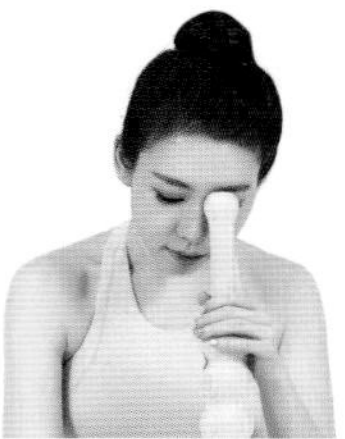

미간

SD 무브(Shoulder movement, 어깨이완)

고무밴드의 탄성을 이용하여 웨이브스틱으로 목과 어깨를 연결하는 부분을 지그시 누른다.
손으로 웨이브스틱을 앞뒤로 움직여보고 좌우로도 굴려서 굳어진 부분을 찾아 부드럽게 풀어준다.

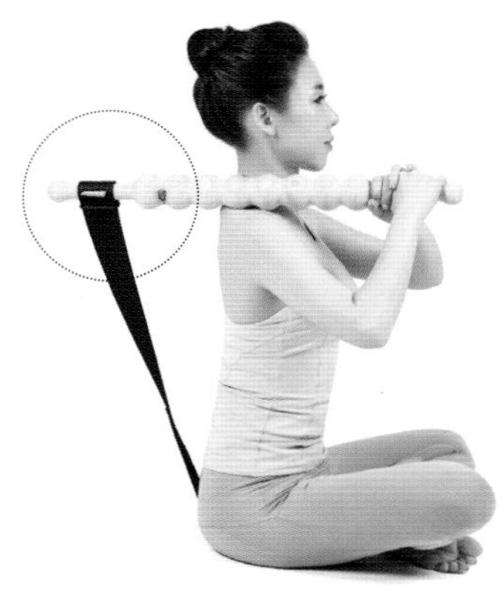

SNPE 골반 밴드 끝을 고리에 넣어 웨이브스틱 끝에 걸어준다.

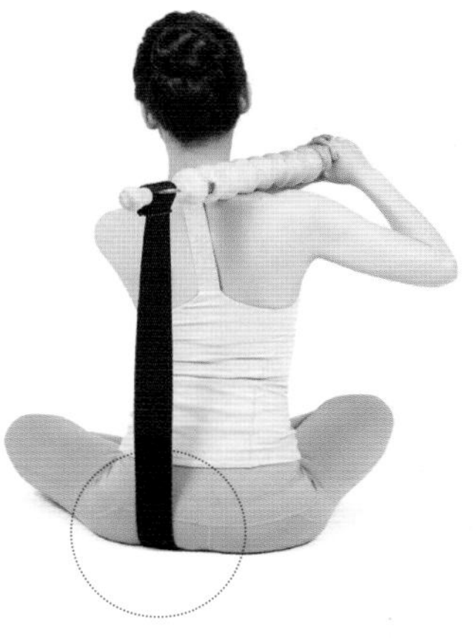

SNPE 골반 밴드를 한 쪽 골반 아래 깔고 앉아서 팽팽하게 당겨 반대쪽 어깨에 웨이브스틱을 위치시킨다.

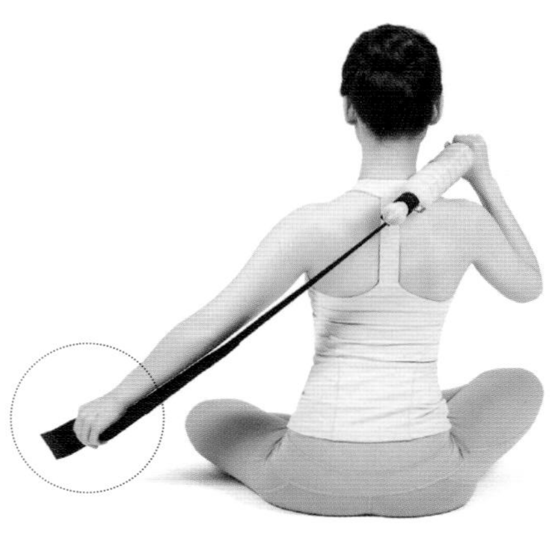

웨이브스틱의 반대쪽에서 팔을 뻗어 SNPE 골반 밴드를 대각선으로 잡고 동작을 시행할 수 있다.

13 종아리, 발목

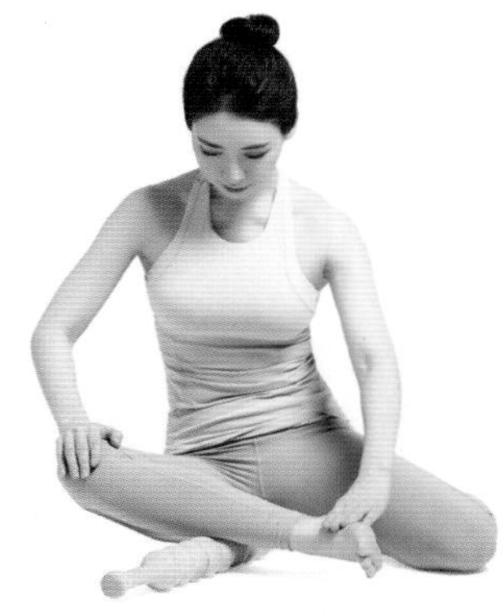

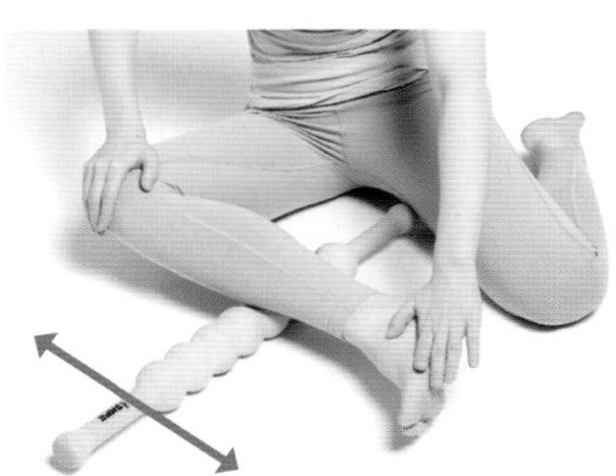

고관절, 골반 수정 자세로 앉아서 종아리 바깥쪽 근육, 근막을 이완시킨다.

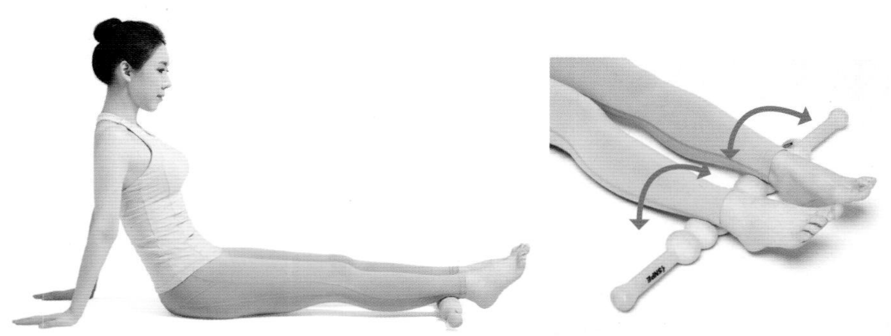

발목, 종아리 아래 웨이브스틱을 두고 발끝을 좌우로 흔들어 발목, 종아리 근육을 풀어준다.

SNPE 다나손 활용

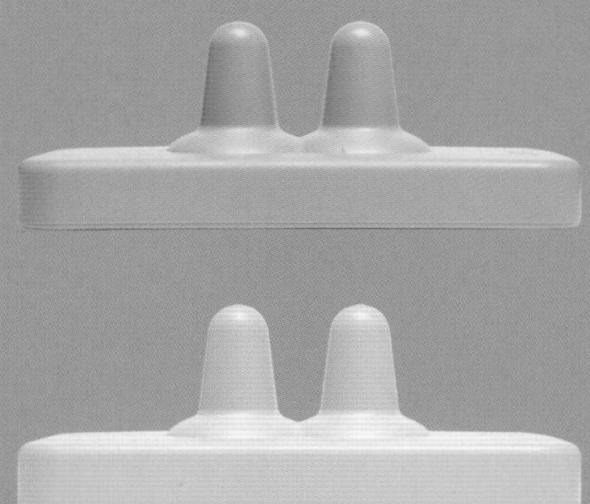

머리, 얼굴 마사지

다나손을 활용하여 전신의 근육과 근막을 마사지하듯 문지르거나 쓸어 올린다.

특히 압통이 있는 부위는 멈추어서 5~10초간 눌러준다.

개인에 따라 시간과 횟수를 늘려서 사용할 수 있다.

사용 가능 도구 : 다나손, 나무손, 투레일, 웨이브스틱, 다나볼

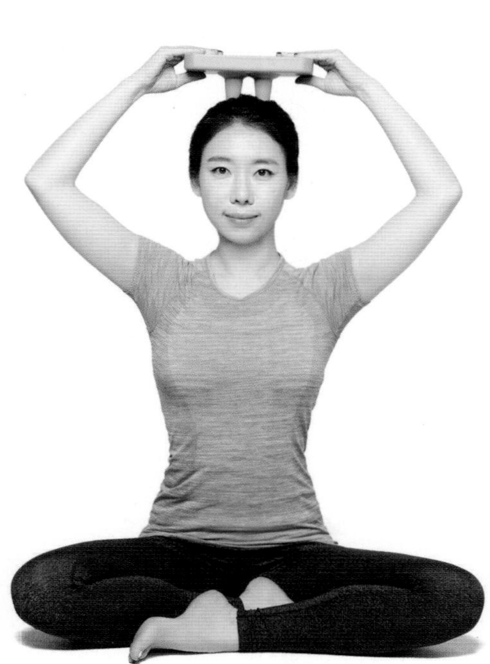

두개근막, 시상봉합선

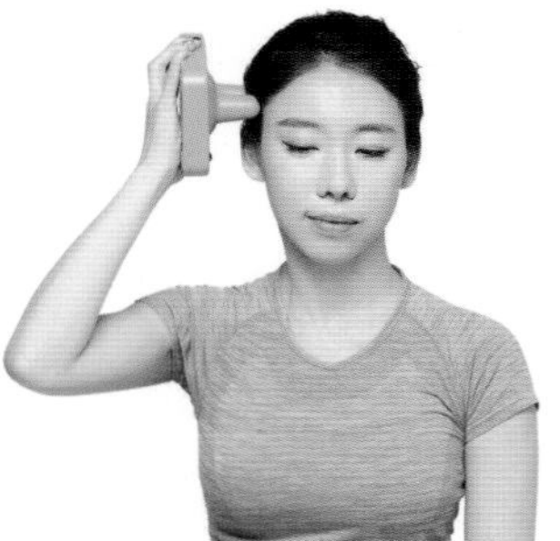

관자뼈 (관자근)

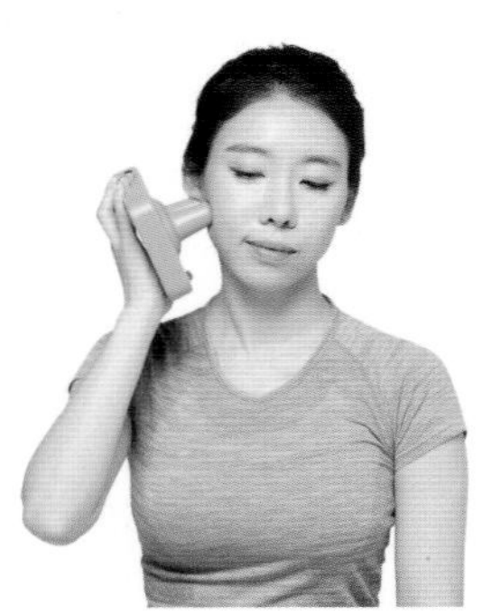

턱, 깨물근

SNPE Tip

동안(童顔)을 만들어주는 경혈점

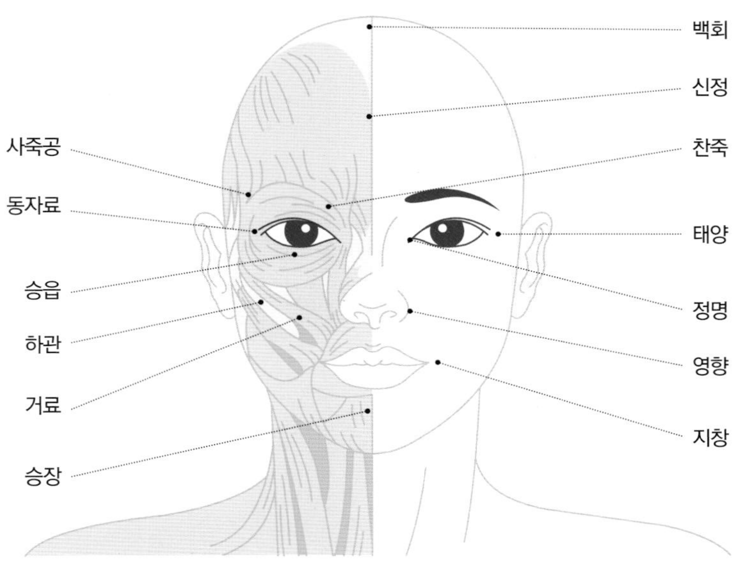

사죽공 : 눈가주름 예방, 손저림, 멀미, 두통에 효과

동자료 : 부은 눈, 다크서클에 효과

승읍 : 식욕조절, 경락효과, 코막힘 해소

하관 : 안면경련, 이갈이에 효과

거료 : 볼처짐 방지, 얼굴 붓기, 이중턱 예방

승장 : 얼굴 및 생식기의 기혈을 원활히 해주는 효과

백회 : 혈액순환, 두통, 집중력 저하, 건망증, 불면증, 우울증, 스트레스, 고혈압 예방

신정 : 두통, 불면증, 구토, 만성비염, 축농증, 현기증 예방

찬죽 : 눈 주위 근육과 신경을 풀어줌, 눈가 주름 완화, 눈 떨림 방지

정명 : 눈의 피로, 눈가 안구 건조 및 주름 예방

태양 : 두통예방, 눈가 붓기, 통증 제거

영향 : 팔자주름 예방, 콧물, 코막힘 비염에 효과

지창 : 입술 주름 예방, 코와 입 사이 주름 팽팽하게 함, 입안 헐 때 효과

팔, 다리 마사지

누워서 팔을 옆으로 구부리고 팔꿈치 주변의 뭉친 부분을 풀어준다.

다나손을 다리 아래에 받쳐서 발목부터 종아리 윗부분까지 이완시켜 준다.

사용가능 도구 : 다나손, 나무손, 도깨비손, 웨이브스틱, 미니 다나볼

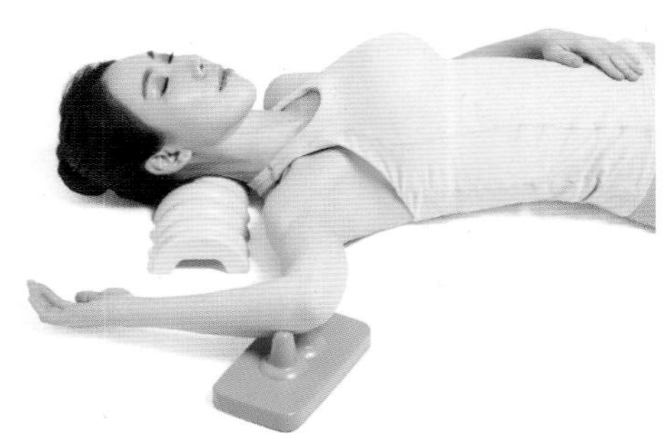

팔꿈치 바깥쪽(테니스엘보)

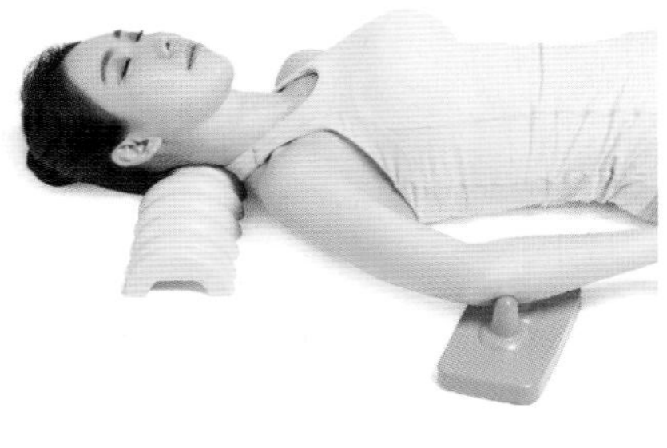

팔꿈치 안쪽(골프엘보)

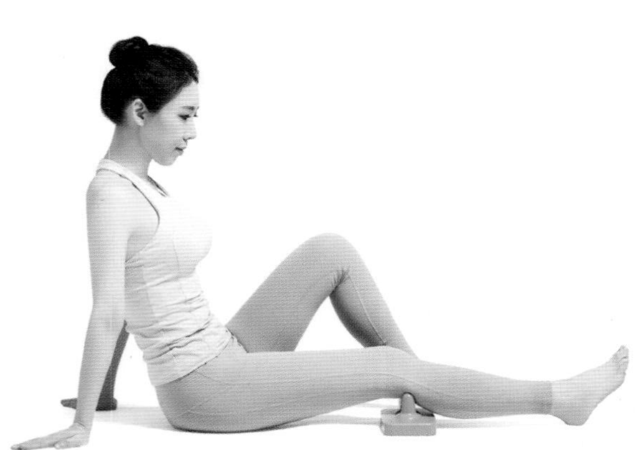

종아리, 무릎 뒤 풀어주기

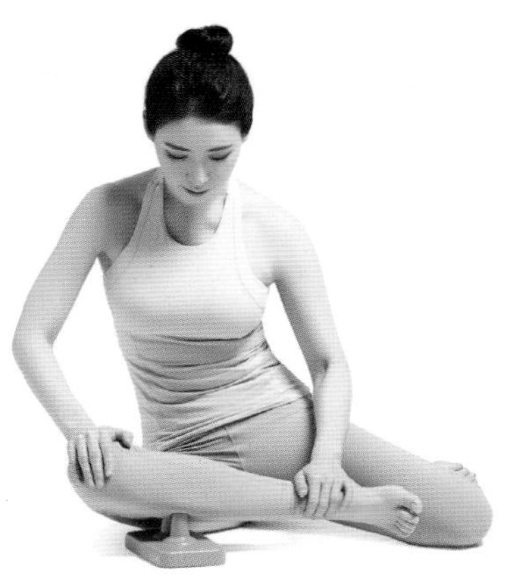

종아리 옆 풀어주기

SNPE Tip

팔, 다리 주요 혈자리

예쁜 종아리를 만들어주는 다리 주요 혈자리

승산 : 종아리에 힘을 주었을 때 알통이 생기는 가운데 지점. 하체 부종, 경련, 마비, 변비에 효과

승근 : 가장 튀어나온 종아리 부분. 승근, 승산혈 모두 종아리 경련, 발에 쥐날 때, 허리 통증

위중 : 무릎 뒤쪽 접히는 부분 가운데로 다리 피로와 붓기 해소, 좌골신경통, 중풍, 류마티스에 효과

족삼리 : 무병장수 혈자리. 피로회복, 위장병, 간장, 당뇨병, 만성 설사, 만성 변비

삼음교 : 부인병, 월경불순, 냉대하, 불임증, 자궁내막염, 요도염, 당뇨병, 다리가 차가울 때

태충 : 간 질환, 간기능 장애, 황달, 눈의 질환, 요실금, 변비, 고혈압, 두통, 이명

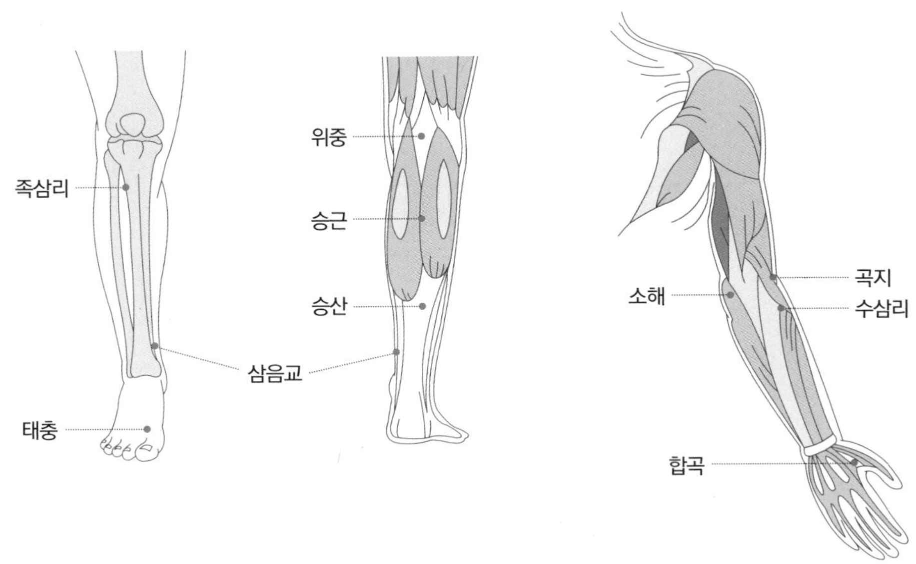

팔꿈치 통증을 없애주는 팔의 주요 혈자리

곡지 : 무병장수 혈자리. 변비, 위경련, 복통, 구토, 신경통, 팔목 관절염, 두통, 피부병, 인후병

수삼리 : 위장병, 구토, 설사, 소화불량, 만성 종양, 여드름, 부스럼, 팔꿈치 관절염, 요골 신경통

소해 : 팔꿈치, 어깨 통증, 척골 신경통, 심장 부위 통증, 협심증, 정서불안

합곡 : 발열, 치통, 인후염, 두통, 눈 질환, 이명, 복통, 위경련, 모든 급성 질환 구급혈

3 **뒤통수뼈**(목과 어깨 근육의 부착점)**와 목**

앉아서 양손으로 다나손을 잡고 목을 받쳐서 머리를 뒤로 젖힌다.
앞뒤, 좌우로 천천히 머리를 움직이면서 목의 경직된 부분을 찾아 더 많이 풀어준다.
누워서 목뼈 한마디씩 지압하듯이 진행한다.

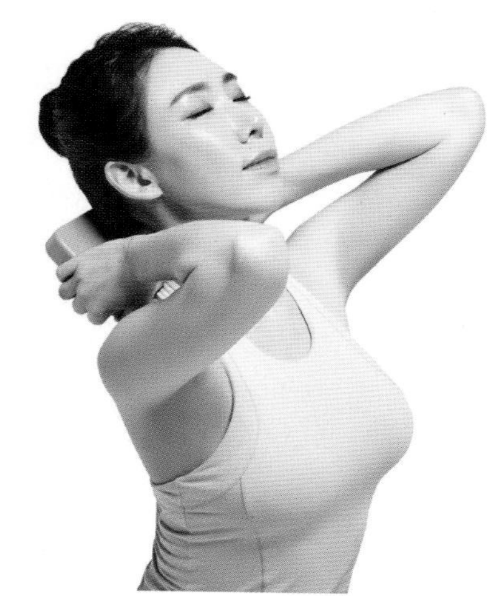

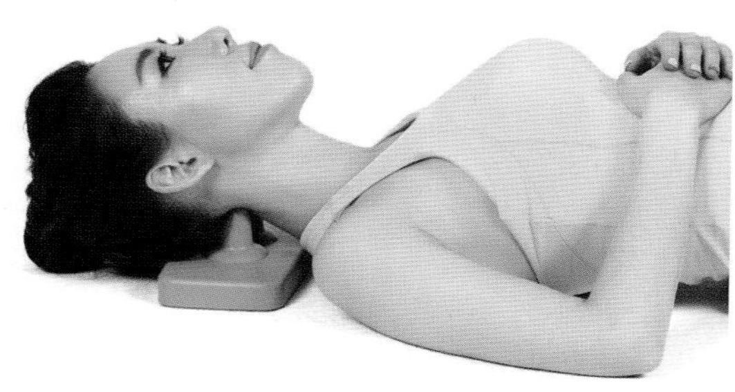

SNPE Tip

목 결림, 목 통증 해소를 위한 혈자리

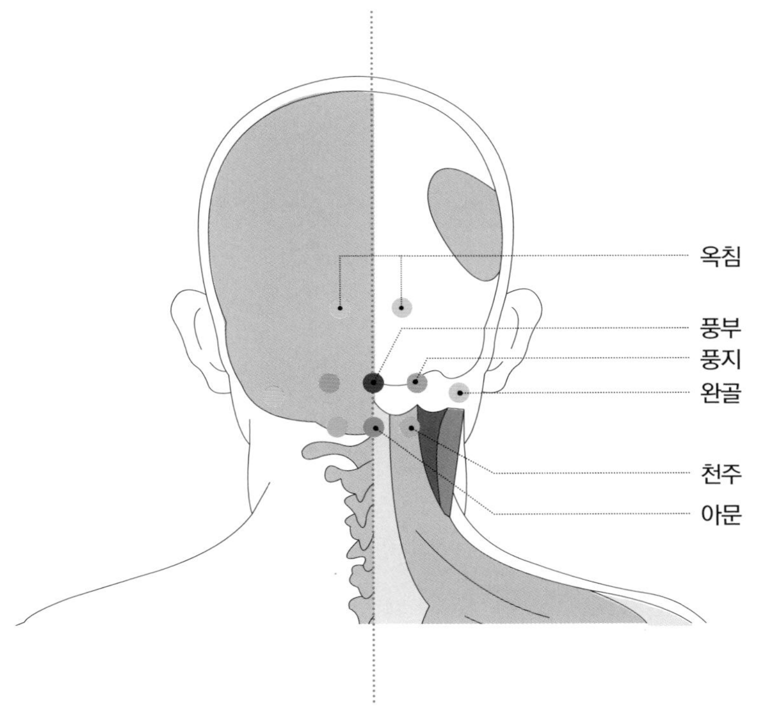

- **풍지** : 감기, 중풍, 뒷목 결림, 현기증, 눈의 피로, 이명, 두통, 숙취
- **풍부** : 두통, 머리 무거움, 재채기, 콧물, 감기, 고혈압, 코질환
- **아문** : 뒷목 뻣뻣함, 등쪽의 신경통, 중풍, 비듬, 언어장애
- **천주** : 목, 어깨 결림, 피로감, 눈의 피로, 두통, 만성비염
- **완골** : 편두통, 현기증, 안면마비, 불면증, 목 통증, 귀질환, 가슴 두근거림
- **옥침** : 두통, 안면신경통, 눈 통증, 불면증, 생리불순, 후각감퇴, 현기증

척추 눌러주기

다나손을 대고 누워서 자신의 체중으로 척추 한마디씩 눌러준다.

사용 가능 도구 : 다나손, 나무손, 투레일, 웨이브베개, 웨이브스틱, 도깨비손, 타원도자기

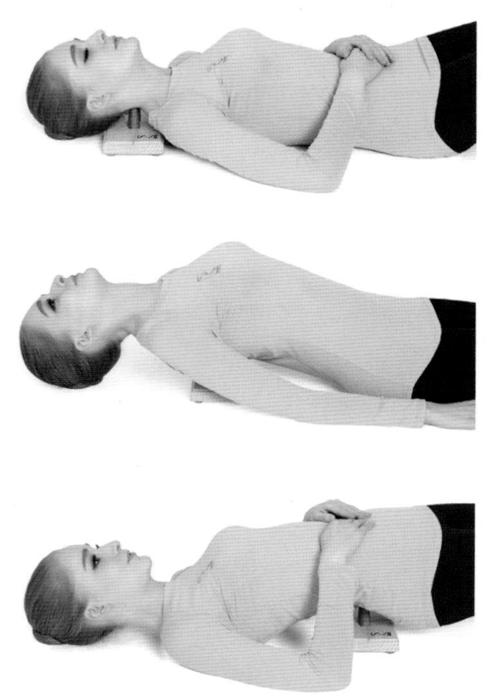

2인 1조로 눌러주기

한 명이 엎드려서 등 근육을 이완시킨다.
호흡을 천천히 내쉴 때 다른 한 사람이 다나손으로 등부터 허리까지 지그시 눌러준다.
수직으로 눌러주며 힘을 너무 세게 가하지 않도록 한다.
자극이 세게 느껴지면 등에 수건을 덮고 실시한다.

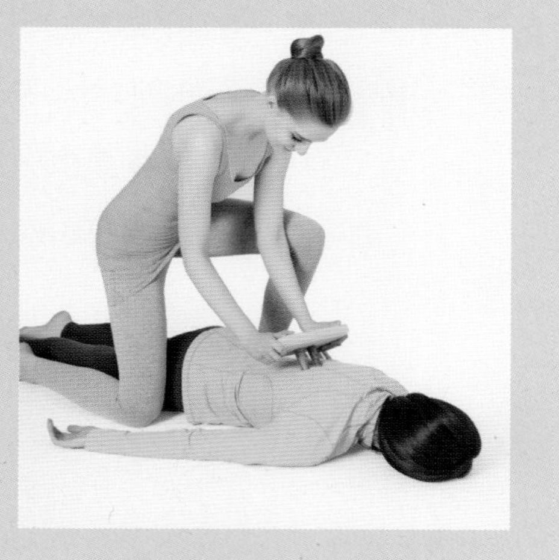

SNPE Tip

어깨 통증, 오십견에 좋은 혈자리

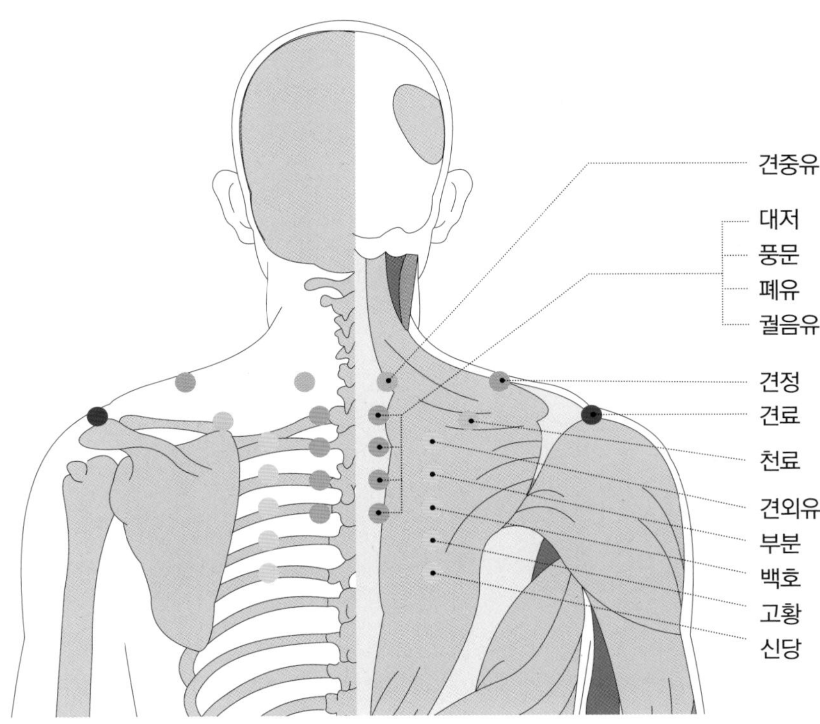

- **견정** : 어깨결림, 통증, 과로, 오십견, 뒷목 뻣뻣함, 팔이 아파서 들어 올리지 못할 때
- **견중유** : 눈의 피로, 시력감퇴, 어깨결림, 목이 안돌아가는 증상, 천식, 기관지, 호흡곤란
- **견료** : 상지 신경통, 어깨 관절통, 어깨 중압감, 팔을 올리지 못할 때, 팔꿈치 통증
- **천료** : 어깨 마비, 어깨결림, 목 통증, 팔꿈치 통증, 오십견
- 그 밖에 어깨 통증을 완화하는 혈자리

허리 통증에 좋은 혈자리

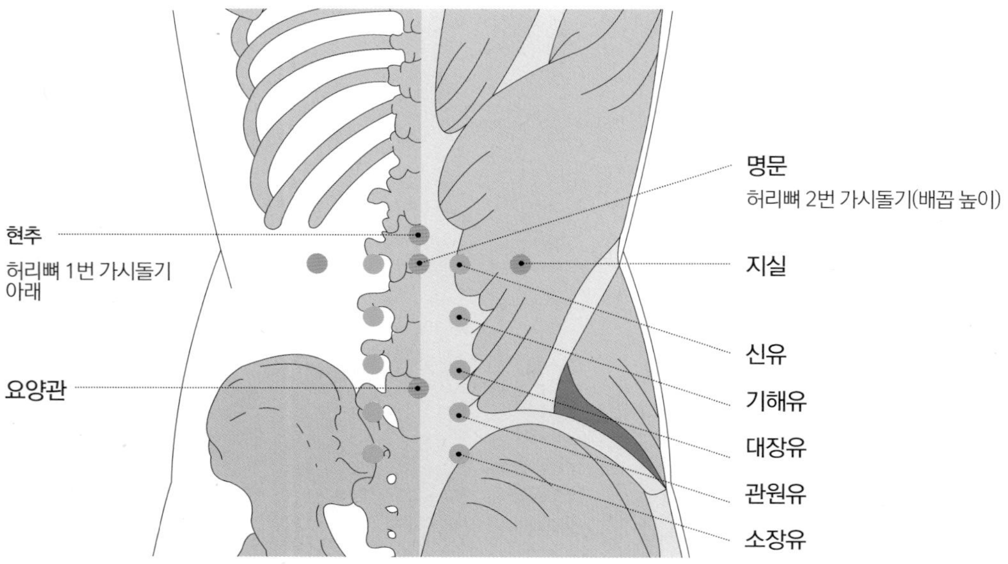

- **신유** : 신장 허약, 신장염, 허리 통증, 이명, 빈혈, 고혈압, 생리통, 소아마비 후유증, 생식기 질환
- **기해유** : 신경성 위염, 허리 통증, 치질, 치루, 생리통, 생리불순, 고관절 통증
- **대장유** : 허리에서 다리까지 통증, 만성 변비와 설사, 만성 위염, 대장염, 충수염, 하복부 통증
- **관원유** : 허리 통증, 급성 허리 통증, 설사, 장염, 방광염, 당뇨, 냉증, 산부인과 질환
- **소장유** : 대장질환, 식욕부진, 아랫배 더부룩할 때, 자궁내막염, 여성질병, 치질, 허리 통증
- **지실** : 전신 피로감, 좌골신경통, 소화불량, 허리신경통, 생리불순, 생식기질환
- **현추** : 허리 통증, 복통, 소화불량, 설사, 탈항, 장염
- **명문** : 생리통, 여성질환, 허리 통증, 이명, 정력감퇴, 비뇨, 생식기 질환
- **요양관** : 하지 신경통, 허리 통증, 다리 마비, 좌골신경통, 척추염

좌골신경통에 좋은 혈자리

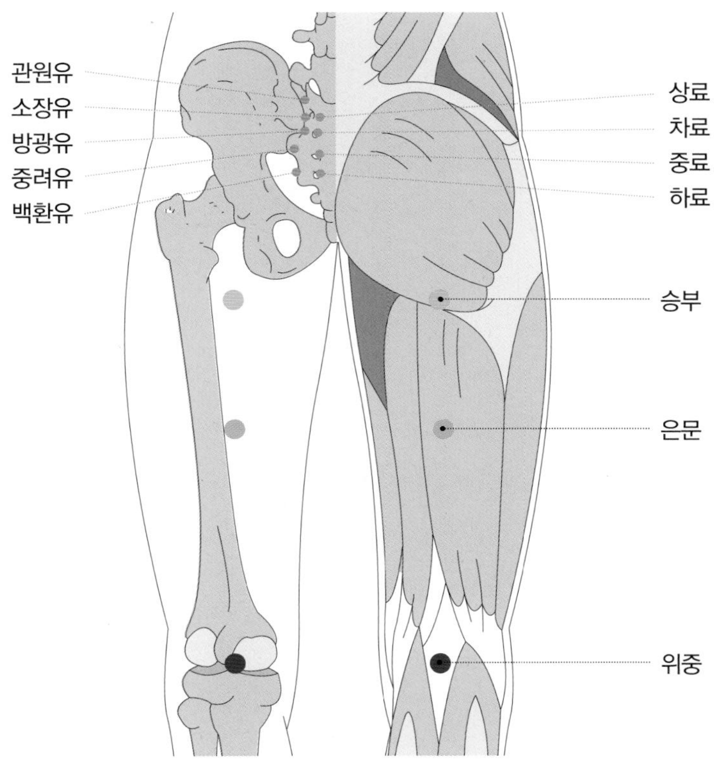

- **방광유** : 방광염, 요실금, 설사, 복통, 변비, 당뇨병, 생식기 질환, 좌골신경통, 척추가 뻣뻣할 때
- **중려유** : 요도염, 전립선염, 장염, 변비, 설사, 척추신경통, 허리 통증, 좌골신경통
- **백환유** : 생리통, 하복부 통증, 좌골신경통, 다리 마비, 소아마비 후유증, 치질, 대장염
- **상료** : 제1천골공에 위치. 허리 통증, 좌골신경통, 부인과 질환, 생리통, 불임, 무릎 통증
  차료(제2천골공), 중료(제3천골공), 하료(제4천골공)도 비뇨기계, 부인과 질환에 효과
- **승부** : 좌골신경이 골반 밖으로 나오는 지점에 위치. 좌골신경통, 허벅지 뒤쪽 통증, 사지마비
- **은문** : 좌골신경통 특효혈. 대퇴부 근육염, 허벅지 경련, 신경통
- **위중** : 다리 피로와 붓기 해소, 좌골신경통, 중풍, 류마티스에 효과

SNPE 기타 도구 활용

웨이브베개+웨이브스틱

1 등 : T무브 세로

웨이브베개 위에 웨이브스틱을 세로로 올려놓고 오른쪽, 왼쪽 T무브를 진행한다.

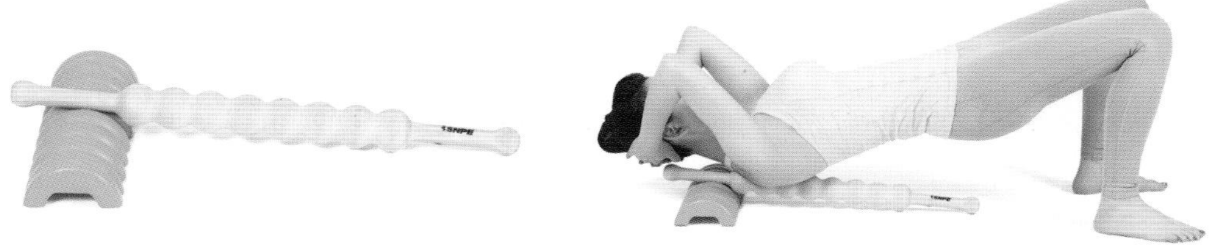

2 등 : T무브 가로

웨이브베개 2개 위에 웨이브스틱을 가로로 올려놓고 T무브를 진행한다.

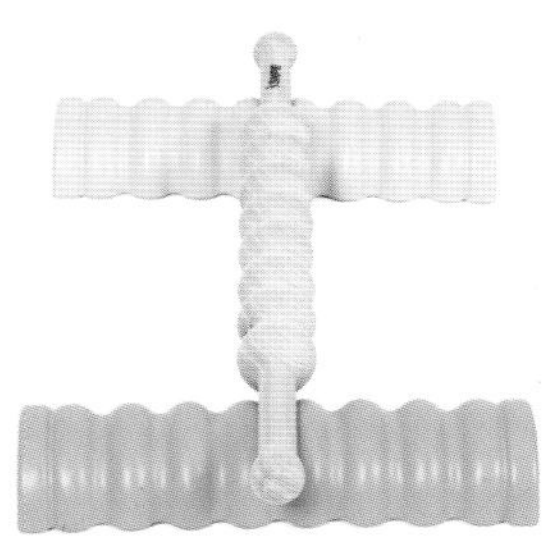

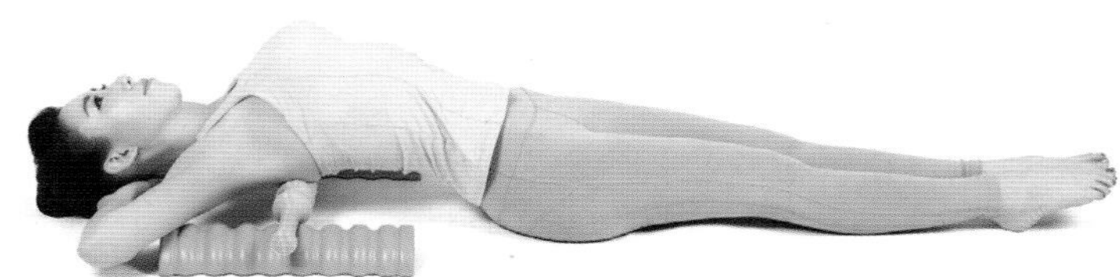

3 목 : C무브

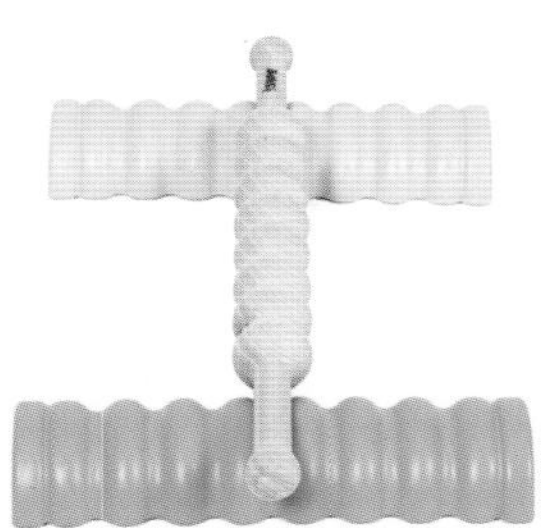

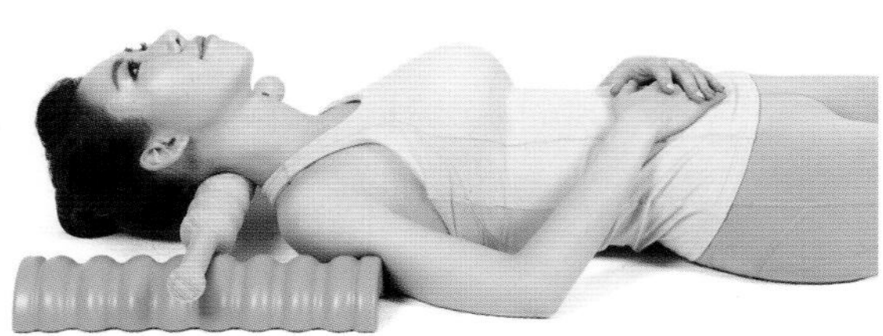

바른자세 베개 + 웨이브스틱

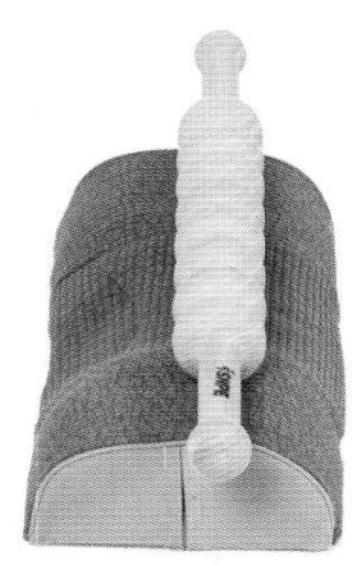

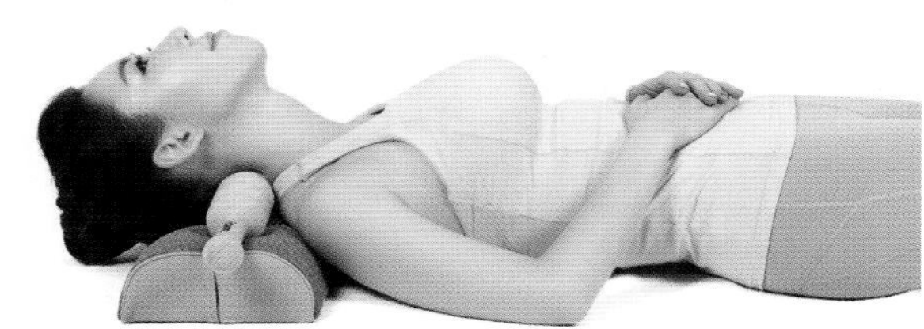

4 허리, 골반 : L무브

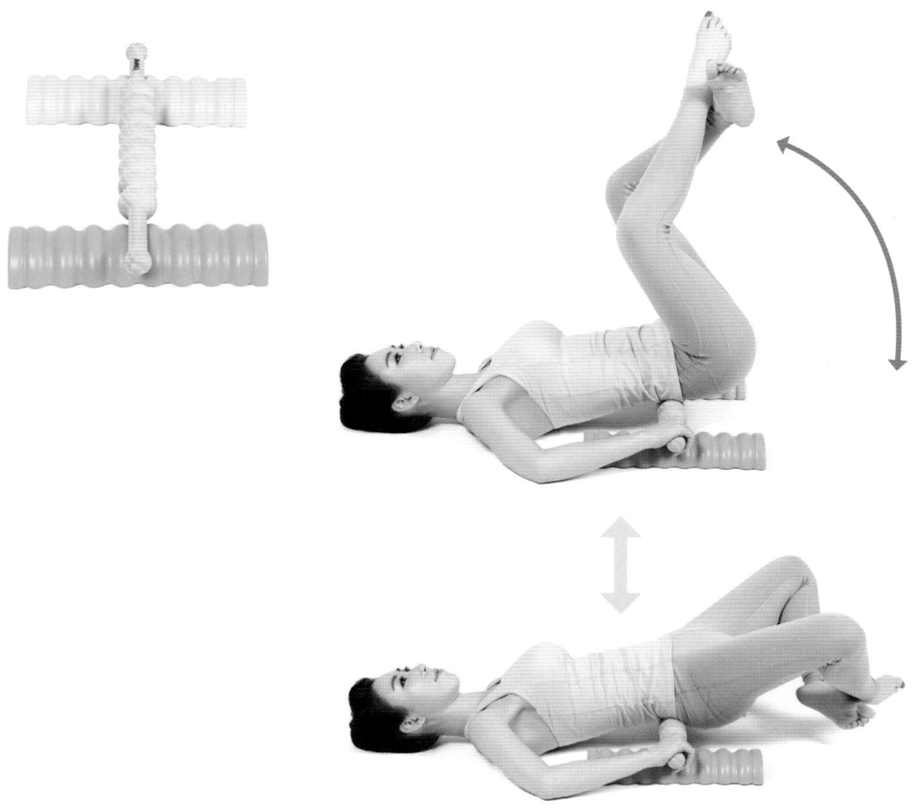

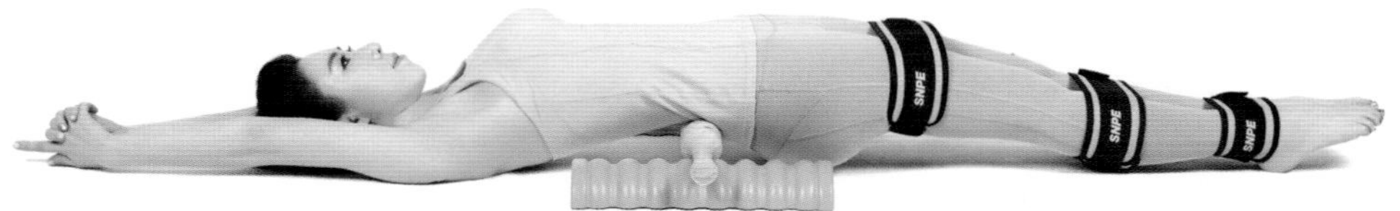

웨이브롤러

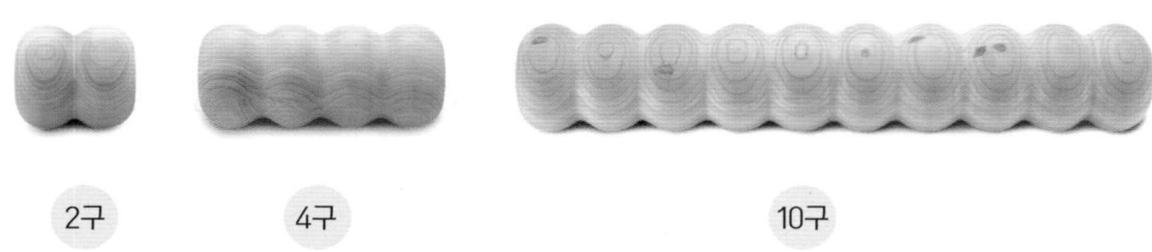

1 목 : C무브

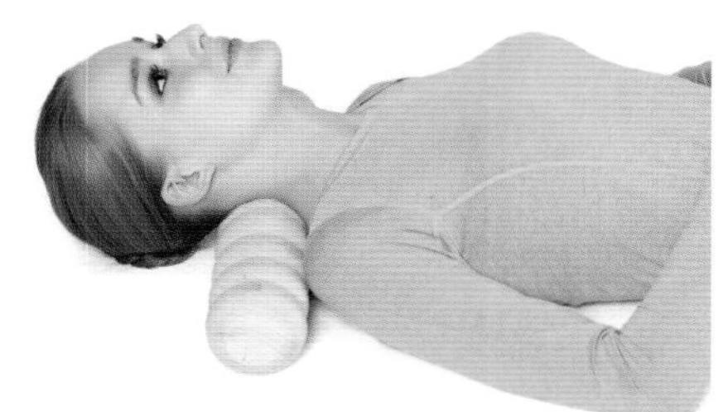

웨이브롤러를 목 아래에 받쳐서 고개를 좌우로 움직인다.

웨이브롤러 2구, 4구, 10구 모두 목, 등, 허리, 골반에 사용 가능하다.

2구는 세워서 목뼈 7번, 등뼈의 후방 변위된 곳을 교정하는 용도로 활용할 수 있다.

2 등 : T무브

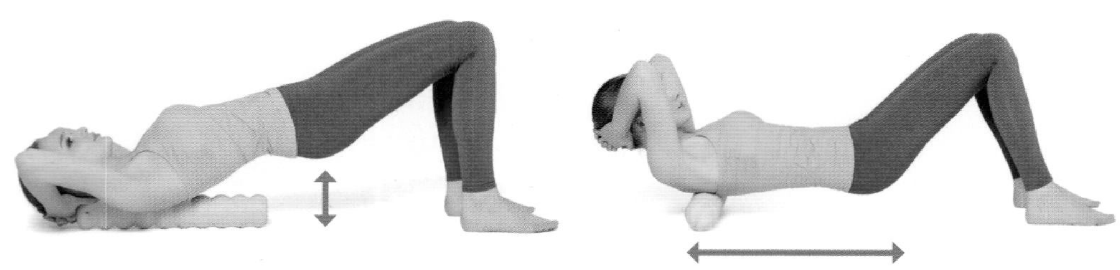

웨이브롤러를 등 아래에 세로로 놓고 T무브를 실시한다.

웨이브롤러를 등 아래에 가로로 놓고 굴려서 등의 경직을 풀어 준다.

다나손 세라믹(타원도자기, 투레일)

타원도자기와 투레일을 따뜻하게 데워서 셀프 마사지를 하면 통증 완화와 냉증을 없애는데 효과적이다. 따뜻하게 사용하기 위해 끓는 물, 전자레인지에 1~2분 데우고 수건(또는 SNPE 파우치)으로 감싸서 사용한다.

타원도자기

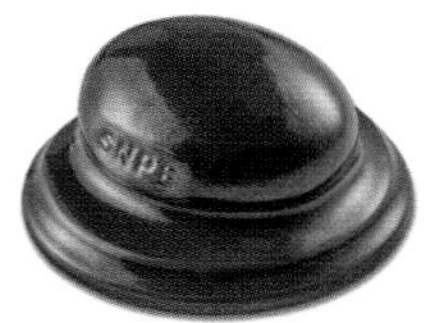

투레일

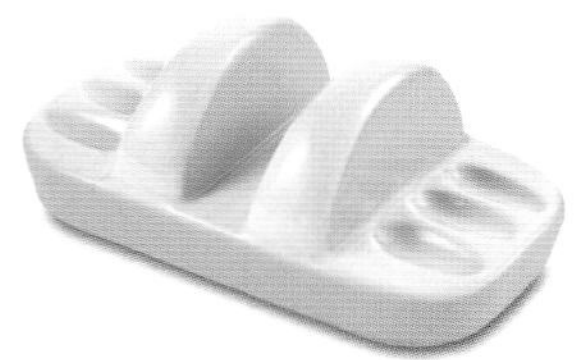

1 복부 마사지

복부 아래 타원도자기를 놓고 엎드려서 복부를 마사지하듯 눌러주고 따뜻하게 풀어준다.

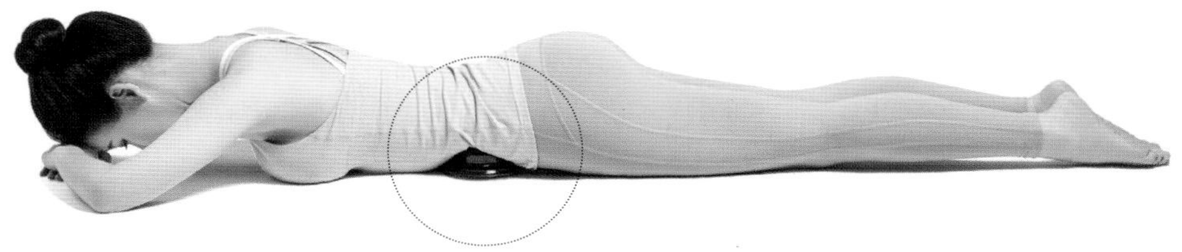

2 척추 마사지

목부터 등, 허리, 골반 아래에 따뜻한 타원도자기를 놓고 자신의 체중으로 척추를 한마디씩 누르듯이 마사지한다.

한 자리에 타원도자기, 투레일을 1~5분 정도 사용하고 다음 자리로 옮겨서 사용한다.

T 무브

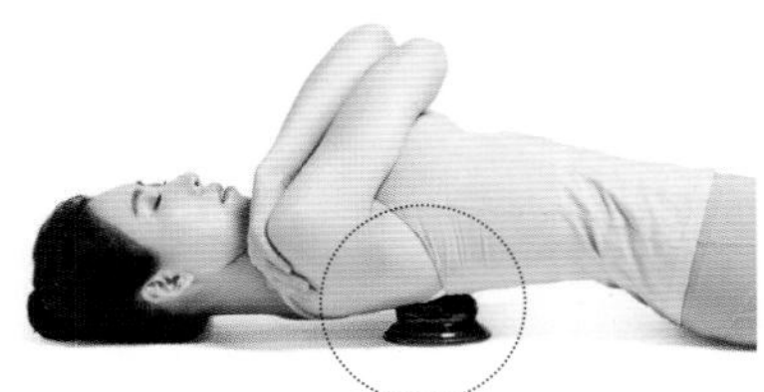

SC 무브

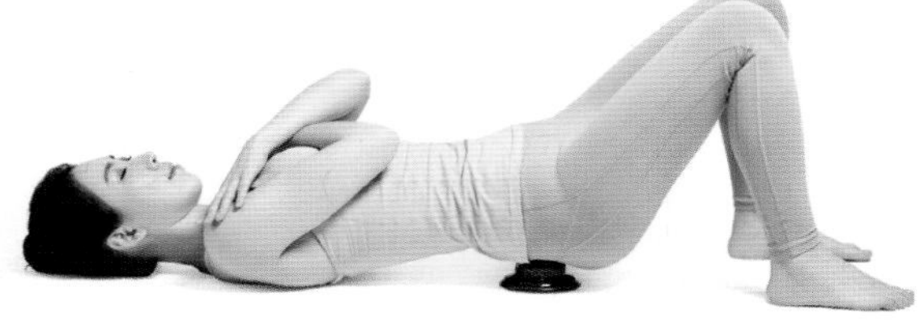

3 C, T, L, SC 무브 운동에 활용

왼쪽, 오른쪽, 가운데에 타원도자기를 놓고 T무브 운동을 진행한다.

타원도자기로 SC무브 운동을 하며 셀프 골반 교정을 할 수 있다.

투레일로 T무브 운동을 할 때에는 척추의 가로돌기 부분을 받쳐주도록 등의 가운데 놓고 진행한다.

몸을 상하, 좌우로 움직이며 등을 다양하게 자극 준다.

T 무브

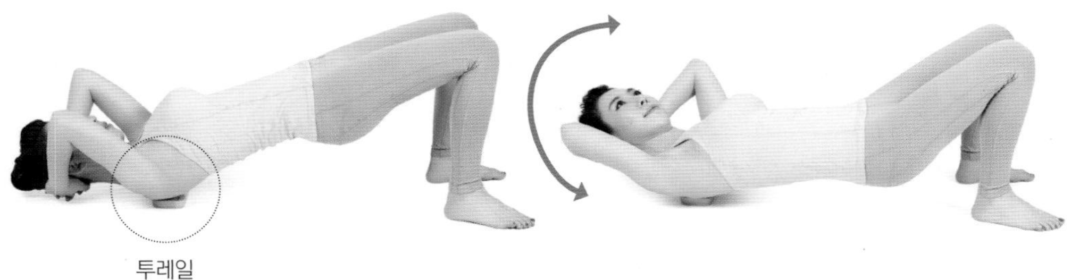

투레일

SNPE Tip

냉증을 없애주는 혈자리

타원도자기를 따뜻하게 데워서 복부 아래에 두고 엎드린다. 복부의 혈자리를 자극하면 냉증을 완화하고 장의 운동을 활성화시키며 변비 해소에 도움을 준다. 투레일, 미니 다나볼, 다나손, 도깨비손으로도 활용할 수 있다.

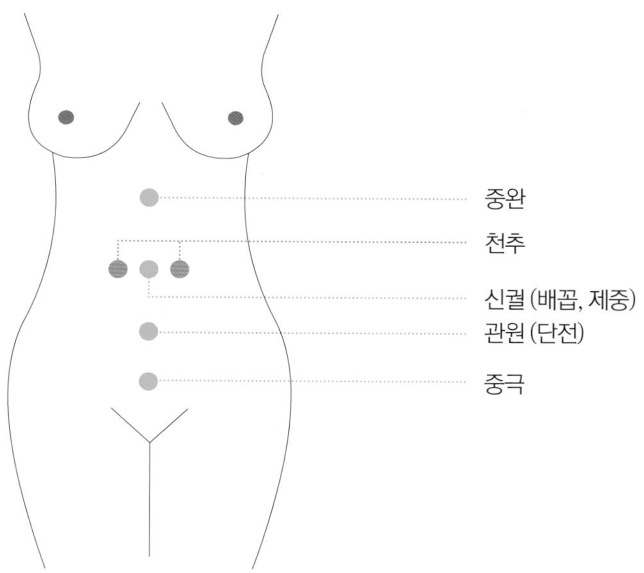

복부의 주요 혈자리

중완 : 소화기 질환, 소화불량, 위경련, 위궤양, 당뇨병, 만성 장염, 이질

천추 : 구역질, 만성 위염, 변비, 설사, 자궁, 비만, 복통, 장염, 생리불순, 냉대하 등에 효과

신궐(배꼽) : 중풍, 의식이 없을 때, 탈항, 설사, 이질, 장염, 복통, 자궁탈출, 요실금

관원(단전) : 비뇨, 생식기 질환, 생리통, 불임, 정력 감퇴, 방광염, 빈뇨, 냉증, 비만, 피부질환

중극 : 냉증으로 인한 대하, 생리불순, 발기불능, 소변불리 등 생식기와 비뇨계 질환

4 목뼈 7번~위 등뼈 후방 변위된 척추 눌러주기

C7~T1 자리가 후방 변위된 위치에 타원도자기와 투레일을 활용하여 교정 운동을 한다.(p.53 SNPE 텐트 이론 참고)

타원도자기는 가시돌기를 눌러주며 투레일은 양쪽의 가로돌기를 눌러준다.

타원도자기는 사용자의 체형에 따라 가로 또는 세로로 놓고 사용한다.

다나손+타원도자기

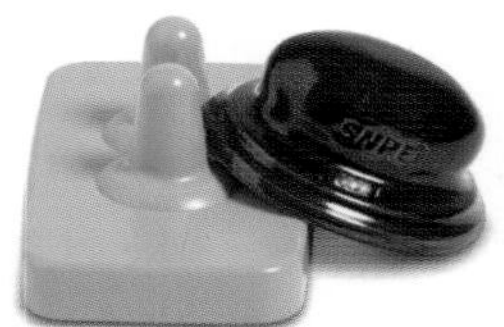

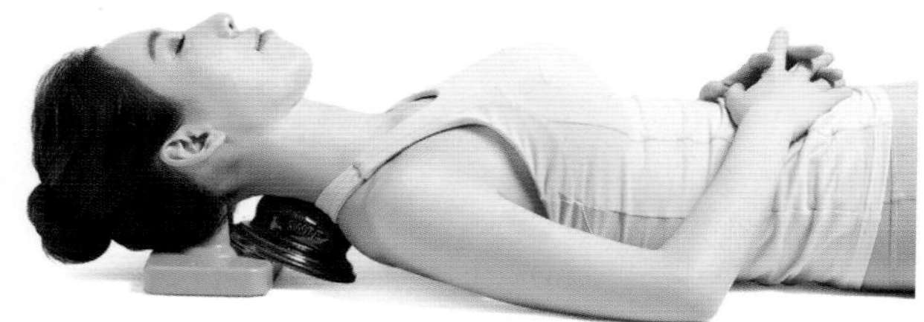

웨이브베개+타원도자기

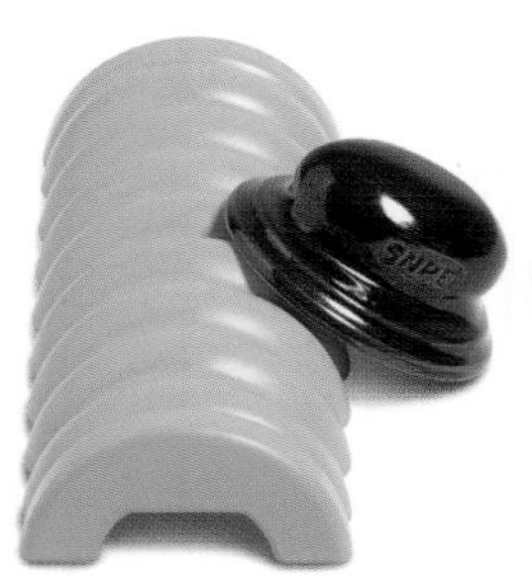

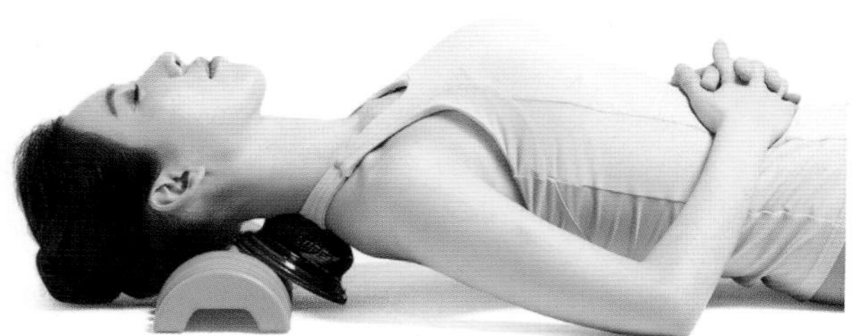

다나손+투레일

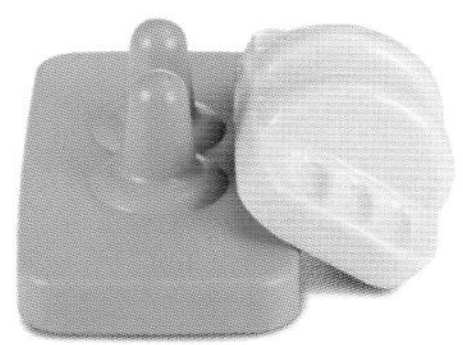

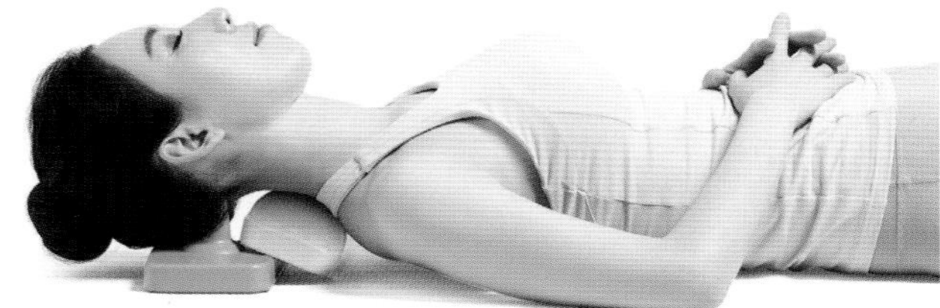

웨이브베개+투레일

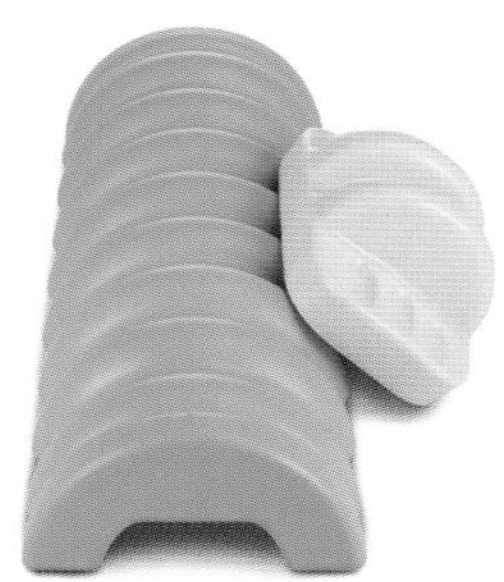

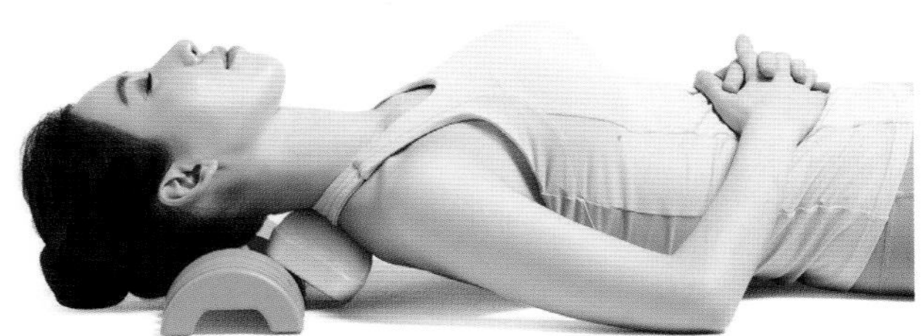

다나손 세라믹(왕도깨비손, 도깨비손)

왕도깨비손과 도깨비손은 같은 방법으로 활용할 수 있다.

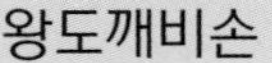

도깨비손

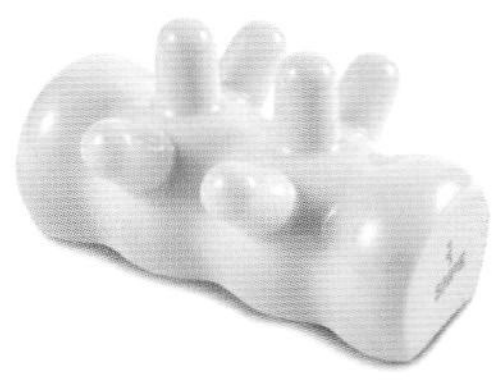

1 목 : C무브

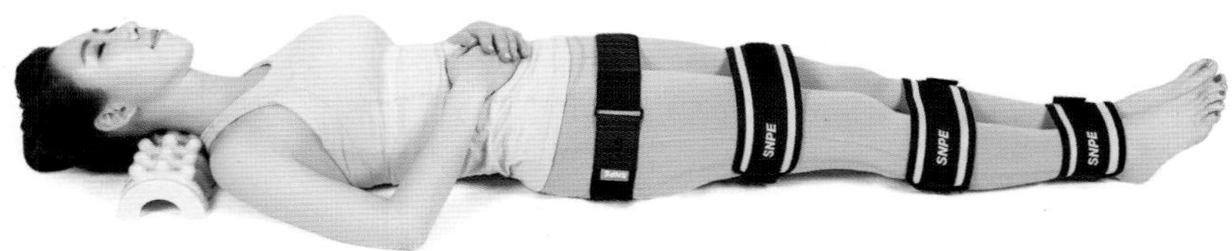

2 등 : T무브(가로)

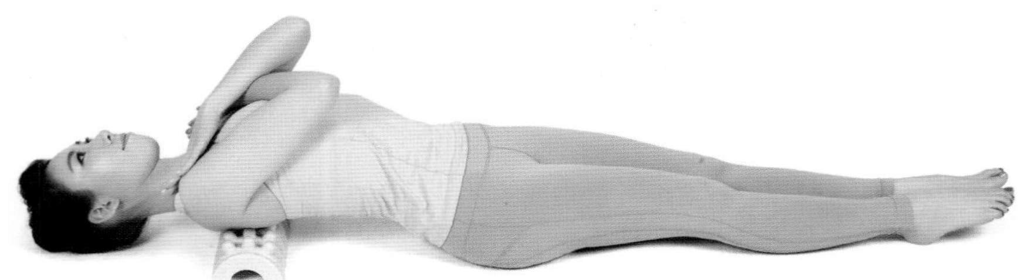

3 등 : T무브(세로)

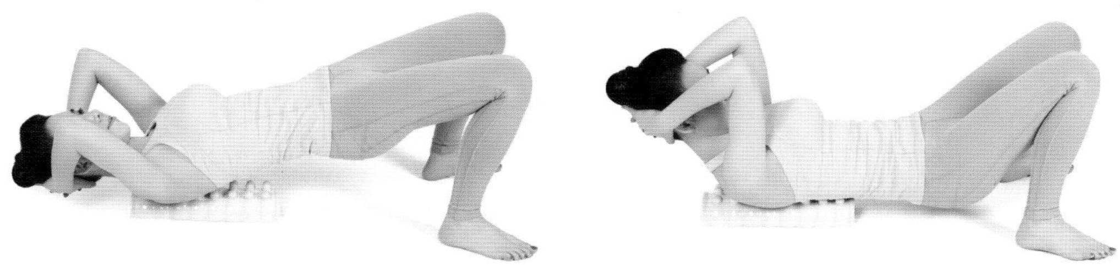

4 허리 : L무브

초보자는 왕도깨비손 위에 수건을 덮고 활용한다.

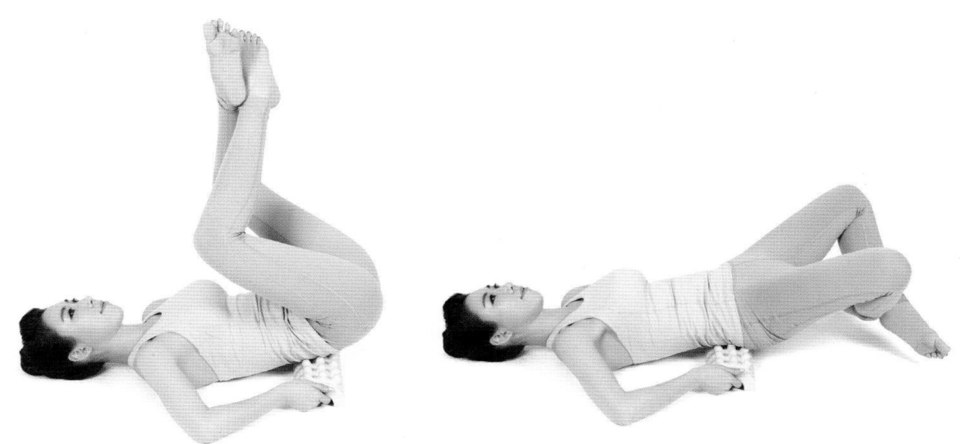

SNPE
체험 사례

“100일의 몰입과 단절”

SNPE 바른자세 척추운동을 하여 건강을 회복하고 아름다운 몸매로 바뀌길 원한다면 적어도 100일간 주변의 방해 요소들과 ‘단절’하고 SNPE에 ‘몰입’하는 생활을 하길 권장한다. 인생에는 공짜가 없다. 주변의 사소한 모든 것과 일정 기간 단절하고 본인이 해야 할 운동 시간을 확보하여 치열하게 노력해야만 목표를 달성할 수 있다. 몰입과 단절이 없으면 변화하기 어렵다. 기존의 경로 의존성, 나쁜 습관에서 벗어나기 위한 100일의 자기 노력은 몸과 마음의 변화를 경험할 수 있는 최소한의 시간이다.

허리디스크, 척추관 협착증 수술 판정 후 SNPE 바른자세 척추운동으로 자연치유되고 정상적인 생활이 가능하게 된 사례

30대 초반의 직장 여성의 사례이다. 허리 통증, 다리 저림, 발목 시림, 똑바로 누워서 잠을 잘 수 없는 증상 때문에 한방병원에서 침, 추나요법 시술과 한약을 복용했으나 증상이 개선되지 않았고 통증이 더 심해졌다. 척추전문 병원에서 정밀진단 후 허리디스크, 척추관 협착증 수술 판정을 받고 직장에서 병가를 얻었다. SNPE 운동을 시작했을 때 다리가 저리고 당기는 증세가 심하여 정상적인 보행이 어려웠고, 피곤함과 근육 경직이 심한 상태로 통증 때문에 똑바로 누워서 잠을 잘 수 없었다. SNPE 골반 밴드를 사용한 걷기 운동, SNPE 도구를 활용한 운동을 실시했는데 처음부터 무리하지 않고 자기 스스로 하는 점진적인 SNPE 운동을 통하여 굳어진 근육을 부드럽게 만들고 척추의 변위를 바로잡아 수술 없이 통증을 해결할 수 있었다.

아래의 사진은 사례자가 SNPE 운동 약 6개월 후 본인의 허리 통증이 해결되어 직장에 복직하면서 SNPE 운동 전후 비교를 위해서 MRI 사진을 다시 촬영해서 필자에게 보내준 것이다.

SNPE 상담 시 "통증의 원인을 제공한 것은 본인이므로 통증 해결의 책임도 본인에게 있다."라고 강조한다. 진리는 간단하다. 인체 본연의 자세(Natural Posture)를 회복하면 통증을 해결할 수 있다.

관찰·기록

약 6개월간 수련 전후 신체 변화

SNPE 수련 후 허리의 구조가 일자에서 완만한 C자 형태로 변화 되었고 허리 통증이 사라져 수술 없이 정상적인 생활이 가능하게 된 30대 여성의 MRI

SNPE 수련 전

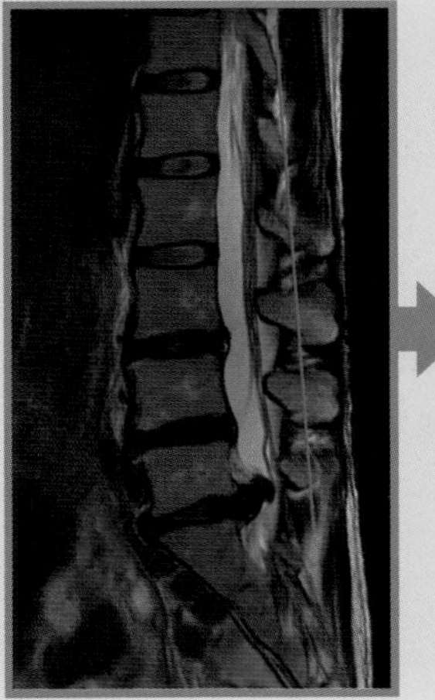

SNPE 수련 후

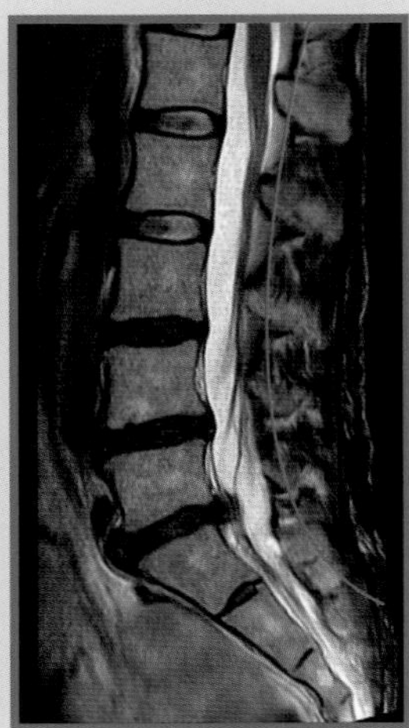

SNPE 체험사례 - 2

SNPE 건강한 다이어트로 13.6kg 감량과 함께 목, 어깨 통증 완화, 피부가 좋아진 사례

청소년기에 '특발성 척추측만증 20도'라는 진단을 받고 항상 가슴 답답함, 피곤함, 집중력 저하, 소화불량, 목과 어깨 결림으로 고생하던 호텔 테라피스트 여성의 사례이다.
손목 수술, 경추 추간판 탈출증과 협착증으로 고생하며 카이로프랙틱, 필라테스, 요가, 수영, 순환운동, 헬스, 물리치료, 도수치료, 침 치료, 주사치료 등의 여러 치료와 운동을 했지만 통증이 사라지지 않고 반복되던 중 SNPE를 만났다.

배민서님이 직접 작성한 SNPE 체험사례 중 일부 발췌

"SNPE 바른자세 척추운동으로 다이어트는 덤, 몸과 마음이 건강해졌다."

나의 개인 트레이너는 SNPE 바른자세 벨트와 골반밴드
동작을 할 때 자세가 바르지는 않았지만, 더 바르지 못했을 수도 있는데 SNPE 바른자세 벨트가 저의 몸을 바로잡아 주었고 저는 평생 땀이 나는 체질이 아니라고 생각했는데... 몸을 따뜻하게 해주면서 땀이 줄줄 흘러서 너무 깜짝 놀랐었습니다.

SNPE 밸런스생식으로 1일 1생식과 2시간 운동과 2시간 걷기 시작
"경험이 최고의 스승이다."라는 문구가 저를 사로잡았고, 변화하고 싶었습니다. …(중략)
족궁보조구와 SNPE 골반 밴드를 착용하고 걸으니 2시간을 걸어도 전혀 피곤함을 느끼지 못했습니다. 그리고 1일 1생식으로 운동하기 전에 생식을 먹었는데, 운동하고도 전혀 배고프지 않고, 머리도 가볍고, 포만감이 컸습니다. 아, 이래서 생식을 먹어야 하는구나 생각을 했고, 날이 갈수록 저의 피부는 윤기가 나고 여드름은 사라지고 있었고, 저의 몸은 가벼워지고 있었습니다.

인생 최대의 전환점, 동국대 SNPE 바른자세운동 지도사
자기 스스로 근육을 부드럽게 만들고 척추의 구조를 바꾼다는 원리로 더욱 집중 수련을 할 수 있었습니다.
처음에 웨이브베개와 바른자세 벨트를 매고 자는데 너무 힘들고 불면증도 있어서, 나는 언제쯤 적응을 할 수 있을까라는 의문을 가지긴 하였지만, 답은 꾸준함이었습니다. 거의 3개월이 되었을 때 적응 완료가 되었고, 일자목에서 C자 형태로 점진적으로 변해가고 있었습니다.

관찰·기록

약 6개월간 수련 전후 신체 변화

SNPE 수련 전

SNPE 수련 후

여드름 피부에서 윤기나는 피부로 변화

일자목에서 C자 형태로 점진적으로 변화되는 과정

복부의 군살이 제거되고 허리 라인이 생김

체중, 체지방량 감소, 골격근량의 증가

체중 13.6kg 감량
(69.2kg → 55.6kg)

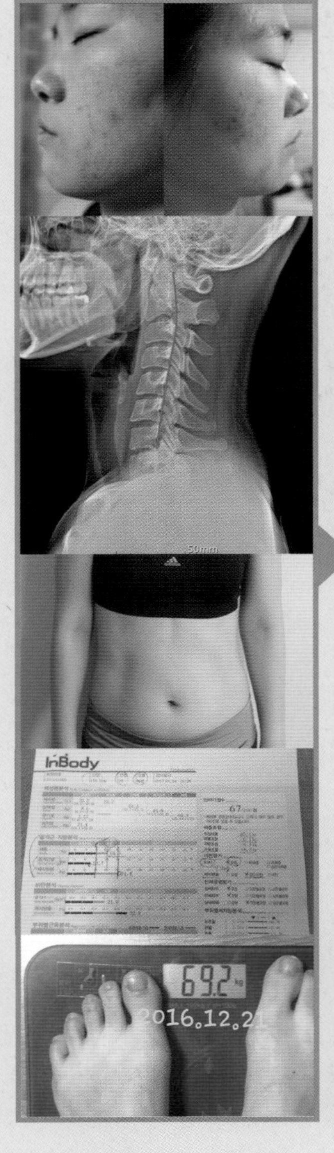

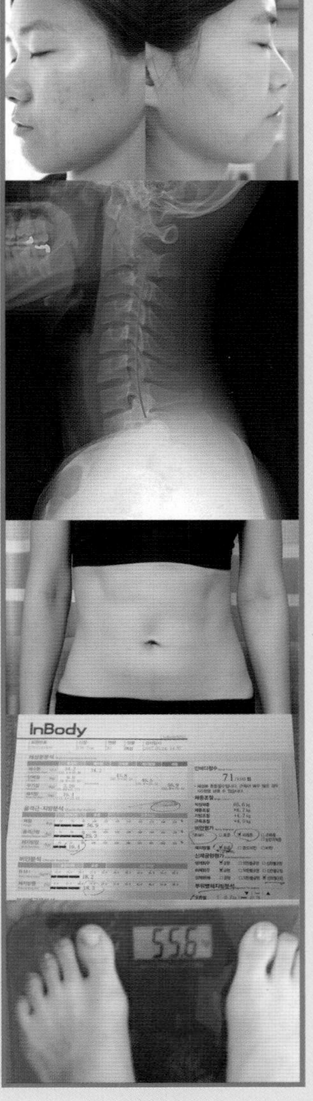

SNPE 체험사례 - 3

SNPE 다이어트로 산후 비만 극복, 10kg 감량 성공, 목디스크, 자궁선근증, 족저근막염이 개선된 사례

이 사례자는 산후 다이어트를 위해 다이어트 약 복용, 방송댄스 등을 시도했으나 무리한 다이어트로 발목, 무릎 통증 및 체력 저하, 목디스크로 인한 통증이 재발되었다. 통증을 치료하기 위해 병원에서 주사요법과 도수치료를 받던 중 물리치료사가 SNPE 도자기를 목아래에 받쳐주었다고 한다.
다른 통증 치료와는 완전히 다른 SNPE 도구와의 만남을 시작으로 '인생의 마지막 다이어트'로 SNPE를 선택하였다. SNPE 바른 자세 걷기, 생식을 열심히 한 결과 통증이 사라지고 건강을 회복하였으며 산후 비만 극복, 3개월만에 10kg의 체중이 감소되었다.

SNPE 바른자세운동 지도사 수료식에서 이희진님이 직접 발표한 내용 중 일부 발췌

"SNPE 다이어트의 장점은 무리하지 않고 편안하게 살이 빠지며 굶지 않고 건강하게 살이 빠진다는 점이다."

SNPE로 변화된 점들

-목디스크 자연치유(목 구조의 변화)
-자궁선근증 완치 : SNPE 자연치유를 위해 호르몬제 중단 이후 정상 월경, 출혈이 없어짐.
병원에서 초음파 상 자궁선근증 진행 없음 진단을 받음.
-족저근막염 완치 : SNPE 바른 자세 걷기 시작 2주 만에 발바닥 통증이 완전히 사라짐.
-만성 두통 증상 완화 : 20대부터 두통 때문에 진통제 복용, 두통으로 인한 무기력증과 우울감이 SNPE 운동 후 사라짐.
-생활의 활력을 되찾고 아름다움을 되찾음.

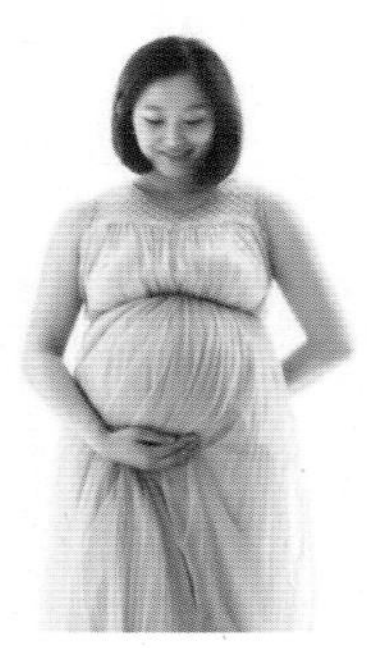
출산 직전 68kg

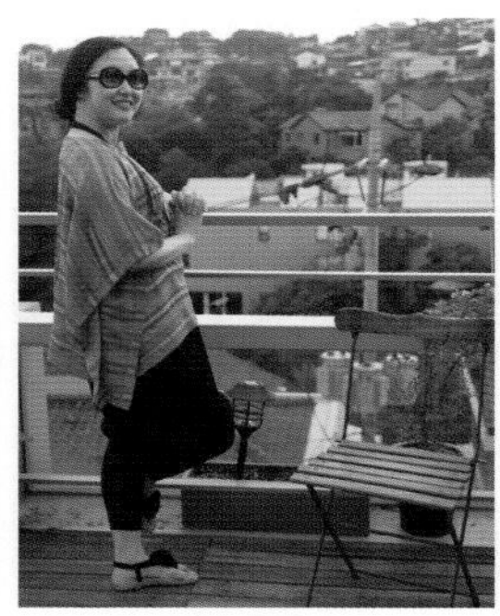
출산 후 1년 78kg(산후 비만)

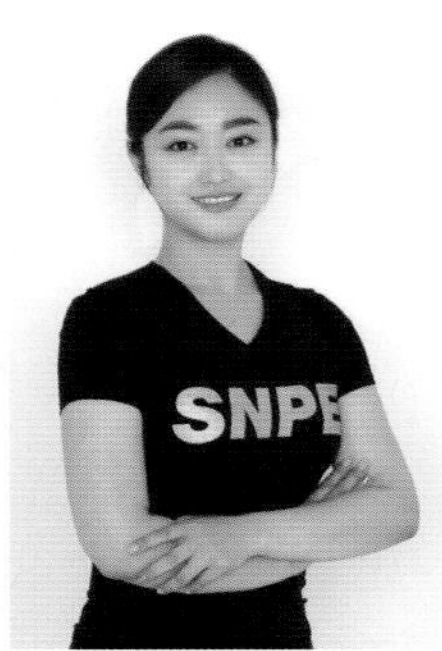

SNPE 수련 1년 후 58kg

관찰·기록

약 3개월간 수련 전후 신체 변화

SNPE 수련 전 SNPE 수련 후

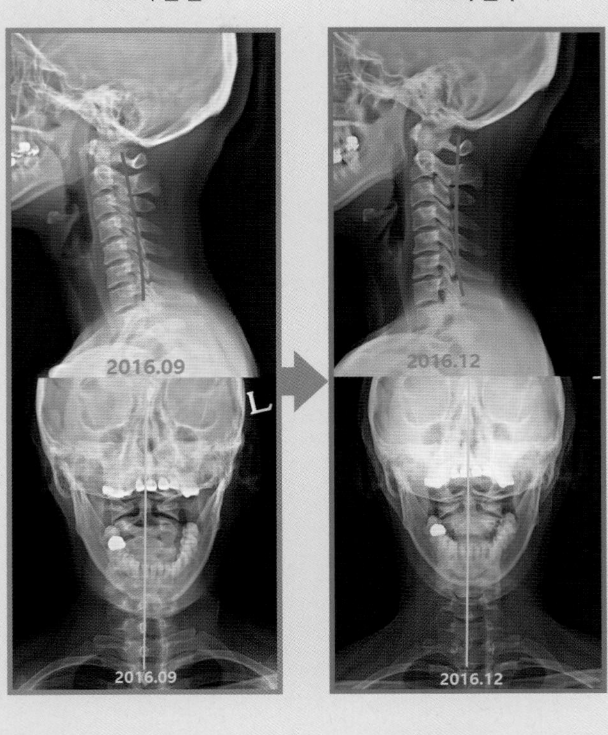

목뼈 X-ray 비교

거북목이 바른 목 구조로 변화되고 있는 과정

목과 머리의 좌우 밸런스가 좋아짐

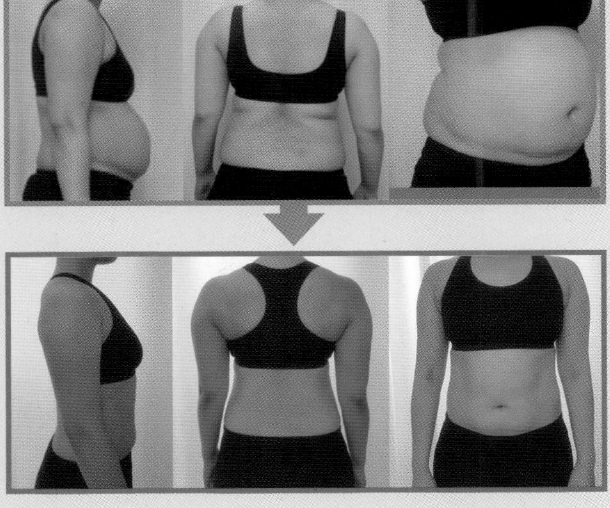

체중 10kg 감량
(74kg → 64kg)

SNPE 체험사례 - 4

근막통증 증후군 진단, 어깨 통증으로 고생하던 30대 여성이 SNPE로 목과 어깨 통증 완화는 물론 이명 증상 호전, 18kg을 감량한 사례

직장 생활 중 장시간 컴퓨터 사용으로 목과 어깨가 항상 뻐근했고 급기야 어느 날 팔이 들어 올려지지 않고 오른쪽 검지가 마비되었던 30대 여성의 사례이다. 통증 치료를 위해 찾아간 한의원에서 '원인을 알 수 없는 어깨 병변' 진단을 받고 큰 병원으로 옮겨 '근막통증 증후군'이라는 진단을 받았다.

통각점 주사 시술, 약 처방, 물리치료까지 두 달 넘게 치료를 받았지만 호전되지 않아 SNPE 운동을 치료적 관점으로 접근하게 되었다. 거의 매일 SNPE 수련을 하고 하루에 2시간씩 걸으며 집에서 SNPE 도구 사용을 많이 한 결과 이명 증상이 호전되고 목, 어깨 통증이 사라졌으며 SNPE 수련 1년 동안 총 18kg이 감량 되었다. 척추를 바로잡는 SNPE 운동으로 자연스럽게 건강한 다이어트가 된 사례이다.

한승은님이 직접 작성한 SNPE 체험사례 중 일부 발췌

"평생을 함께 해야 할 SNPE"

SNPE를 만나고...무조건 열심히 해야겠다 생각하며 7월 내내 안 되는 자세에도 불구하고 하루 3시간씩 수련을 절대 빼먹지 않았다. 힘든 날은 도구 위주로라도 SNPE를 꽉 붙잡고 있었다.

교수님께서 말씀하셨다. "걸으세요. 하루에 두 시간 이상 걸으세요." 나는 걸었다. 월, 수, 금 신사역에서 본원을 왕복하고 비슷한 거리를 동네에서 걸었다. 하루 두 시간을 걷기 위해 노력했다.

뒤통수뼈 C무브를 처음으로 제대로 한 듯하다. 웨이브베개 날을 사용하여 뒤통수뼈 마사지를 하는데 갑자기 코가 뚫리는 느낌이 들었다. …(중략) 그러더니 조금 후 귀가 뚫리기 시작했다. …(중략)

SNPE 시작하면서 혹시 이것이 순환계 문제라면 고칠 수도 있지 않을까 막연한 기대가 있긴 했지만 이렇게 제대로 된 뒤통수뼈 C무브 운동으로 한 번에 뚫릴 줄이야......

…(중략) 언제 머리가 이렇게 가벼웠었는지 생각도 안 나는데.. 오늘 새삼 저 웨이브베개가 보통 도구가 아님을 느낀다. ...... 그냥 나 혼자 시원해서 누워 있다 보니 두 시간이 지났을 줄이야......

관찰·기록

약 1년간 수련 전후 신체 변화

SNPE 수련 전 | SNPE 수련 후

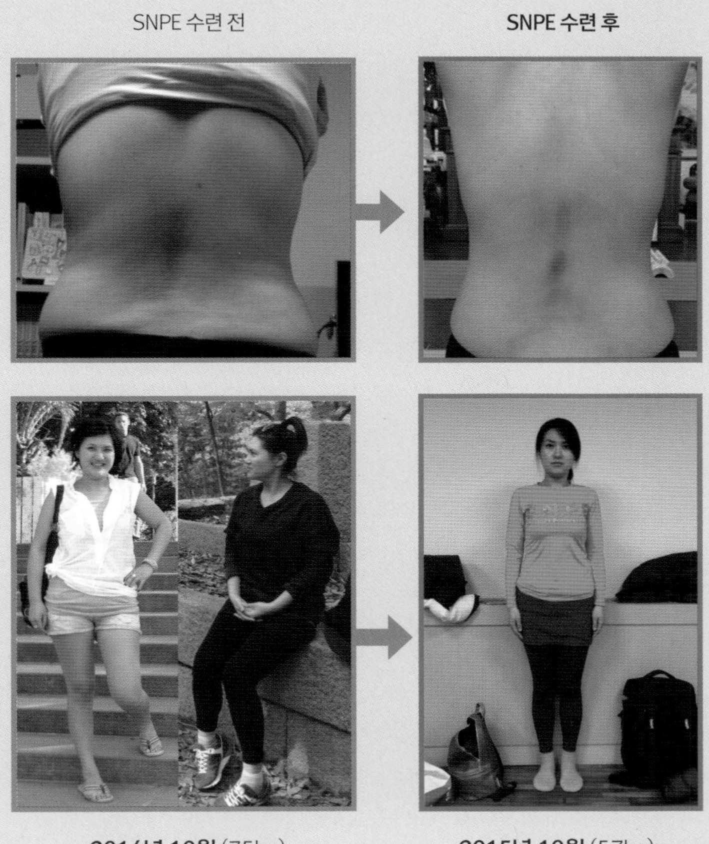

2014년 10월 (75kg) | 2015년 10월 (57kg)

체중 18kg 감량 (75kg → 57kg)

SNPE수련 시작 3개월 후 등의 군살이 빠지면서 구르기 자국이 처음 드러나기 시작함.
없던 허리 라인이 생기기 시작하고 점점 균형 잡힌 몸매로 변화되는 과정.
100일 집중 수련을 하며 7kg의 체중을 감량하였고 허벅지, 팔, 복부 근육이 발달함.
1년 후 총 18kg의 체중이 빠지고 건강을 되찾음.

SNPE 체험사례 - 5

3개월 동안 SNPE 바른자세 척추운동과 1일 1생식으로 15kg 감량(115kg → 100kg), 목, 골반 교정 효과를 본 사례

어릴 때부터 태권도 4단, 역도, 복싱을 하며 건강을 자부하였던 20대 남성의 사례이다. 하지만 직장인이 되어 잦은 회식과 야근을 하는 생활 패턴으로 살이 찌고 무기력하며 자존감이 떨어졌던 상태에서 SNPE를 시작하게 되었다. 3개월간 SNPE 집중 수련을 통하여 단순히 살만 뺀 것이 아닌 목과 골반의 비뚤어짐을 개선하고 몸과 마음의 자신감을 회복하였다.

오현진님이 직접 작성한 SNPE 체험사례 중 일부 발췌

"최고의 성형은 SNPE 바른자세 척추운동"

1. 핵심 동작들

4번 동작 구르기! 제가 제일 사랑하는 동작입니다. 말할 필요가 없는 운동이죠. 굳어진 것을 부드럽게 만들어 주고 몸의 열도 발생하게 해주고 그중 저에게 최고였던 건 복근 강화에 탁월했습니다.(살 빠지는데 일등공신이지 않을까 조심스럽게 생각해봅니다.)

L, T무브 이건 TV 시청하거나 음악 감상할 때 개수에 연연하지 않고 500개, 1000개 했던 것 같습니다.

2. SNPE 밸런스생식

1일 1생식을 하는데 반신반의하며 먹기 시작했습니다. 그런데 정말 몸을 깨끗이 정화해주는 것 같더라고요. 2주가량 섭취했을 때였는데 모임 자리를 참여하게 되어 그 자리에서 튀김을 먹게 되었는데 다른 사람들은 그 음식을 먹고 아무렇지 않다고 하는데 저는 다음날 속에서 난리 나고 피부에 반응이 오더라고요. '아, 깨끗해진 몸은 똑똑해서 안 좋은 걸 접하면 바로 싫은 티를 내는구나…'라는 걸 느꼈습니다.

3. SNPE 도구

저는 운동을 도구로 하는 건 덤벨, 바벨, 짐볼 정도만 알았는데 정말 신세계였습니다. SNPE 도구는 사랑입니다. 그중에 최고는 웨이브베개였습니다. 그 이유는 교통사고 후 자주 목 뻣뻣해지는 경우가 종종 있었는데 C무브로 시원하게 날려버렸습니다.

관찰·기록

약 3개월간 수련 전후
신체 변화

SNPE 수련 전 SNPE 수련 후

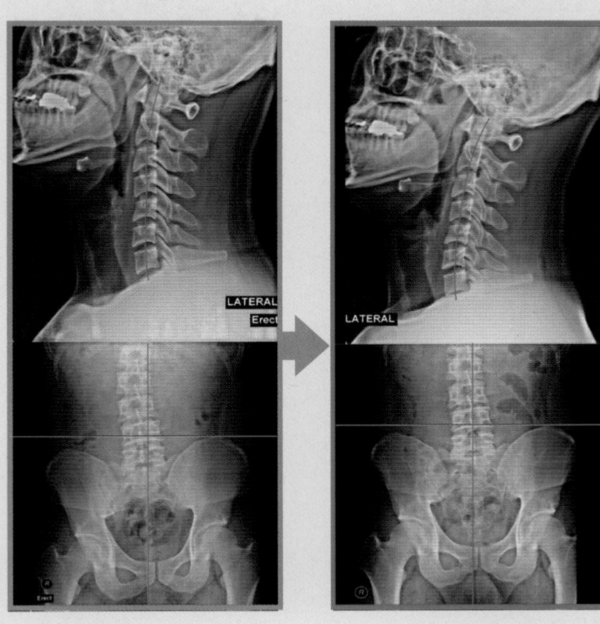

X-ray 비교

일자목에서 C자형으로
변화되어가는 목 구조

비뚤어졌던 골반이 바르게
변화되는 과정

체중 10kg 감량 (115kg → 100kg)

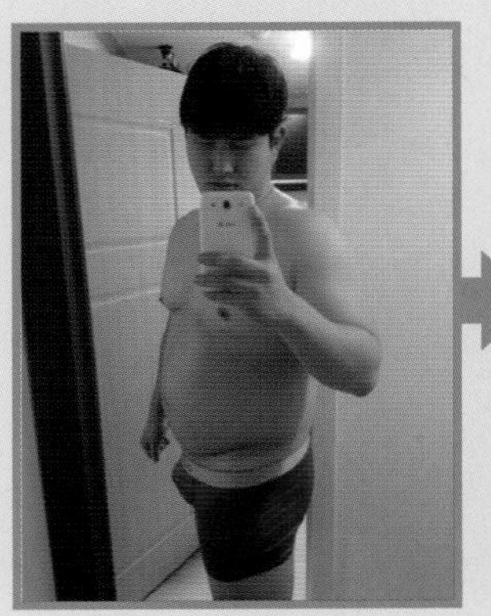

2017년 3월 (115kg)

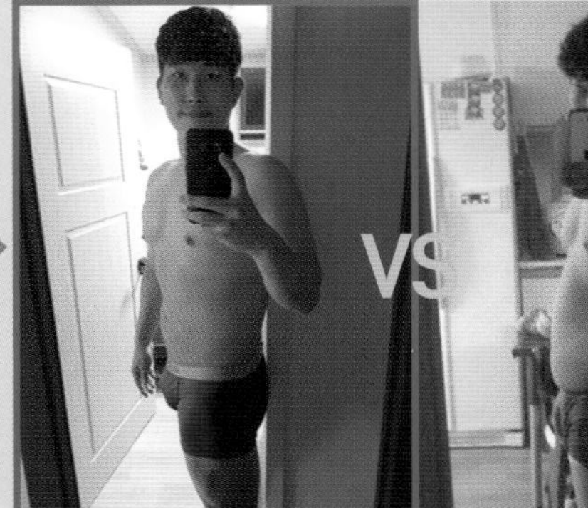

2017년 5월 (100kg)
SNPE 다이어트

2014년 (100kg)
일반 다이어트

같은 100kg이지만 SNPE 다이어트는 무리 없이 건강하게 진행되며
체형을 바로잡아주는 최고의 성형이라고 체험자는 말한다.

SNPE 체험사례 - 6

국가대표 필드하키 금메달리스트-화려함 뒤에 가려진 기나긴 고통... 선수 생활 15년, 사무직 14년 후 얻은 근골격계 통증을 SNPE 수련으로 극복한 사례

이 사례자는 SNPE 수련을 100일간 집중해서 꾸준히 하였고 혹이 발생한 자리에 SNPE 다나손, 타원도자기를 사용하여 SNPE 셀프 교정운동을 하였다. 수련을 하는 과정에서 통증이 더욱 심해질 때도 있었지만 SNPE 이론을 이해하고 몸에 대한 공부를 하면서 SNPE 수련에 집중한 결과 혹이 사라지고 허리디스크로 인한 허리 통증과 등, 어깨의 통증까지 완화되었다.

전 국가대표 필드하키 금메달리스트 오승신님이 직접 작성한 SNPE 체험사례 중 일부 발췌

"필드하키 前 국가대표 선수, SNPE 국가대표 강사의 꿈을 향하여"
필드하키의 운동 특성상 1야드(90-95cm) 길이의 스틱을 이용하여 볼을 컨트롤하고, 패스를 해야 하기 때문에 오랫동안 허리를 숙이는 자세로 인해 허리뼈 3번과 4번 추간판 탈출증과 퇴행성이라는 진단을 받았고, 목뼈도 일자목으로 변형되어 항상 목과 허리 주변의 근육 경직, 어깨 통증 및 결림, 편두통, 만성피로 등에서 벗어날 수 없었습니다.

…(중략) 최고의 의료진에게 최고의 치료를 받았지만 만성이 되어버린 통증을 완전히 해소시켜 주지 못했습니다. 은퇴 이후에도 물리치료와 도수치료, 약물치료, 스포츠 마사지, 침, 뜸, 부황, 봉침 등 여러 가지 다방면으로 치료를 해보았지만 일시적으로 조금 나아지다가 치료를 받지 않으면 또다시 통증이 재발되었습니다. 척추는 이미 20대 초반부터 퇴행성이라는 진단을 받았기 때문에 근력 강화를 위해 접하지 않은 운동이 없었지만 국가대표 선수 은퇴 이후 약 14년간 사무직에 종사하면서 저의 몸 상태는 최악의 상태까지 빠져버렸습니다. 구르기 운동을 할 때 허리뼈 1,2번 쪽에 조금씩 나오던 혹이 수련을 거듭할수록 무서워질 만큼 점점 더 커져갔습니다. 굳어져 있는 근육을 풀기 위해 겹겹이 층을 이루고 있는 심부 근육까지 자극을 주면서 최소 하루에 500개에서 1,000개를 굴러야 한다는 교수님의 조언에 따라 구르기 횟수를 급격히 늘리자 몸에 이상 증후가 있던 곳의 혹이 급속히 커졌습니다. 혹이 작았을 땐 수련의 과정으로 생각하여 걱정되지 않았는데, 그 크기가 표주박 사이즈로 커지자 가족, 친구, 주변 사람들의 우려가 커지면서 저 또한 약간은 당황스러우면서 한편으론 두렵기까지 했습니다.

그러나 그 두려움은 오래가지 않았습니다. 커져 있던 혹이 오전 운동 구르기 때는 변화가 없다가 저녁 운동 구르기 후 사라지는 신기한 경험을 하였기 때문입니다. 동국대 3P 과정에서 1,000개 구르기 실습을 한 후 튀어나왔던 혹이 들어가기도 하고, SNPE 도구인 타원도자기, 나무손, 투레일, 웨이브베개 등을 구르기 운동 후 혹이 난 부위에 집중적으로 사용하면서 커졌던 혹이 점점 줄어드는 경험을 하게 되었습니다. 또한 잠자리에 들 때 SNPE 바른자세 벨트를 다리에 묶고, 타원도자기를 혹이 난 자리에 대고 수면을 취하면서 커져있던 혹이 작아지는 경험도 하였습니다. 이렇듯 운동강도와 도구 사용에 따라 커지고 작아지고를 반복하던 혹이 현재는 많이 작아진 상태입니다. …(중략)

평생 통증을 안고 살아야 된다는 근심이 앞으로 나을 수 있다는 희망으로 바뀌는 해결책을 찾게 해 주었습니다. SNPE는 척추 통증을 해소할 수 있는 저의 유일한 대안이 되었습니다. …(중략)

SNPE 운동의 효과를 느끼면 느낄수록 국가를 대표하여 열심히 뛰었던 은퇴 선수들과 현역 선수들 그리고 현재 우리나라 스포츠를 이끌어 가고 있는 모든 종목의 선수들이 떠오르곤 합니다. 그들의 척추 상태도 저와 같으리라 생각하니 하루빨리 건강을 되찾고 싶었고, 그들을 위해서라도 SNPE를 널리 알려야겠다는 책임감과 사명감이 밀려왔습니다.

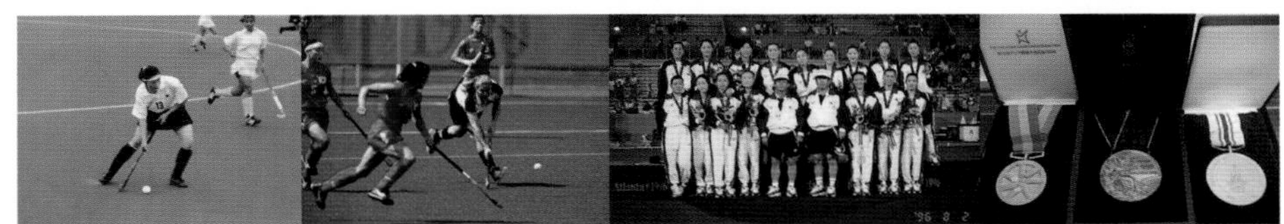

필드하키 선수 경력 15년(1985년 중학교 1학년 하키 입문 ~ 2000년 시드니 올림픽 은퇴)

관찰·기록

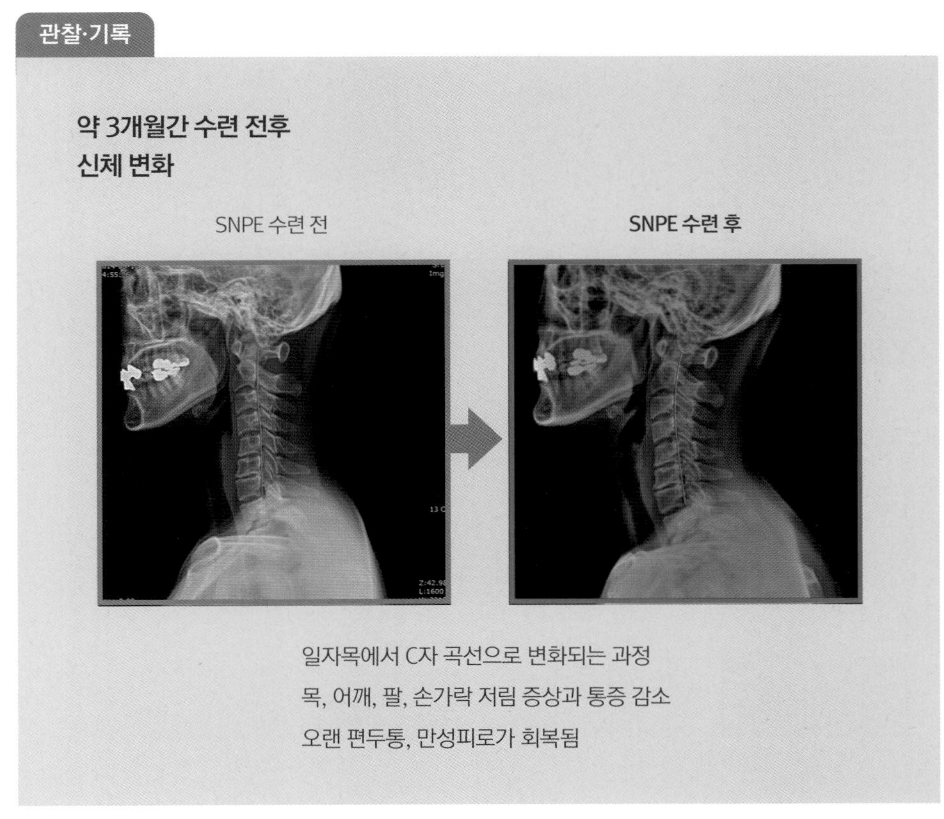

SNPE 구르기 자극 이론, 흙탕물 이론이 적용된 사례

필드하키를 하며 등을 숙이는 고정된 자세로 인한 척추의 후방 변위 상태를 X-ray에서 관찰할 수 있으며 이 척추가 변위된 부분은 구르기 후 혹이 발생한 부분과 일치하는 것을 확인할 수 있다. 척추 변위 부분에서 발생한 혹은 SNPE 수련 과정 중 일시적으로 발생하였으나 SNPE 타원도자기, 다나손 사용 후 혹이 사라지고 정상적인 척추의 상태로 변화되었다.

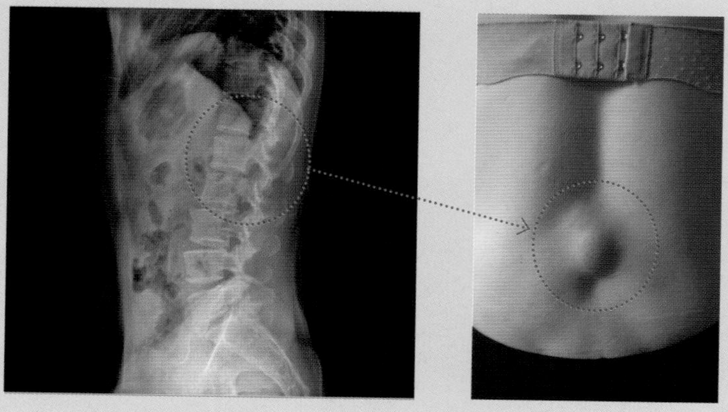

〈3개월간 SNPE 수련을 하며 구르기 자극을 추적 관찰한 사진 자료〉

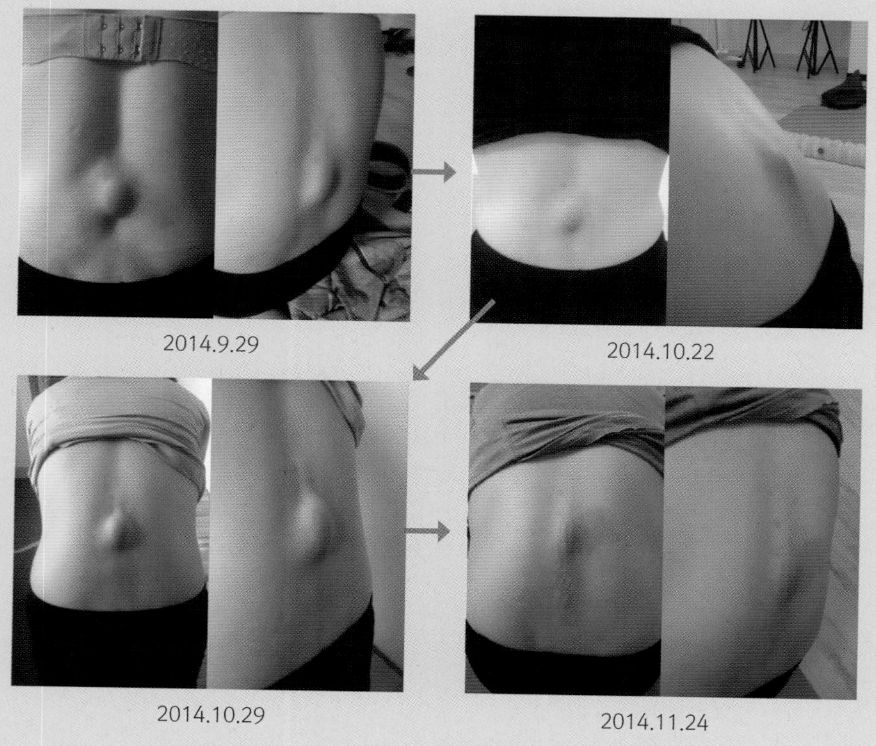

2014.9.29

2014.10.22

2014.10.29

2014.11.24

SNPE 체험사례 - 7

물리치료사가 목디스크, 거북목 환자에게 SNPE 바른자세 척추운동을 적용하여 통증이 호전되고 목이 정상적인 구조로 회복된 사례

병원에서 목디스크, 거북목 치료를 위해 도수치료, 견인, 재활운동을 실시하는데 환자들에게 만족스러운 결과를 주지 못하는 경우가 발생하곤 한다. 병원에 근무하는 물리치료사가 목디스크 통증을 호소하는 환자에게 도수치료, 견인, 재활운동을 실시하였으나 한계를 느끼고 직접 SNPE 바른자세 척추운동과 SNPE 도구사용 방법을 배운 후 환자에게 적용하여 목의 구조를 변화시키고 목디스크를 해결한 사례이다.

병원에서 근무하는 물리치료사가 직접 작성한 SNPE 체험사례 중 일부 발췌

원인은 머리를 감고 말리는 도중 목에서 우두둑 소리가 나고부터 그전부터 아팠던 목을 앞뒤 좌우로 못 움직이고 팔에서부터 내려오며 손까지 저린 증상을 호소하였습니다. …(중략) 처음에 통증을 심하게 호소하여 SNPE 타원도자기 사용을 5분도 못함. 일주일 정도 하다가 경추 베개를 실시(C무브). 3일 후부터는 나무손을 이용하였다. 나무손을 사용 시 처음에는 찌릿한 느낌과 통증을 호소하였으나 5일 정도 지났을 즈음부터 편안함을 느끼고 …(중략) 치료실에서 운동량은 SNPE 3번 동작을 30~40분, 도자기 20분, 경추 베개 30~40분(C무브), 나무손 20~30분(C무브) 정도였던 것을 시간이 지날수록 경추 베개 20~30분, 나무손 60분 정도로 뒤통수뼈 아래 부위부터 목뼈 5, 6번까지 실시함.
…(중략) 환자 본인도 목과 허리의 통증은 많이 좋아진 상태이며 걸을 때 허리부터 등줄기를 따라 힘이 들어가지는 것이 느껴진다며 전에는 이런 느낌이 없었고 운동을 하면서 생겼다고 하였으며…

관찰·기록

3개월간 수련 전후 신체 변화

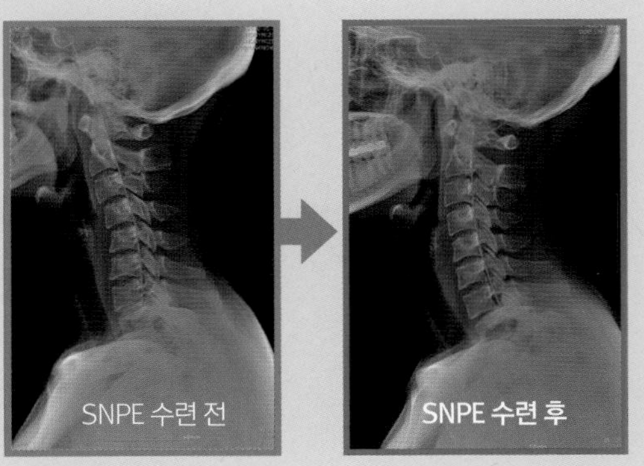

SNPE 수련 전

SNPE 수련 후

국가대표 쇼트트랙 금메달리스트-
고된 훈련과 부상, 통증으로 방황하던 몸, SNPE 바른자세 척추운동에 정착하다

7세부터 쇼트트랙을 연습하며 초등학교 6학년에 국가대표에 발탁되어 태릉 선수촌에 입촌하고 2002년 Salt Lake Olympic에서 금메달을 딴 쇼트트랙 선수의 사례이다. 강도 높은 훈련과 잦은부상으로 통증을 늘 달고 살았으며 허리 통증, 발목 통증에는 물리치료, 테이핑 요법으로 버티며 선수 생활을 이어 나갔다.

은퇴 후 통증을 치료하고자 요가, 헬스, 스포츠마사지, 카이로프랙틱, 망치 척추교정, 한의원, 물리치료, 경락, 필라테스 등에 매달리며 치료의 길을 찾아 나서지만 명쾌한 답을 찾지 못하였다. 결혼과 출산 후 근골격계 통증, 어지럼증과 공황장애가 찾아와 유명하다는 이비인후과, 한의원 등을 찾아다니지만 어지럼증이 재발하고 별다른 대책을 찾지 못하던 중 SNPE 바른자세 척추운동 지도자 과정을 접하게 되었다.

전 국가대표 쇼트트랙 금메달리스트 주민진님이 직접 작성한 SNPE 체험사례 중 일부 발췌

쇼트트랙 자세의 특성 - 허리를 구부린다. 편측 운동이다. 원심력을 이기기 위해 몸을 기울인다.

…(중략) 가장 큰 문제는 종합병원 같은 내 몸이었다. …(중략) 나의 몸은(특히 허리) 나아질 기미를 보이지 않았고 강도 높은 훈련을 따라가지 못해 정신적으로도 굉장히 지쳐 있었다. 운동을 하다가 실신을 하기도 하고 몸에 경련이나 실려 나가기도 했다. "운동선수에게 통증은 그냥 참아내야 하는 것." 이었다. …(중략) 운동을 오래 해서인지 몸으로 느끼는 동물적 감각이 남다르다고 자부하는 나는 SNPE 벨트를 묶자마자 알았다. 이게 길이라는 것을 ...(중략) 1000개 구르기를 두 번째 하던 날부터 나에게 첫 고비가 왔다. 바로 '흙탕물 이론' 이었다. 어지럼증이 다시 점점 심해지더니 가슴이 답답하고 숨이 잘 쉬어지지 않았다. 그러다가 지긋지긋한 공황장애까지 함께 찾아온 것이다. 그러던 어느 날 문득, 놀라운 발견을 하게 된다. 내가 인식하지 못했던 사이 내 몸의 많은 것들이 좋아지고 있었던 것이다. 1. 경추와 관련이 있는 손가락 습진이 없어졌다. 2. 유산 후 들쑥날쑥했던 생리주기가 정상으로 돌아왔다. 3. 생리통이 완전히 없어졌다. 4. 손이 따뜻해졌다 5. 오른쪽 허리 통증이 줄었다. 6. 고질이었던 왼쪽 얼굴, 머리, 목, 어깨 통증이 없어졌다. 정말 놀라웠다. 특히 놀라웠던 건, 별 연고를 다 발라도 안 없어지던 습진이 어느 날 소리 소문 없이 없어진 것이다. 이러한 긍정적인 신체 변화들이 어지럼증과 공황장애로 지쳐가던 나를 다시 굳건하게 잡아주었고 SNPE 운동을 특히, 바닥 구르기를 매일같이 하게 해주었다.

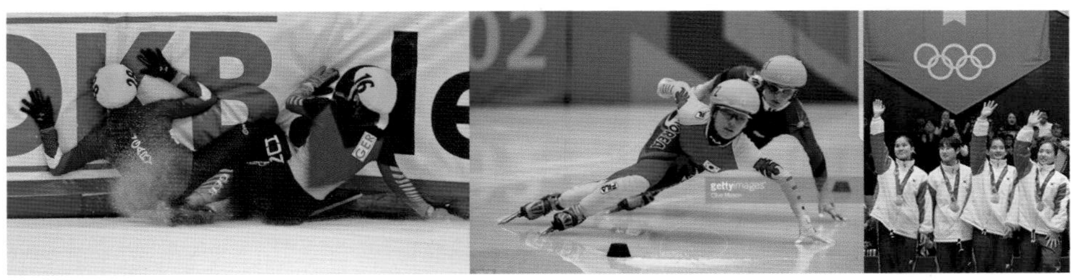

쇼트 트랙 경기 중 넘어져 부상당하는 모습들

관찰·기록

약 3개월간 SNPE 수련 기간 중 신체 변화

오른쪽 후상장골극 돌출(골반의 비틀림)

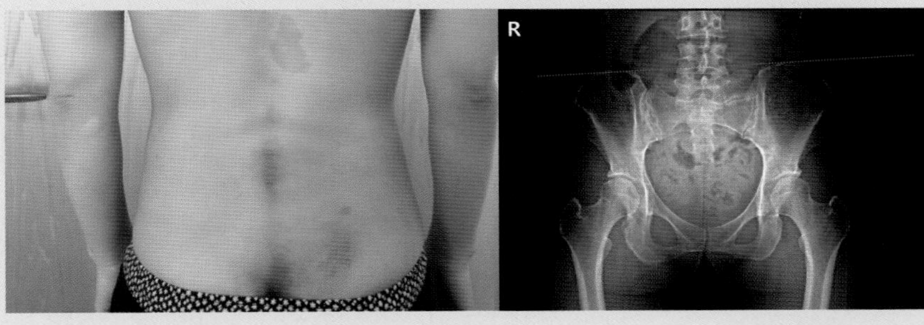

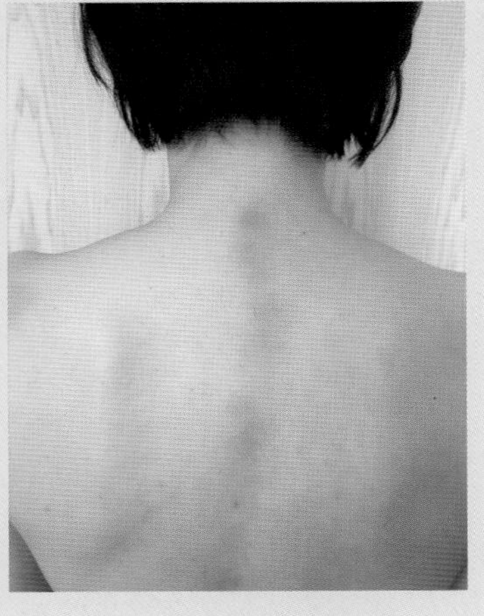

상부 흉추 휘어짐

“그동안 가슴이 답답했던 이유가 흉추의 휘어짐 때문이 아니었을까 생각해 본다. 실제로 요즘 등 사진을 찍어보면 휘어진 라인이 전보다 바로 잡혀가는 것처럼 보이는데, 요즘 들어 가슴 답답한 증상이 많이 호전되었기 때문이다. 아직은 구르기 할 때도, 티무브 할 때도 통증이 있고 휘어진 척추 주위로 근육들이 자주 뭉치지만 조금씩 변화하고 있다는 것에 너무나 감사한다.”

SNPE 체험사례 - 9

SNPE 바른자세 척추운동으로 휜 다리(O, X자)가 교정된 사례

휜 다리 교정을 위한 SNPE 바른자세 척추운동

휜 다리 교정은 전신의 바른 정렬이 우선시 되어야 하며 고관절, 무릎 관절, 발목 관절이 동시에 교정되어야 한다.

치아교정의 원리를 적용한 SNPE 수련 후 휜 다리(O, X자) 교정에 성공한 사례는 무수히 많다.

SNPE 바른자세 벨트를 활용한 SNPE 기본 동작(1, 2, 3, 4)은 수렴(모아주는)의 운동으로 휜 다리 및 척추 교정 시간을 단축시킨다.

SNPE 동작들은 전신의 균형 잡힌 근력을 발달시키고 골격을 바로잡아 준다.

SNPE 바른자세 벨트를 다리에 묶고 자는 것은 휜 다리 교정에 도움을 준다.

웨이브베개, 다나손, 웨이브스틱, 도깨비손 등의 SNPE 도구로 종아리, 무릎, 허벅지, 고관절 주변의 굳은 근육과 근막을 이완시켜준다.

사례1. 40대 후반 남자 요가강사의 SNPE 바른자세 척추운동 수련으로 휜 다리(O자 다리)가 교정된 사례

사례자가 직접 작성한 SNPE 체험사례-휜 다리(O자 다리) 전후 사진

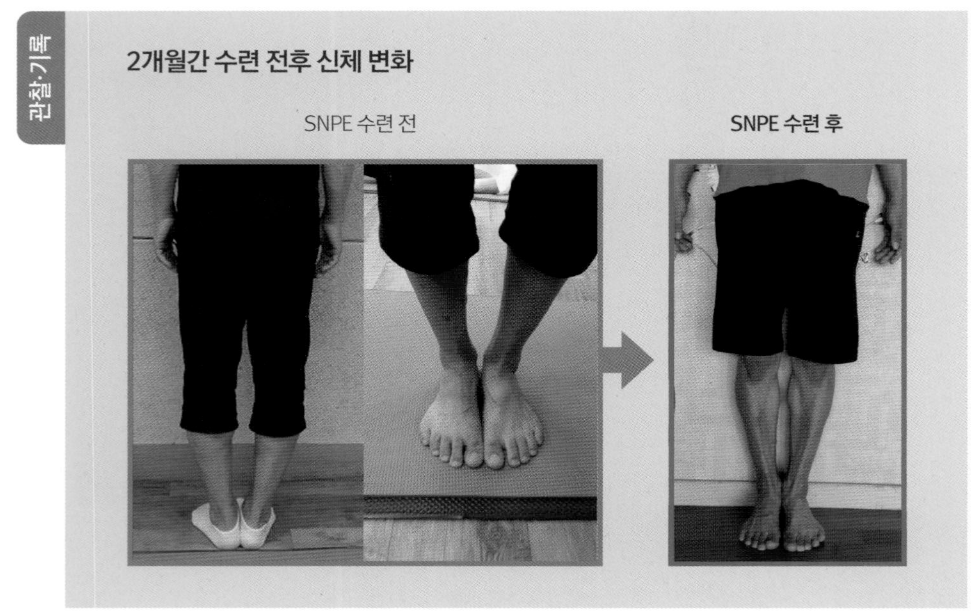

사례2. 발레 동작으로 부족했던 휜 다리(X자 다리) 교정이 SNPE 바른자세 척추운동 수련으로 2개월 만에 교정된 초등학생의 사례

무용 강사가 직접 작성한 SNPE 휜 다리(X자 다리) 교정 체험사례 중 일부 발췌

발레 수업만으로도 어린 유아들은 자세가 금방 좋아지고, 예뻐지긴 했지만 초등학생부터 성인들의 굳어져 있는 심한 O, X자 다리는 발레 동작만으로 교정에 어려움이 있었고 …(중략) SNPE 운동을 하면 O, X자 다리에 도움이 된다 하여 SNPE 벨트 사용을 적용해 보기로 했습니다.

…(중략) SNPE 벨트 사용 2개월 뒤 다리가 몰라보게 너무 예뻐졌어요~ 달라진 다리 보고 너무 뿌듯했어요~^^ 사진만 보면 다른 학생 같아서 놀랄 때가 많아요. 학생한테 전과 후 사진을 보여주면 우와~하면서 신기해 한답니다.

관찰·기록

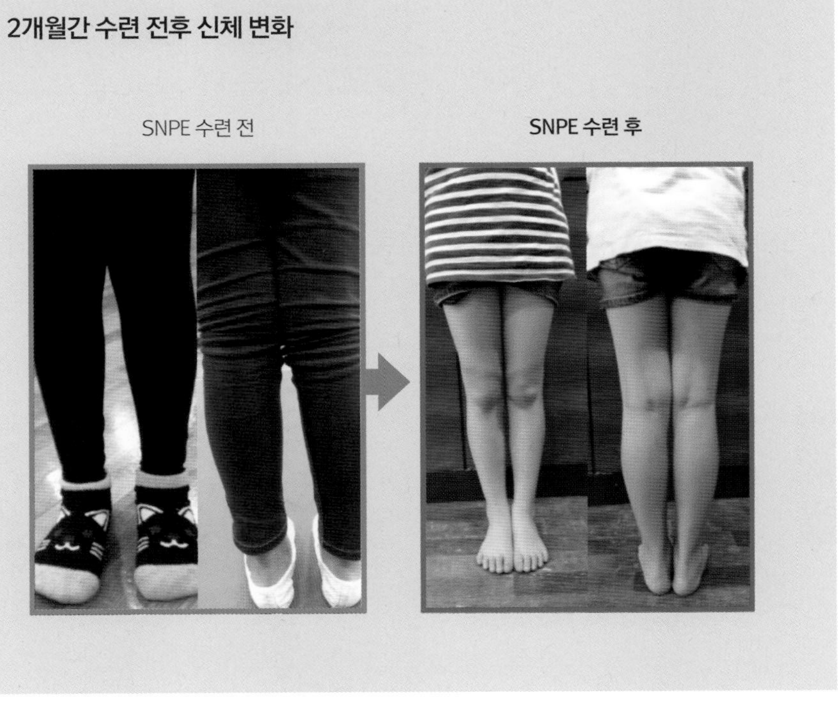

사례3. 벨리댄스, 산후체조 강사, SNPE 바른자세 척추운동으로 건강을 되찾고 O자 다리가 교정된 사례

사례자가 직접 작성한 SNPE 체험사례-휜 다리(O자 다리) 전후 사진

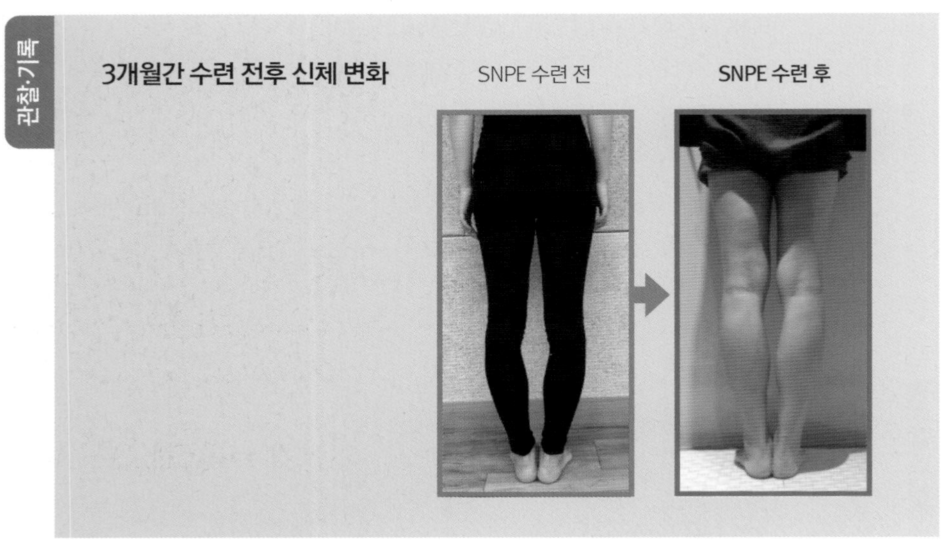

사례4. SNPE 바른자세 척추운동으로 어깨 통증 개선, O자 다리가 교정된 사례

사례자가 직접 작성한 SNPE 체험사례-휜 다리(O자 다리) 전후 사진

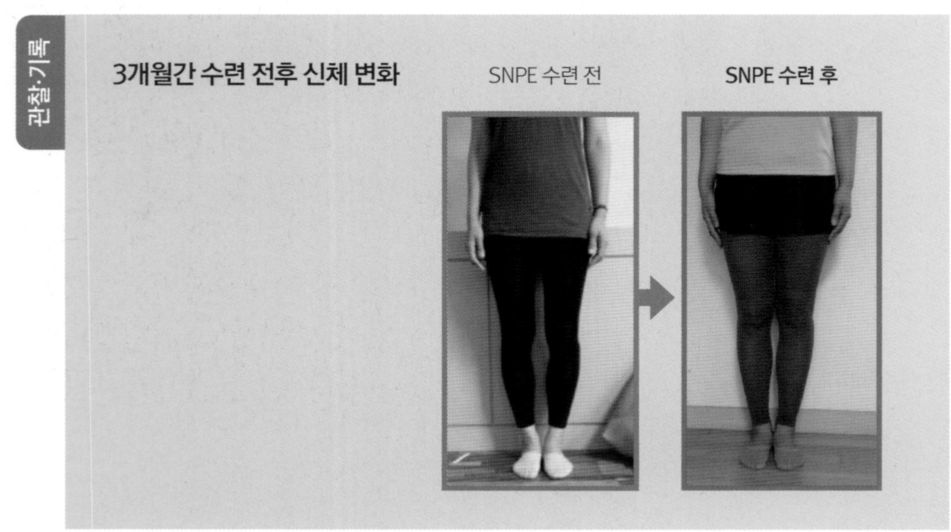

SNPE 체험사례 - 10

SNPE 바른자세 척추운동으로 척추측만증이 개선된 사례

척추측만증을 위한 SNPE 바른자세 척추운동

통증 및 잘못된 자세 습관 때문에 발생한 척추측만증은 SNPE 바른자세 척추운동 수련을 통하여 통증을 해결하고 척추를 바로잡으며 자세 교정이 가능하다.

원인을 알 수 없는 특발성 측만증(idiopathic scoliosis)이나 선천적 측만증(congenital scoliosis)은 자연치유가 불가능한 것으로 알려져 있으나 꾸준히 SNPE 운동치료를 시도해 보는 것이 필요하다.

유치원, 초, 중, 고등학교에서 바른 자세 교육을 하는 것과 학생 때부터 바른 자세 습관 기르기가 중요하며 평소 척추측만증 예방을 위해서도 SNPE 바른자세 척추운동을 반드시 실천하는 것이 필요하다.

척추측만증의 경우 서두르지 않고 꾸준한 SNPE 바른자세 척추운동을 하며 점진적인 교정이 되도록 해야 한다.

사례1. SNPE 바른자세 척추운동으로 척추측만증, 허리 통증이 개선된 사례

- 극심한 허리 통증 때문에 자세가 서서히 변형되면서 척추가 휘는 '척추측만증'의 상태까지 진행된 30대 여성의 사례이다.
- 병원에서 카이로프랙틱, 물리치료와 한의원의 추나요법을 받았으나 통증 재발이 반복되고 있었고, 처음에는 걷기가 힘들어서 부축을 받아야 하는 상태였다.
- 두통, 어깨 통증, 불면증을 동반하여 몸이 붓고 우울증까지 생겼지만 SNPE 바른자세 척추운동 수련 후 각종 통증이 사라지고 자세가 바르게 교정되었으며 성격이 밝아졌다.

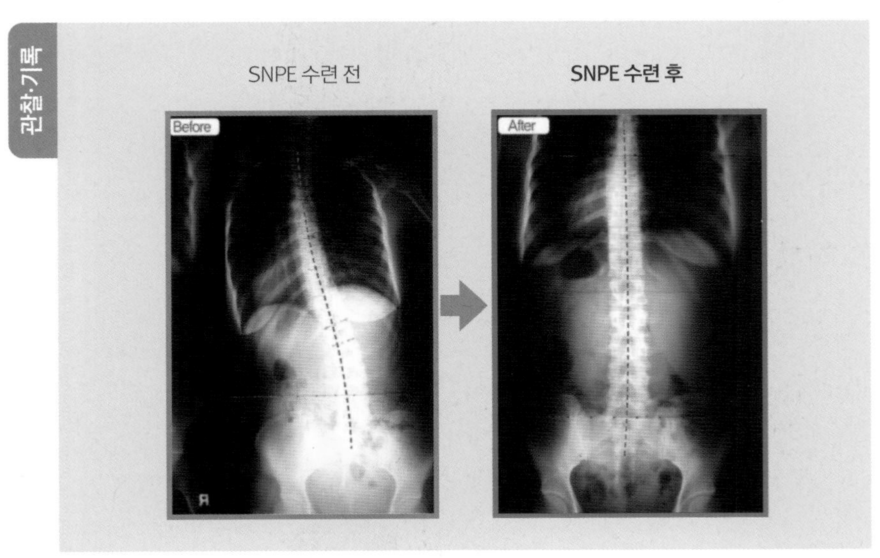

사례2. SNPE 바른자세 척추운동으로 척추측만증, 위장병, 목, 허리 통증이 개선된 사례

사례자가 직접 작성한 SNPE 체험사례 중 일부 발췌

…(중략) 만성이 된 허리 통증, 목의 통증으로 항상 뒷목이 뻣뻣하고 머리를 갑자기 휙 하고 돌리면 전기가 통하는 것 같이 왼쪽 머리가 빠지직하면서 움찔하며 놀라게 되는데 이러다가 잘못되는 건 아닐까 하는 생각도 들었다. 고질적인 위장병 또한 내가 넘어야 할 산이다. 한 번 체하면, 따고 토하고 하루를 꼬박 굶고 있어도 잘 내려가질 않아서 극심한 두통으로 이틀은 꼬박 누워 지내야만 했다. 만성적인 위장병이 생식을 하면서 조금씩 개선이 되고 있고 약간 체기가 있으면 바로 구르기를 시작한다. 구르기는 내겐 어떤 처방보다도 효과가 크다. 오랫동안 굳어있던 목은 나무손으로 눌러주었더니(아예 베고 잤다) 처음 한 달은 왼쪽 머리 반이 마비된 것 같았고 누군가에게 심하게 맞은 듯한 멍한 느낌이 계속되었다. 생활하는데 큰 불편이 없어서 계속 나무손으로 눌러주었더니 자연스럽게 풀리는 경험을 했다.

…(중략) 구르기를 시작한 지 한 달도 채 안되어서 난 아래의 사진처럼 요추가 곧게 제 자리를 잡게 되었고 또 한 달 정도 지나서 이젠 흉추가 제자리를 찾은 것이 사진상에 보인다.
남들은 다이어트를 원하지만 난 5kg 찌는 것이 목표다. 생전 살이 쪄본 적이 없어서인지 난 살을 빼는 것보다 찌는 게 더 어렵다고 생각하는 사람이다. 하지만 구르기를 하면서 찍어 놓은 사진을 보면 살이 조금씩 붙는 것이 보인다. 나로선 정말 신기한 일이 아닐 수 없다.

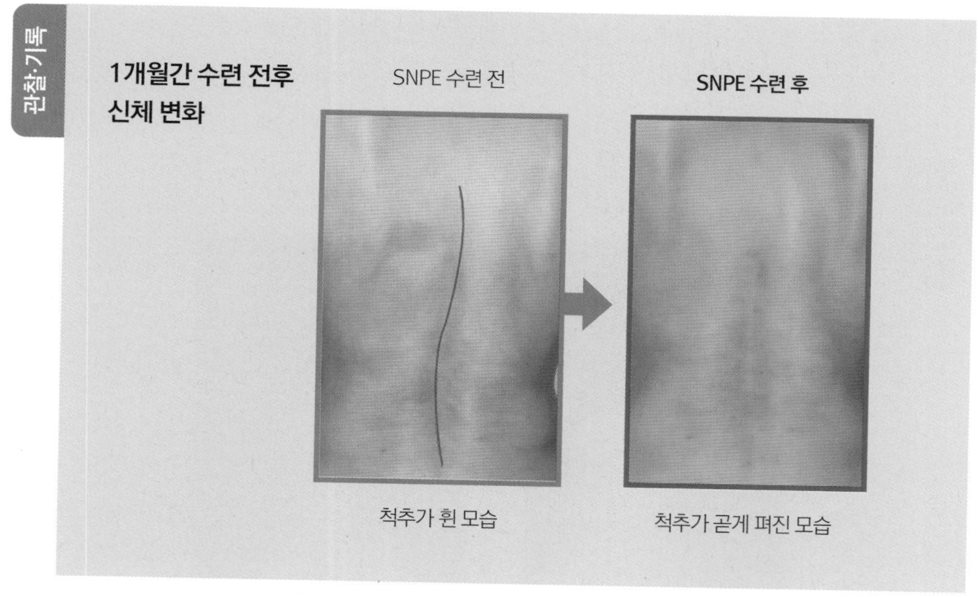

사례3. 척추측만증이 점진적으로 개선되고 있는 사례

초등학교 6학년 때 척추측만증 진단을 받고 씻는 시간을 제외하고 하루 23시간 동안 보조기를 착용한 경험이 있던 30대 여성의 사례이다. 학창시절 보조기 때문에 좋아하던 체육시간에도 참여하지 못하고 항상 소화불량, 호흡 장애와 더불어 정신적으로 많이 힘들었다고 한다.

김민선님이 직접 작성한 SNPE 체험사례 중 일부 발췌

…(중략) 친구들에게도 말하고 싶지 않았고 누가 몸을 스치는 것도 너무 싫어서 굉장히 예민했었습니다. 그때 당시에 성격에도 많은 부정적 영향을 미쳤던 것 같습니다. 그 시간 동안 어머니와 많이 싸우기도 하고 신경질도 엄청 잘 부렸던 아이였습니다.

…(중략) 3개월 동안 매일 족궁보조구와 골반 밴드를 착용하고 한 시간 이상을 걸으려고 노력했고 구르기도 어느 정도 익숙해졌을 때는 약 700번 이상은 꾸준히 굴렀고 도구사용도 꾸준히 2시간 이상을 하였습니다. 집에서 틈나는 대로 주로 1번 자세와 L무브(P.S.I.S. 자극) 운동을 많이 하였습니다.

…(중략) 3개월간 SNPE 집중 수련 결과 근육이 부드러워지면서 좌우 비대칭이 개선되었고 등과 허리 통증이 완화되었습니다. 생리통이 사라졌고 양쪽 어깨 높이 균형이 좋아졌으며 긍정적인 성격으로 변화되었습니다. SNPE 운동으로 인해 고통스러웠던 통증에서 해방되니 만성피로 현상이 줄어들었고 그로 인해 몸이 좋아지니 마음 또한 건강해지면서 밝고 긍정적인 마인드로 변하는 저를 발견했습니다. 이제는 무리하여 근육을 사용하거나 혹여나 잠을 잘못 자는 날이 오더라도 스스로 도구를 사용해 굳어진 근육을 이완시킴으로서 근육통에서 벗어날 수 있으니 행복하고 세상 사는 일이 즐거워졌습니다. 몸이 건강해야 마음도 건강해진다는 교수님의 말씀이 여지없이 가슴으로 다가왔습니다.

관찰·기록

3개월간 수련 전후 신체 변화

좌우 비대칭이었던 등 근육이 균형을 이루는 과정

SNPE 수련 전

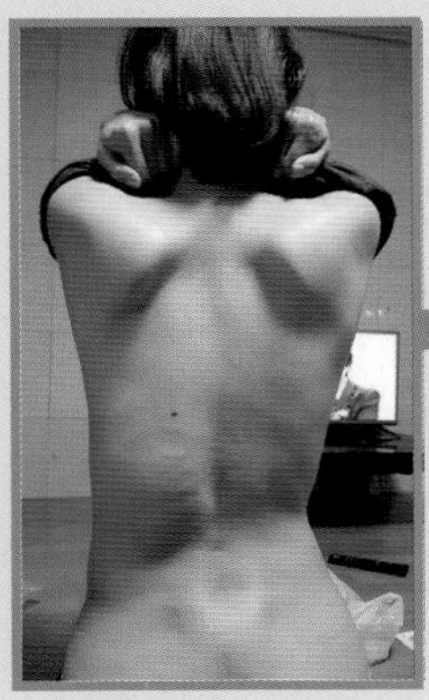

SNPE 수련 후

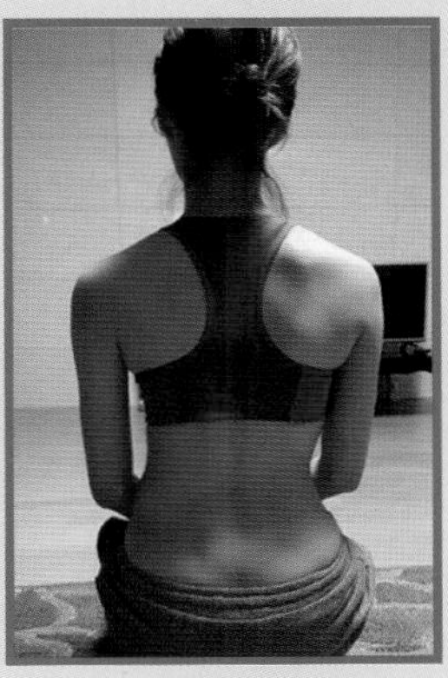

사례4. SNPE 바른자세 척추운동으로 척추측만증이 개선된 20대 여성의 사례

초등학교 때부터 특발성 척추측만증 진단을 받은 20대 여성으로 척추가 틀어져서 외관상으로도 왼쪽 어깨가 높고 왼쪽 갈비뼈도 오른쪽보다 더 튀어나와 있었다. 신체 콤플렉스를 가리려고 항상 헐렁한 옷을 입고 더 구부정한 자세로 다녀서 목과 허리에 통증이 생겼다. 척추교정 센터에서 척추측만증 치료와 수영 2년, 필라테스 2년, 요가 1년을 했지만 척추측만증은 좋아지지 않고 오히려 더 휘어지고 안 좋아졌다고 한다. 그러던 중 SNPE 바른자세 척추운동을 시작하게 되었고 6개월의 수련으로 골반 높이가 좋아지고 전체적인 등의 불균형이 개선되는 과정 중에 있다.

사례자가 직접 작성한 SNPE 체험사례 중 일부 발췌

처음에는 구르기를 할 때에도 한쪽으로만 구르게 되어 같이 운동하시는 회원분들도 놀랄 정도였습니다. 저는 똑바로 하는데 그게 아니더라구요. 웨이브베개로 T무브를 하는 건 거의 불가능이었습니다. 참을 수 있는 정도의 고통이 아니었고 그냥 움직이지 않고 닿고 있는 것만으로도 제게는 정말 힘들었습니다.
…(중략) 웨이브베개로 목과 어깨, 등, 허리, 골반, 종아리 마사지와 발바닥(족궁)을 많이 풀어주니 자기 전에 다리 저림 증상이 정말 많이 완화되더라고요. 제 몸이 좋아지는 걸 느끼니까 자연스럽게 집에서도 하게 되었습니다. 골반도 좌우가 달랐었는데 이제 골반은 정말 많이 좋아진 것을 느낍니다. SNPE 운동과 벨트 세트 여러가지 도구를 통한 운동이 정말 도움이 많이 되는 것 같습니다. 게다가 타원도자기, 도깨비손을 데워서 긴장된 근육을 이완시키면 몸뿐만 아니라 마음까지 편안해져 잠이 올 정도입니다. …(중략) 나이가 아직 많지 않아도 이 운동의 필요성과 장점을 온몸으로 절실히 느낍니다. 전문가들의 도움보다 내 스스로 내 몸의 상태를 알고 운동과 도구로 교정하는 것이 내 몸의 균형을 찾는 가장 빠른 길이라는 것을 알게 되었습니다.

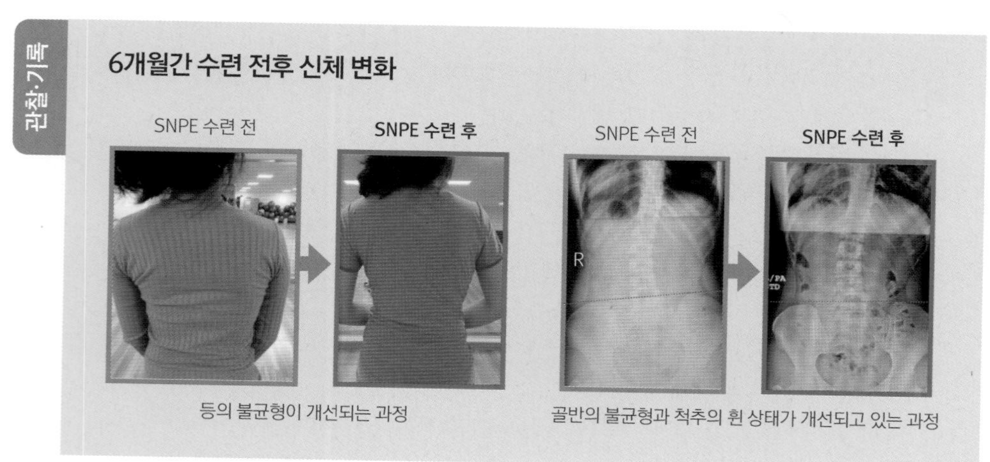

등의 불균형이 개선되는 과정

골반의 불균형과 척추의 휜 상태가 개선되고 있는 과정

SNPE 체험사례 - 11

극심한 어깨 통증, 회전근개 파열 진단 후 SNPE 바른자세 척추운동으로 자연치유된 사례

병원에서 회전근개 파열 진단과 어깨 수술 판정을 받고 팔을 들어 올리지 못 할 정도로 극심한 통증이 있던 영어 강사의 사례이다. 통증을 해결할 자연치유 방법을 찾다가 'SNPE 바른자세운동 지도사 과정'에 등록하고 3개월의 짧은 기간 동안 SNPE 수련으로 수술 없이 정상적인 생활을 할 수 있게 되었다.

관찰·기록

SNPE 운동 수련 전후 신체 변화

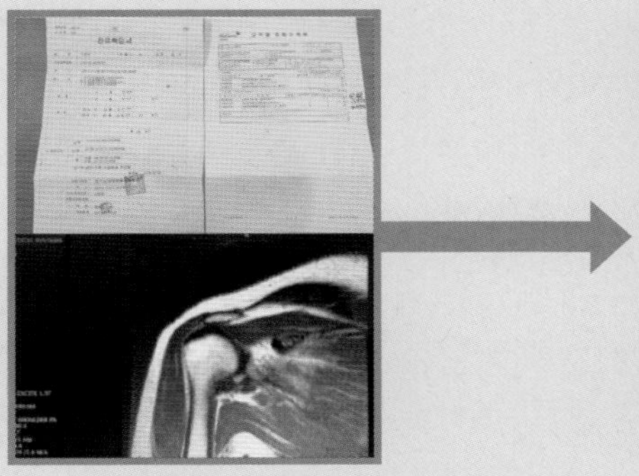

〈진료 확인서와 MRI자료〉

2014. 4.

목디스크-경추 추간판 탈출증, 우측 견관절 회전근개 파열, 우측 견관절 석회성 건염, 우측 견관절 충돌 증후군 진단을 받음. SNPE 수련하기 전 극심한 어깨 통증 때문에 팔을 어깨 높이 이상 들어 올리지 못했음.

2016. 9.

SNPE 수련 후 360°로 팔을 돌릴 수 있게 됨. 어깨 통증이 해결되어 정상적인 사회생활이 가능해졌음.

어깨 통증, 회전근개 파열 진단을 받은 이은영님의 3개월간 SNPE 수련 방법

- 비뚤어진 어깨 관절의 변형을 NP(Natural Posture)의 상태로 회복하며, 어깨 관절의 가동 범위를 회복시킬 수 있는 다양한 SNPE 도구를 활용.
- 어깨의 비대칭적인 근육과 전체적인 신체 밸런스를 잡아주는 SNPE 기본동작 실시. (SNPE 바른자세 벨트 사용, 매일 SNPE 운동)
- 어깨와 등 근육의 경직되고 굳어진 부분을 부드럽게 풀어주는 SNPE T무브 운동 실시.
- 목의 구조를 바로잡고 목디스크 치유를 위해 바른자세 베개를 베고 바른 수면 습관으로 바꿈.
- SNPE 골반 밴드를 골반에 착용하고, 전신의 균형을 잡아주는 족궁보조구(발의 아치를 형성)를 신발에 넣어 바른 자세 걷기를 매일 실시함.

SNPE 체험사례 – 12

15년 경력의 발레, 요가강사, SNPE를 만나고 자연분만에서부터 산후 관리와 자세 교정, 셀프 마사지까지 한 번에 해결하다

송지혜님이 직접 작성한 SNPE 체험사례 중 일부 발췌

"든든한 후원자 SNPE 척추 운동~ 두 아이 자연분만, 출산이 가장 쉬웠어요~~!"
SNPE를 만나고 수준 높고, 속 시원한 강의가 시작되다.

...(중략) 바른자세와 치아교정의 원리를 설명하고 SNPE 골반 밴드를 활용해서 운동하니 출산 후 변형되고 벌어진 골반을 모아주어 회원들의 회복도 빨랐습니다. 또한 고관절, 골반 통증이 사라지고 임신 기간 중 틀어진 골반과 다리가 정말 놀랍게 빨리 교정되었습니다. 그동안 요가강사로 10년 이상, 발레를 전공하여 체형교정 발레 등 많은 수업을 해보았지만 SNPE처럼 이렇게 간단하고 효과가 좋은 운동법을 처음 만난 것입니다.
SNPE 자연분만~임신과 출산이 가장 쉬웠어요~!

SNPE 운동 덕분인지 저는 두 아이 둘 다 병원에 도착하자마자 20분 만에 촉진제 무통 같은 주사를 맞지 않고 자연분만으로 순산을 하여 병원에서 기록을 세웠답니다. 조리원에서 회복도 제일 빠르고 조리원에서부터 골반 밴드를 착용하여 몸매가 빨리 돌아와 두 달만에 산후조리를 마치고 레슨을 시작했습니다. 출산 후 천골이 틀어져서 꼬리뼈까지 통증이 왔지만 두렵지 않았습니다. 바쁜 와중에 SNPE 본원에서 수련을 하고 천골, 꼬리뼈, 골반 전체를 웨이브베개와 나무손, 도깨비손으로 모두 풀어주었더니 역시 며칠 후 통증이 없어졌습니다. 모유 수유하면서 뭉친 어깨와 목은 아기들 재우고 도깨비손에 누워 편안하게 몸을 이완시키고 아픈 곳을 찾아 굳고 아픈 근육을 풀어서 비싼 산후 마사지 비용도 아낄 수 있었습니다. 도깨비손과 나무손을 항상 옆에 놓고 내 스스로 뭉치고 아픈 곳을 찾아가며 쑤시듯 풀어주었더니 마사지 받는 것과는 비교가 안 될 정도로 시원하고 효과적인 것 같습니다. "SNPE 도구가 셀프 마사지사입니다."

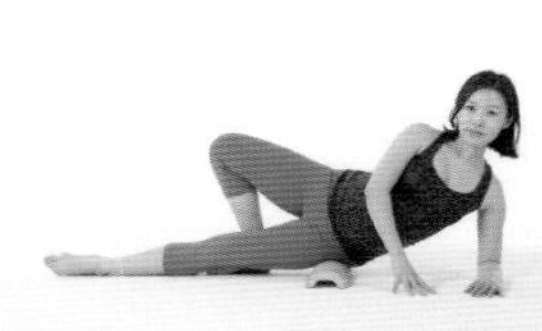
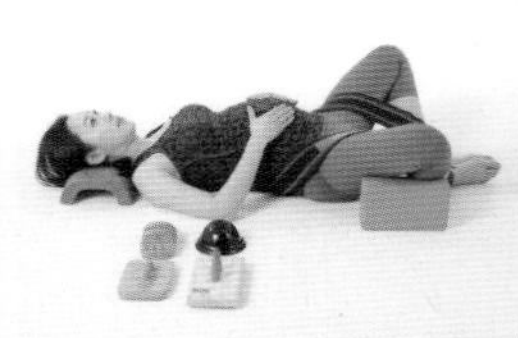
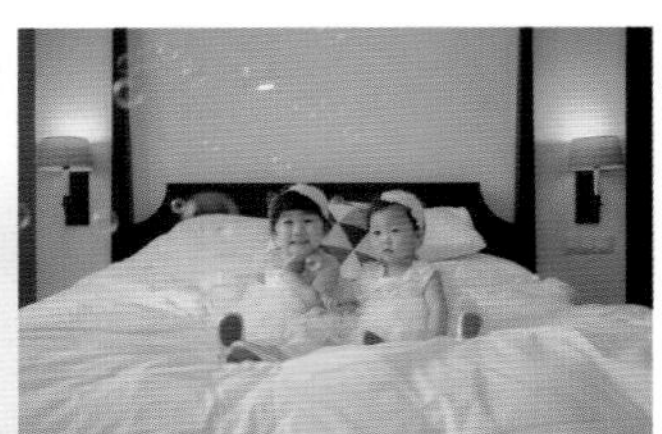

SNPE 체험사례 - 13

20년간 바이올린 연주로 얻은 만성 두통, 어깨 통증을 SNPE 바른자세 척추운동으로 해결한 사례

김지은님이 직접 작성한 SNPE 체험사례 중 일부 발췌

…(중략) 살인적인 스케줄을 소화하는 동안 왼쪽 어깨 통증은 더 심해졌고 팔이 저리고 손가락에 쥐가 나서 결국 침치료를 받게 되었습니다. 하지만 효과는 하루를 넘기지 못했고 다음날이면 통증이 재발되었습니다. 연습을 안 할 수는 없고.. 통증은 갈수록 더 심해졌습니다. 어깨를 누가 잡아 비틀고 있는 것처럼 아팠고, 저녁이 되면 다리가 많이 붓고 혈액순환이 약해져 손발이 차가워졌습니다. 통증에 대한 스트레스와 피곤함이 겹치면서 피부트러블과 생리통도 심해졌습니다. …물리치료에 의존하였고, 여전히 남아있는 통증들은 직업병이다 생각하고 통증이 완치될 거라는 기대는 단념하게 되었습니다. 본연의 자세로 돌아가야 통증이 해결된다는 것이 무슨 말인지 깨닫게 되었습니다. 무지를 깨우치고 통증의 원인을 알게 되니, 내 몸에 있는 다른 통증들을 대처하는 데에 있어서도 두려움이 없어졌습니다. …도구를 사용해 굳어진 것을 부드럽게 하고, 벨트를 활용한 셀프 자세 회복운동을 선택, 집중, 반복한 효과는 강력했습니다. 내 몸의 통증이 사라진 것도 너무 신기했지만 스스로 통증을 다스릴 수 있게 되었다는 점이 무엇보다 좋았습니다.

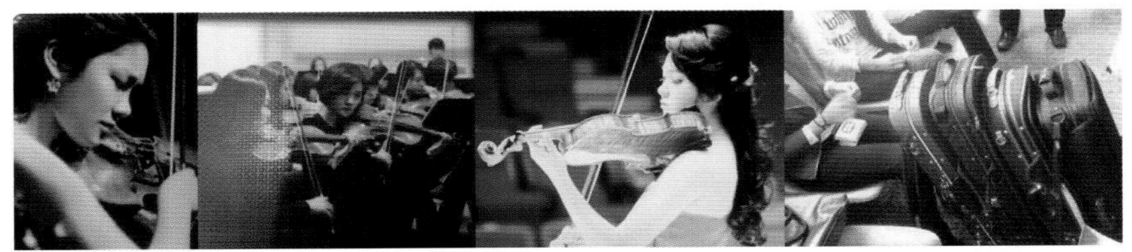

〈왼쪽부터〉 협연 연주 / 독주 / 오케스트라 / 20년 동안 메고 다닌 많은 악기 케이스들

관찰·기록

3개월간 수련 전후 신체 변화

-만성 두통, 어깨 통증, 목 뻐근함, 생리통, 손발이 찬 증상들이 사라짐.

-양쪽 어깨 높이가 같아졌고 바른 자세로 교정됨.

SNPE 체험사례 – 14

오랜 세월 원인을 알 수 없는 통증 때문에 고통받았던 20대 여성의 우울증, 목, 어깨, 턱관절 통증이 개선된 SNPE 자연치유 사례

사례자가 직접 작성한 SNPE 체험사례 중 일부 발췌

...(중략) 최근 턱 통증이 없고 입을 벌리고 음식을 씹는 것이 많이 편해져서 턱 상태 체크 겸 예전에 턱관절 때문에 다니던 치과를 다녀왔어요. 그때 병명이 턱관절 내장증이었던 것 같습니다. 왼쪽이 2015년 5월, 오른쪽이 2016년 12월 오늘입니다. 저기 빨간 동그라미 친 부분 안에 25mm 가 당시에 입을 편하게 벌렸을 때 벌어지는 정도였고 그 밑에 35mm는 아픔을 참고 최대로 벌렸을 때 수치입니다. (이때 턱을 지그재그로 벌려가며 힘들게 쟀습니다. 의사선생님이 자로 재려고 자를 입에 가져다 대는 동안에도 너무 아파서 몇 번을 입을 다물고.. 정말 속상했습니다..) 그리고 4는 아래턱을 오른쪽으로 보냈을 때, 5는 앞으로 내밀었을 때 10은 왼쪽으로 보냈을 때입니다. 왼쪽으로 턱을 보내는 것은 수월했지만 항상 오른쪽으로 보내는 게 힘들었습니다.

이것 때문에 썩소처럼 항상 왼쪽 입꼬리만 올려진 상태로 웃었고, 비대칭도 이것 때문에 알게 되었습니다.

그런데 오늘 편하게 벌렸을 때 33mm, 크게 벌렸을 때 42mm, 왼쪽, 앞 오른쪽 10mm, 8mm, 10mm 이렇게 수치가 나왔어요! 병원에서 목 경직, 어깨 경직도 많이 좋아졌고 물리치료도 약 처방도 다 필요 없다고 했습니다! 턱관절이라는 게 조금 복잡해서 고치기 힘들다고 하시면서 아프면 또 오라고 했지만 저는 다나손과 웨이브스틱으로 열심히 턱관절 비비면서 병원 안 가고 혼자 알아서 살려고 합니다. 처음 턱이 아파서 병원을 갔을 때 선생님께서 평생 입 벌리는 걸 조심하고 될 수 있으면 말하지 말고 살라고.. 하셔서 많이 우울했는데 오늘 방글방글 웃으며 인사드리고 나왔습니다.

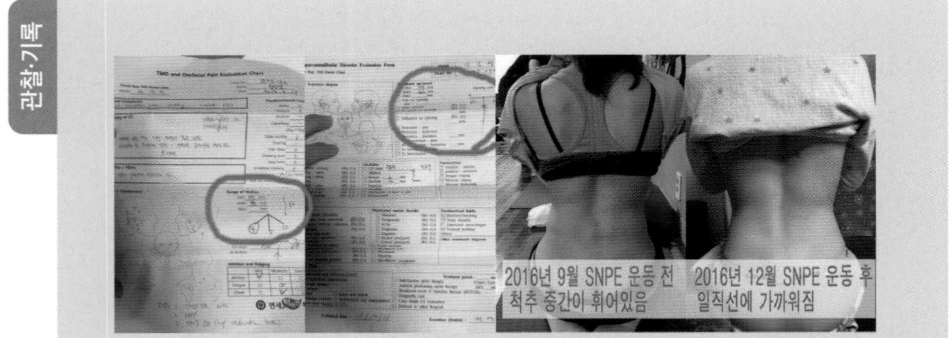

SNPE 체험사례 - 15

발레를 하면서 발생되는 통증 때문에 카이로프랙틱, 마사지를 받았으나 SNPE를 통하여 스스로 통증을 해결할 수 있게 된 발레 전공자의 사례

발레 및 무용을 전공한 사람들 중에는 근골격계 질환으로 고생하는 사례가 많다. 통증 해결을 위하여 카이로프랙틱, 마사지, 지압 등의 시술을 받는 것을 매우 당연하게 여기곤 한다. 그러나 근원적인 통증 해결에 실패하여 고민하는 경우가 많은데 SNPE 바른자세 척추운동 수련 후 스스로 통증을 해결하고 발레 동작이 더 잘되어 전문 무용수들에게 도움이 되고 있다.

발레 전공자의 SNPE 체험사례 중 일부 발췌

...(중략) 몸이 선천적으로 유연한 편이고 현재 무용을 계속하고 있는 상태라 몸 쓰는 운동엔 자부심이 있었다. 그러나 SNPE 운동을 수련하면서 느낀 것은 동작이 잘 되는 것과 건강은 무관하다는 것을 알게 되었다.
또 발레를 할 때 과하게 긴장된 어깨 쪽 근육을 T-move를 하며 풀기 시작하였다. 처음엔 웨이브베개를 대는 것 만으로도 아팠고 "이렇게 아픈데 T-move를 해야 하나?"라며 답답해했었다. 하지만 이젠 T-move를 하지 않으면 어깨 주변 근육이 뭉쳐 매일매일 할 수 밖에 없게 되었다. SNPE를 활용한 근육이완 마사지도 나에게 꼭 필요하여 SNPE 도구를 항상 가지고 다닌다. SNPE 수련 후 속근육 까지 부드러워진 것을 느낄 수 있었다.
그리고 족저근막염 통증 때문에 오랜 시간 고생했는데 SNPE족궁보조구를 사용하고 통증이 없어진 것도 고마운 일이다. SNPE 운동 후 카이로프랙틱, 마사지에 의존하지 않고 통증을 해결할 수 있게 되었고 발레 동작이 더 잘 되는 것을 느낄 수 있었다.

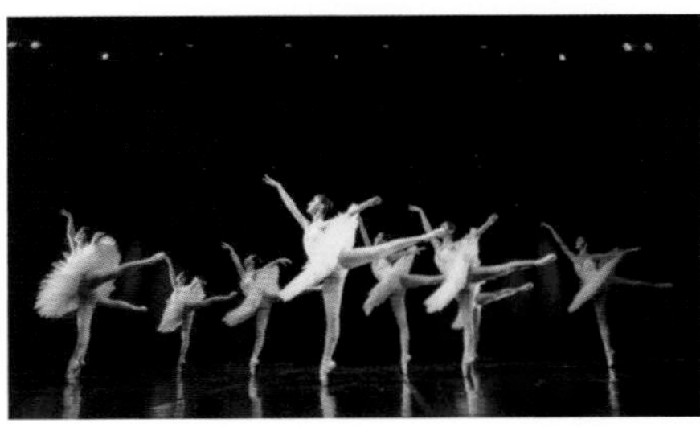

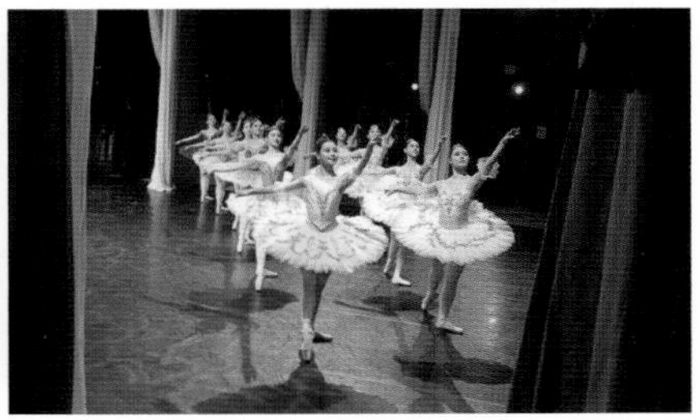

SNPE 체험사례 - 16

절뚝거리며 걷던 소아마비 여성이 SNPE 바른자세 척추운동 수련 후 정상적인 보행을 하게된 사례

선천적인 소아마비가 있는 50대 여성으로 오른쪽 다리가 짧고 골반과 척추가 심하게 틀어져 있었으며, 다리를 절뚝거리며 걷고 엄지발가락이 굳어서 접혀 있었다.
요가 강사 생활을 8년 동안 했으나 요가를 하여 몸의 상태가 호전되지는 않았다. 그러던 중 2014년부터 SNPE 운동을 알게 되었고, 2014년 3월에 SNPE 바른자세운동 과정을 수강하게 되었다. SNPE의 이론과 실습을 배우면서 척추와 골반을 교정하는 셀프 SNPE 교정 방법을 이해하고 SNPE의 교정 원리인 치아교정의 원리를 본인의 몸에 적용하기 시작했다.

SNPE 바른자세 벨트, SNPE 골반 밴드를 항상 착용하여 SNPE 바른자세 척추운동을 꾸준히 수련하면서 하루 2시간씩 벨트 운동을 하였다.
인체의 정상적인 무게중심을 유지하기 위해 발에는 족궁보조구를 착용하고 매일 2시간씩 바른자세 걷기를 시행하였다. 짧은 다리와 긴 다리 양쪽 모두 같은 높이의 족궁보조구를 착용하여 SNPE 1번 동작을 열심히 했으며 웨이브베개로 발바닥 밟기, 다나손(나무손)으로 전신의 굳어진 근육과 근막을 수시로 풀어주었고 C, T, L, SC 무브 운동, SNPE 도구 사용을 하루 1~2시간씩 꾸준히 하였다.

그 결과 골반의 변형이 조금씩 회복되면서 다리 길이가 같아지고, 접혔던 발가락이 펴지기 시작했다. 전신의 굳어졌던 근육들이 부드러워지면서 신경 소통이 조금씩 시작되고 온몸의 통증이 사라졌다. 또한 다리 근육이 강해지며 비대칭이었던 양쪽 다리 굵기도 거의 같아졌으며 정상적인 보행을 하게 된 사례이다.
바른 자세 교정을 위해 현재도 계속해서 SNPE 운동을 매일 1~2시간씩 수련하고 있다.
"꾸준함이 특별함보다 어렵다."라는 말을 떠올리게 하는 사례로 불가능은 없다는 것을 몸소 실천하여 보여 주었다.

1년간 수련 전후 신체 변화

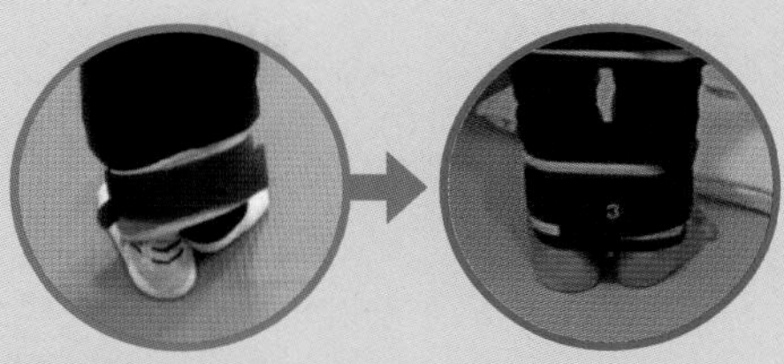

다리 길이와
SNPE 1번 자세의 변화

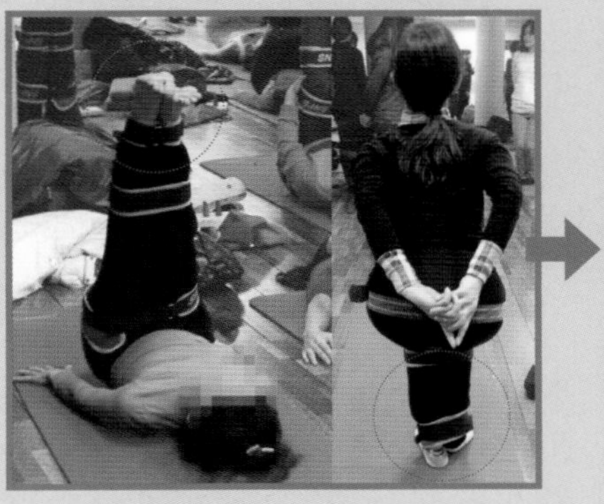

다리 길이가 차이가 나고 (오른쪽 다리가 짧았음) 어깨가 굳어져서 등 뒤로 손 깍지가 잘 안됨.

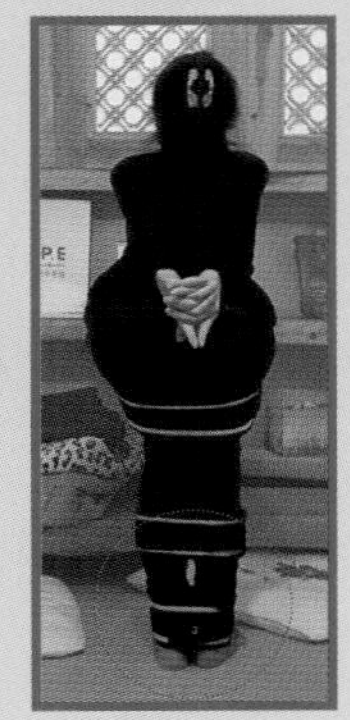

다리 길이가 거의 같아지고 굳어진 어깨가 부드러워졌으며 등 뒤로 손 깍지가 잘됨.

SNPE 2번 자세의 변화

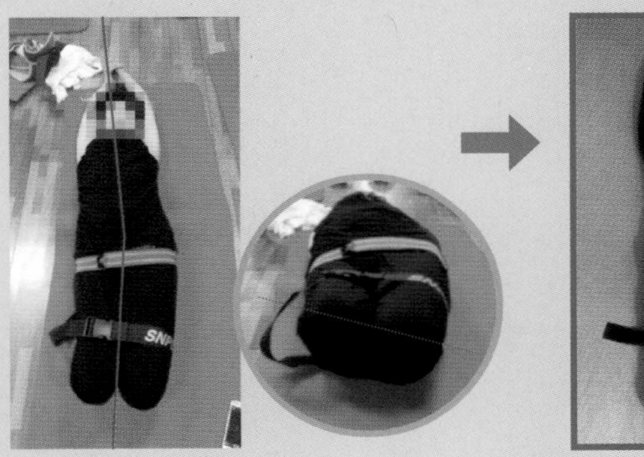

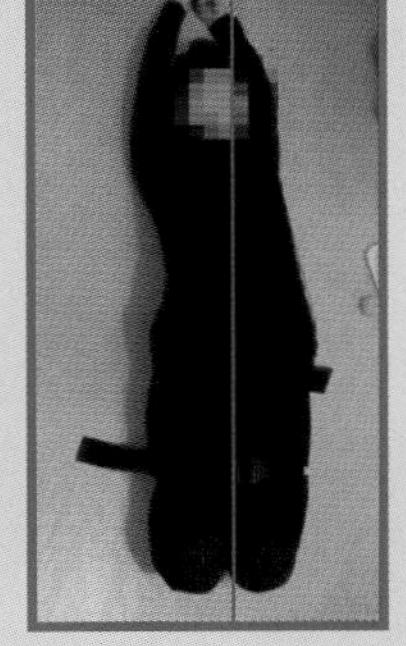

SNPE 3번 자세의 변화

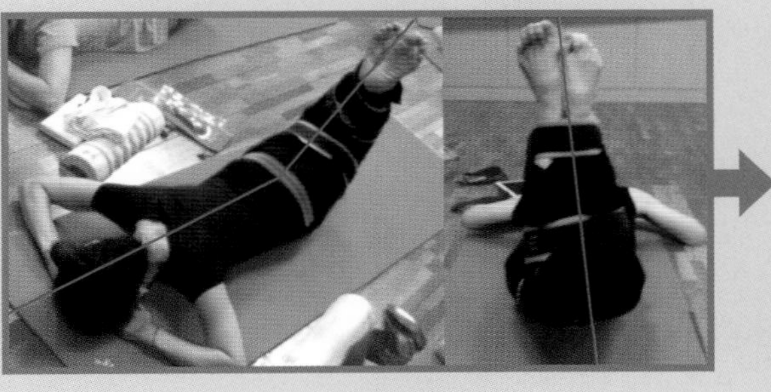

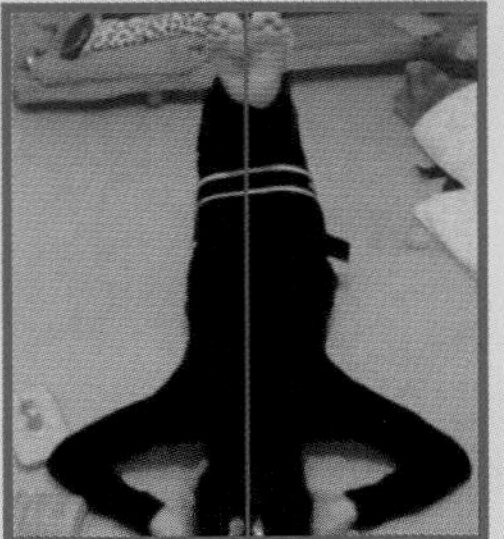

SNPE 4번 구르기
(수련 초기)

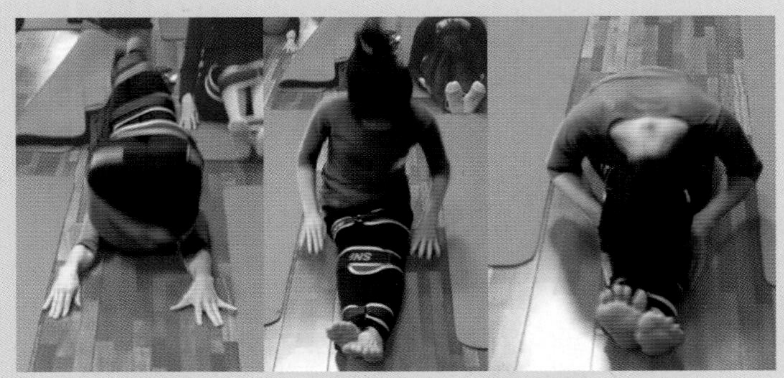

다리 굵기 변화

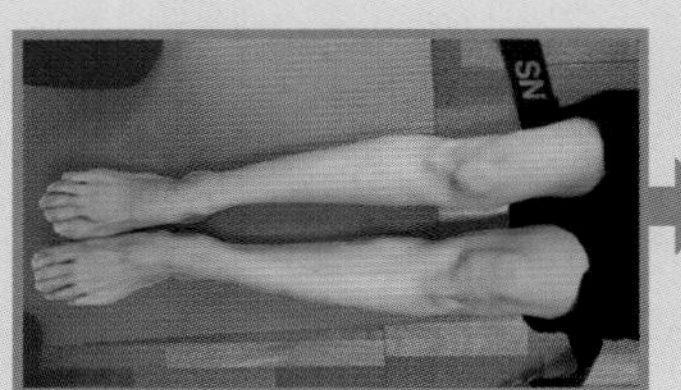

오른쪽 다리가 짧으며 종아리와 허벅지에 근육이 없고 얇음.

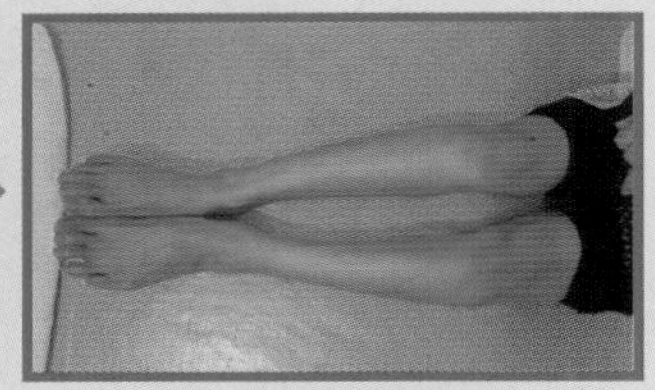

다리 길이가 거의 같아지고 짧았던 오른쪽 다리에 근력이 생겨서 다리 굵기가 비슷해짐.

SNPE 구르기와 골반의 변화 (p.60 SNPE 구르기 자국 이론 참고)

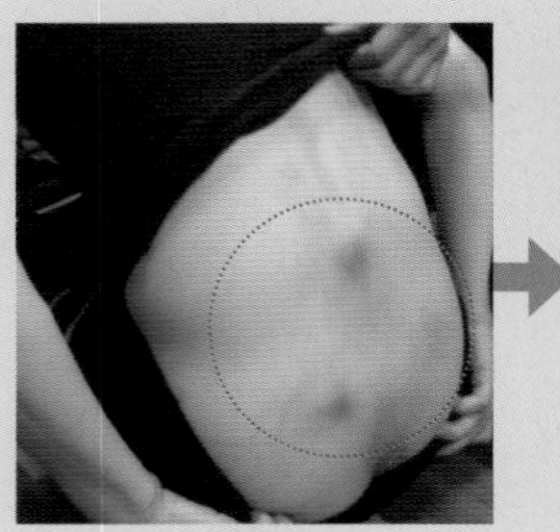

2014. 5

후상장골극과 허리뼈가 후방 변위된 부분에 구르기 자국이 생김.

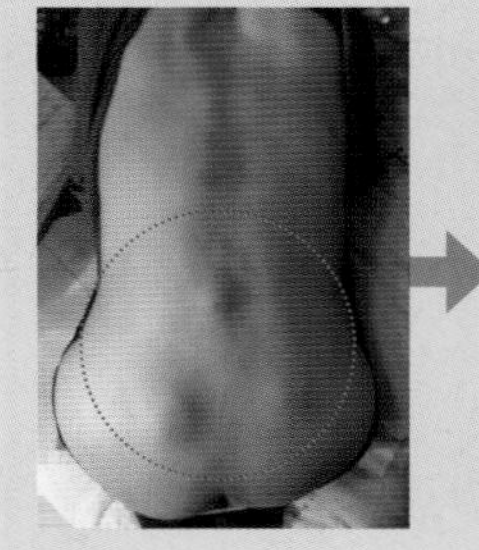

2014. 9

구르기 자국이 더 크게 생김. 후방 변위된 부분이 조금씩 제자리로 회복되는 과정.

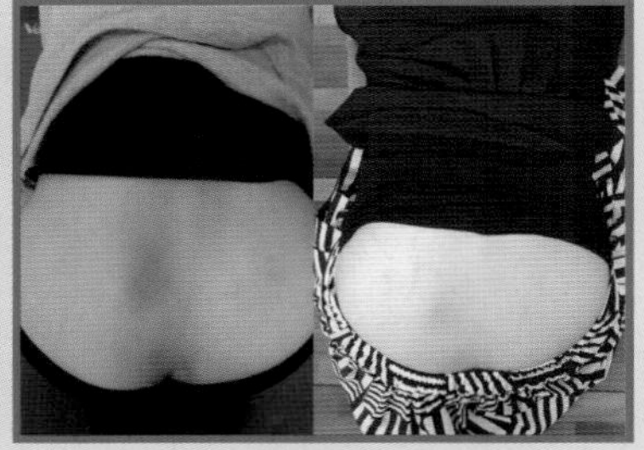

2015. 10

골반의 변위가 바로잡아지면서 구르기 자국이 거의 사라짐.

변형된 발가락의 변화와 신발 관찰

SNPE 수련 전 (2014. 3)
오른쪽 엄지발가락 변형으로
발가락 길이가 다름.

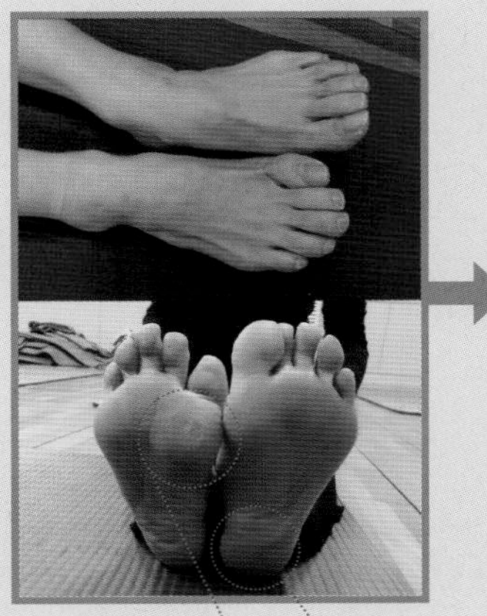

SNPE 수련 후 (2014. 9)
SNPE 족궁보조구 사용으로
발가락이 정상적으로 회복됨.

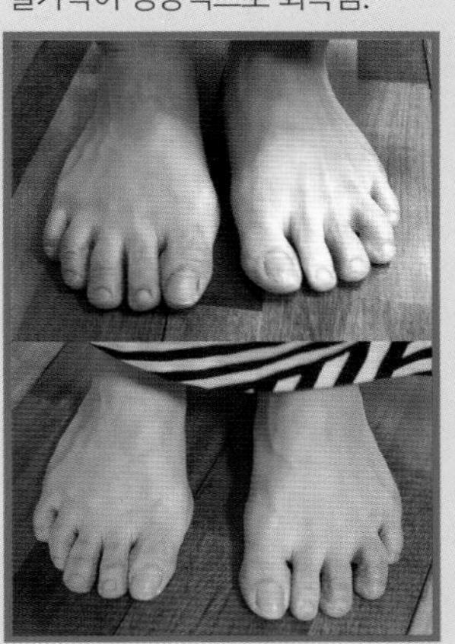

오른쪽 슬리퍼의 엄지발가락 아랫부분이 마모가 많이 되었음.

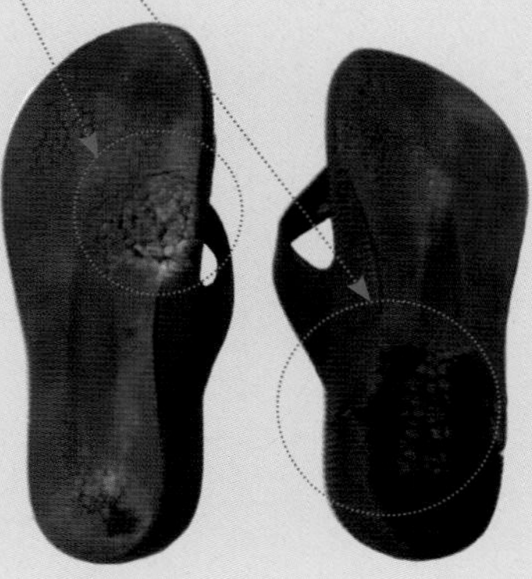

왼쪽 슬리퍼의 뒷부분이 마모가 많이 되었음.

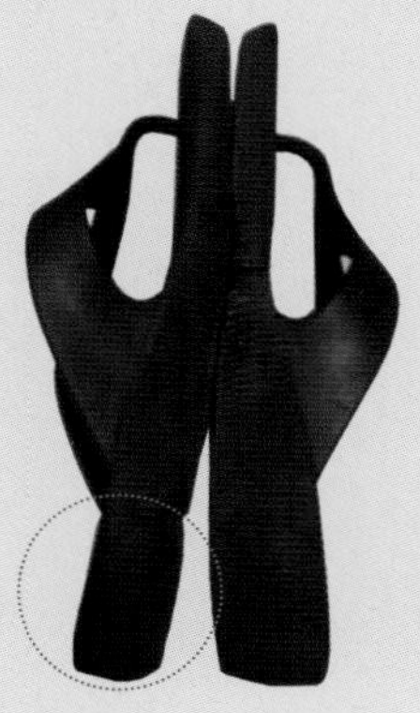

오른쪽과 왼쪽 신발 바닥의 두께(굽의 높이)가 다른 것을 확인할 수 있음.

발가락 변형과 다리 길이의 불균형으로 인해 발가락을 거는 형태의 신발만 신을 수 있었음.

“꾸준함이 특별함보다 어렵다.”

SNPE를 수련하며 자신의 몸이 변화되는 과정을 매일 관찰하고 기록해야 한다. 그래야만 의지력이 생기며 원하는 목표를 달성할 수 있다. 선택, 집중, 반복의 SNPE를 꾸준히 수련했을 때 기적과 같은 몸과 마음의 변화를 맞이할 수 있다.

SNPE
부록

01. FAQ 자주 묻는 질문

02. SNPE 프로그램

03 SNPE 대표 동작 8가지

04 인체 뼈대의 주요 명칭

05 인체 근육의 주요 명칭

FAQ 자주 묻는 질문

Q1. SNPE 구르기 운동을 하고 있는데 척추가 틀어진 부분과 꼬리뼈에서 상처가 발생하였습니다. 구르기 운동을 하면 어깨가 시원한데 상처 때문에 두렵습니다. 이럴 경우 계속 구르기 운동을 진행해야 할까요?

구르기 운동을 멈추고 C, T, L, SC 무브 운동으로 대체하여 진행합니다.

SNPE 구르기 운동은 등과 허리의 굳어진 부분을 부드럽게 풀어주고 전신 뒷면의 근육과 근막을 스트레칭해줍니다. 'SNPE 구르기 자극 이론'과 같이 구르기 운동 시 척추의 변형, 근육이 굳어진 곳에서 혹이나 상처가 발생되는 경우가 있습니다. 등 근육층이 두꺼운 사람보다는 마른 사람들이나 피부가 약한 사람들에게 상처가 더 많이 발생됩니다. 하지만 항상 모든 사람들에게 적용되는 것은 아니며 혹, 상처가 전혀 발생되지 않는 사람들도 많습니다.

상처 나는 것이 두려우면 구르기 운동을 멈추고 C, T, L, SC 무브 운동으로 대체하여 어깨, 등, 허리를 풀어주기 바랍니다. 척추의 혹이나 상처가 발생한 자리에는 SNPE 도구(다나손, 타원도자기)를 사용하여 제자리로 회복되도록 도구 운동을 해주면 됩니다.

Q2. 병원에서 허리디스크 수핵탈출증 수술판정을 받았습니다. 수술을 최대한 미루고 운동을 해보려고 하는데 어떤 것을 위주로 해야 할까요? 구르기 운동을 하는 것이 겁이 나는데 허리디스크 환자가 구르기 운동을 해도 될까요?

SNPE 1, 2, 3번과 L무브 운동을 선택, 집중, 반복하시고 하루 2시간 걷기를 권장합니다.

SNPE 운동은 그 시초가 허리디스크, 허리 통증 환자들을 위해 만들어진 동작들입니다. 허리디스크 수핵 탈출증 진단을 받은 분들은 SNPE 1, 2, 3번과 L무브 운동을 집중, 반복하기를 권장합니다. 또한, 신체의 균형을 잡아주는 족궁보조구를 신발 안에 깔고 하루 2시간씩 걷기 운동을 하면 바른 자세 회복에 유리합니다.

물론 허리디스크 환자들 중에 구르기 운동 후 증상이 호전되는 경우도 많았으나 구르기 운동에 대한 두려움이 있거나 구르기가 잘 되지 않고 힘들다면 C, T, L, SC무브 운동으로 대체하면 됩니다. 통증이 심해서 운동이 잘 안 될 때에는 일주일 단위로 운동량을 조금씩 늘려가도록 하는 것이 좋습니다.
허리디스크, 근골격계 질환, 통증 해결 및 예방을 위한 최고의 방법은 변형된 척추의 구조를 본래의 자세로 회복하는 운동을 반복하여 꾸준히 실시하는 것입니다.

Q3. SNPE로 다이어트, 몸매 관리, 체중감량 효과를 볼 수 있을까요?

SNPE 운동은 굶어서 살을 빼는 다이어트 방법이 아닌 신체의 불균형을 바로잡음으로써 얻는 자연스럽고 건강한 몸매 관리 방법입니다.

척추와 골반의 불균형이 심하면 다이어트, 몸매 관리에 실패할 확률이 높습니다.
SNPE 벨트 운동은 몸을 따뜻하게 해주고 비대칭의 근육과 인대, 골격을 바로잡아줍니다. 또한, 척추를 지탱하고 있는 코어 근육을 강화하고 슬림한 복부와 균형 잡힌 신체 라인을 만들어줍니다.

SNPE 도구 운동은 경직된 근육을 부드럽게 하여 온몸의 군살을 제거해주며 혈액 순환, 신경 소통이 원활해지고 림프 순환이 잘되어 노폐물 배출이 수월해집니다.
SNPE 운동으로 체중을 감량한 많은 분들의 특징은 요요 현상 없이 살찌지 않는 건강한 체질로 바뀌었고 피부와 혈색이 좋아졌으며 통증까지 없어지는 효과를 보았다는 점입니다.
SNPE 바른자세 척추운동 실천으로 통증 해결은 물론 비뚤어진 척추, 골반이 바로잡히면서 더 아름다운 몸매를 갖게 되어 다이어트, 몸매 관리에 성공한 사례가 무수히 많습니다.

Q4. SNPE 운동을 진행하면서 어지럽고 속이 울렁거리며, 온몸에 통증이 생겼습니다. 이 운동이 저와 맞지 않는 건가요?

몸이 경직되고 굳은 사람일수록 여러 가지 증상들이 나타날 수 있습니다. 충분한 시간을 가지고 몸을 회복시키는 SNPE 운동에 조금씩 적응해 나아가도록 합니다. (p.58 훍탕물 이론 참고)

많은 사람들이 수 년, 길게는 몇 십 년의 긴 세월 동안 잘못된 자세 습관으로 근육이 굳어지고 신체가 비뚤어진 상태에서 SNPE 바른자세 척추운동을 시작하게 됩니다.

치아교정 시 부정렬의 치아가 바르게 교정되는 과정에서 통증이 발생되는 것과 마찬가지로 SNPE 벨트와 도구를 사용하여 비뚤어진 척추를 바로잡는 과정에서도 일시적으로 통증이 발생되었다가 사라지기를 반복합니다.
SNPE 수련 기간 1년, 2년, 3년의 몸 상태가 모두 다를 것입니다. 경직된 바깥 층 근육은 비교적 짧은 기간 안에 부드러워질 수 있지만 굳어진 속근육이 부드러워지려면 오랜 기간의 자극이 필요하며 그때마다 또 다른 일시적인 통증이 발생될 수 있습니다.

목, 어깨, 허리 통증, 허리디스크, 목디스크, 척추측만증, 휜 다리 교정 등 근골격계 질환을 해결하기 위해 SNPE 운동을 하는 많은 사람들이 "틀어진 척추와 체형이 바로잡히는 과정에서 통증을 겪었으나 결국에는 통증이 사라지고 바른 자세로 교정이 되었다."라고 하는 것이 공통된 의견입니다.
SNPE 수련 과정에서 통증이 생겼다고 너무 걱정하지 않아도 됩니다. 개인의 신체 컨디션에 따라 운동 강도, 도구 사용 강도를 조절하여 진행하기 바랍니다.

Q5. SNPE 운동 중에 무릎이 아파요. 계속 진행해도 될까요?

무릎이 아픈 원인을 파악하고 무릎의 정렬을 교정하는 SNPE 운동을 단계적으로 진행합니다.

결가부좌, 양반다리, 다리 꼬는 자세 등은 무릎 관절의 변형을 일으키는 원인이 됩니다. 또한 요가나 발레, 무도 전공자들이 '다리 찢기', '발차기' 등의 동작을 오랫동안 해온 경우에는 일정 근육이 과신전되고 고관절, 무릎 관절의 변형이 생깁니다. SNPE 운동 시 무릎뼈의 정렬이 바르지 못하거나 무릎 관절 주변의 근육이 비대칭인 경우, 휜 다리(O자, X자)의 경우에 무릎 통증을 자주 호소합니다.

SNPE 벨트로 다리를 묶어서 운동을 하는 것은 하체의 고관절, 무릎 관절, 발목 관절을 외력으로 바르게 잡아주고 그 안에서 바른 근육의 쓰임을 만드는 것입니다. SNPE는 평소에 자주 쓰던 '발산하는 힘'이 아닌 '수렴의 힘'을 키우는 운동으로, '치아교정의 원리'를 적용하여 벌어진 관절을 모아주고 관절 주변의 근력을 키우며 바른 정렬을 만들어줍니다.
무릎뼈나 관절의 변형이 심하여 SNPE 운동 시 통증이 느껴지는 경우 처음에는 SNPE 벨트를 느슨하게 묶고 진행하며, SNPE 1번 동작 시 벽에 무릎과 발끝을 대고 진행하여 바른 정렬에 익숙하도록 연습합니다. SNPE 3번 동작 시 무릎을 펴고 들어 올리는 연습을 1~2주간 먼저 한 후 무릎을 굽히고 허벅지 안쪽 근육에 힘을 주어 들어 올리기를 합니다.

또한, 무릎뼈와 연결되어 있는 허벅지 바깥쪽과 허벅지 앞의 굳어진 근육을 웨이브베개나 다나손으로 꾸준히 셀프 마사지를 하여 부드럽게 풀어주는 과정이 필요합니다. SNPE 타원도자기를 따뜻하게 데워서 무릎의 양옆과 무릎 뒤, 무릎 위 부분을 이완시켜주는 것도 좋은 방법입니다.
무릎의 정렬 상태를 파악하기 위해 SNPE 자세분석 앱을 활용해서 자세 측정과 휜 다리 측정을 한 후 SNPE 운동을 진행하도록 합니다.

Q6. 일자목을 교정하려고 웨이브베개를 베고 자다가 뒤통수가 저린 현상이 생겼어요. 계속 베고 자도 되나요?

일자목, 거북목이 심한 사람들은 부드러운 SNPE 바른자세 베개를 사용하거나 웨이브베개 위에 수건을 덮고 사용하여 천천히 적응해 가는 것이 바람직합니다.

일자목, 거북목 등 변위된 목뼈를 교정하기 위해서는 치아교정의 원리대로 단단한 도구를 지속적으로 사용해야 합니다. 특히 수면시간 동안 목에 C자형 커브를 만들어주는 것은 목 교정에 중요한 요소입니다. 목을 바르게 하는 운동을 열심히 해놓고 잘 때 베개를 잘못 베면 목과 어깨 근육이 또 경직되는 악순환이 반복되기 때문입니다.

하지만 목디스크나 오래된 목 통증 환자, 심한 거북목, 일자목인 경우에는 처음부터 딱딱한 웨이브베개를 베면 머리가 저린 현상, 속이 울렁거리는 증상 등이 생기기도 합니다. 거북목인 상태로 뼈와 근육, 인대, 연부 조직들이 굳어져 있는데 갑자기 바른 목의 형태인 C자 앞굽음(전만) 형태를 장시간 취하면 목 주변의 근육과 신경, 혈관 등에서 많은 변화가 일어나 다양한 증상으로 나타나는 것입니다.

신체가 비뚤어지고 통증을 느낀 기간이 오래된 경우에는 그것을 바로잡고 통증을 없애는 기간도 천천히 적응해 나아가는 것이 바람직합니다.
SNPE 바른자세 척추운동으로 전신의 균형을 바로잡고 C무브 운동으로 조금씩 바른 목의 형태로 변화를 주는 것이 좋습니다. 목과 연결된 등 근육의 경직을 이완시켜 주기 위해 T무브 운동을 함께하면 거북목, 일자목, 목 통증을 완화시키는데 도움이 됩니다.

1~3개월 이상의 운동 기간을 갖고 SNPE 운동이 어느 정도 익숙해지면 5~10분 정도 웨이브베개를 베고 휴식을 취해봅니다. 수면 시에는 부드러운 재질의 SNPE 바른자세 베개와 딱딱한 재질로 만든 웨이브베개를 번갈아 사용하도록 합니다.

Q7. 목, 허리 통증으로 고생하고 있어서 여러 가지 운동을 알아보던 중 SNPE를 알게 되었습니다. 운동으로 통증을 없애고 싶은데, SNPE 운동을 하면서 동시에 다른 운동을 하는 것이 도움이 될까요?

통증 완화가 목적이라면 최소한 3~4개월(100일) 동안은 SNPE 바른자세 척추운동에만 집중하는 것이 좋습니다.

SNPE는 바른 자세로 몸을 회복시켜주는 운동입니다. 다이어트 목적이나 건강한 상태에서 운동을 시작한다면 다른 운동과 병행해도 상관없으나 통증 완화를 위해서 SNPE 운동을 한다면 최소 3~4개월간 하루 2시간은 SNPE 운동에 집중하기를 권장해드립니다.
관절이 틀어진 상태에서 무리한 운동을 하게 되면 관절에 과부하가 생기고 주변 근육의 긴장을 가져옵니다. 또한, 통증이 있는 상태에서 지속적인 편측 운동(한쪽 방향으로 몸을 쓰는 운동)을 한다면 체형을 더 틀어지게 만들 수 있습니다.

허리디스크로 고생하는 여성이 열심히 SNPE 운동을 하고 하루 종일 하이힐을 신고 다녀서 다시 통증을 호소하기도 하며 허리 통증 때문에 움직이지 못했다가 SNPE 운동으로 조금 허리가 좋아지니 바로 골프를 치고 다음날 다시 아파서 SNPE 수련센터로 되돌아오는 사례도 있습니다. SNPE 운동 과정 중 잘못된 습관과 몸을 비뚤어지게 만드는 운동은 통증이 사라질만하면 재발되는 원인이 되므로 당분간 중단하는 것이 좋습니다.

운동으로 몸을 바꾸는 기간은 곧 습관이 바뀌는 기간입니다. SNPE에서는 최소한 100일간의 시간과 노력을 투자하기를 권장합니다. 이 정도의 노력 없이는 수십 년간의 만성 통증, 비만, 자세교정 등에서 좋은 결과를 보기 힘들 것입니다.
하지만 100일간의 노력을 성실히 하여 건강을 되찾은 후에는 100일 동안의 운동량보다 적게 진행하고 생활 속의 SNPE 수칙만 잘 지켜 나아가면 됩니다. 그 이후 다른 운동을 병행할 수 있으며, 자세를 틀어지게 하는 환경에 노출되었다면 다시 정기적인 SNPE 바른자세 척추운동으로 자세를 회복할 수 있습니다.

Q8. SNPE 골반 밴드를 하루 종일 착용해도 되나요?

처음 적응하는 기간 동안에는 하루 2시간 이상 착용하지 않도록 하고 있습니다.

SNPE 운동을 시작하면 항상 생활 속의 바른 자세 유지를 위해서 SNPE 골반 밴드와 바른 자세 벨트를 활용하는데, 일부 SNPE 운동을 오래 수련한 분들은 골반 밴드를 거의 하루 종일 착용하거나 잘 때도 착용하기도 합니다.

특히 출산을 겪은 여성들, 고관절의 변위, 골반 통증이 있는 사람들은 골반 밴드 사용 후 본인에게 맞는다고 판단되어 장시간 착용하기도 하며 골반 교정과 함께 몸이 따뜻해지고 휜 다리도 교정된다고 만족도가 높습니다. 하지만 초보자의 경우에는 골반 밴드의 착용 시간을 꼭 조절해야 합니다.

바른자세 걷기나 SNPE 운동할 때에만 잠깐 사용하며 착용 후 불편함이 느껴지면 즉시 풀어야 합니다. 골반을 바로잡는 SNPE 바른자세 척추운동과 함께 골반 밴드 착용시간을 조금씩 늘려가며 건강을 유지하기 바랍니다.

Q9. 목디스크인데 구르기 운동을 해도 되나요?

구르기 운동은 목디스크 환자에게 추천하지 않습니다. 목디스크 환자들은 SNPE 도구를 활용하여 목의 구조를 C자 형태로 만드는 것이 중요합니다.

목디스크 증상이 있다면 수면 시 SNPE 바른자세 베개 사용과 SNPE 웨이브베개, 다나손으로 C무브 운동을 하는 것이 더 좋습니다. 목 디스크는 주로 목의 구조가 일자목, 거북목, 역 C자 형태일 때 자주 발생됩니다. 비뚤어진 목을 C자 형태로 만들어 주는 것이 목디스크 및 팔 저림 현상을 없애는 핵심 포인트입니다.

잠 잘 때 목을 C자 형태로 만들어 주는 목 베개를 사용하고 타원도자기, 다나손 등을 목에 자주 사용하는 것이 효과적입니다. 참고할 것은 일자목, 거북목 형태인 사람들은 목 주변의 근육도 굳어 있으므로 처음 SNPE 웨이브베개 및 타원도자기, 다나손, 나무손 등을 사용할 때 일시적으로 저림 현상, 통증이 발생될 수 있으나 경직된 근육이 부드러워지면서 그런 증상들이 차츰 사라지므로 걱정하지 말고 조금씩 도구 사용 시간을 늘려가기 바랍니다.

Q10. 저는 일자 허리가 아니고 반대로 허리 과다 앞굽음증인데 SNPE 1번 동작을 실시하거나 웨이브베개를 허리에 대고 운동해도 되나요?

허리가 과다 앞굽음증(과전만) 상태의 바르지 못한 척추의 구조로 굳어져 있는 것을 부드럽게 풀어주는 SNPE 수련을 하여 바른 척추의 형태로 회복해야 합니다.

SNPE는 굳어진 신체 부위를 부드럽게 변화시켜서 바른 척추의 구조로 만들어주는 운동입니다.
허리가 과다 앞굽음 상태를 유지하고 있는 것은 그 형태로 굳어져 있는 것이기 때문에 그 부분에 웨이브베개, 다나손, 도깨비손 등의 도구를 집중적으로 사용하여 부드럽게 풀어주는 것이 좋습니다.

또한, SNPE 벨트 운동 기본 동작(1, 2, 3, 4번)을 하며 바른 자세를 만드는 것이 도움이 됩니다. 허리 과다 앞굽음증으로 인해 골반 앞쪽 기울임을 동반하는 경우, L무브 운동 시 웨이브베개를 엉치뼈의 아래쪽에 위치시켜 진행하도록 하고 SNPE 코어 강화 동작을 병행하여 약화된 복부의 근육을 단련하는 것도 바른 자세를 만드는데 도움이 됩니다.

Q11. SNPE 운동 후 통증이 해결되었는데 운동을 안 하면 통증이 재발될 수 있나요?

**통증이 사라졌다고 완치가 아닙니다. 변형된 척추의 구조가 정상화되어야 합니다.
치아교정의 원리를 생각하면 이해가 쉽습니다. 치아교정 후 유지 장치를 사용하지 않으면 치아가 다시 틀어집니다. 꾸준한 운동은 통증 예방에 필수입니다.**

SNPE 바른자세 척추운동 후 통증이 해결된 사례는 많습니다. 병원에서 허리디스크 수술 진단을 받은 사람들 중에는 수술이 두려워서 운동치료할 수 있는 방법을 찾다가 SNPE를 알게 되면 처음엔 수술을 하지 않으려고 정말 치열하게 열심히 운동을 합니다. 그런데 운동 후 통증이 사라지면 "내가 허리 통증이 있었던 사람이었나"라고 생각하면서 운동을 게을리하는 경우가 많습니다.

"운동은 근육에 밥을 주는 것과 같다."라고 이야기하는 사람도 있습니다. 운동을 꾸준히 실천하지 않으면 근육은 약하게 되며 통증이 재발할 수 있습니다. 통증이 없어졌을 때 척추의 구조가 변형되지 않도록 더욱 확실하게 운동하여 관리하는 노력이 필요합니다. 치아교정 후 유지장치가 필요한 것처럼 꾸준하게 운동을 하지 않으면 통증은 재발하게 됩니다.

Q12. 카이로프랙틱, 도수치료, 추나요법을 수년간 받았는데 통증이 사라지지 않습니다. 무엇이 문제인지, SNPE 바른자세 척추운동으로는 통증을 해결할 수 있나요?

타인에 의존해 근골격계 통증을 해결하는 것에는 한계가 있습니다. 통증의 원인을 제공한 것은 본인입니다. 통증 해결도 본인의 노력으로 할 때 근원적 치료가 가능합니다.

SNPE 바른자세 척추운동을 문의하는 사람들의 대다수는 병원 및 한의원에서 카이로프랙틱, 도수치료, 추나요법 등의 시술을 받은 경험이 있는 사람들입니다. 효과를 경험한 사람들도 있지만 효과를 보지 못 한 사람들도 많다는 의미입니다.
병원 및 한의원에서 허리 통증, 허리디스크 등의 치료를 위해서 타인이 일시적으로 척추를 교정해 주는 수기요법인 카이로프랙틱, 도수치료, 추나요법 등의 시술을 받은 경험이 있는 사람들의 의견을 종합해 보면 '효과의 연속성'과 '근원적 문제의 해결'이라는 부분에서 통증을 제거하는데 한계가 있었다고 합니다.

척추를 바로잡아 주는 중요한 역할을 하는 것은 인대와 근육입니다. 인대와 근육은 타인에 의한 척추교정 시술이나 약물로 인해 강해지는 것이 아니라 본인 스스로의 노력과 운동으로만 강화되는 것입니다. 이런 이유로 타인에 의존한 카이로프랙틱, 도수치료, 추나요법 등의 시술을 받을 당시엔 통증이 개선되는 듯하다가 나중엔 통증이 재발되는 현상이 반복되는 것입니다.

척추교정 시술 시 사용하는 도구인 드롭 테이블, 견인 기계 등의 사용으로 통증 감소의 효과를 경험하지 못한 사람들이 자기 스스로 하는 SNPE 바른자세 척추운동 실천 후 통증 감소의 효과를 경험하는 이유는 본인의 노력으로 굳어진 곳을 부드럽게 변화시키고 변형된 척추 구조를 바로잡았기 때문입니다.
기존의 통증 치료 방법과 SNPE 운동의 차이점을 이해하고 SNPE를 실천한다면 근원적인 통증 해결에 성공할 수 있을 것입니다.

Q13. 병원에서 견인치료 시술을 받고 통증의 상태가 악화되었습니다. 왜 그런가요?

강제적인 힘으로 인대, 근육이 늘어나면 오히려 통증이 더 심하게 발생되곤 합니다.

근골격계 통증 때문에 견인치료 시술을 받은 후 통증이 더 심해졌다고 부작용을 호소하는 사례가 많았습니다.
뼈 사이에서 완충작용을 해주는 역할을 하는 것이 디스크인데 척추가 변형되면 뼈 사이에 있던 디스크가 돌출되면서 신경을 압박하여 저림, 당김 등의 통증을 유발하는 것이 '척추 디스크' 질병입니다. 그래서 신경을 압박하고 있는 돌출된 디스크를 제자리로 원상 회복시키면 통증이 해결될 것이란 아이디어에서 출발한 것이 견인치료입니다.

그런데 우리의 인체는 뼈와 디스크 주변을 인대와 근육이 감싸고 있기 때문에 강제적인 힘으로 견인치료 시 인대와 근육이 손상을 입을 수도 있는 것입니다. 인체는 외부로부터 갑작스러운 충격, 자극을 받게 되면 오히려 방어 시스템이 작동됩니다. 만약 강제적인 힘으로 견인하여 인대와 근육이 늘어난다면 회복이 어렵고 통증이 발생할 수 있을 것입니다.

갑작스럽고 충격적인 힘으로 척추를 교정하려는 시도는 실패할 가능성이 많습니다. SNPE 치아교정의 원리처럼 충분한 시간을 투자하여 점진적인 힘으로 변형된 구조를 바로잡는 것이 부작용 없이 통증을 해결하는 방법입니다.

Q14. SNPE 벨트로 다리를 묶고 앉는 것의 장점은 무엇인가요?

휜 다리 교정, 무릎 통증, 체온 상승, 체형교정, 바른 자세 걷기에 유리합니다.

평소 우리가 의자에 앉아있을 때 다리 모양을 관찰해 보면 대부분 다리를 벌리고 앉아있는 자신의 모습을 발견하게 될 것입니다. 의자에 앉아있는 자세에서 다리를 벌리고 앉게 되면 벌어지는 다리의 각도만큼 자연스럽게 허리의 NP(Natural Posture -본래의 자세)가 무너지고 등이 굽어지는 자세로 변형됩니다. 다리를 많이 벌리고 앉아있는 자세를 오랜 세월 유지하게 되면 O자 다리(벌어진 다리) 형태가 되거나 골반과 관절들의 벌어짐(발산)을 유도하여 바른 자세를 만드는데 어려움을 초래할 수 있습니다.
앉을 때 다리를 묶어 주는 것은 좌, 우 좌골의 힘이 의자에 균등하게 분산되어 천장관절과 골반의 변형을 예방하고 비뚤어진 골반을 바로잡는데 많은 도움이 되며 몸의 균형을 바로잡고 바른 자세로 걷는 습관을 유도하여 무릎 통증이 해결된 사례가 많았습니다.

또한, 자연스럽게 허리가 똑바로 펴지게 되고 치아교정의 원리처럼 O자 다리를 교정하는데 도움이 됩니다. 장시간 공부, 컴퓨터 작업, 여행 시 다리를 묶고 앉아있으면 피로감이 적고 회복력이 빨라지며 몸의 체온을 높여주고 면역력을 증강시키는 장점이 있습니다.

Q15. 요가, 필라테스, 피트니스 운동을 했는데 왜? 목, 어깨, 허리 통증이 해결되지 않을까요?

통증이 있는 사람들은 올바른 운동의 선택이 중요합니다.

SNPE 바른자세 척추운동 수강 신청을 하는 사람들 중에는 요가, 필라테스, 피트니스 강사들이 많습니다. 보통 사람들은 운동을 전문적으로 공부하고 지도하는 강사들은 목, 어깨, 허리 통증 때문에 고통받는 경우가 별로 없을 것으로 생각하는 경우가 많은데 의외로 요가, 필라테스, 피트니스 강사들 중에는 목, 어깨, 허리 통증으로 고통받고 있으며 직업 전환까지 심각하게 고려하면서 필자와 상담을 요청하는 사례가 자주 있습니다.

특히 요가 강사들은 다리를 옆으로 과도하게 벌리는 동작을 연습하면서 고관절, 허리 통증이 발생되거나 목을 역 C자로 만들면서 거꾸로 서는 동작인 쟁기자세를 반복하여 목디스크, 어깨 통증을 호소하는 사례가 많았습니다. 그리고 명상을 좋아하는 요가 강사들 중에는 앉아서 다리를 접는 자세(결가부좌)를 오랜 세월 하면서 휜 다리, 무릎 통증을 호소하는 사례도 있었습니다.

요가, 필라테스, 피트니스 운동 후 목, 어깨, 허리 통증이 좋아졌다는 사람들도 있으나 반대로 통증이 심해졌거나 통증 해결에 실패한 사례들도 많은 것이 사실이므로 이에 대한 원인과 해결 방안은 무엇인지 한 번 깊이 생각해 볼 문제입니다.

역사가 오랜 된 요가, 필라테스, 피트니스 운동은 척추를 본래의 자세로 회복하고 교정하는 것을 주요 철학으로 출발한 운동들이 아닙니다. 척추가 변형되기 쉬운 환경에 노출된 현대인들에게는 척추를 바로잡는 새로운 패러다임의 셀프 통증 해결 및 운동치료가 되는 자연치유 운동이 필요합니다.

2005년 7월에 필자(CJK)에게 상담을 요청한 30대 초반의 여성을 잊을 수가 없습니다. 요가, 필라테스를 동시에 지도하는 강사였는데 목, 허리 통증이 심해져서 더 이상 강사생활을 할 수 없다고 하소연하면서 요가, 필라테스 동작은 잘 되는데 왜? 본인에게 통증이 계속 발생되는지 원인을 알 수 없다는 것이었습니다. 그리고 본인의 X-ray를 보여주었는데 좌우 골반의 비대칭이 심하고 척추가 한쪽으로 휜 것을 확인할 수 있었습니다.

필자(CJK)는 오랜 기간 요가, 필라테스 강사들을 교육하면서 통증을 호소하는 강사들이 보여주는 X-ray, MRI를 관찰할 수 있는 기회가 있었는데 고난이도의 어려운 요가 동작을 잘 하는 강사들이 필자의 예상과는 다르게 척추가 변형된 경우가 많아서 당황스러운 경우가 자주 있었습니다. 어려운 요가 및 스트레칭 동작이 잘 되는 것과 척추의 건강은 밀접한 연관이 없다는 것을 필자는 경험을 통하여 깨닫게 되었습니다.

S.N.P.E. (Self Natural Posture Exercise-인간 본연의 자세를 회복하는 운동) SNPE 바른자세 척추운동의 주요 철학은 "척추를 바로잡는 운동을『선택, 집중, 반복』하자."입니다. 척추를 바로잡는 운동을 꾸준히 실천하는 것이 목, 어깨, 허리 통증을 해결하는 핵심 노하우임을 알려드립니다.

"노력보다 더 중요한 것이 올바른 선택이다."

남에게 의존하지 않고 운동을 통하여
자기 스스로 통증을 치료할 수 있는 방법이 있다면
한 번 시도해 볼만한 것이다.

SNPE는 약 20년 이상 통증 때문에 고통받던 사람들이
자기 스스로 하는 운동을 통하여 통증을 해결한 사례들을 관찰하고 기록한
SNPE만의 특별한 운동치료 경험들이 축적되어 만들어진
독특한(Unique) 바른자세 척추운동이다.

SNPE 프로그램

SNPE 바른자세 척추운동의 자연치유 건강 철학인 'NP(Natural Posture) 회복'과 '굳어진 속근육, 근막 이완' 이라는 특징으로 구성된 4가지 프로그램을 소개한다.

프로그램 종류

베이직 SNPE S. C. R.	선택, 집중, 반복의 SNPE 철학을 반영하여 구성된 기본 프로그램
파워 SNPE POWER	코어 근육 및 근력 강화를 위한 응용 프로그램
근막이완 SNPE MYOFASCIAL RELEASE	속근육과 근막을 풀어주고 신체 밸런스를 회복하는 응용 프로그램
도구 힐링 SNPE HEALING	다양한 SNPE 도구를 활용하여 몸과 마음의 휴식을 위한 프로그램

SNPE 바른자세 척추운동은 주 3회 100분 운동을 기본으로 한다.

운동 대상에 따라 60~120분으로 운동 시간을 조절한다.

초보자는 주 1~2회부터 시작하며 숙련자는 주 3회 이상 진행하도록 한다.

무리하지 않고 몸의 상태에 따라 휴식을 취하는 도구 프로그램을 적절하게 배치하여 진행한다.

SNPE 운동을 하지 않는 날은 SNPE 도구 사용과 생활 속의 바른 자세 수칙을 지킨다.

통증 완화, 다이어트를 원한다면 하루에 SNPE 바른 자세 걷기 1~2시간을 지킨다.

1. 베이직 프로그램(SNPE S.C.R.)

		초보자	기본	숙련자
벨트 운동	SNPE 1번	10초 (3~5 Set)	30초 (5~10 Set)	1분 (10 Set 이상)
	SNPE 2번	1분	3분	5분 이상
	SNPE 3번	10초 (3~5 Set)	20초 (5~10 Set)	30초 (10 Set 이상)
	SNPE 4번	20~100개	200개	200~500개
도구 운동	C 무브	5분 이내	5분	10분
	T 무브	50회 R:20, C:10, L:20	120회 R:50, C:20, L:50	250회 R:100, C:50, L:100
	L 무브	30회	50~100회	100~200회
	SC 무브	5분 이내	5분	5분 이상
기타	바른 자세 걷기	30분 이상	1시간	1시간 이상
	바른 수면 자세	O	O	O

R:오른쪽, C:중앙, L:왼쪽

허리디스크, 허리 통증 환자들은 SNPE 1, 2, 3번과 L무브 운동을 100일 동안 하루 2시간 집중적으로 수련하고 바른 자세 걷기를 하루 2시간 실시한다.

허리디스크, 목디스크 환자들의 경우 SNPE 4번 구르기 운동이 무리가 될 경우 진행하지 않으며 다른 동작들로 대체하여 수련한다.

목디스크 환자들은 다나손, 웨이브베개, 도깨비손 등을 활용하여 C무브 운동 시간을 늘려주고 바른 자세 베개를 사용하여 바른 수면 자세를 유지한다.

2. 응용 프로그램

		파워	근막이완	도구 힐링
벨트 운동	SNPE 1번	30초 (10 Set 이상)	30초 (5~10 Set)	10초 (3~5 Set)
	SNPE 2번	5분	3분	1분
	SNPE 3번	20초 (3~5 Set) 연결 동작 활용	15초 (5~10 Set)	10초 (3~5 Set)
	SNPE 4번	다양한 구르기 방법 100~1000개	100개	선택
	코어 강화	3~4동작	선택	선택
	스트레칭	3~4동작	선택	선택
도구 운동	C 무브	5분	5분	5분
	T 무브	300회 (R:100, C:100, L:100)	100회 (R:50, L:50)	40회 (R:20, L:20)
	L 무브	100~200회	30~50회	20~30회
	SC 무브	5분	5분	5분
도구 활용	웨이브베개 밟기	선택	O	선택
	웨이브베개 or 웨이브스틱 Flow	선택	O	O
	다나손 활용	선택	1가지 이상 선택	O
	타원도자기 활용	선택		O
	기타 도구 (도깨비손, 왕도깨비손)	선택		O
기타	바른 자세 걷기	O	O	O
	바른 수면 자세	O	O	O

SNPE 프로그램 구성 예시

SNPE 바른자세 척추운동 프로그램		운동시간 100분
워밍업 스트레칭	웨이브스틱, 웨이브베개 활용 스트레칭 웨이브베개 밟기 누워서 도구로 가벼운 스트레칭 고관절, 골반 수정 동작 스트레칭	5~10분
벨트운동	**SNPE 기본동작 (1~4)** SNPE 1~4 기본동작 SNPE 앱을 활용하여 자세분석 실시 동작이 잘 될 수 있도록 반복 수련 **SNPE 코어 강화, 스트레칭** SNPE 코어 강화, 스트레칭 동작들 중 3~4가지 활용 개인별 운동의 강도 조절	50~60분
도구운동	**C, T, L, SC 무브** 운동 목표에 따른 T무브, L무브 집중 실시 SNPE 도구를 사용하면서 통증있는 부위 체크 **SNPE 다양한 도구 활용** 속근육을 풀기 위한 다양한 도구의 활용 셀프 근육·근막이완 스트레칭	30~40분
쿨다운 휴식	다양한 도구를 활용하여 척추 본연의 자세를 도와주는 SNPE 휴식자세 실시 C 무브, SC 무브 다나손 세라믹 사용	5~10분

SNPE 운동 순서 예시

SNPE 프로그램의 순서는 정해진 것이 아니므로 운동 순서 예시를 참고하여 본인에게 맞는 순서를 만들어 활용하도록 한다.

베이직 프로그램(S.C.R.)에서는 SNPE 스트레칭, 코어 동작을 제외하고 진행할 수 있으며 주요 동작인 SNPE 1, 2, 3, 4, C, T, L, SC 무브의 각 동작 시간을 늘려서 진행한다.

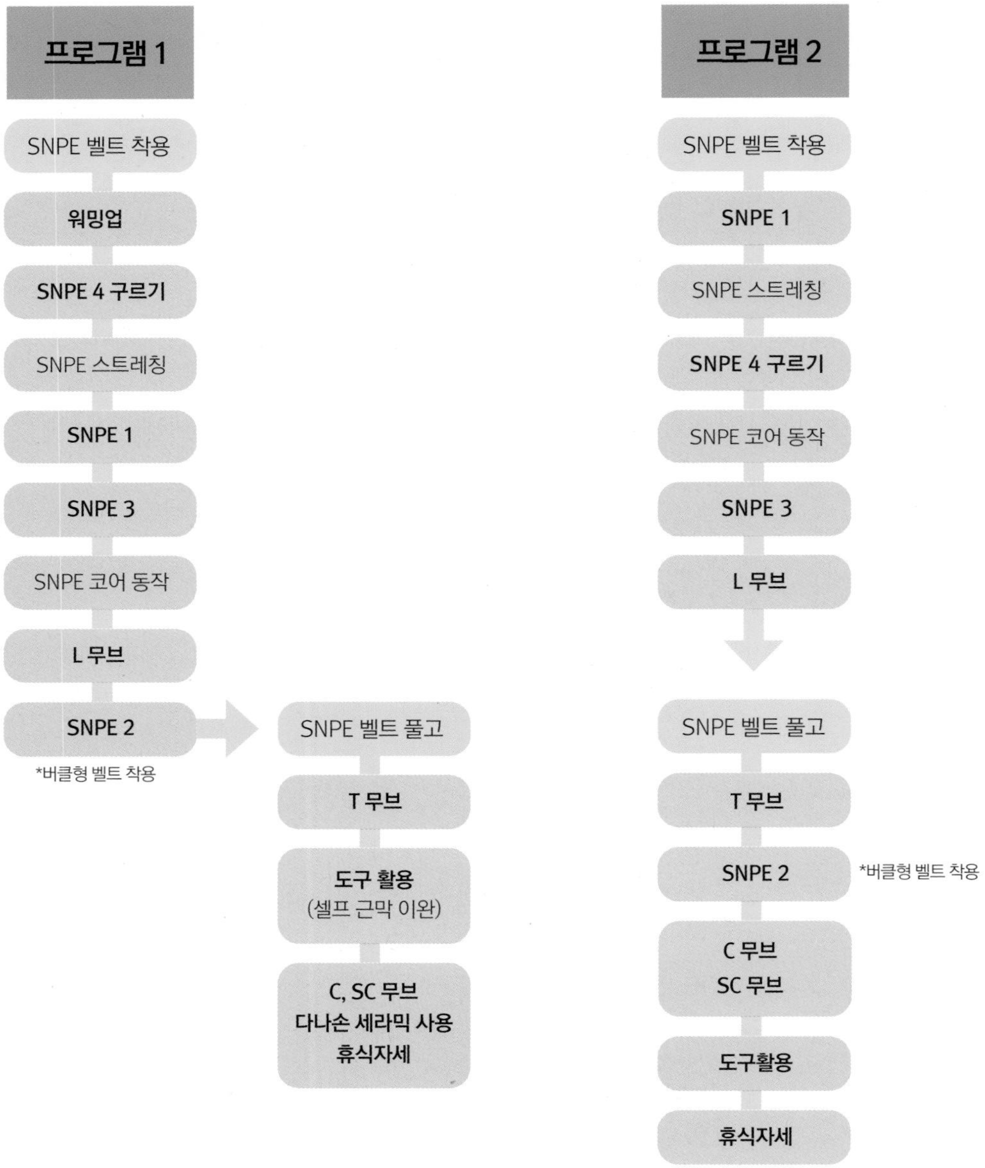

프로그램 1

- SNPE 벨트 착용
- **워밍업**
- **SNPE 4 구르기**
- SNPE 스트레칭
- **SNPE 1**
- **SNPE 3**
- SNPE 코어 동작
- **L 무브**
- **SNPE 2** *버클형 벨트 착용
- SNPE 벨트 풀고
- **T 무브**
- **도구 활용** (셀프 근막 이완)
- **C, SC 무브 다나손 세라믹 사용 휴식자세**

프로그램 2

- SNPE 벨트 착용
- **SNPE 1**
- SNPE 스트레칭
- **SNPE 4 구르기**
- SNPE 코어 동작
- **SNPE 3**
- **L 무브**
- SNPE 벨트 풀고
- **T 무브**
- **SNPE 2** *버클형 벨트 착용
- **C 무브 SC 무브**
- **도구활용**
- **휴식자세**

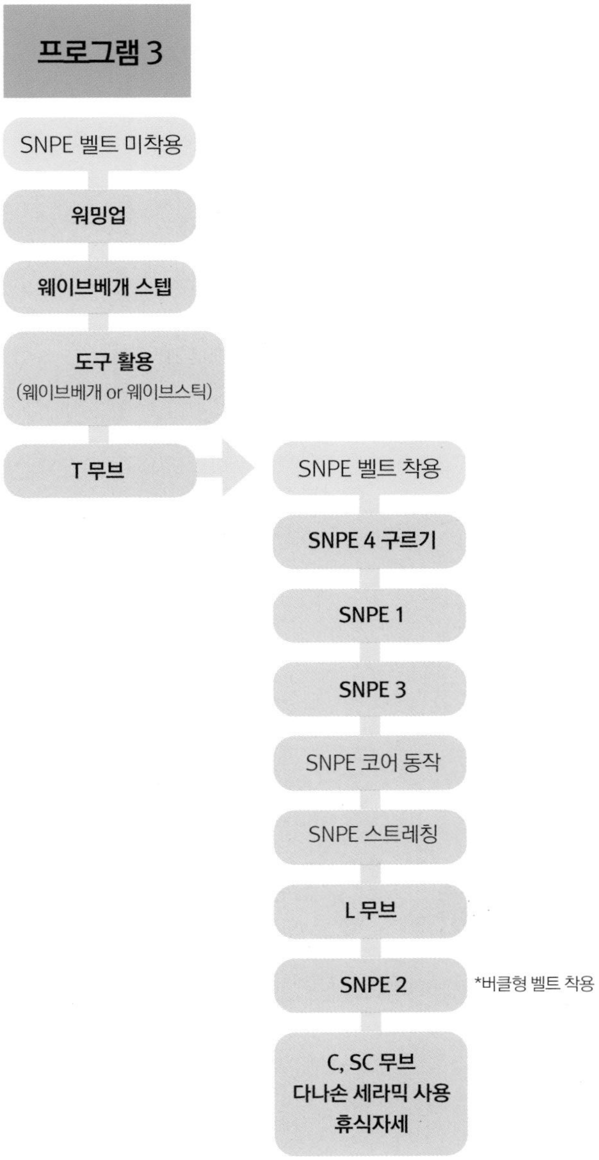

프로그램 3

SNPE 벨트 미착용

워밍업

웨이브베개 스텝

도구 활용
(웨이브베개 or 웨이브스틱)

T 무브

SNPE 벨트 착용

SNPE 4 구르기

SNPE 1

SNPE 3

SNPE 코어 동작

SNPE 스트레칭

L 무브

SNPE 2 *버클형 벨트 착용

C, SC 무브
다나손 세라믹 사용
휴식자세

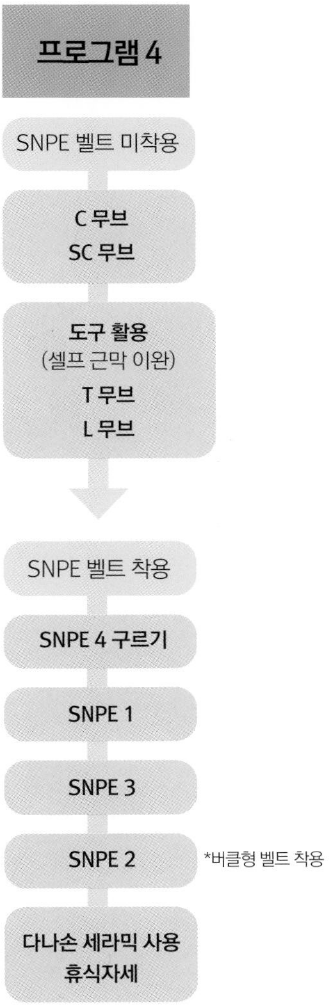

프로그램 4

SNPE 벨트 미착용

C 무브
SC 무브

도구 활용
(셀프 근막 이완)
T 무브
L 무브

SNPE 벨트 착용

SNPE 4 구르기

SNPE 1

SNPE 3

SNPE 2 *버클형 벨트 착용

다나손 세라믹 사용
휴식자세

SNPE 대표 동작 8가지

SNPE 벨트 운동 : 기본동작 4가지

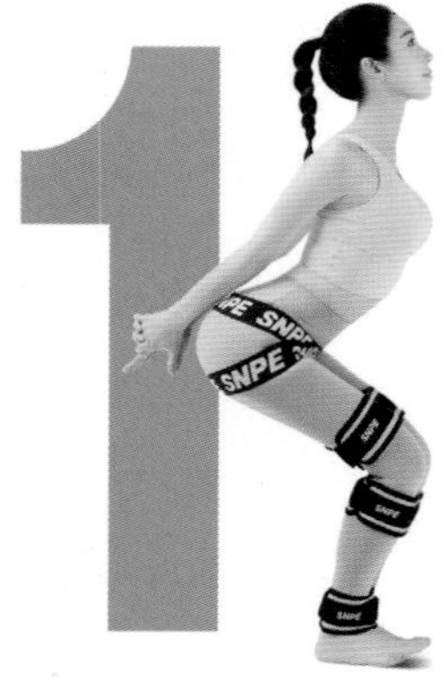

SNPE 1번 동작

손 뒤로 깍지 끼고 의자 자세

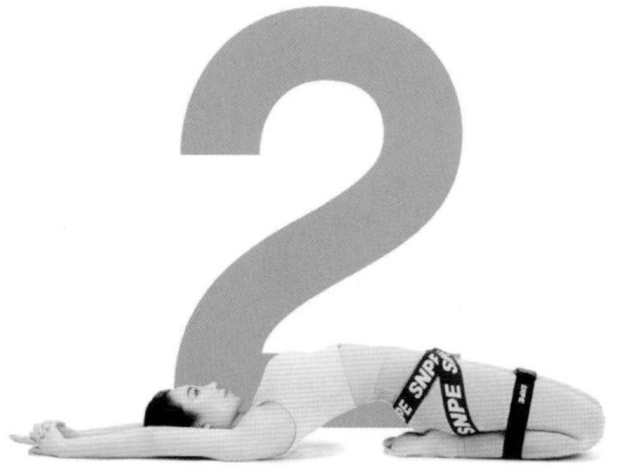

SNPE 2번 동작

무릎 꿇고 다리 묶어 뒤로 눕기

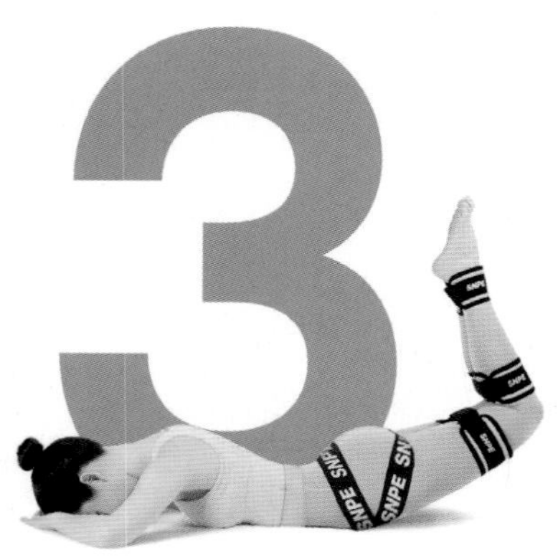

SNPE 3번 동작

엎드려 무릎 굽혀 다리 들기

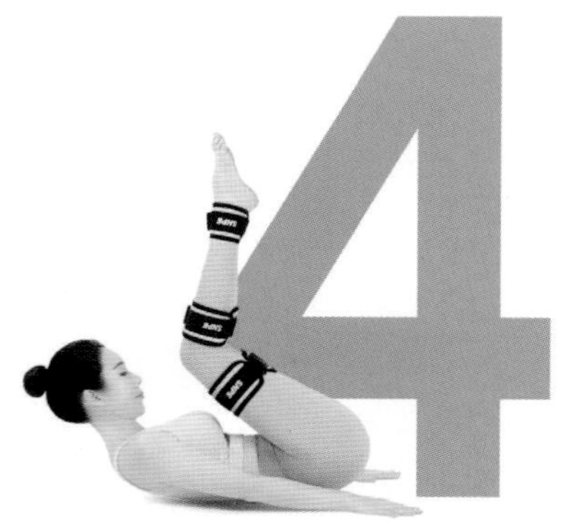

SNPE 4번 동작

척추 자극주며 구르기

SNPE 도구 운동 : C, T, L, SC 무브

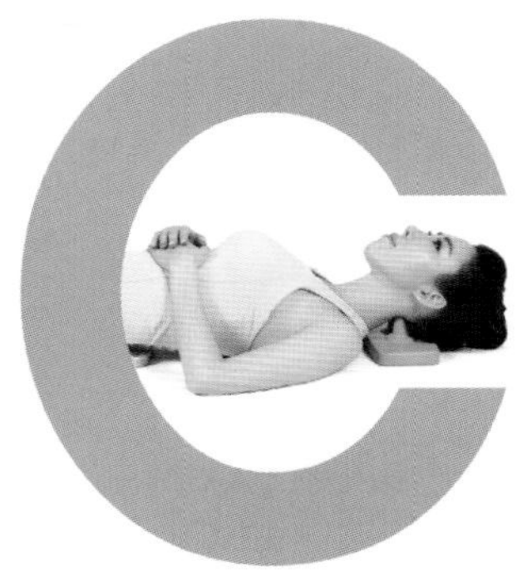

SNPE C무브

바른 목 구조 회복 운동

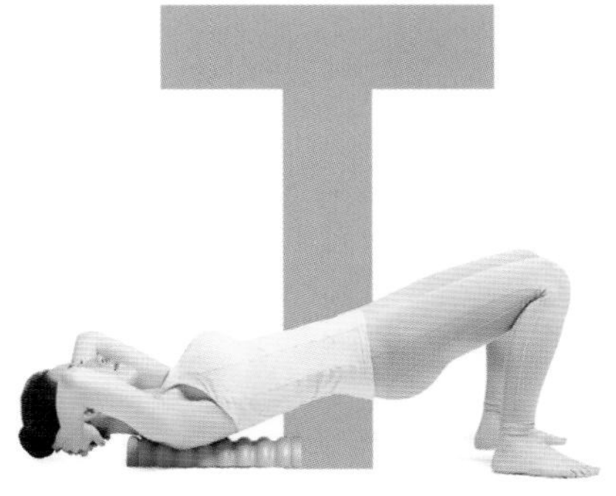

SNPE T무브

바른 등, 어깨 구조 회복 운동

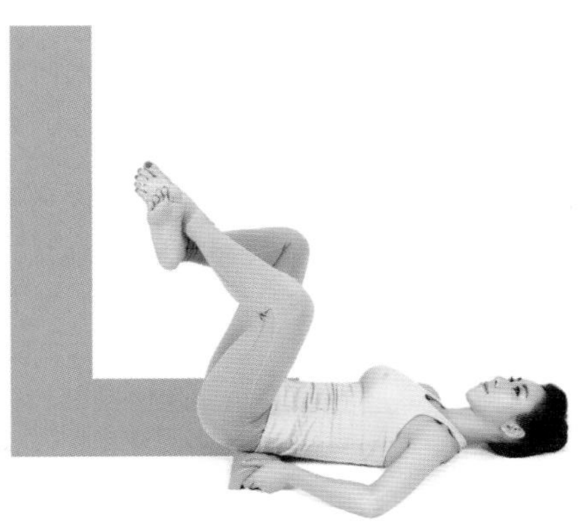

SNPE L무브

바른 허리 구조 회복 운동

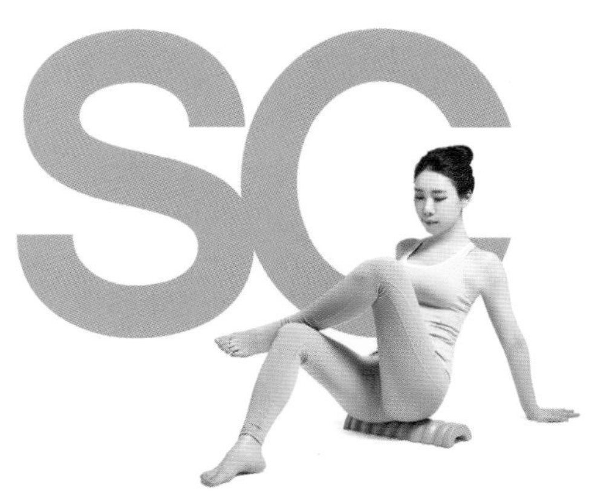

SNPE SC무브

바른 골반(엉치뼈, 꼬리뼈) 회복 운동

인체 뼈대의 주요 명칭

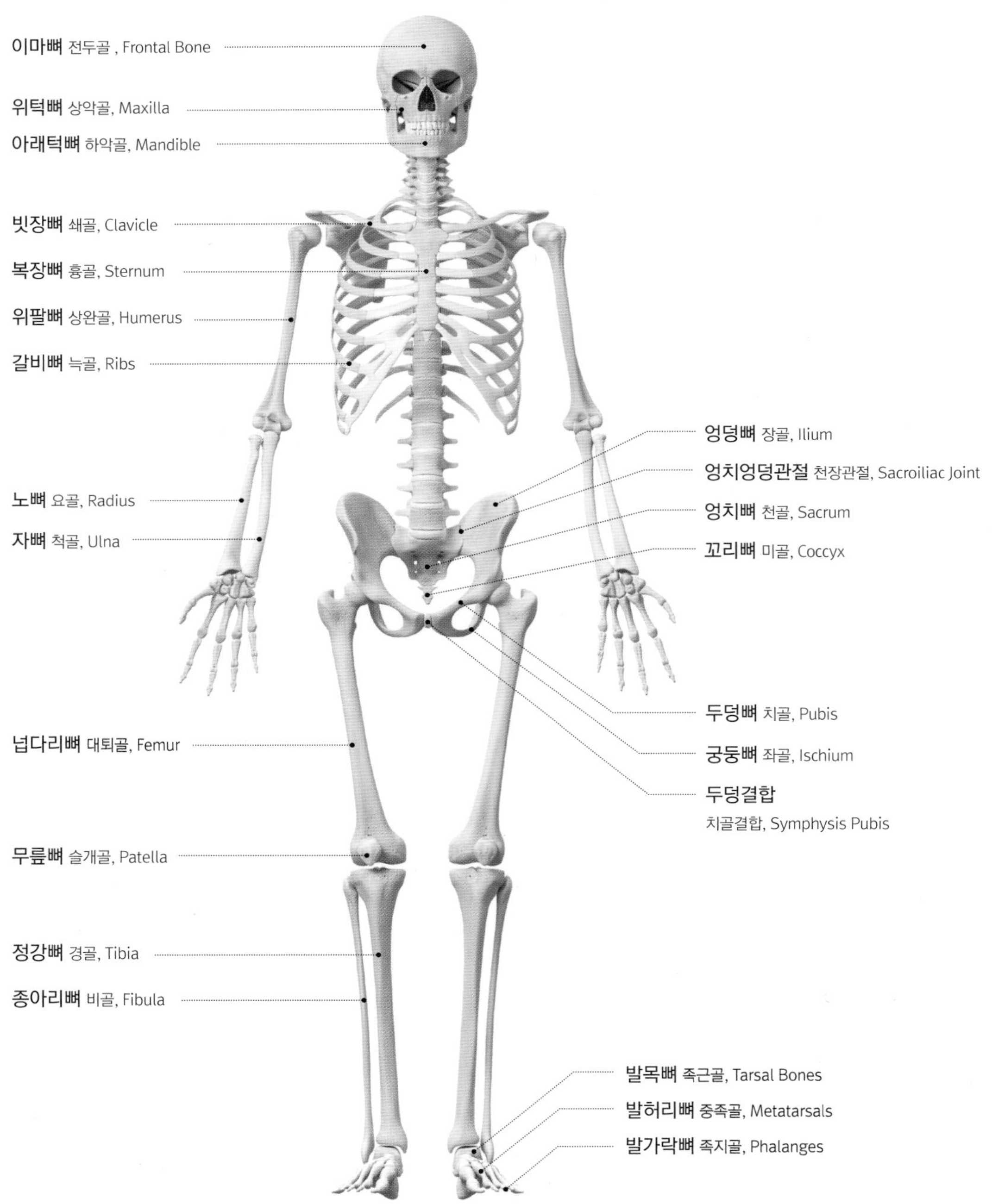
앞모습
이마뼈 전두골 , Frontal Bone
위턱뼈 상악골, Maxilla
아래턱뼈 하악골, Mandible
빗장뼈 쇄골, Clavicle
복장뼈 흉골, Sternum
위팔뼈 상완골, Humerus
갈비뼈 늑골, Ribs
노뼈 요골, Radius
자뼈 척골, Ulna
넙다리뼈 대퇴골, Femur
무릎뼈 슬개골, Patella
정강뼈 경골, Tibia
종아리뼈 비골, Fibula
엉덩뼈 장골, Ilium
엉치엉덩관절 천장관절, Sacroiliac Joint
엉치뼈 천골, Sacrum
꼬리뼈 미골, Coccyx
두덩뼈 치골, Pubis
궁둥뼈 좌골, Ischium
두덩결합
치골결합, Symphysis Pubis
발목뼈 족근골, Tarsal Bones
발허리뼈 중족골, Metatarsals
발가락뼈 족지골, Phalanges

뒷모습

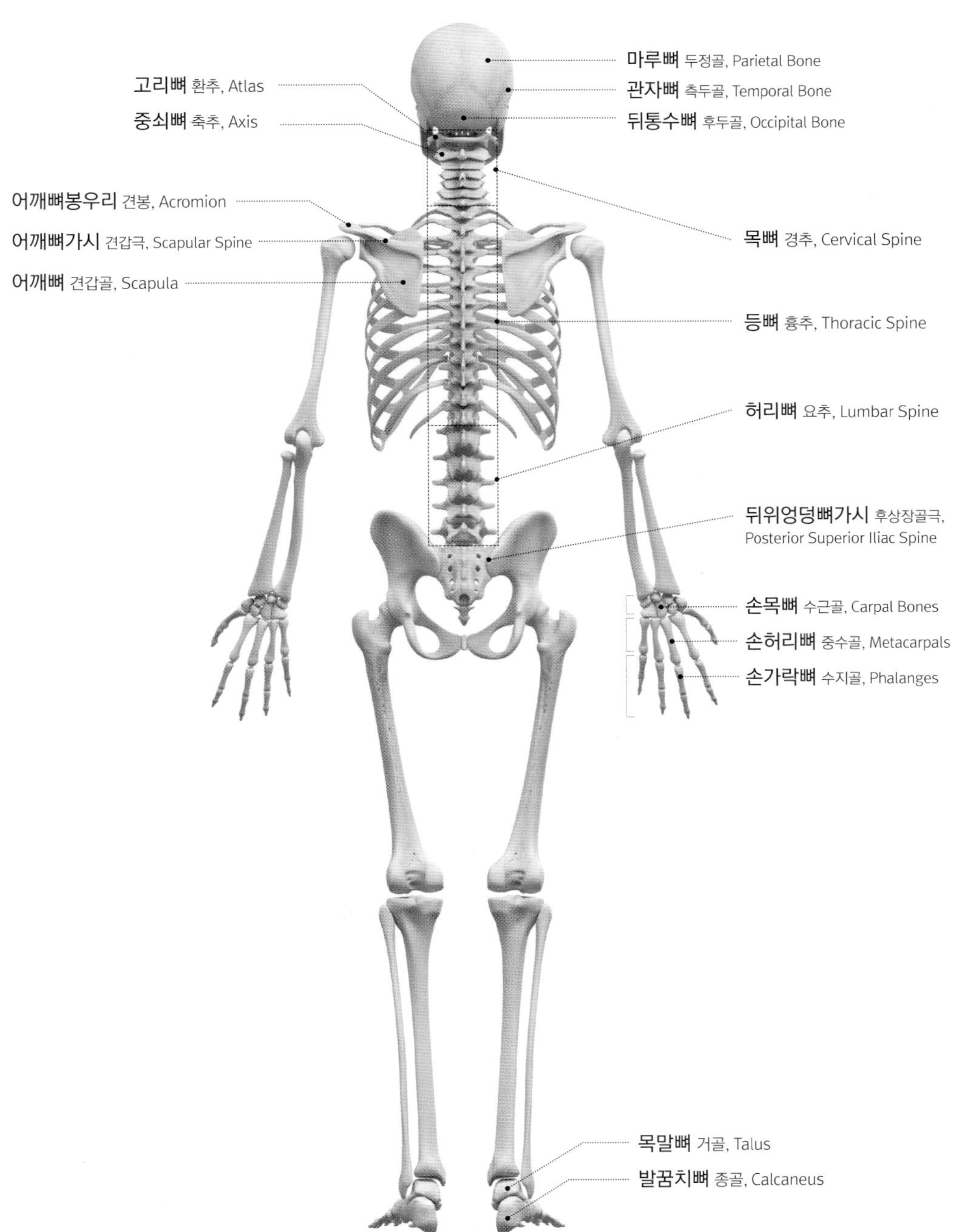
마루뼈 두정골, Parietal Bone
고리뼈 환추, Atlas
관자뼈 측두골, Temporal Bone
중쇠뼈 축추, Axis
뒤통수뼈 후두골, Occipital Bone
어깨뼈봉우리 견봉, Acromion
어깨뼈가시 견갑극, Scapular Spine
목뼈 경추, Cervical Spine
어깨뼈 견갑골, Scapula
등뼈 흉추, Thoracic Spine
허리뼈 요추, Lumbar Spine
뒤위엉덩뼈가시 후상장골극, Posterior Superior Iliac Spine
손목뼈 수근골, Carpal Bones
손허리뼈 중수골, Metacarpals
손가락뼈 수지골, Phalanges
목말뼈 거골, Talus
발꿈치뼈 종골, Calcaneus

인체 근육의 주요 명칭

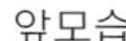

작은가슴근 소흉근, Pectoralis Minor

갈비사이근 늑간근, Intercostal Muscle

앞톱니근 전거근, Serratus Anterior

가로막 횡격막, Diaphragm

작은허리근 소요근, Psoas Minor

허리네모근 요방형근, Quadratus Lumborum

큰허리근 대요근, Psoas Major

엉덩근 장골근, Iliacus

두덩근 치골근, Pectineus

짧은모음근 단내전근, Adductor Brevis

긴모음근 장내전근, Adductor Longus

두덩정강근 박근, Gracilis

큰모음근 대내전근, Adductor Magnus

앞정강근 전경골근, Tibialis Anterior

긴종아리근 장비골근, Fibularis Longus

목빗근 흉쇄유돌근, Sternocleidomastoid

큰가슴근 대흉근, Pectoralis Major

어깨세모근 삼각근, Deltoid

배곧은근 복직근, Rectus Abdominis

위팔두갈래근 상완이두근, Biceps Brachii

원엎친근 원형회내근, Pronator Teres

위팔노근 상완요골근, Brachioradialis

노쪽손목굽힘근 요측수근굴근, Flexor Carpi Radialis

긴손바닥근 장장근, Palmaris Longus

배바깥빗근 외복사근, External Oblique Abdominal Muscle

넙다리근막긴장근 대퇴근막장근, Tensor Fasciae Latae

넙다리빗근 봉공근, Sartorius

가쪽넓은근 외측광근, Vastus Lateralis

넙다리곧은근 대퇴직근, Rectus Femoris

안쪽넓은근 내측광근, Vastus Medialis

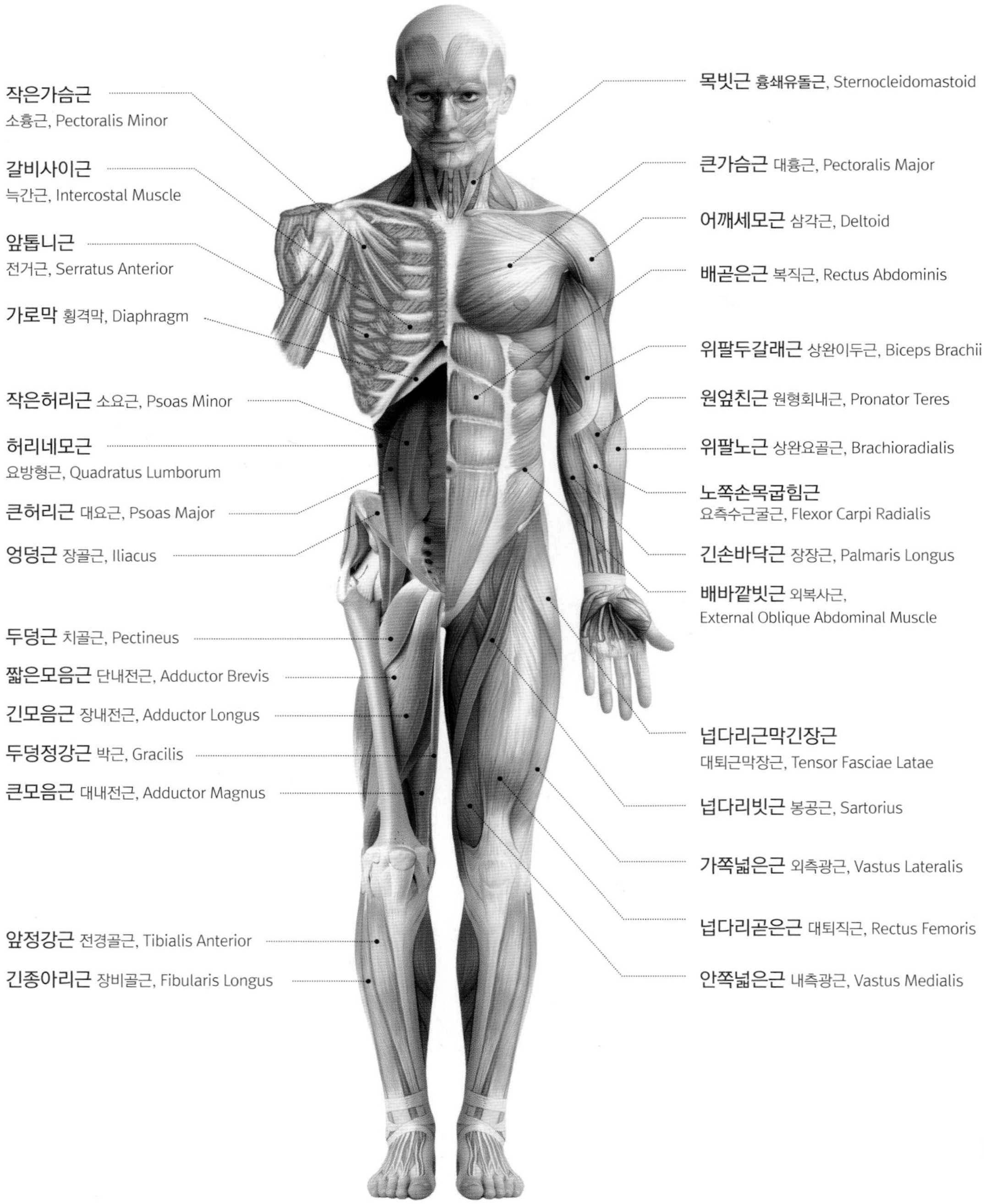

뒷모습

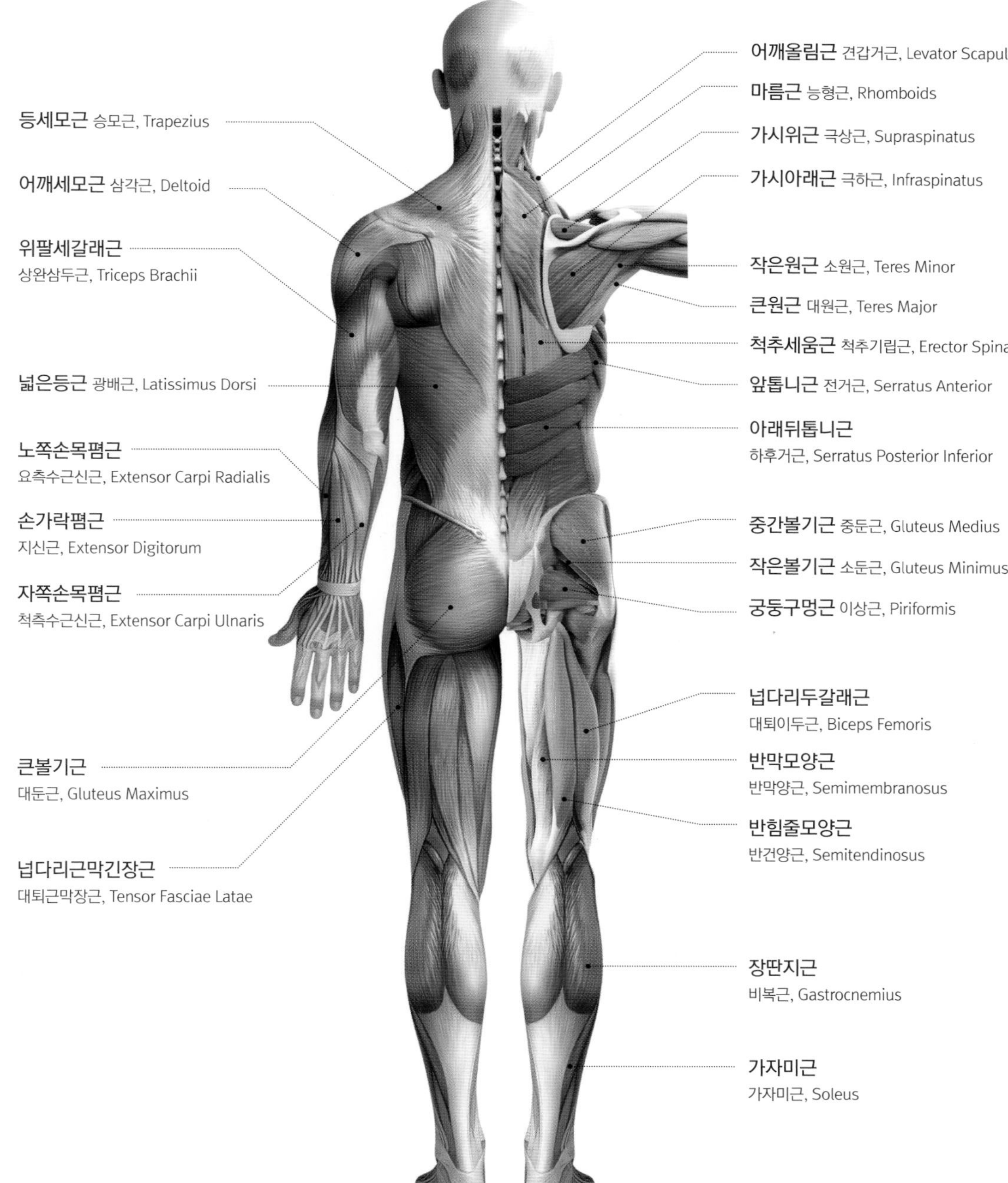
어깨올림근 견갑거근, Levator Scapula
마름근 능형근, Rhomboids
가시위근 극상근, Supraspinatus
가시아래근 극하근, Infraspinatus
등세모근 승모근, Trapezius
어깨세모근 삼각근, Deltoid
위팔세갈래근
상완삼두근, Triceps Brachii
작은원근 소원근, Teres Minor
큰원근 대원근, Teres Major
척추세움근 척추기립근, Erector Spinae
넓은등근 광배근, Latissimus Dorsi
앞톱니근 전거근, Serratus Anterior
아래뒤톱니근
하후거근, Serratus Posterior Inferior
노쪽손목폄근
요측수근신근, Extensor Carpi Radialis
손가락폄근
지신근, Extensor Digitorum
중간볼기근 중둔근, Gluteus Medius
작은볼기근 소둔근, Gluteus Minimus
자쪽손목폄근
척측수근신근, Extensor Carpi Ulnaris
궁둥구멍근 이상근, Piriformis
넙다리두갈래근
대퇴이두근, Biceps Femoris
큰볼기근
대둔근, Gluteus Maximus
반막모양근
반막양근, Semimembranosus
반힘줄모양근
반건양근, Semitendinosus
넙다리근막긴장근
대퇴근막장근, Tensor Fasciae Latae
장딴지근
비복근, Gastrocnemius
가자미근
가자미근, Soleus

SNPE
바른자세 척추운동

초판 1쇄 2017년 12월 5일
초판 10쇄 2024년 4월 25일

지은이 최중기 윤지유
편집디자인 박인경
펴낸곳 바른몸만들기

주소 서울특별시 강남구 선릉로823, 3층
전화 02-539-2925
팩스 02-568-2925
홈페이지 www.snpelife.com
ISBN 978-89-959508-6-9